现代普通外科诊断与临床实践

主编◎ 王作岭 王 英 孔 伟 张 伟

天津出版传媒集团

天津科学技术出版社

图书在版编目(CIP)数据

现代普通外科诊断与临床实践 / 王作岭等主编.--
天津:天津科学技术出版社,2019.6
ISBN 978-7-5576-6451-0

Ⅰ.①现… Ⅱ.①王… Ⅲ.①外科-疾病-诊疗
Ⅳ.①R6

中国版本图书馆CIP数据核字(2019)第101141号

现代普通外科诊断与临床实践
XIANDAI PUTONG WAIKE ZHENDUAN YU LINCHUANG SHIJIAN
责任编辑:李 彬 吴 顿
责任印制:兰 毅
出版: 天津出版传媒集团
天津科学技术出版社
地址:天津市西康路35号
邮编:300051
电话:(022)23332369
网址:www.tjkjcbs.com.cn
发行:新华书店经销
印刷:山东道克图文快印有限公司

开本 787×1092 1/16 印张 22.75 字数 538 000
2019年6月第1版第1次印刷
定价:108.00元

《现代普通外科诊断与临床实践》编委会名单

主　编

王作岭　王　英　孔　伟　张　伟

副主编

马振凯　管恩健　钦传辉　于　龙

编　委

王作岭　山东省汶上县中医院

王　英　昌乐县中医院

孔　伟　临朐县人民医院

张　伟　诸城市人民医院

马振凯　滨州市人民医院

管恩健　深圳市龙华区中心医院

钦传辉　随州市中心医院
　　　　湖北医药学院附属第五临床学院

于　龙　威海市立医院

前　言

近年来临床医学发展很快，无论是疾病的诊断还是治疗，有关新技术和新疗法频频推出，日新月异。明显地提高了诊断的准确性和治疗效果，病人是最大的受益者，外科医生也因此救治了更多的病人。普外科作为外科基础，近年来得到了飞速发展，为了适应我国医学的快速发展，满足广大从事普外科临床工作的外科医师和临床实习医生的要求，进一步提高临床普外科医师的诊疗诊治技能和水平，本书编者结合自己多年的临床、科研及教学经验，撰写了本书。

全书以普通外科常见疾病症状的诊断、鉴别诊断与处理为主要内容，系统介绍了普通外科常见疾病症状的共同特点、诊断方法、鉴别诊断思路、手术方法等；内容全面，编排新颖，科学实用，临床指导性强，注重实用性和理论与实践的衔接，适合初、中级外科医师和实习医师阅读参考。

鉴于时间仓促和水平有限，书中难免有不足和错误之处，恳请广大读者再次提出宝贵意见，以便我们修正。

编者

目 录

第一章 外科休克

第一节 概论

【基本概念】

1.定义

休克是有效循环容量锐减,组织器官微循环灌注急剧下降为基本特征的急性循环功能衰竭,它是一个由多种病因引起的综合征。其结果是组织的代谢需要得不到满足、炎性介质释放、细胞损伤、细胞功能障碍、器官损害和患者死亡。目前,人们认为休克是从亚临床阶段的组织灌注不足到多器官功能不全综合征(MODS)发展的连续过程。

2.休克的共同特点

有效循环血量急剧减少。有效循环血量是指单位时间内通过心血管系统进行循环的血量,不包括贮藏于肝、脾或滞留于毛细血管内的血量。有效循环血量的维持主要依赖充足的血容量、有效的心排血量和良好的周围血管张力。其中周围血管张力分为阻力血管(后负荷),主要指动脉和小动脉;毛细血管和容量血管(前负荷)。动脉系统的阻力改变、血液的重新分布、毛细血管的开放充盈程度、动静脉分流的改变、静脉容量血管的扩张、血容量的变化和心功能的改变决定了休克的不同特性,也在很大程度上影响了休克治疗方法的实施。

若组织的灌注能得到及时恢复,则细胞损伤可逆;否则,为不可逆。因此,恢复对组织细胞的供氧、促进其有效利用,重新建立氧的供需平衡和保持正常细胞功能是治疗休克的关键环节。组织器官灌注不足不是同时发生的,最早是肠系膜血管,之后是骨骼肌,最后才是肾和肝。

【分类】

1.按病因分类

①失血性休克;②烧伤性休克;③创伤性休克;④感染性休克;⑤过敏性休克;⑥心源性休克;⑦神经源性休克。

2.按发生休克的起始环节分类

按影响有效循环血量的三大因素分为:①低血容量性休克,见于循环容量丢失。②心源性休克,基本机制是泵功能衰竭,CO下降。③管源性休克,又称分布性休克,基本机制是血管的舒缩调节功能异常。这类休克中,一部分表现为体循环阻力降低,导致血液重新分布,主要见于感染性休克。另一部分表现为体循环阻力正常或增高,主要是容量血管扩张、循环血量相对不足,见于神经阻断、脊髓休克等神经损伤和麻醉药过量。④梗阻性休克,又可进一步分为心内梗阻性休克和心外梗阻性休克。基本机制是血流的主要通道受阻,见于腔静脉梗阻、心包缩窄或心脏压塞、心瓣膜狭窄、肺动脉栓塞及主动脉夹层动脉瘤。

【病理】

1.组织缺氧

休克的本质是组织灌注不足导致的组织缺氧。氧是维持细胞代谢和功能的重要营养底物。组织缺氧的主要环节是 DO_2 不足、VO_2 增加或氧利用障碍(线粒体功能不良)。当氧需超过 DO_2 时,即形成氧债。

低血容量性休克、心源性休克和梗阻性休克的共同特点是 DO_2 减少。所以这三类休克的治疗原则是控制原发疾病和提高 DO_2。感染所致的分布性休克则表现出了极为不同的特性,由于全身炎症反应,氧需增加和利用障碍,尽管 DO_2 在正常范围甚至高于正常范围,仍有氧债。

2.酸中毒

血乳酸值升高,提示有氧债,乳酸值升高与死亡率成正相关,但是,血乳酸值升高并不一定都伴细胞乏氧。如肝功能不佳时,乳酸不能被清除,血乳酸可持续升高,细胞并无乏氧。有氧高代谢时,血乳酸也可升高。血乳酸盐/丙酮酸盐(L/P)比值是判断细胞有无乏氧的良好指标,无氧酵解时 L/P 比值明显升高。

轻度酸血症($pH > 7.2$)时儿茶酚作用为主:HR 增快、CO 增加、血管收缩。

重度酸血症($pH < 7.2$)时酸的作用为主:HR 降低、CO 降低、血管扩张。甚至恶性心律失常和 DIC。

3.循环重分布

循环对低灌注和低氧血症的反应是选择性的循环再分布。减少皮肤、皮下组织和胃肠道的血流,从而保证心、脑等重要脏器的 DO_2。久之,肠道发生不可逆性损害、全身炎症反应加重,导致 MODS。

4.肠道在休克中的作用

肠道功能障碍是休克的表现之一,也是各类休克后期的共同归途,是不可逆休克和MODS 的加速器。肠道损伤的机制是黏膜乏氧和再灌注损伤。正常内脏血流占心排血量的 $15\% \sim 20\%$。休克时,内脏血流明显减少,黏膜缺血、细胞乏氧、再灌注损伤接踵而至,使病情进一步恶化。肠黏膜损伤的结局是黏膜通透性增加,肠内细菌或细菌毒素移位进入循环,使SIRS 发展、触发 MODS。

【临床表现】

1.隐性代偿性低血容量

健康人血容量丢失 $10\% \sim 15\%$,BP、P 和 CO 变化不大,表现口渴、UO 减少,饮水后即可改善。患者则代偿受限,入水又受医生控制,就容易发生低血容量。隐性代偿性低血容量的主要临床表现是倦怠、恶心和呃逆等中枢神经系统症状,尿液检查示尿渗透压升高和尿钠浓度降低,对口渴者要注意评估容量情况。

2.显性代偿性低血容量

休克的"代偿"是以内脏血流减少为代价的。表现为精神紧张、交感兴奋(面色苍白、手足湿冷),心血管系统兴奋(P 增快、SBP 增高、PP 变小)、R 增快、UO 正常或减少。补液试验和头低足高卧位后 P 和 R 减慢。

3.失代偿性低血容量

表情淡漠、精神错乱、黑蒙(视网膜血供不足)、颈外静脉萎瘪(心源性休克除外)、SBP<90mmHg(12kPa)、脉细速100~120次/分、口渴。重度休克时,口唇、肢端发绀,全身皮肤苍白、湿冷,脉搏扪不清,血压测不到,少尿甚至无尿。皮肤、黏膜出现瘀斑或有消化道出血,提示有弥散性血管内凝血。出现进行性呼吸困难或叹气样吸气、吸氧不能改善呼吸状况,提示呼吸窘迫综合征。

【诊断】

1.一般监测

血容量减少最早的体征是直立性心率加快,然后是直立性低血压和卧位低血压。BP、HR、Hct、UO、毛细血管再充盈时间和皮肤温度等指标异常,已非休克早期表现;反之,这些指标正常,也不能反映休克逆转情况,因为它不能反映氧债和组织灌注情况,即使尿量满意、MAP>80mmHg 也不能说明组织没有隐性乏氧。由于机体的代偿机制极为复杂,加上复苏用药的效应交互作用,有时 PCWP 也不能完全反映血容量情况。

(1)精神状态:反映脑组织灌流。例如患者神志清楚,对外界的刺激能正常反应,说明患者循环血量已基本足够;相反,若患者表情淡漠、不安、谵妄或嗜睡、昏迷,反映脑血液循环不良。

(2)肢体温度、色泽:反映体表灌流。如患者的四肢温暖(蹲趾温暖提示血流动力学稳定)、皮肤干燥,轻压指甲,局部暂时缺血呈苍白,松压后色泽迅速转为正常,表明末梢循环已恢复、休克好转;反之,则说明休克情况仍存在。但影响因素很多,客观性差。肤色灰白伴甲床苍白都说明血容量严重不足。

毛细血管充盈时间:将手放在心脏水平,压迫中指末节指骨5秒,观察色泽转为正常所需的时间。正常人男性2秒,女性3秒,老人4秒。

(3)BP:BP的个体差异很大。休克一般都伴有低血压,但休克不一定都有低血压。SBP反映SVR,DBP反映血容量,PP反映CO和血容量。PP的大小往往表示休克的存在与否。PP<40mmHg 提示 CO 降低。PP<20mmHg、SBP 正常,提示组织灌注不足。PP 正常、SBP80~90mmHg,提示组织灌注尚可。维持稳定的 BP 在休克治疗中十分重要。BP 并不是反映休克程度最敏感的指标,观察 BP 情况时,还要强调比较。通常认为 SBP<90mmHg 或高血压患者较原基础水平下降 20% 以上、PP<20mmHg、UO<25ml/h 是休克诊断的重要依据;BP 回升、PP 增大则是休克好转的征象。

(4)脉搏:脉率和脉搏强度往往比血压更灵敏。脉搏增快是血容量不足最早的体征,之后才出现直立性血压下降和卧位血压下降。当血压还较低,但脉率已恢复且肢体温暖者,常表示休克趋向好转。触及桡动脉脉搏示血压≥80mmHg,扪及股动脉脉搏示血压≥70mmHg,未及颈动脉搏动示收缩压<60mmHg。常用脉率/收缩压(mmHg)计算休克指数,帮助判定休克的有无及轻重。指数为 0.5 多提示无休克;>1.0~1.5 提示有休克;>2.0 为严重休克。

(5)UO:反映肾灌流状况,<20ml/h 表示休克严重;>30ml/h,反映肾脏血流灌注良好。

(6)Hct:<0.35 需输血,>0.35 应通过输液扩容或输血浆。

2.血流动力学监测

(1)CVP:正常人的 CVP 在-2~5cmH₂O,休克时要求 CVP 维持在 5~8cm H₂O 的理想

水平。CVP 受血管容量、右心功能、胸膜腔内压以及血管张力等诸多因素影响,仅当输液试验前后或利尿试验前后测得的 CVP 才可正确解读。①CVP 高(>14cmH$_2$O)提示容量超负荷或右心功能不全,也见于胸膜腔内压高或血管强烈收缩,应结合血压和尿量分析鉴别;②CVP 低提示容量不足,也见于急性左心室衰竭;③在无充血性心衰竭的患者,颈静脉充盈的变化反映了血容量的变化,也间接反映了全身钠含量的变化;④仰卧时,颈静脉萎瘪提示血容量不足,需要输含钠溶液。CVP 低提示血容量不足。

低血容量情况下一般主张从右颈内静脉途径测 CVP,锁骨下静脉穿刺不容易成功,并且出血和气胸等并发症的发生率陡然增多。若患者在头低足高卧位无不适,颈静脉依然萎瘪,明智而安全的方法是在 30～60 分钟内先从外周静脉输入 500ml 胶体液,然后再穿刺。很少有患者会在输入胶体液后病情恶化,应立即停止输液,患者取坐位。

(2)PCWP:Swan-Ganz 管头部的气囊充盈后在呼气末测得的压力称为 PCWP,正常值 15～18mmHg(2.0～2.4kPa),该压力反映的是左房压力和左心室功能,严重二尖瓣狭窄除外。PCWP 比 CVP 能更准确地反映血容量,尤其在重症患者。充血性心力衰竭前,PC-WP 就明显升高。

PCWP 提供的是左室充盈压。要注意的是,PCWP 和右房压不仅受循环血量影响,而且受血管收缩程度、左右心的顺应性以及疼痛和激动等交感张力影响。PCWP 低提示低血容量,PCWP 高并不代表容量充足。

(3)CO:通过热稀释法可测得 CO,该数值应在呼吸周期的同一时相反复测定,取其均值。正常值为 4～6L/min。CO 是判断心源性休克的好指标,但是,对大多数外科患者来说,CO 并不是一个好指标。

(4)CI:CI=CO/体表面积(m^2)。正常值为 2.5～3.5L/(min·m^2)。

3.血电解质监测

4.氧代谢监测

脉搏血氧饱和度仪(脉氧仪)或肺动脉插管(Swan-Ganz 管)可提供许多血流动力学参数和 DO$_2$ 资料,有助于指导治疗和维持心功能。肺动脉插管时,3%～5%的人可发生并发症,如气胸、血胸、动脉损伤、气栓、静脉血栓形成、肺动脉破裂、导管打结、瓣膜损伤、导管全身性感染和心律失常。

(1)DO$_2$ 与 VO$_2$:间断动态监测 DO$_2$、VO$_2$ 和 O$_2$ ext,可早期发现休克、了解组织灌注的纠正情况。

1)DO$_2$ 指单位时间内由左心室送往全身组织的氧的总量。DO$_2$(ml/min)=CaO$_2$(ml/L)×CO(L/min),正常值为 1000ml/min[550～650ml/(min·m^2)]。CaO$_2$ 主要取决于动脉 SaO$_2$ 和 Hgb 含量。

$$CaO_2(ml/L)=[SaO_2×1.34×Hgb(g/dl)+0.0_23×PaO_2(kPa)]×10$$

$$CaO_2(ml/L)=[SaO_2×1.34×Hgb(g/dl)+0.003×PaO_2(mmHg)]×10$$

式中 SaO$_2$×1.34×Hgb 为结合氧,而 0.0$_2$3×PaO$_2$ 为物理溶解氧。据此,可以认为,DO$_2$ 主要受循环系统(CO)、呼吸系统(SaO$_2$)和血液系统(Hgb)影响。正常 Hgb 为 15,SaO$_2$ 为 97%,PaO$_2$ 为 80mmHg(10.7kPa),CaO$_2$=200ml O$_2$/L。

2）VO_2 指单位时间内组织从循环中摄取的氧量。$VO_2=(CaO_2-CvO_2)\times CO$,也可通过代谢仪直接测定。70kg 的人在基础状态下的 VO_2 为 $200\sim260ml\ O_2/min$,此时的 (CaO_2-CvO_2) 为 $(5\pm1)ml/dl$。当 VO_2 随 DO_2 增加而增加时,称为氧输送依赖性氧耗。此时的 VO_2 <机体的氧需,存在氧债。正常人静息 VO_2 为 250ml/min,DO_2 为 1000ml/min,剩余 750ml/min,因此 CvO_2 为 150ml/L,$CaO_2-CvO_2=50ml/L$。

3）$O_2 ext$ 指全身组织对动脉氧的摄取率。$O_2\ ext=VO_2/DO_2=(CaO_2-CvO_2)/CaO_2$,正常值为 0.25。$O_2\ ext>0.35$ 提示组织摄取氧增多,DO_2 不足。低血容量或心源性休克时,DO_2 降低明显,而反映 O_2ext 的动静脉氧差增大。

（2）SvO_2 和 MvO_2:抽取肺动脉血检测,正常 SvO_2 为 75%,MvO_2 为 5.3kPa。SvO_2 由 DO_2 与 VO_2 决定。SvO_2 低提示 DO_2 不足（CO 低、Hgb 低或 SaO_2 低）或 VO_2 增加,混合静脉血氧监测可早期发现 DO_2 不足或血流动力学紊乱。感染性休克的早期即可出现氧供依赖性氧耗,表现为 SvO_2 不降低或上升、动静脉氧差缩小。这种氧代谢的障碍可能与细胞水平上氧利用障碍,或是微循环中动静脉短路开放、血流分布不当有关。

MvO_2 增高提示 VO_2 减少、A-V 短路、PaO_2 增高或 Hgb 氧离曲线左移。MvO_2 降低提示 VO_2 增加,$MvO_2<27mmHg$ 细胞代谢已不能维持,$<20mmHg$ 为不可逆性休克。部分组织高灌注,另一部分组织低灌注,MvO_2 可表现为正常。

（3）动脉血乳酸盐和 L/P 比值:血乳酸盐正常值 $0\sim2mmol/L$。血乳酸水平升高能反映低灌注及休克的严重程度,与休克患者的存活率呈负相关。当血乳酸 $>12mmol/L$,死亡率 $>90\%$。正常 L/P 比值 <10,>15 提示细胞乏氧。

（4）动脉血气:测 pH、HCO_3^-、PaO_2 和 $PaCO_2$。正常值:PaO_2 为 $80\sim100mmHg（10.7\sim13kPa）$,$PaCO_2$ 为 $36\sim44mmHg（4.8\sim5.8kPa）$,pH 为 $7.35\sim7.45$。$PaCO_2$ 超过 $45\sim50mmHg（5.9\sim6.6kPa）$,常提示肺泡通气功能障碍;$PaO_2$ 低于 $60mmHg（8.0kPa）$,吸入纯氧仍无改善者可能是 ARDS 的先兆。

（5）胃肠黏膜内 pH（pHi）:在休克组织灌流中胃黏膜首先受影响,而复苏后恢复最迟,pHi 可反映局部缺氧情况。

5.DIC 监测

对疑有 DIC 的患者,应了解血小板的数量和质量、凝血因子的消耗程度及反映纤溶活性的多项指标。当下列五项检查中出现三项以上异常,加之临床上有休克及微血管栓塞症状和出血倾向,便可诊断 DIC。包括:①血小板计数低于 $80\times10^9/L$;②凝血酶原时间比对照组延长 3 秒以上;③血浆纤维蛋白原低于 1.5g/L 或呈进行性降低;④3P 试验阳性;⑤血涂片中破碎红细胞超过 2% 等。

【治疗】

原则是迅速恢复组织灌注、输送足量的氧到组织,积极治疗原发病。近年强调氧供应和氧消耗超常值的复苏概念,要求达到下列标准:$DO_2>600ml/(min\cdot m^2)$,$VO_2>170ml/(min\cdot m^2)$,$CI>4.5L/(min\cdot m^2)$;最终目标是防止 MODS。

1.一般紧急措施

维持呼吸道通畅,用面罩或鼻管给氧。尽快控制活动性出血,压迫、包扎出血创口。尽早建立外周静脉通道,采集血样以供血型及交叉配合试验,开始液体复苏治疗。充气抗休克裤适用于休克患者院前急救。身体平躺,头胸部稍抬高以利呼吸,下肢抬高 200～300 以利静脉回流。注意保暖。

2.保持理想的 DO_2

理想的 DO_2 依赖于 SaO_2、Hgb 浓度和 CO,应保持 $SaO_2>90\%$。如扩容效果不理想,应考虑输入红细胞,一般主张将 Hgb 维持在 110～130g/L。增加 DO_2 最有效的环节是 CO。

轻度休克,单用输液即可纠正,不必监测血流动力学。

中、重度休克应该用 Swan-Ganz 管来指导治疗,以获得最佳 $C()(>4.5L/min)$ 和 $DO_2[>600ml/(min \cdot m^2)$ 或输送非依赖性氧耗]。扩容至 PCWP 在 15～18mmHg、$SvO_2>65\%$～70%、MAP 60～80mmHg(8～10.7kPa)、输送非依赖性氧耗最理想。无条件用 Swan-Ganz 管来指导治疗时,复苏的目标为:血压恢复(SBP>120mmHg(16kPa) 或 MAP60～80mmHg、HR 下降(<90 次/分)、UO 增多[>60ml/h 或 0.5～1ml/(kg \cdot h)]、酸中毒纠正。

休克时输液的速度、量及种类取决于体液丢失的程度。开始时可按 10～25ml/(kg \cdot h) 快速输入乳酸钠林格液,严重容量不足可以在开始 10～15 分钟快速输入 1000～1500ml。若晶体液扩容效果不理想,应考虑输入红细胞(保证理想的 Hgb)或胶体液。晶体液扩容的缺点是时效短、效力低,1 小时后,仅 25% 存在于血管内。胶体液可根据情况选用中分子羟乙基淀粉、右旋糖酐或白蛋白。要注意的是大量输注胶体液对肺和肾功能不利。

主张胶体液复苏者认为大分子物质在血管内滞留时间长,有利于血压的维持。但是,主张晶体液复苏者认为白蛋白会漏至血管外,休克时更容易漏出,因此,用晶体液复苏更安全,且晶体液价格低廉、来源丰富。作者认为,如果目的是增加前负荷、增加心排血量和血液,用晶体液即可;若目的是提高氧输送,则应该补充红细胞。

补液试验:在 10 分钟内输入 100～200ml 等渗晶体液,若 PCWP(CVP)升高<3mmHg(2cmH_2O),提示容量不足,应扩容;若 PCWP(CVP)升高>7mmHg(5cmH_2O),提示容量补足或心功能不全,应停止输液。此称 3-7(2-5)规则。

3.心血管药物

休克时应用血管活性药物的主要目的是提高组织的血流灌注。药物输注最好采用输液泵,精确调控,并监测 BP、P、CVP 等,通常应维持 $SBP\geq110$～130mmHg(14.7～17.3kPa)、$DBP\geq60$～80mmHg(8.0～10.6kPa)。

前负荷补足后,若病情无好转,应该考虑用正性肌力药物,常用于休克治疗的正性肌力药物有多巴酚丁胺、肾上腺素以及去甲肾上腺素,应用哪种药物最佳无定论,随医生而异。

(1)血管活性药物:血管收缩药可增加血压,但有可能减少组织灌注,作为应急措施可暂时升高血压,保证重要生命器官灌注。常用于休克治疗的心血管药物有多巴胺、多巴酚丁胺、去甲肾上腺素以及异丙肾上腺素等交感胺类药物。

1)去甲肾上腺素:血管收缩剂,兴奋 α 受体,收缩外周血管,升高血压,扩张冠状动脉,可激活 β1 受体而增加心肌收缩力与心排血量。半衰期为 2～3 分钟,可以 0.5～2mg 加入 5% 葡萄糖溶液 100ml 中静脉滴注,通过调节滴速以达到预期作用。

2)多巴胺:为最常用的血管活性药物,作用与浓度有关 0.1～2μg/(kg \cdot min)时,激活多巴胺受体,扩张肾、肠系膜及内脏血管,拮抗休克时的肾血管收缩,此剂量无正性肌力作用。浓度为 $3\sim10\mu g/(kg\cdot min)$ 时,激活 β2 受体,增加心率、心肌收缩性与心排血量。剂量 $>15\mu g/(kg\cdot min)$ 时,主要兴奋 α 受体,起血管收缩作用。

3)多巴酚丁胺:有很强的 α1 兴奋作用,增加心肌收缩性、心率与心排血量,降低肺动脉楔压,很少诱发心律失常。多巴酚丁胺静脉滴注的起始浓度通常为 $2\sim5\mu g/(kg\cdot mln)$,然后渐增加至出现心毒性(异位节律)。

4)异丙肾上腺素:纯 α 受体兴奋剂,增加心肌收缩性、心率与心排血量,扩张肠系膜与骨骼肌血管床。对心源性休克,异丙肾上腺素可增加异位心律的出现,应慎用。

(2)血管扩张剂:可降低血管阻抗、降低心脏后负荷,扩张微循环血管,改善心脏功能。要求收缩压≥90mmHg。用血管扩张剂的指征是持续血管收缩、少尿、CVP 或 PCWP 增高,有肺水肿。使用剂量要小,四肢温暖转红后立即停用,否则可引起血压骤降,导致不良后果。

1)硝普钠:作用开始迅速,持续时间为 $1\sim3$ 分钟,同时扩张小动脉与静脉,降低前、后负荷及心室充盈压,增加每搏量。持续静脉滴注,速度控制在 $20\sim100\mu g/min$。初始量宜小,每 $5\sim10$ 分钟增加 $10\mu g/min$,以达到预期效果。使用时注意避光,长时间大剂量使用可致硫氰酸中毒。

2)酚妥拉明:α 受体阻断剂,扩张动脉与静脉,降低外周血管阻抗,可使血压下降。主要降低后负荷,可用于低排高阻型心源性休克、肺水肿等情况。使用时以 $20\sim40mg$ 加入葡萄糖液中缓慢滴注,作用时间长,应注意补充血容量,以免引起血压骤降的不良反应。

3)山莨菪碱(654-2):是抗胆碱能药物,可解除平滑肌痉挛使血管舒张,改善微循环。还可通过花生四烯酸代谢,降低白三烯、前列腺素的释放而保护细胞,是良好的细胞膜稳定剂。用于休克治疗时,静脉注射每次 10mg,每 15 分钟 1 次,或 $40\sim80mg/h$ 持续静脉滴注,直到症状改善。

(3)洋地黄类药:可用于治疗对扩容反应差,或伴有心力衰竭的休克患者。常用毛花苷 C 注射液 $0.2\sim0.4mg$ 静脉注射;或以地高辛 0.5mg 首剂静脉注射,并以 0.25mg/d 维持。

4.治疗原发病

外科疾病引起的休克不少需要手术处理。创伤性休克应及时给予止痛和骨折固定;失血性休克应及时控制出血;感染性休克需积极控制感染,外科感染性休克治疗中最主要的措施是手术引流和病灶清除,而不是使用抗菌药物。

5.纠正酸碱失衡

休克的根本治疗措施是改善组织灌注,并适时和适量地给予碱性药物。目前对酸碱平衡的处理多主张"宁酸勿碱",酸性环境能增加氧与血红蛋白的解离从而增加向组织释氧,对复苏有利。另外,使用碱性药物须首先保证呼吸功能完整,否则会导致 CO_2 潴留和继发呼吸性酸中毒。

6.治疗 DIC 改善微循环

对诊断明确的 DIC,可用肝素抗凝,一般 1.0mg/kg,6 小时一次,成人首次可用 10000U(1mg 相当于 125U)。有时还使用抗纤溶药,如氨甲苯酸、氨基己酸;抗血小板黏附和聚集的阿司匹林、双嘧达莫(潘生丁)和小分子右旋糖酐。

7.皮质激素以及其他药物的应用

皮质类固醇可用于感染性休克和其他较严重的休克。一般主张大剂量静脉滴注,只用1～2次。

加强营养代谢支持和免疫调节治疗,适当的肠内和肠外营养可减少组织的分解代谢。联合应用生长激素、谷氨酰胺具有协同作用。

其他类药物包括:①钙通道阻断剂如维拉帕米、硝苯地平和地尔硫革等;②吗啡类拮抗剂纳洛酮;③氧自由基清除剂如超氧化物歧化酶(SOD);④调节体内前列腺素(PGS)如输注前列环素(PGI$_2$);⑤应用三磷酸腺苷—氯化镁(ATP-MgCl$_2$)疗法。

第二节　低血容量性休克

低血容量性休克(hypovolemic shock)是外科临床上最常见的一种休克,特点是循环容量丢失,结果 CO 减少,DO$_2$ 减少。体液丢失的原因各异,失血多见于创伤、肝脾破裂、上消化道出血等;血浆及细胞外液丢失可见于创伤、烧伤、急性胰腺炎或肠梗阻等。

【临床表现】

低血容量休克的症状与体征取决于血管内容量丢失的严重程度。面色苍白、皮肤厥冷、毛细血管再充盈缓慢,患者多有恐惧和不安。循环血量丢失<15%时,一般无休克体征。血容量减少最早的体征是 P 加快、PP 缩小、毛细血管再充盈减缓和皮肤湿冷。循环血量丢失达30%时,P 增快、SBP 下降,同时 UO 减少。如果血容量丢失>40%,将会严重威胁生命。严重低血压,持续时间过长(超过2小时),患者就很难从低血容量休克中成功复苏。这说明复苏治疗的紧迫性。

【血流动力学】

典型的低血容量休克表现为左、右充盈压均下降(CVP 下降、PCWP 下降)、CO 减少或正常,外周阻力增加以及混合静脉血氧饱和度降低。

【诊断】

低血容量休克的诊断应依据病史、体检等判断有无急性血管内容量丢失的情况以及机体相应的代偿反应。实验室检查包括血红蛋白和血细胞比容变化。失血导致血红蛋白降低;肠梗阻情况下,体液的移动可引起 Hgb 与 Hct 升高。

对低血容量休克经复苏而临床征象改善不明显者,应置入中心静脉导管或肺动脉导管行血流动力学测定。仅当输液试验前后或利尿试验前后测得的 CVP 或 PCWP 才可正确解读。可以用 200～500ml 胶体液在 5～10 分钟内输入,比较输液前后 CVP 或每搏量(不是 CO)的变化。若 CVP 或 PCWP 持续升高≥3mmHg(0.4kPa),且每搏量不升,提示血容量已经补足。

【治疗】

1.一般治疗

A(保持呼吸道通畅);B(保证良好的通气,必要时行气管插管或气管切开机械通气);C(维持良好循环)。病因治疗。

2.补充丢失之血液或体液

低血容量性休克的主要治疗措施是尽快补足容量,要求依据临床诊断在数分钟内启动体液复苏,不要因等待实验室结果而延误数小时或数日。①先开通两条大口径输液通道(至少16号针头)。这些静脉通路可通过经皮穿刺技术在非受伤肢体建立,然而,血容量严重丢失的伤员外周静脉塌陷,建立静脉通路的唯一方法是静脉切开,踝部的大隐静脉适合此操作,也可经皮穿刺股静脉或行股静脉切开。②锁骨下静脉和颈内静脉不适合立即建立静脉通路,因为塌陷的静脉穿刺难以成功,且容易发生血胸或气胸。在血容量得到纠正后,再行静脉穿刺插管就相对安全,还可置入 Swan-Ganz 管或中心静脉管指导输液。③无条件时,应输液至没有口渴、尿量达 $0.5\sim1.0\text{ml}/(\text{kg}\cdot\text{h})$、尿液分析正常、MAP65~70mmHg、代谢性酸中毒改善、HR正常。

(1)快速扩容:无论是哪一种失液,在初期复苏时都输乳酸钠林格液,但是一般不要超过50ml/kg。休克严重时,可在 15 分钟内快速输入 2L(小儿 20ml/kg),这称为快速容量复苏(fluid bolus,fluid challenge)。同时,密切观察,随时调整输液速度,直至尿量满意。患者对补液的反应是指导下一步补液治疗的最佳指标。若二次快速大量输液后,患者血流动力学仍无变化或有大出血临床表现时,应同时输用全血或红细胞。必要时应手术紧急止血。全血丢失时可按估计失血量的 3~4 倍补充晶体液,如失血 500ml,当补入乳酸钠林格液 1.5~2L。

(2)休克裤:充气后压迫腹部和两下肢,增加回心血量。不良反应是进一步加重了下肢灌注不足和缺氧。主要适用于紧急时或现场急救时,尤其适用于骨盐骨折。心源性休克、胸外伤、膈外伤和妊娠是用休克裤的禁忌证。

(3)胶体液和高渗盐水:在低血容量性休克时,胶体液(鲜冻血浆、右旋糖酐、羟乙基淀粉)和高渗(3%~7.5%)盐水的应用仍然有分歧意见。理论上,这些液体的扩容作用比等渗液好,还可减轻肺间质水肿,因为等渗液在进入血管的同时也进入组织间隙。但是,在创伤性休克的复苏中,多中心前瞻性研究未显示其优越性。如休克系失血所致,并对晶体液复苏反应短暂,应尽快交叉配血后输血。失血量大、有贫血的休克患者应输血,紧急情况下可先用 1 单位"O"型浓缩红细胞,如因条件所限不能输血时,可适当给予血浆增量剂,如中分子右旋糖酐、羟乙基淀粉等。注意维持 Hct 在 0.30~0.35 左右,在此范围内血液流体特性维持最好,并且有足够的携氧能力。

(4)对因治疗:立即找出失液或失血的原因,进行止血处理,必要时手术。严重心、肺衰竭的出血性休克患者有时可以在急诊室剖胸夹闭降主动脉(详见第七章创伤)。低血容量性休克患者用正性肌力药物治疗很少有益。

举例:男性,72 岁,行腹主动脉瘤修补术后 18 小时,气管插管机械通气,呼之能睁眼,四肢能自主活动,T38.2℃(肛温),P120 次/分,RR28 次/分,BP75/50mmHg,前 3 小时 UO10ml。平卧位检查全身皮肤湿冷,甲床苍白有斑纹,颈静脉塌陷,心音正常,无奔马律,两肺呼吸音粗,腹胀。

从临床表现看患者有休克。根据 BP= CO×SVR,该患者 BP 低、SVR 高(全身皮肤湿冷,甲床苍白),CO 必然低。CO=每搏量×HR,该患者 HR 快,每搏量必然低。每搏量又与心脏前负荷、心肌收缩力及后负荷有关,该患者 SVR 高即后负荷增加,由于交感张力高,心肌收缩力可能增强,前负荷很可能低,即很可能有血容量不足。但还不能完全排除心功能不全,要测心功能指标。经检测初始 CVP 为 $0\sim2cmH_2O$。快速输入 LR 液 1L 后,CVP 为 $2cmH_2O$,提示输液有效,再快速输入 LR 液 1L 后,CVP 为 $6cmH_2O$,HR 降至 95 次/分,BP 升至 110mmHg,UO 升至 55ml/h。说明休克已基本纠正。

3.纠正酸中毒

随着血容量补充与静脉回流恢复,乳酸大量进入血液循环,适当补充 5‰碳酸氢钠,有助于维持心肌收缩性及对血管活性药物的反应。

4.复苏目标

应能保证 $SaO_2>90\%$,Hb>10g 或 Hct>0.30),$CVP12\sim14cmH_2O(1.18\sim1.37kPa)$,左心充盈压 PCWP 在 $15\sim18mmHg(2.0\sim2.4kPa)$,平均动脉压在 $60\sim80mmHg(8.0\sim10.7kPa)$,$SvO_2$ 在 65%~70%,氧供量与氧耗处于非依赖相作为复苏目标。在没有 CVP 或 PCWP 监测的情况下,复苏应达到使尿量维持在 $0.5\sim1ml/(kg\cdot h)$,HR 与 BP 正常,神志清醒,毛细血管充盈良好的目标状态。

第三节　感染性休克

感染性休克(septic shock)是由脓毒症引起的低血压状态,又称为脓毒性休克。

【病因和分类】

大多数感染性休克是 Gram 阴性菌暴发性脓毒症,也可能是 Gram 阳性菌或真菌。常见病因有胆道系统感染、泌尿生殖系感染、肺部感染、伤口软组织感染、脓肿和静脉导管感染。

按照感染性休克的临床表现与血流动力学的某些特点,可以分为高动力型、低动力型两种。前者表现为外周血管扩张、皮肤比较温暖、尿量与脉压基本正常、全身血管阻抗降低、心排血量正常或增高,又称为高排低阻型;低动力型表现为脉搏细速、皮肤湿冷、外周血管收缩、全身血管阻抗增加、心排血量减少,又称为低排高阻型。实际上这些不同类型可能只是感染性休克演变过程中不同时相的表现。

【病理生理】

感染性休克时动-静脉氧含量差减小,原因:①动静脉短路开放;②内毒素抑制细胞功能,线粒体对氧的利用受损;③氧代谢下调;④分布异常(微血栓、水肿、局部血管强烈收缩等原因所致的毛细血管梗阻)导致 VO_2 减少和 O_2 ext 减少。全身性感染患者的解剖分流还未被证实,但可能存在生理性分流。许多全身性感染患者血 L/P 比值并不升高,不支持微循环灌注不足的理论。

由感染所致的分布性休克则表现出了极为不同的特性,血流动力学的主要改变是体循环阻力降低,而 DO_2 则往往正常或高于正常。

【临床表现】

早期为高动力状态(暖休克),患者面部潮红、四肢暖、有精神错乱,BP 下降,SVR 明显降低,RR 加快。CO 明显增加,可达每分钟 10L。除高动力外,还有高代谢,表现为静息能耗增加、糖异生增加、分解代谢增加、VO_2 增加，因此高血糖、糖尿和呼吸性碱中毒的出现往往提示感染性休克早期。休克进一步发展，由于心肌功能减弱，后期为低动力状态（冷休克），低动力性休克是一种失代偿状态，特点是 T 升高或降低、CO 减少、少尿、白细胞升高或减少、精神状态不佳。最终周围血管收缩，出现四肢厥冷，患者出现低血容量性休克的一些特征。低动力性休克的死亡率比高动力性休克高。

血培养或感染部位病原菌的检出可有助脓毒症的确诊。感染性休克血培养的阳性率为 $40\%\sim60\%$，可能与菌血症间隙性出现以及早期使用抗生素有关。

【血流动力学】

早期为 CI 升高、SVR 降低、周围动脉扩张，但内脏血流灌注不足、CVP 一般降低。后期为低动力性。特点是 CI 减少、HR 加速、BP 下降、少尿、外周阻力增加或降低。感染性休克时，尿量往往不能完全代表肾灌注的真实情况，此时肾保钠减少、排水增多，若不注意输液可很快出现氮质血症。

【治疗】

感染性休克的治疗重点是控制原发感染灶（抗生素、引流、清除坏死组织）、建立理想的 DO_2 和 VO_2，防止发生 MODS。同时针对血流动力学指标变化处理（输液、用正性肌力药物）以及营养支持。

1.外科清创、切开引流

2.抗生素治疗

病菌不明时根据原发感染灶的部位、性质、病房流行病学资料，选用估计有效的抗生素（经验治疗），然后根据药敏结果选用有效的窄谱抗生素（病因治疗）。

(1)对甲氧西林耐药的葡萄球菌等 Gram 阳性菌首选万古霉素或替考拉宁。万古霉素 0.5g＋5％葡萄糖注射液（生理盐水或林格液）60 分钟滴入，勿快，更换部位，1 次/6 小时。

(2)肠球菌可用大剂量青霉素类抗生素或与氨基糖苷类联合用药。对氨基糖苷类抗生素低度耐药时联合 β-内酰胺抗生素仍有联合抗菌活性。对氨基糖苷类高耐株，经验用药应选择万古霉素。耐万古霉素的肠球菌，如对青霉素、氨苄西林或阿莫西林不耐药，对庆大霉素或链霉素不是高耐菌株，可采取联合用药。

(3)对铜绿假单胞菌比较敏感，且耐药率低的抗菌药是阿米卡星、哌拉西林/他唑巴坦、头孢他啶、头孢哌酮/舒巴坦、亚胺培南和头孢吡肟。

(4)对鲍曼不动杆菌比较敏感的抗生素是亚胺培南和头孢哌酮/舒巴坦（舒普森）。

(5)对大肠埃希菌比较敏感的抗菌药依次为亚胺培南、阿米卡星、哌拉西林/他唑巴坦、头孢吡肟、舒普森。

(6)合并厌氧菌感染者可加用甲硝唑或替硝唑。

3.补充血容量

感染性休克时，由于体液进入第三间隙，输液量往往很大。此类患者休克的治疗首先以输注平衡盐溶液为主，配合适当的胶体液、血浆或全血，恢复足够的循环血量。一般行 CVP 监测维持正常 CVP 值，同时要求血红蛋白 $100g/L$，血细胞比容 $0.30\sim0.35$，以保证正常的心脏充盈压、动脉血氧含量和较理想的血黏度。感染性休克患者，常有心肌和肾受损，故也应根据

CVP,调节输液量和输液速度,防止过多的输液导致不良后果。

4.纠正酸碱平衡

感染性休克患者常伴有严重酸中毒,且发生较早,在纠正、补充血容量的同时,经另一静脉通路滴注 5‰碳酸氢钠 200ml,并根据动脉血气分析结果,再做补充。

5.营养支持

应尽早进行,既要维持正氮平衡,又不用过量的能量。过量的糖类可造成高糖血症、肝硬化和 CO_2 潴留,过量的脂肪酸会造成低氧血症、菌血症和免疫功能减退。一般按 $104.6\sim146.4kJ(25\sim35kcal)/(kg \cdot d)$,蛋白 $1.5\sim2.0g/(kg \cdot d)$ 即可。尽可能早期行肠内营养(参见第五章)。

6.氧疗

感染性休克时,DO_2 往往正常或高于正常。提供超量氧是基于以下设想:①输送依赖性氧摄取提示细胞乏氧。②细胞乏氧在 MODS 的发生发展中起关键作用。③超量的氧可使细胞乏氧减轻,防止 MODS。然而,除非在 SIRS 和全身性感染早期能改善 DQ 和 VO_2,增加供氧的疗效并不一定令人满意。

7.心血管药物

经补充血容量、纠正酸中毒而休克未见好转,应采用血管扩张药物治疗,还可与以 α 受体兴奋为主,兼有轻度兴奋 β 受体的血管收缩剂和兼有兴奋 β 受体作用的 α 受体阻滞剂联合应用,以抵消血管收缩作用,保持、增强 β 受体兴奋作用,例如山莨菪碱、多巴胺等。血管扩张剂在血容量补足后应用,其目的是减少由儿茶酚胺引起的 A-V 短路。血管收缩剂(肾上腺素)应在血乳酸值正常后用。

感染性休克时,心功能常受损害,改善心功能可给予强心苷(毛花苷丙)、β 受体激活剂多巴酚丁胺。

8.其他

肾上腺皮质激素对感染性休克无效。纳洛酮同样无效。

用硫糖铝代替 H_2 受体阻滞剂,防止应激性溃疡。

器官功能支持。

第四节　心源性休克

心源性休克是心脏泵功能不良,是心肌功能严重受损所致的 DO_2 极度减少。

【病因】

最常见的原因是缺血性心脏病和心律失常。

【临床表现】

面色苍白、皮肤厥冷、毛细血管再充盈缓慢,患者表现安静或恐惧。心脏压塞者表现为颈静脉怒张、BP 下降;张力性气胸可见气管移位、病侧无呼吸音、呼吸困难。

【血流动力学】

心排血量一般减少,外周血管阻力高,心脏压塞时中心静脉压高。$CI < 2.2L/(min \cdot m^2)$,

在除外低血容量性休克时，可诊断为心源性休克。

【诊断】

对心源性休克的患者来说，有创监测对诊断极为重要。心源性休克与低血容量性休克在血流动力参数上的不同点是 CO 降低、CI 降低、CVP 和 PCWP 等心充盈压的指标增高。

必须警惕的是心源性休克并不限于心脏疾病，低血容量性休克和感染性休克时也可并发心源性休克，此时的处理更需要经验和智慧。

【治疗】

MOSTDAMP：morphine（吗啡）、oxygen（氧疗）、sittingup（端坐位）、tourniquets (rotating)（轮换扎止血带）、Digoxin（地高辛）、aminophylline（氨茶碱）、micturition(I.，osix)（利尿剂）和 phlebotomy（放血术）。①原则是尽可能恢复心肌的效能，同时还应尽可能不增加心肌的氧耗。②在处理措施上要求保证一定的前负荷（CVP）和血容量，降低后负荷（SVR）。利尿剂和血管扩张剂可降低后负荷，维持心脏的正常前负荷。③常用的增加心脏收缩力、改善心肌效能的药物是有多巴酚丁胺、多巴胺和异丙肾上腺素。④对严重病例，可用机械干预（主动脉内球囊反搏）改善心肌功能，降低心肌 VO_2。

(1)心源性休克的治疗首先是增加前负荷，因为增加前负荷仅很少增加心肌氧耗。方法是快速输入 250ml 液体，观察 PCWP 和 CO。如果 CO 增加而 PCWP 增加不多，可继续输液。反之，如 CO 增加少而 PCWP 增加多，则应考虑第二步——降低后负荷，降低后负荷也不增加心肌氧耗，但可使 CO 增加。单纯降低后负荷的药物有硝普钠、酚妥拉明、硝酸甘油，用这些药物时务使 SBP 维持在 95～100mmHg，DBP＞55mmHg，保证冠脉灌注。

(2)降低后负荷无效或不允许降低后负荷时，可用正性肌力剂，选用能增加心肌收缩力又很少增加心肌氧耗的药物。缺血、缺氧、水肿、酸中毒、肥厚、循环中存在的心肌抑制因子均可影响心肌收缩力。常用多巴胺 3～5μg/(kg·min)或多巴酚丁胺 5～10μg/(kg·min)，一般不主张用异丙肾上腺素。同时需要收缩血管和增加心肌收缩力时，可用肾上腺素或去甲肾上腺素，此时心肌的氧耗增加。

(3)心动过缓和心动过速均可使 CO 减少，前者可用起搏器处理，用利多卡因或洋地黄可奏效，也可用电转复。

举例：男性，72 岁，行腹主动脉瘤修补术后 18 小时，HR 100 次/分，SBP85mmHg，MAP 70mmHg，CO_2. 8L/min，CI 1.4L/(min·m^2)，PCWP 16mmHg，CVP15cmH$_2$O，MvO$_2$30mmHg，Hct0.32，SaO$_2$94%，动脉血 pH7.3，PaO$_2$ 75mmHg，PaCO$_2$ 36mmHg（FiO$_2$ 40%），前 3 小时 U010ml。SVR1571dyne.sec/cm^5，率-压积 8500，LVSWI 13.3g/(min·m^2)。

该患者显然不是低血容量性休克。反映前负荷的 PCWP 在正常范围。10 分钟内输入 LR 500ml 后，SBP90mmHg，MAP 80mmHg，CI l.5L/(min·m^2)，PCWP 20mmHg，CVP 19cmH$_2$O，SVR 1626dyne.sec/cm^5，提示增加前负荷无效，必须降低后负荷和增加心肌收缩力。

由于 SBP 90mmHg，不允许降低后负荷。用多巴胺 7.5μg/(kg·min)后 SBP 达 14～110mmHg，CI 2L/(min·m^2)，MvO$_2$ 35mmHg，U0 30ml/h，SVR 1360dyne.sec/cm^5，表明多巴胺有效。但是，率-压积 11000 提示心肌氧耗增加，并且 SVR 仍高。用硝普钠降低后负荷，

保持 SBP 在 95～100mmHg,结果,MvO$_2$ 38mmHg,CI 2.8L/(min·m^2),UO 30～40ml/h,SVR 856dyne.sec/cm^5,多巴胺维持在 5μg/(kg·min)。

第五节　神经源性休克

神经源性休克是中枢神经系统功能障碍所致的低血压。常见于创伤后的患者,可伴有低血容量、张力性气胸或心脏压塞等其他问题。主要机制是交感神经系统功能障碍,结果血管广泛扩张,血容量相对不足。

【病因】

常见病因有脊髓麻醉、脊髓损伤、过敏性休克和晕厥(血管—迷走神经反应)。严重大脑、脑干或脊髓的损伤,是血管扩张与收缩之间的平衡障碍引起的低血压。与低血容量性休克不同,神经源性休克者血容量正常。

【临床表现】

皮肤色泽和温度几乎无变化,毛细血管再充盈正常,精神状态表现不一,但一般正常。

【血流动力学】

心排血量高、外周血管阻力低、中心静脉压低,但循环容量正常。

【治疗】

要排除其他原因所致的休克。必要时补充容量,用血管收缩剂。一般不需手术处理。可将患者置于 Trendelenburg 体位,补液,给予拟交感药物。

第六节　多器官功能不全综合征

人们发现非感染性损伤(如创伤、胰腺炎、烧伤及大量输血)所造成的多器官功能不全综合征(MODS)与细菌培养阳性的感染性 MODS 无区别。同时还发现许多不同的疾病,包括感染的和非感染的,可引起相同的临床征群,提示在 SIRS 中有共同的中介因素参与。外科患者常见的感染源是消化道穿孔、胆道感染、泌尿道感染、烧伤及静脉导管感染。

【几个名词的定义】

1.SIRS

具备以下临床表现中的两项或两项以上者可诊断为 SIRS:①T(中心)>38℃或<36℃;②HR>90 次/分;③RR>20 次/分或 PaCO$_2$<32mmHg(4.27kPa);④白细胞计数>12.0×10^9/L 或<4.0×10^9/L,或未成熟(杆状核)粒细胞>0.10。

2.脓毒症(sepsis)

符合 SIRS 诊断标准,同时感染灶诊断明确。目前等同于全身性感染。

3.重症脓毒症(severe sepsis)

脓毒症加器官功能障碍和低灌注表现。低灌注的指标是:①收缩压(SBP)<90mmHg;

②与正常情况相比,收缩压(SBP)下降＞40mmHg;③乳酸血症(lactic acidemia);④少尿;⑤急性精神状态改变。

4.脓毒性休克(septi cshock)

重症脓毒症患者伴下列情况:①静脉液体复苏无效;②需要用血管收缩剂维持收缩压。

5.MODS

急性病患者有器官功能改变,如不处理,内环境的稳定不能维持。两个或两个以上的器官发生功能不全可诊断为MODS。两个器官功能衰竭的病死率为50％～60％,4个或4个以上器官功能衰竭者,病死率几乎达100％。

【病理生理】

上述定义告诉我们,从SIRS到MODS在病理生理上是一个逐渐加重的连续过程。MODS的发生目前流行的是二次打击学说:严重损伤(insult)构成第一次打击,如手术、创伤。损伤激活免疫细胞、使促炎症反应因子(PIC)释放,PIC包括TNF-α、IL-1、IL-2、IL-6、IL-8、PGE2、γ-干扰素、PLA2、PAF、氧自由基,构成第二次打击。休克时,由于血流重新分布,肠道血流减少最为显著,缺氧最为严重。其中肠黏膜的缺血尤为显著。此外,淋巴细胞和Mφ的激活、炎性介质的释放。肠黏膜缺血和炎性介质释放均可造成肠黏膜损伤,结果发生毒素/细菌移位,导致MODS。

【分类】

MODS分为原发性和继发性两种

1.原发性MODS

是指第一次打击直接引起器官功能障碍,如胸部创伤直接引起肺挫伤、挤压伤所致的肌红蛋白性肾功能衰竭。在这类MODS的发病和进展中,SIRS所占比重很低。

2.继发性MODS

不是损伤的直接后果,而与机体异常炎症反应引起的自身性破坏关系密切,即与第二次打击有关。原发损伤引起SIRS,而异常炎症反应继发性地造成远隔器官发生功能障碍。

【临床表现】

SIRS和ARDS的临床特点是发热、HR快、BP下降、少尿、精神状态改变。

1.肺功能障碍

见本章第七节。

2.胃肠功能障碍

胃炎、胃溃疡、消化道出血、肠麻痹、胰腺炎、非结石性胆囊炎、消化不良和黏膜萎缩。肠黏膜屏障破坏后易发生细菌/毒素移位。

3.肝功能障碍

血糖升高、三酰甘油升高、氨基酸升高、尿素升高,血胆红素升高。血胆红素＞34μmol/L,并伴有转氨酶较正常升高一倍以上为肝衰竭。

4.肾功能障碍

主要表现为尿少和血肌酐浓度升高。血肌酐＞177μmol/L,或原有肾脏疾病者,血肌酐浓度升高一倍以上为肾衰竭(表1-1)。

表 1-1　器官功能障碍评分

器官	1 级	2 级	3 级
A 肾	肌酐＞160μmol/L	肌酐＞220lumol/L	肌酐＞442μmol/L
B 肝	胆红素＞34.2μmol/L	胆红素＞68.4μmol/L	胆红素＞136.8μmol/L
C 心	小量正性肌力剂	中量正性肌力剂	大量正性肌力剂
D 肺	NRDS 评分＞5	ARDS 评分＞9	ARDS 评分＞13

【治疗】

MODS 重在预防。与休克的治疗一样,MODS 的治疗目标也是建立理想的 DO_2 和 VO_2。通过合理的扩容、输红细胞及应用血管活性药物(β 受体兴奋剂、血管扩张剂;偶尔还可用 c 受体兴奋剂来增加心肌收缩力、降低后负荷、增加 MAP 和灌注压)。上述治疗应尽可能在肺动脉插管等侵入性监测指导下进行。

吸氧时 FiO_2 的估计见表 1-2。

表 1-2　给 O_2 时 FiO_2 的估计

	100%流速(L/min)	FiO_2(%)
鼻导管	1	24
	2	28
	3	32
	4	36
	5	40
	6	44
面罩给 O_2	56	40
	67	50
	78	60
面罩加贮气袋	6	60
	7	70
	8	80
	9	90
	10	99

在 SICU 中,由于病情的不同,患者的监测可以是脉搏和血压等一般检测,也可以是肺"嵌压"或颅内压等有创监测。一般来讲,有创监测的多寡反映了病情的严重程度,这就是管道定律:"the sicker the patient,the greater number of monitoring tubes used and the less likely is-survival."。但是,应注意的是有创监测会带来许多医源性并发症。应该避免高峰综合征

(Everestsyndrome)的发生,这种综合征确实存在。在做有创监测前,一定要分析该监测必要性,是否可以用更安全、价廉的方法替代有创监测。尽可能避免用动脉插管,同样,对鼻胃管、外周静脉管、Swan-Ganz 管和 Foley 尿管也应尽早拔除。

第七节　急性呼吸窘迫综合征

【定义】

ARDS 是一种急性呼吸衰竭,可在多种病症过程中发生,病理特点有肺毛细血管内皮细胞和肺泡Ⅱ型细胞上皮损害、肺间质水肿,临床表现为呼吸困难,并有一系列缺氧表现。

【病理生理】

二次打击(炎症反应)使肺毛细血管内皮细胞受损,血液成分渗漏、肺间质水肿;缺血和炎症反应使肺泡Ⅱ型细胞上皮损害、肺不张,最终发生 ARDS。ARDS 的特点是:通气—灌注失调、非心源性肺水肿、功能残气量减少、顽固性低氧血症、胸部 X 线片示弥漫性浸润、肺顺应性降低。ARDS 的死亡率>50%。

【临床表现】

1.初期

呼吸快、窘迫感、吸氧不能缓解,无发绀、无啰音、X 线片正常。心搏出量增加对低氧代偿,因而一度平稳。

2.进展期

呼吸困难、啰音、X 线片上有点或片状阴影。气管插管机械通气才能缓解缺氧。

3.末期

深昏迷、心率变慢。

【诊断】

1.ALI 诊断标准

①急性起病。②氧合指数(PaO_2/FiO_2)≤300mmHg(40.0kPa)(不考虑 PEEP 水平)。③正位 X 线胸片显示双肺均有斑片状阴影。④肺动脉嵌压(PCWP)≤18mmHg(2.4kPa),无左心房压力增高的临床证据。

2.ARDS 诊断标准

除 PaO_2/FiO_2≤200mmHg(26.66kPa)外,其余需满足 ALI 诊断标准。

【治疗】

1.呼吸治疗

(1)持续气道正压通气(CPAP):缺点是胃内容物逆流后误吸,CO_2 潴留。

(2)呼气末正压通气(PEEP):就恢复肺泡功能和 FRC 而言,比间隙性强制通气(IMV)优越。但长期用>20mmHg 的 PEEP 会降低心搏出量和造成肺气压伤,故要联合用 IMV。正压通气还有气胸、心排血量减少、颅内压增高、氧中毒等并发症。

(3)机械通气气压在肺内的分布是不均匀的。ARDS 时,肺的顺应性下降,因此过度扩张的常常是残留的正常肺泡。因此有人建议通气平台压不超过 35cmH$_2$O。美国国立健康研究所(NIH)的调查表明,ARDS 时,按 6ml/kg 通气(吸气末平台压≤30cmH$_2$O)比 12ml/kg 通气(吸气平台压<50cmH$_2$O)好。

(4)俯卧位,由于 ARDS 时肺水肿和肺不张,肺内存在通气血流比例失调,从而出现了低氧血症。通过改变体位可使相对正常的肺泡得到血流灌注,从而改善氧合。许多研究认为这种体位改变对大多数 ARDS 来说是有利的。

(5)体外生命支持(ECI。S):对 ARDS 患者进行体外膜肺氧合(ECMO)。在患者肺功能恢复后,逐渐减慢泵的速度。ECLS 在新生儿 ARDS 的成功率比小儿和成人高。

ECLS 的适应证:全静态肺顺应性<0.5ml/(cmH$_2$O·kg 体重);当 FiO$_2$≥0.6 时,跨肺分流>30%;呼吸衰竭可逆;机械通气<10 天。

ECLS 的禁忌证:有严重出血的可能性;机械通气≥11 天(相对禁忌);体质差(如恶性肿瘤转移,严重 CNS 受损,四肢瘫);年龄≥60 岁。

2.维护循环

对低血容量以输晶体液为主,适当输白蛋白或血浆。监测尿量、CVP、PCWP。

3.抗感染

4.其他

激素[一般主张早期(3 天内)应用]、肝素和营养。

第八节 急性肾衰竭

急性肾衰竭(ARF)是肾小球滤过率(GFR)急剧下降导致含氮废物在体内积聚所形成的结果,并引起水、电解质、酸碱平衡失调及急性尿毒症症状。血尿素氮(BUN)和肌酐进行性升高提示 ARF 的存在。尿总量突然减少是肾功能受损最突出的表现。此时,尿的质绝对差,尿的量并不一定减少。成人 24 小时尿总量少于 400ml[<0.5mL/(kg·h)]称为少尿,不足 100ml 为无尿。亦有 24 小时尿总量超过 2000ml,而血尿素氮、肌酐呈进行性增高,称为非少尿型急性肾衰竭,多见于手术后和创伤后,易忽略。

【病因和分类】

ARF 是潜在致死性疾病,往往是多因素共同作用所致:对这些易引起 ARF 的因素进行及时、准确的处理,可预防 ARF 的发生。ARF 的病因可分为肾前性、肾性和肾后性。

1.肾前性(流入性)

(1)肾前性 ARF 的原因是肾血流灌注不足,在急性肾衰竭中最常见,占 30%~60%。早期阶段属于功能性改变,肾本身尚无结构损害,若不及时处理,可发展为肾实质性损害而成为肾性急性肾衰竭。

(2)细胞外液的量可以是增加的,也可以是减少的;前者见于充血性心衰竭(CHF),后者见于缺水或失血;总之,肾有效灌注血量减少。

(3)肾通过保钠作用来增加有效循环血量,缓解肾灌注不足。此时,肾几乎不排钠,尿钠和尿氯浓度很低(0～20mmol/L),尿渗透压超过血浆渗透压。

(4)肾重吸收尿素,但不重吸收滤出肌酐,因此,血 BUN 超过肌酐,血浆删:肌酐＞10：1(见第一章第二节),称为肾前性氮质血症。

(5)肾灌注不足导致肾素分泌,使动脉收缩,血压升高。动脉有效血量不足引起继发性醛固酮增多,部分患者尿钾排出增多。

(6)尿沉渣镜检显示几乎没有有形成分,至多有些透明管型。

(7)长期呕吐或利尿治疗的患者会发生代谢性碱中毒伴肾前性氮质血症。这些患者尿中碳酸氢钠排出增多,尽管有肾衰竭,尿钠会增高,尿氯仍然低。

(8)肾病患者可以有轻度的肾前性氮质血症。由于血浆胶体渗透压降低,可以发生容量不足。

(9)肝肾综合征是一种严重的肾前性氮质血症,见于肝脏疾病患者。失代偿期肝硬化患者应用非甾体类抗炎药可引起肝肾综合征。肝肾综合征的临床表现是尿少、尿镜检无明显改变、尿钠浓度低(＜10mmol/L)。肾衰竭能否治愈完全取决于肝衰竭能否控制。

(10)处理要点:肾前性氮质血症都是继发性的。治疗的目标是去除肾灌注不足的病因。丢失的体液必须予以补充,不要用利尿剂。要求在缺血性肾损害发生前,及时补液,恢复肾功能。若肾灌注不足的病因不是绝对容量不足,而是 CHF 等疾病所致的有效容量不足,则不宜补液,可先纠正心功能,心功能改善后,肾功能自然会恢复。仅当肾前性氮质血症是由 CHF引起时才可以用利尿剂。

2.肾性(肾实质性)

(1)急性肾性肾衰的病因很多,这些病因可以损害小管、间质、小球或肾血管系统。缺血性损害又称急性肾小管坏死(ATN),是 ARF 最常见的单一成因。ATN 的发生与低血压、心血管衰竭、出血或中毒等所致的容量不足有关,常伴有溶血或横纹肌溶解。溶血或严重挤压伤(挤压综合征)后产生的血红蛋白、肌红蛋白形成色素管型,损害肾小管引起 ARF。

(2)ATN 常无明显的组织学异常。GFR 的降低的机制是四个因素共同作用所致:①细胞碎片造成肾小管阻塞;②小管中的滤出液经受损的肾小管上皮发生逆漏(back-leak);③肾血流减少;④肾小球毛细血管的超滤系数降低。

(3)预防 ATN 的最好方法是防治容量不足。一旦肾小管的坏死已经发生,只有靠支持治疗直至肾功能康复;此时,企图用利尿剂或输液来减轻 ATN 的严重程度都是徒劳的。但是,若肾小管的阻塞是由破碎的血红蛋白产物所致,则可以考虑早期应用渗透性利尿剂甘露醇来减轻 ATN 的严重程度。

(4)由于肾小管发生了病变,因此,尿的浓缩能力受损,钠的重吸收减少。结果:①尿钠浓度增高(＞20mmol/L);②由于肾小管对尿素的重吸收能力受损,血 BUN 与肌酐的比值在正常范围;③尿渗透压基本等于血浆渗透压(＜350mmol/L);④ATN 患者尿中有棕色细胞管型和肾小管上皮细胞。小球或血管炎性疾病患者尿中有红细胞管型。血红蛋白尿或肌红蛋白尿患者的尿中棕色颗粒管型,隐血试验阳性,但镜检无血尿。

(5)ATN 在临床上可以分为初期、少尿期和多尿期。初期的识别至关重要,若早期纠正,可以防止少尿期和多尿期的发生。也有些 ARF 患者无少尿期。这种非少尿型肾衰竭主要见于药物所致的肾中毒。

(6)若能在早期应用利尿剂(甘露醇、呋塞米)和肾血管扩张剂[多巴胺 $1\sim5\mu g/(kg\cdot min)$],一些少尿型肾衰有可能转变为非少尿型肾衰,这在顺铂或造影剂诱发的肾衰最为有效。少尿型肾衰的并发症发生率和死亡率都比非少尿型肾衰高。

(7)少尿期的持续时间从数天至数周不等,罕有超过 1 个月者。少尿的定义是 24 小时尿量在 $50\sim400ml$。一般不会出现无尿,无尿提示有其他疾病存在,如皮质坏死、尿路梗阻、肾血管炎或肾动脉闭塞。

(8)尿量逐渐增加提示多尿期开始,是积聚在体内的水肿液造成利尿作用,积聚在体内的尿素也起渗透性利尿作用。有时,利尿作用可以很强烈,需要大量补液。

(9)肾小球功能的恢复要延迟到多尿期之后。尿量开始增加后,血 BUN 和肌酐并不立即下降,需数天后才开始下降。BUN 是最先升,最后降,因此 BUN 是反映肾衰的一个好指标。

(10)现在认为非少尿型肾衰表示肾功能的损害不甚严重。氨基糖苷类抗生素、强利尿剂、静脉造影剂和抗肿瘤药物(如顺铂)容易引起非少尿型肾衰。

3.肾后性(流出性)

(1)尿路系统任何部位均可发生阻塞引起尿的流出受阻。对 ARF 的患者或尿少的患者都应该考虑到尿路梗阻的可能性,尤其对无尿患者。此时,必须了解尿路是否通畅,但不一定要行器械检查。若肾的流出道完全阻塞持续超过 7 天,肾功能将不可逆性损害;若下尿路梗阻的诊断延误,膀胱将发生不可逆性失代偿。

(2)先检查腹部和直肠,如不能肯定膀胱是否充盈、前列腺是否增大,可以在无菌条件下经尿道插入一 Foley 尿管。如有尿潴留,应将导尿管与密闭的引流袋连接。外伤患者尿道口有血迹时或前列腺向上移位呈"高位骑跨"("high riding")状态者,则不宜插尿管。

(3)若患者无缺水表现,超声检查可以很好地了解肾盂是否有积水。CT 扫描和大剂量IVP 对尿路梗阻的判断更清楚,但是造影剂有肾毒性。如果患者需要造影,应先补足容量,绝不能在缺水的状态下做造影。双侧逆行尿路造影对尿路梗阻的判断同 IVP 或 CT 一样清晰,且不需要经静脉注入造影剂。用钆做造影剂进行 MRI 可判断有无尿路梗阻,对肾脏也无毒性。

(4)梗阻解除后多尿的处理。尿路梗阻一旦解除,很快会发生多尿,伴大量钠和钾排出。严重多尿可以导致细胞外容量不足和周围血管萎陷。梗阻解除后多尿的原因是肾小管对盐和水的重吸收能力受损,因此,对尿中丢失的水和电解质要适当补充。起初,应该用 0.45% 氯化钠溶液按前 1 小时尿量的 80%~90% 补入。

4.腹腔室综合征(abdominal compartment syndrome,ACS)
腹腔内组织(肠管)严重水肿和腹膜后出血均可以引起腹腔室综合征,常常是严重创伤的并发症。腹腔高压可以减少肾灌注、阻止肾静脉回流和尿液外流,因此,ACS 的肾功能损害是肾前性、肾性和肾后性三者的结合(详见第七章第十节)。

【鉴别诊断】

1.准确记录每小时尿量

2.尿常规检查

管型提示肾实质性;血红蛋白尿符合溶血性、血管炎病;肌红蛋白尿提示横纹肌溶解。等比重尿(1.010)伴少尿提示肾损害(急性肾小管坏死或肾衰竭),但是,当尿中存在大量异常溶质(蛋白、糖、造影剂、甘露醇)时,尿比重则不能反映肾脏的生理状态。尿 pH 反映了血 pH,有助于酸中毒或碱中毒的诊断;尿比重高而 pH 低提示肾前性;下列情况例外:①低钾性碱中毒时的反常酸性尿;②由于裂解尿素的细菌造成的感染引起的碱性尿。

3.肾功能指标

(1)尿中尿素值减少(<180mmol/24h)。

(2)尿钠升高:正常尿钠浓度 20mmol/L。急性肾衰竭有肾实质性损害时,尿钠上升。如数值在 20～40mmol/L,排钠分数(FENa)大于 1[FENa(%)=(尿钠×血肌酐)/(血钠×尿肌酐)×100],则表明患者正在由肾前性肾功能改变向 ARF 发展。鉴别肾前性与肾性氮质血症的最佳实验室指标就是 FENa,肾前性 FENa≤1%,肾性则多>3%。

(3)尿渗透压:急性肾衰竭常低于 400mmol/L,肾前性 ARF 或肾小球肾炎时,常高于 500mmol/L。

(4)血尿素氮与血肌酐比值:低容量时血尿素氮通常比血肌酐升高明显(BUN 重吸收,肌酐未重吸收),BUN:肌酐>20:1(见第三章)。如果体检时发现颈静脉怒张、两肺啰音、心脏奔马律,则少尿的原因可能是心力衰竭导致肾灌注不足。在肾前性氮质血症时,尿渗透压>500mOsm/L,排钠分数<1%;相反,急性肾小管坏死者,尿渗透压同血清(350mOsm/L),尿钠>50mg/L。

4.血清电解质、pH 或血浆[HCO_3^-]测定

对 ARF 的进程及代谢紊乱的发现和及时处理至关重要。

5.补液试验鉴别肾性抑或肾前性

困难的往往是 ARF 诊断明确,但不能明确肾脏低灌注的原因是血容量不足抑或心衰竭。因为心衰竭患者补液会使病情恶化,而低血容量患者用利尿剂又可能导致肾衰竭,所以这二者的鉴别至关重要。对没有心脏病史的年轻患者,可以在 20～30 分钟内静脉快速输入生理盐水或乳酸钠林格液(出血患者可以输血)1000ml(Chapter 15 Surgical Complications,Townsend:Sabiston Tertbook of Surgery,18thed.),要求 Foley 尿管的尿量≥30～40ml/h。如果输液后少尿情况无改善,可以插中心静脉压管或 Swan-Ganz 管测定右心或左心的充盈压。慢性充血性心力衰竭需要用利尿剂、控制输液和用心脏药物。超声检查肾萎缩提示慢性代谢病。

6.肾性与肾后性 ARF 的鉴别

肾后性 ARF 常表现为突然无尿。B 超检查可显示肾输尿管积水,摄腹部平片可发现阳性结石影,必要时可行逆行性尿路造影,了解肾阴影是否增大,有无钙化、结石或梗阻性病变,借以鉴别少尿原因是否为肾后性梗阻。磁共振成像可不应用造影剂而显示尿路梗阻部位及程度,有条件者可采用。

【治疗】

ARF 的治疗要依据 ARF 的分类,同时纠正体液失衡和电解质失衡。

1.电解质

(1)高钾血症:是 ARF 的重要并发症之一,在术后或创伤后患者尤为突出,此时,血钾浓度急速攀升。血钾浓度超过 6.5mmol/L 是危急信号,应立即采取措施降低血钾浓度。

1)高钾血症的心电图(ECG)变化滞后于血钾的上升,但 ECG 可以估计心脏毒性。T 波高耸,QT 间期延长,QRS 波增宽,PR 间期延长,然后出现正弦波和心搏骤停。

2)聚苯乙烯磺酸钠(kayexalate)是一种能与钾结合的阳离子交换树脂,将聚苯乙烯磺酸钠25～60g 溶解至 50～250ml,可以口服,每 3～4 小时 1 次,也可以灌肠,每 1～2 小时 1 次。同时用 20％山梨醇溶液可以防止口服聚苯乙烯磺酸钠引起的便秘。

3)用葡萄糖加胰岛素。静脉快速推注 25％葡萄糖溶液 100ml 加正规胰岛素 10U,可以使钾进入细胞内。

4)用 $NaHCO_3$ 45mmol 静脉推注,可以与葡萄糖-胰岛素合用,来降钾。

5)当血钾＞6.5mmol/L 时,或 ECG 有明显改变时,或高钾血症经上述治疗无效时,应尽早采用血液透析。

6)当血钾＞7.5mmol/L 时,或 ECG 有明显改变时,可用钙剂(10％氯化钙 5～10ml 或10％葡萄糖酸钙溶液 10ml)静脉慢推(维持 2 分钟以上),每 0.5～2 小时 1 次。钙离子可拮抗高钾对心脏的作用。

(2)在非分解代谢状态下的少尿期患者,血钾通常增加 0.3～0.5mmol/d。血钾上升速率超过此值提示内源性产钾(组织破坏)或外源输入(食物、药物、输血),含钾的药物如青霉素钾。ARF 时不要补钾,除非存在低钾血症,即使在这种情况下,补钾量应按丢失量补入。

(3)要测定尿钠的丢失量,并按量补入。低钠血症的病因是水过多,可以通过限制液体的输入和血液透析来纠正。

(4)随着肾功能的丧失,磷的排出减少,食物中的磷就在体内潴留。当血磷浓度高时,应限制饮食中磷的摄入量,口服能结合磷的凝胶。含碳酸钙的止酸剂可结合磷,剂量可根据血磷下降情况调整。肾衰常用的止酸剂有碳酸钙片(TUMS)、Titralac＜500mg 碳酸钙和 60mg＝甲硅油)、Caltrate600(3000mg 碳酸钙)和 Os-Cal500(1250mg 碳酸钙)。

(5)在 ARF 所致的高磷血症,含铝止酸剂的应用仍然很广泛。铝沉积于骨骼,使骨骼软化。氢氧化铝凝胶(Amphojel)、碱式碳酸铝凝胶(Basaljel)和高效氢氧化铝(Alterna-GEL)均应谨慎选用。

(6)在 ARF 时,应该限制镁的摄入。很多常用止酸剂都含大量镁,要禁用。ARF 患者禁用的止酸剂包括氢氧化镁加氢氧化铝的凝胶干制剂(Maalox 或 Aludrox)、水化铝酸镁(Riopan)、氢氧化铝加氢氧化镁加二甲硅油的制剂(Mylanta 或 Gelusi)以及氢氧化铝凝胶干制剂加三硅酸镁(Gavison)。血镁增高可以导致神经肌肉乏力、深腱反射迟钝或消失、完全性心脏阻滞、高血压和呼吸抑制。像高钾血症一样,静脉注射钙剂可以拮抗镁对心肌的作用。

(7)大多数 ARF 患者存在无症状的低钙血症。钙容易和白蛋白结合后失去生理功能,分解代谢的患者血中白蛋白低,离子钙就不会很低。

(8)由于肾对酸性代谢产物的排出能力降低,因此,所有 ARF 患者都有代谢性酸中毒。血液透析一般可以控制碳酸氢盐的浓度,但是,若血 HC_3^- 低于 10mmol/L,应该静脉输入碳酸氢钠溶液。静脉快速输入碱剂会降低离子钙水平,导致手足搐搦。

2.体液

(1)液体的输入量应限制在维持液量 10ml/(kg·d),加胃肠和尿的丢失量。额外的体液丢失,如发热等非显性丢失,也应补入。体液处理良好的 ARF 患者应该是体重下降 0.2～0.3kg/d。体重下降过多提示容量丢失或高分解代谢。体重下降过少提示水和盐的输入过多。

(2)用同一架秤监测每日体重,估计体液状态。

(3)在临床处理上,ARF 患者的常见问题是体液过多。水过多导致高血压和组织水肿。透析或血滤可以去除盐和水。明显的高血压应尽快控制,起初可以用钙通道阻滞剂(硝苯地平 10mg SL)、静脉注射盐酸肼屈嗪(10～40mg,每 6 小时 1 次)或甲基多巴(250～1000mg,每 6 小时 1 次),同时注意控制细胞外容量;对有生命危险的高血压,可以静脉注射二氮嗪 300mg。若血压仍然不降,可将硝普钠 100mg 加入 5%葡萄糖溶液 1000ml 中持续静脉泵入,根据血压下降的情况调整泵入速率,但不要超过 $10\mu g/(kg \cdot min)$。水过多还可导致中心静脉压过高、肺水肿和心脏扩大。不过,心排血量、组织氧合和循环时间正常。洋地黄不能纠正水过多所造成的异常,仅当存在 CHF 时才需要用洋地黄。为了防止洋地黄中毒,应经常监测血地高辛浓度。

(4)ATN 后很快会出现正常细胞正常色素性贫血。在 ARF,尤其是术后 ARF,有时需要输血将细胞比容维持在可接受的水平。若细胞比容迅速下降,应寻找血液丢失的原因。

3.血液透析

(1)血液透析的指征是电解质异常无法纠正、心包炎、体液超载药物治疗无效、严重酸中毒、有症状的尿毒症,以及需要去除肾毒性物质。

(2)ARF 诊断确立后,应立即规划透析所需的血管通道。从一个上臂撤去所有静脉通道,并在该上臂标明"该上臂的任何部位都不准抽血,不准输液"。

(3)ARF 的透析要早进行。如果待患者已经发生了尿毒症,才开始进行透析,处理往往很困难。术后或创伤后 ARF 患者常需要多次透析。高分解代谢患者和组织广泛破坏的患者(创伤或手术后)有大量钾进入细胞外液,对这些患者来说,血液透析比腹膜透析好。连续动静脉血滤对心血管系统不稳的患者来说是很有效的治疗手段。

(4)血液透析通常需要在全身抗凝条件下进行,但如果患者的病情不允许全身抗凝(如手术后患者),血液透析也可以在区域肝素化条件下进行。但是,外科医生要注意,在区域肝素化期间或之后,患者常变为全身抗凝。

4.腹膜透析

(1)腹膜透析是利用腹膜将透析液与血流分开。由于需要经皮向腹腔内置入一异物(透析管),因此,保持无菌非常重要。急诊透析管(Tenkoff 或 Travenol)不一定有 Dacron 聚酯袖套,长期透析管一般有两个 Dacron 聚酯袖套防止感染。透析管的置入最好在手术室内在局部麻醉或全身麻醉下进行,排空膀胱。对有皮肤感染的患者或有胃肠道疾病(肠梗阻,腹腔粘连)的患者来说,最好不要选腹膜透析。

(2)透析管置入后,在标准透析液内加入抗生素,将透析液预温至 380C,在无菌操作下,一次灌入 500～1000ml,1 小时可以灌 2 次液。以后,每次可灌入 2000ml,1 小时可灌 3 次液。在小儿,每次灌入量应相应减少至 100～500ml。

(3)每升标准透析液含钠 132mmol、氯 96mmol、钾 0mmol、钙 1.75mmol、镁 0.25mmol、乳

酸根 40mmol,以及葡萄糖 15g。该透析液从体内移出钠、氯、钾、磷、镁和水,葡萄糖和钙则被吸收入体内,血 pH 升高。如果需要移出更多的水,可以将透析液中葡萄糖的浓度加到 45g/L。腹膜透析一般做 36～48 小时,根据需要,每周可以做 2～3 次。

5.药物治疗

(1)少尿性肾性肾衰是否用襻利尿剂目前仍存在争议,除非存在心脏失代偿。然而,若能把少尿型肾衰转变成非少尿型肾衰,不仅有利于患者的预后,还有利于体液的处理。

(2)小剂量多巴胺能否改善 ARF 的病程,至今未得到证明。但是,有证据表明多巴胺对肝肾综合征患者有益,若能在 ARF 的前驱期应用,对 ARF 也有预防作用。动物 ARF 模型实验证实,联合应用呋塞米和多巴胺有协同保护作用。

(3)β 受体阻滞剂在 ARF 治疗中的效果也未得到广泛认同。对于因缺血损伤而发生三磷酸腺苷耗竭的肾小管来说,若能在 ARF 病程的早期用钙通道阻滞剂,可以减少肾小管细胞内的钙量。

(4)对有机酸(药物)和肌球蛋白及顺铂等有毒化合物所致的 ARF 来说,碱化尿液和利尿已经证实是有益的。

6.饮食

(1)为了降低分解代谢,成人患者每日至少应输入 100g 葡萄糖。

(2)用必需氨基酸进行静脉营养可以改善患者的康复,减少透析的次数。

(3)有血液透析的支持,就不必限制蛋白的输入量。对分解代谢患者要提供蛋白。

(4)在未进行血液透析前,钾的限制是 ARF 处理中很重要的措施,但是,在血液透析开始后,就不必如此严格。

7.神经系统表现的处理

(1)尿毒症可以引起发音困难、扑翼样震颤、震颤和肌阵挛;稍后可出现谵妄和幻觉、手足搐搦和额叶抑制。尿毒症后期可出现惊厥,可以是局灶性发作,也可表现为全面运动性发作。在尿毒症患者,血青霉素浓度高会加重神经系统的病变。

(2)尿毒症惊厥:可以缓慢静脉输注苯妥英钠治疗,开始 50mg/min,逐渐增至 15mg/kg。苯妥英钠 100mg,口服,每日 2 次,可防止再次发作。惊厥的另一种治疗方法是用地西泮 10～20mg,在 3～5 分钟从静脉内缓慢推入;需注意的是,这种治疗方法可能造成呼吸骤停,因此,要准备通气设施。苯巴比妥钠 90～180mg/d,可有效地防止急、慢性惊厥发作。若上述药物仍不能控制尿毒症惊厥,可以用利多卡因 100mg 静脉推注,然后用 30μg/(kg·min)维持。

(3)矫枉失衡综合征:在血液透析或腹膜透析后,常出现矫枉失衡综合征。患者诉头痛、恶心和肌肉痛性痉挛,表现为易激动、易怒,甚至谵妄、反应迟钝或惊厥。这些症状和体征的出现与透析的快速程度和彻底性直接相关,在起初几次透析后很常见。水向脑组织迁移会引起矫枉失衡综合征。因此,要求起初几次透析做得缓和、不要太彻底,使患者能适应这种体液的变化。

8.心脏并发症

30%的 ARF 患者会发生室上性心律失常,已知的原因有 CHF、电解质紊乱、洋地黄中毒、心包炎和贫血,因此,能否成功处理这些心律失常,取决于上述病因是否能控制。

9.感染

70％的 ATN 患者合并有感染,致病菌可以是 Gram 阴性菌,也可以是 Gram 阳性菌。败血症很常见。在 ARF 患者,白细胞总数变化不大。在感染的第 1 周,白细胞仅轻度升高,若白细胞升高持续超过 1 周,则提示有感染存在。

10.ARF 时药物剂量的改变

许多药物的排出需要依靠肾的清除功能,因此,在 ARF 时,所用药物的剂量要减小,以防中毒。仅有部分药物可以通过血液透析去除,其他药物在肾衰时就很难排出,应避免使用,还要避免使用对肾有可能产生毒性的药物。今天,许多药物的血浓度都可以监测,既保证了药物的有效血浓度,又避免了药物过量所造成的毒性。肾衰时肝脏对某些药物的清除功能也改变。

第二章 外科感染

第一节 基本概念

【定义】

外科感染是指需要外科治疗的感染,包括创伤、手术、烧伤等并发的感染。感染是由病原体的入侵、滞留和繁殖而引起,外科感染的病原体主要是细菌和霉菌,并且多数是多种细菌混合感染。

【特点】

外科感染的共同特点是:①组织坏死,坏死原因是机械性损伤和细菌释放的组织分解酶。②有伤口(如创伤、切口、穿孔)或梗阻存在。③病变集中于局部,局部症状明显,感染灶内存在高压。

【分类】

1.根据细菌的致病特点分类

(1)非特异性感染:又称化脓性或一般感染。常见致病菌为葡萄球菌、链球菌和大肠杆菌。特点是:①一种菌可引起多种病;②不同菌可引起一种病;③症状相似(局部——红、肿、热、痛、功能障碍,继而进展为局限化脓,全身——发热、营养不良、休克);④防治上共性(手术引流和全身用抗生素)。

(2)特异性感染:常见的有结核、破伤风、气性坏疽、念珠菌病等。其特点是:①不同的致病菌各引起不同疾病;②病理变化各有其特点;③临床表现各异;④防治上也各具特点。

2.根据原发病分类

原发性感染(自发性感染)和继发性感染(继发于损伤后)。

3.按病程区分

①病程在3周以内的称为急性感染;②感染持续达2个月或更久的称为慢性感染;③病程介于急性与慢性感染之间的称为亚急性感染。

4.其他

病原体由体表或外环境侵入造成的为外源性感染;病原体经空腔脏器,如肠道、胆道、肺或阑尾侵入体内造成的为内源性感染。感染亦可按发生条件归类,如条件性(机会性)感染、二重感染(菌群交替症)、医院内感染(HAI)、社区获得性感染(CAI)等。最常见的医院内感染是尿路感染。

【发生机理】

外科感染形成的基本条件是细菌侵入和梗阻存在。外科感染的发生取决于病原微生物的致病能力与机体的免疫力的相互作用:①细菌的种类(毒力或侵袭力)和量;②局部组织损伤情况(伤口内的血红蛋白、坏死组织、异物、组织缺氧);③全身抗感染能力降低(休克、低血容量、乏氧、糖尿病、肥胖、饥饿、酒精性肝病、全身用皮质激素或抗肿瘤药等)。

人体对损伤和感染的反应方式是一样的。机体对感染的抵抗能力与刨伤的程度呈负相关。这就要求外科医生应用无损伤操作技术把损伤降到最低。清除创口的坏死组织也有利于吞噬细胞集中精力去清除入侵的细菌。

【诊断】

1.临床检查

非特异性感染的临床特点是:①局部——红、肿、热、痛、功能障碍,继而进展为局限化脓;②全身——发热、营养不良、休克。通过观察渗液和分泌液(伤口引流液、尿、痰等)的气味、色泽和黏稠度往往能做出初步判断。烂葡萄味(musty,grape-like odors)提示假单胞菌感染,尿素味提示变形杆菌感染,粪臭味提示厌氧菌感染(类杆菌、梭形杆菌、梭状芽孢杆菌和消化链球菌)。

2.Gram 染色

可以为病原菌的确定提供最早的依据,尤其当单一细菌感染时。

3.培养和药物敏感试验

对诊断和治疗有帮助,但是往往在结果出来前就应该开始治疗。可以将伤口深部的脓性物送一般细菌培养、厌氧菌培养和药物敏感试验。无论如何都不要将标本储存在冰箱中。对药物敏感试验的解读应该注意几个问题,药物敏感报告通常是依据平板扩散试验,这种试验对技术—环境的细小变化很敏感,但是,与最小抑菌浓度(MIC)或杀菌浓度的相关性很差。因此,对重症感染最好测定 MIC,然后给予相应的抗生素使组织浓度达到 4 倍 MIC。

4.活组织检查

皮损组织和淋巴结的活组织检查对诊断也很有帮助。不要取腹股沟淋巴结活检。标本应该送常规细菌学培养、抗酸杆菌培养和真菌培养,并送到病理科进行组织学检查。

5.其他检查

除结核外,皮肤试验的价值有限。血清学试验对真菌和病毒感染有较好的诊断价值。

【治疗】

外科感染处理的 5"D"原则:①Drainage(引流);②Debridement(清创术);③Diversion(转流);④Diet(饮食,增强人体抵抗力);⑤Drugs(药物治疗)。

1.局部治疗

(1)物理疗法(局部湿热敷)或外用药可以缓解疼痛、增加血流和淋巴回流。湿热敷最好是间断进行并稍加压,这有利于感染局限和吸收,持续性湿热敷反而会引起局部水肿和卫星感染灶。

(2)制动是对机体防御机制支持。未制动的伤口的基质形成和新生血管容易受损,造成细微的出血和坏死,有利于细菌生长。

(3)手术引流:这是外科感染的基本治疗措施。①切开引流的指征是感染局限。就大多数体表脓肿来说,切开引流的指征是波动感。深部感染判断困难时,可以先做诊断性穿刺。②切口要够大,做在低位,保持切口敞开直至愈合。③小切口加拔火罐可以达到大切口相同的效果,但是,要先控制出血,也可先用纱条填塞一天后再拔火罐,主要适用于不宜做大切口的部位,如乳房、会阴等。④在超声、X线等引导下穿刺引流或加拔火罐。⑤切开引流后,体表脓肿要用纱布疏松填塞,深部脓肿要放置引流物。如果患者在引流后感染症状持续,首先要考虑引流是否通畅?是否还有感染灶未引流?

(4)清创的时机(8小时规律):在未灭菌的环境下任何伤口都会有污染,但是,细菌需要一定的时间才能繁殖、产生毒素,然后才具备毒力侵入组织。在污染后的最初6~8小时,可以在伤口的坏死组织进行清创后一期闭合伤口,感染的风险很小。如果在损伤6~8小时后才一期闭合伤口,则伤口有可能发生感染。不过血供比较好的部位,如头皮,清创后才一期闭合的时机可以放宽。

2.全身治疗

(1)支持疗法:①严重的贫血、低蛋白血症或白细胞减少者,需适当输血或补充血液成分。②体温过高时可用物理降温或适当使用解热药。体温过低时需保暖。③纠正脱水、电解质、酸碱平衡紊乱,补充体内消耗过多的蛋白质与能量。④对糖尿病患者的血糖和酮症进行纠正。⑤并发休克或多器官功能不全综合征时,应加强监护治疗,注意热量和维生素的补充。

(2)抗生素治疗:就外科感染来说,抗生素仅仅是外科治疗的辅助手段,一般来讲,有全身症状才需要全身使用抗生素。开始是经验性用药,可根据感染的部位、可能的致病菌及本病区常驻菌与耐药的流行情况来选择。以后,根据细菌培养结果调整抗生素使用。

抗生素的应用要慎重,没有并发症的感染伤口不必全身用抗生素,仅在免疫功能差的患者或血流有细菌的患者(有高热等全身中毒症状)才主张加用抗生素。除氨基糖苷类抗生素和万古霉素外,现代的抗生素都有较广的治疗谱,且几乎无毒性。但是,它们对伤口愈合早期的炎症和免疫有干扰作用,此外,人类对抗生素可发生过敏反应。表8-1是抗生素的初始使用指南。

【预防】

①大多数外科感染来自患者自身的微生物菌群,这种感染的形成在很大程度上取决于污染的程度和肠黏膜屏障的完整性。②手术室工作人员也是外科细菌污染的最常见的来源。因此要戴口罩、穿无菌手术衣、戴手套,手术室空气要过滤。

第二节　社区获得性感染

(一)疖

疖是单个毛囊及其所属皮脂腺的急性化脓性感。致病菌多为凝固酶阳性金黄色葡萄球菌。常与痤疮和其他皮肤病伴发。细菌开始侵入毛囊中,引起局部蜂窝织炎并形成脓肿。脓栓形成是其感染的一个特征。治疗的方法参见本章基本概念。

(二)痈

痈是多个相邻毛囊及其所属皮脂腺或汗腺的急性化脓性感染,或由多个疖融合而成。大多由一个疖在皮下组织中蔓延形成的皮肤脓肿,范围可以很大,全身反应较重,甚至发展为脓毒症。老人、营养不良和糖尿病患者易患痈。致病菌同疖。好发于皮肤较厚的部位,如项部和背部(俗称"对口疗"和"搭背")。痈的治疗原则是在全身用抗生素(青霉素、红霉素或克林霉素)的基础上切开引流。早期局部外敷鱼石脂软膏,有脓液后应尽早在静脉麻醉下行切开引流。一般用"十""十十"或"十十十"形切口,切口要够长,达病变边缘皮肤,剪去坏死组织后填塞止血。

(三)脓肿

急性感染后,组织或器官内病变组织坏死、液化后,形成局限性脓液积聚,并有一完整脓肿壁者,称为脓肿。在炎症初期渗出的纤维蛋白在感染灶周围形成了脓肿壁,脓肿内濒死的吞噬细胞和细菌释放出毒素使脓肿的内容物液化,从而使得脓肿内呈高渗状态,水分的吸收使得脓腔内的压力升高。由于氧和营养物很难透过脓肿壁,出现无氧酵解,结果,脓肿内呈高压、低pH和低氧状态,有利于厌氧菌生长。低pH还使得氨基糖苷类抗生素效力降低。皮肤脓肿以表皮葡萄球菌和金黄色葡萄球菌常见。腹股沟和会阴部皮肤脓肿以大肠杆菌为常见。

(四)脓疱病

由金黄色葡萄球菌或溶血性链球菌引起的一种急性接触传染性皮肤病,其特点是不断出现上皮内脓肿,这些脓肿可相互融合成大片脓疱,表面为脓痂,深面为溃疡。

(五)丹毒

丹毒是皮内淋巴管网受β-溶血性链球菌侵袭引起的急性炎症。患者常先有皮肤或黏膜的某种病损,如足癣、口腔溃疡、鼻窦炎等。其特点是多见于下肢和面部,蔓延快,很少坏死和化脓。病变区片状鲜红、中央处红色稍淡、境界清、压之褪色,病变范围扩展较快,时有水疱。抗生素首选青霉素。

(六)蜂窝织炎

急性蜂窝织炎是疏松结缔组织的急性感染。一般系A组链球菌感染,细菌从刺伤或其他皮肤破口侵入。蜂窝织炎水肿明显,脓液极少,除病变中央有缺血坏死外没有大量脓液。由于病菌释放毒性强的溶血素、透明质酸酶、链激酶等,加以受侵组织质地较疏松,故病变扩展较快。细菌可侵入区域淋巴管和淋巴结,可有明显的毒血症。由于患者机体条件、感染原因和病菌毒性的差异,临床上有以下几类:

1.一般性皮下蜂窝织炎

患者可先有皮肤损伤。开始时患处肿胀、疼痛、表皮发红,指压后可稍褪色,红肿边缘界限不清楚。病变部位近侧的淋巴结常有肿痛。进一步加重时,皮肤可起水疱,一部分变成褐色,或破溃出脓。常有恶寒、发热和全身不适,严重时可有意识改变。

2.新生儿皮下坏疽

病变多在背、臀部等经常受压处。初起时皮肤发红、质地稍变硬。继而,病变范围扩大,中心部分变暗、变软,触之有浮动感,有的可起水疱;皮肤坏死时呈灰褐色或黑色,并可破溃。患儿发热、不进乳、不安或昏睡,全身情况不良。

3.颌下急性蜂窝织炎

口腔起病者多为小儿,因迅速波及咽喉而阻碍通气(类似急性咽峡炎),甚为危急。全身表现同新生儿皮下坏疽。

4.老年人皮下坏疽

男性多见。长时间热水浸浴擦身后易发。背部或侧卧时肢体着床部分有大片皮肤红、肿、疼痛。继而，皮肤变为暗灰色，知觉迟钝，触之有波动感，穿刺可吸出脓性物。患者寒战、发热、全身乏力不适。严重者可有气急、心悸、头痛、烦躁、谵妄、昏睡等。

5.非梭状芽孢杆菌性坏疽性蜂窝组织炎

这是一种皮肤、皮下组织和筋膜的进行性坏疽性感染。致病菌大多系大肠杆菌和厌氧链球菌。临床表现为疼痛、肿胀和微红。所有产气菌感染都应该做 Gram 染色和细菌培养明确细菌种类指导治疗。治疗是及时切开引流，青霉素125万单位静脉推注，然后用青霉素250万单位静脉滴注，每4小时1次；必须支持治疗，否则很快会出现脱水、发热和衰竭等毒血症。

6.梭状芽孢菌性蜂窝织炎

这是一种主要由产气荚膜杆菌（又称魏氏杆菌）引起的皮下组织、腹膜后或其他疏松结缔组织的感染。以阑尾切除术后或大肠癌术后常见。本病是皮下组织的侵袭性感染，损伤或缺血的组织容易发生本病，尤其多见于老年人和术中低血压时间长的患者。感染在深筋膜表面迅速扩散，血管内血栓形成使得皮肤和皮下组织广泛坏疽。临床表现有皮肤水肿、浆液血性分泌液和捻发音。全身症状及体征并不显著。本病不累及肌肉，因此不同于气性坏疽。治疗是及时手术清创，大剂量青霉素250万单位静脉滴注，每4小时1次。

（七）急性淋巴管炎

急性淋巴管炎是管状淋巴管及其周围组织的急性炎症，系细菌从皮肤或黏膜的破口侵入，或从局部的感染灶侵入，经组织间隙进入淋巴管引起。蜂窝织炎和丹毒常常伴有急性淋巴管炎。常见致病菌是溶血性链球菌和金黄色葡萄球菌。A组链球菌的感染往往很重，因为链球菌的毒素可以破坏机体的防御屏障。浅层管状淋巴管炎表现为伤口近心侧一条或多条"红线"（红丝疔），触诊有索条状硬结、触痛。深层管状淋巴管炎表现为患肢肿、痛，可扪及条形触痛区。两种淋巴管炎均有不同程度的全身症状。治疗：青霉素125万单位静脉滴注，每6小时1次，A组链球菌对青霉素不耐药。

（八）坏死性筋膜炎

坏死性筋膜炎（necrotizing fasciitis）又称协同性坏疽或 Meleney 坏疽，是一种由多种病菌侵入筋膜间隙、发展迅速的细菌感染。感染沿筋膜面迅速蔓延，造成血管栓塞和组织坏死，但其表面皮肤外观正常，致使医生常常对病情的严重程度估计不足。小的戳伤、外科手术或开放性损伤均可引起坏死性筋膜炎。

【诊断】

除疼痛、肿胀和皮肤发红外，本病的特征是皮下脂肪与其下方的坏死筋膜被一层"洗碗水样"液体隔开，肌肉不受累。

(1)皮肤红、水肿或出血性大疱，或有捻发音，外观也可正常。

(2)有进行性中毒体征（发热、心率快）和伤口局部疼痛。

(3)坏死的伤口及组织常有浆液性渗液、恶臭。

(4)坏死性筋膜炎的创口感染可以一开始就呈暴发性，也可以在静止6天或更长时间后才

迅速发展。该病以迅速扩散和破坏为特点,Gram 染色示多种细菌同步感染。常见细菌有:
①微厌氧链球菌;②葡萄球菌;③Gram 阴性需氧菌和厌氧菌。

【治疗】

这种感染可危及生命,唯手术能治愈。早期诊断、尽早手术清创极为重要。此外,可用大剂量克林霉素及氨基糖苷类抗生素。手术要点:

(1)首次清创时必须切除所有感染的和失活的组织,坏死组织的残留会不断地使周围正常组织发生迅速的进行性坏死。

(2)由于毒素引起血栓形成使得筋膜上组织的血供中断,皮下和筋膜坏死,皮肤呈广泛的潜掘状,结果皮肤坏疽。切除大片皮肤及其周围组织,必要时可行截肢术。

(3)必要时每日行清创。

(4)用青霉素 1000 万单位(6g)静脉滴注,每 6 小时 1 次。头孢霉素、克林霉素、氯霉素和甲硝唑是针对厌氧球菌的二线抗生素。一般用大剂量克林霉素及氨基糖苷类抗生素。

(九)化脓性汗腺炎

化脓性汗腺炎是腋下、腹股沟和会阴区顶泌汗腺的感染,多见于年轻人。常造成慢性感染和瘢痕。治疗需切除顶泌腺,以防复发。常见致病菌是葡萄球菌或厌氧菌(尤其是消化链球菌)。

【诊断】

切开脓肿做细菌学诊断,脓液送培养并做 Gram 染色,染色一般为 G+球菌,培养可了解细菌类型并做药敏。多数葡萄球菌耐青霉素,可选用半合成青霉素、红霉素或头孢菌素。

【治疗】

起初用热压治疗、小脓肿切开引流和足量抗生素。很容易复发。治愈性治疗的方法是彻底切除感染组织直达深筋膜加植皮术,或延期缝合。

(1)切开引流脓液或穿刺抽吸脓液。

(2)抗生素。

(3)伤口处理,冲洗,必要时清创。

(4)对局部多发性小脓肿、窦道或坏死形成,可行局部切除术。

(十)狐巢病

狐巢病(fox den disease)又称皮肤化脓性瘘管窦道病(pyoderma fistulans sinifica,PFS),是一种慢性感染,特点是在皮下脂肪内有多个瘘管或窦道形成,瘘管或窦道上皮化,皮肤上有多个排脓的瘘口,状如狐狸的巢穴。仅男性患病,好发于会阴部、臀部和腹股沟区,因此,要与化脓性汗腺炎、藏毛病、肛管直肠瘘相鉴别。狐巢病的瘘管的内面衬有复层鳞状上皮。与汗腺炎不同,狐巢病穿入皮下脂肪层,可以在筋膜表面延伸很长距离,皮肤附件不受累。绝大多数为兼性或专性厌氧菌感染。治疗原则是整块切除全部瘘管病灶达筋膜表面,等肉芽组织生长二期愈合。瘘管切开的复发率很高。抗生素或许能暂时控制感染,不可能根治。

炎性窦道切除要点:先用亚甲蓝注入窦道使之着色。距窦道口一定距离切开皮肤一圈,达皮下组织。此时,术者用手扪查可以发现炎性的窦道组织硬,而正常组织软。用电刀紧贴硬的炎性组织边扪边切,直至将窦道完整切除,但不要切入硬的炎性组织中。

(十一)药物注射后脓肿

药物注射后脓肿可以在药品注射后发生,也可以在吸毒注射后发生。致病菌主要为厌氧菌。表现为注射部位疼痛、触痛、红、波动、白细胞升高、淋巴结肿大和发热。治疗:抗生素加切开引流。

(十二)甲沟炎

【临床表现】

甲沟炎是甲沟及其周围组织的感染。起初是指甲一侧红、肿、热、痛,继之蔓延至指甲对侧(半环形脓肿)和甲床下(甲下脓肿)。红肿区内有波动感,出现白色脓点,但不易破溃出脓。治疗延误或不当可形成慢性甲沟炎或骨髓炎。

【治疗】

参见本章第一节。局部变软或有波动感是切开引流的指征,甲下脓肿应拔甲。

(十三)脓性指头炎

【临床表现】

脓性指头炎是手指末节掌侧皮下组织的化脓性感染。甲沟炎加重后,以及指尖或指末节皮肤受伤后均可致病。起初为针刺样疼痛、肿胀。继之发展为剧烈的跳痛,患肢下垂时加重,夜不能眠,局部红肿不明显,并有恶寒、发热、全身不适等症状。感染更加重时,指头疼痛反而减轻,皮色由红转白,反映局部组织趋于坏死。治疗延误或不当可形成慢性骨髓炎,迁延不愈。

【治疗】

参见本章第一节。跳痛提示局部张力高,是切开引流的指征。过去主张做侧方切口或鱼口状切口,但容易伤及指血管和神经,造成指端坏疽或感觉丧失。目前,主张切口做在波动最明显处,深在的脓肿必须从正中切开。

(十四)掌侧化脓性腱鞘炎、滑囊炎和深间隙感染

拇指和小指的屈指肌腱腱鞘炎,可分别蔓延到桡侧和尺侧的滑液囊;两侧滑液囊在腕部相通,感染可互相传播。示指、中指和无名指的屈指肌腱腱鞘炎则可分别向鱼际间隙和掌中间隙蔓延。滑囊炎或深间隙感染也可能在掌部受伤后直接发生。

【临床表现】

1.化脓性腱鞘炎

化脓性腱鞘炎的临床特点是 Kanavel 四联征。若不及时治疗,病变可向掌深部蔓延,肌腱也可能因坏死导致手指功能丧失。

2.化脓性滑囊炎桡侧滑囊炎

都伴拇指腱鞘炎,拇指肿胀、微屈,不能伸直和外展,触痛主要位于拇指基节和大鱼际处。尺侧滑囊炎多伴小指腱鞘炎,小指肿胀,连同无名指呈半屈状,触痛位于小指中基节和小鱼际处,炎症加剧时肿胀向腕部扩展。

3.掌深间隙感染

鱼际间隙感染可因示指腱鞘炎加重或局部掌面受伤后感染所致。大鱼际和"虎口"(拇指与示指间指蹼)有肿胀、疼痛和触痛,示指与拇指微屈、伸直时剧痛。掌中间隙感染可因中指、无名指腱鞘炎加重或局部掌面受伤后感染所致。掌心肿胀使原有的凹陷变平,并有皮色发白、疼痛和触痛,掌背和指蹼的肿胀较掌心更为明显。中指、无名指和小指屈曲,伸直时均剧痛。

以上三种感染的组织内压均较高,常有恶寒、发热、全身不适等症状,还可能继发肘内或腋窝的淋巴结肿大、触痛。

【治疗】

参见本章第一节。①化脓性腱鞘炎是在中节指掌面中线做切口,不跨越指横纹。感染范围广时,可做">"形切口。分离皮下时认清腱鞘,避免伤及肌腱;不做侧方切口,以免伤及神经和血管。切口内置入乳胶片引流。②桡侧滑囊炎在拇指基节掌面以及大鱼际掌面各做约 1cm 的切口,分离皮下后插入细塑料管并做对口引流。尺侧滑囊炎切口在小鱼际掌面和小指掌面。③鱼际间隙感染的切口在掌面肿胀和波动最明显处(一般在屈拇肌与掌腱膜之间),切开皮肤后用血管钳钝性分离,避免血管、神经损伤。掌中间隙感染的切口在中指、无名指的指蹼掌面,不超过掌横纹(以免损伤掌浅动脉弓)。切开后置入乳胶片引流。

(十五)嵌趾甲症

嵌趾甲症很常见,主要见于青春期,以蹞趾最多见。原因是畸形、行走姿势不良、足多汗、剪趾甲过深过短造成损伤、鞋太紧。

【诊断】

趾甲向邻近的软组织中长入,其表面的软组织发生感染,表现为蜂窝织炎和炎性肉芽组织增生。

【治疗】

(1)嵌趾甲症单纯拔甲术的失败率是 64%～74%。

(2)Zadik 手术是切去全部趾甲和甲床,失败率是 16%～28%;趾甲边缘切除的失败率是 25%;甲沟治疗的失败率是 48%。我们建议切除患甲患侧的 1/4 边缘部分,要点是同时切除相应的甲下生发层基质。

(3)石炭酸烧灼法:麻醉后,上止血带,切除患甲 1/4 边缘部分,用凡士林保护周围皮肤后,以 88%的石炭酸溶液涂于暴露部分,尤其是甲沟和趾甲的上皮下,3 分钟后用酒精中和之。包扎伤口,复发率为 7%。术中要注意在甲沟和甲上皮下勿遗留甲刺、绝对止血、防止血液将石炭酸稀释。不必行全甲拔除术。

【预防】

简单的方法是剪趾甲,使其不向邻近的软组织长入。剪趾甲时应注意勿过深、过短,防止造成损伤。同时注意足部卫生,保持足部干燥。穿宽松鞋或赤脚。

(十六)放线菌病

放线菌是 Gram 阳性、非抗酸的丝状微生物,通常有分支且可分解为短小菌形式。放线菌绝对厌氧,是人口咽部及扁桃腺部正常菌群的一部分。

【临床表现和诊断】

放线菌的炎性结节、脓肿及窦道以头颈部最为多见。1/5 病例的原发病灶在胸部,1/5 病例的原发病灶在腹部,最常受累的是阑尾和盲肠。常形成多个窦道,其排出的脓液中有"硫黄颗粒"(缠绕的丝状黄色颗粒)。炎症处硬,无疼痛、无触痛。全身症状,包括发热,变化较大。窦道及瘘管常继发其他细菌感染。

腹部放线菌病可引起阑尾炎,早期阑尾切除可治愈该病。若阑尾穿孔,则形成多个病灶和腹壁窦道。胸部放线菌病可引起咳嗽、胸痛、发热及消瘦,酷似分枝杆菌感染或真菌感染。本病的后期,窦道可穿透胸腔和胸壁,并累及肋骨或椎体。

【治疗】

放线菌对青霉素敏感。各种放线菌病(actinomycosis)均可用青霉素(500万~2000万 U/日)治疗数周。此外,为了达到治愈目的,也可通过手术的方法清除病灶、引流病变或修补缺损。

（十七）诺卡菌病

诺卡菌是 Gram 阳性、分支的丝状微生物,可能抗酸,其菌丝常分裂为杆菌形式。诺卡菌是需氧菌,在呼吸道的正常菌群中罕见诺卡菌。

【临床表现和诊断】

诺卡菌病(nocardiosis)有两种。一种是局限的、慢性肉芽肿,可以像放线菌病那样化脓、形成脓肿和窦道,外观如同 Madura 足(足分枝菌病)。该型很特殊,仅见于四肢,有广泛的骨破坏,身体其他部位几乎不受累。

另一种类型是全身性感染,起初是化脓性肺炎,感染经血行扩散至脑膜等其他器官组织。全身性诺卡菌病有发热、咳嗽、消瘦,酷似分枝杆菌感染或真菌感染。淋巴瘤免疫缺陷或药物诱导免疫抑制时尤其容易并发本病。

【治疗】

诺卡菌对青霉素不敏感。诺卡菌病首选磺胺类药口服(磺胺甲基异噁唑 6~8g/d),治疗数周。同时加用米诺四环素口服(200~400mg/d)效果更好。

第三节　医院内获得性感染

（一）切口感染

切口感染是住院患者外科感染的主要类型。切口感染发病率与手术性质直接相关。根据切口污染程度可对切口进行分类,见第十章。除了细菌侵入外,还受血肿、异物、局部组织血供不良、全身抵抗力削弱等因素的影响。

【诊断】

典型表现是术后 3~4 日,切口疼痛加重,或减轻后又加重,可伴有体温升高,脉率加速,白细胞计数增高。体格检查时,可见切口局部红、肿、热和压痛,或有捻发音及波动感。局部穿刺,或拆除部分缝线后用血管钳撑开切口有助于诊断。分泌液应做 Gram 染色排除梭状芽孢菌感染和细菌培养。累及筋膜和体腔的感染,需尽早切开引流。

【治疗】

大多数切口感染经敞开伤口、引流可治愈,但切口深部感染、广泛坏死或切口裂开则需要敞开清创,清除坏死组织和异物、全身用抗生素。

(1)清洁-污染伤口和污染伤口的预防用抗生素:①在术前 1~2 小时用,保证术中组织中药物的浓度。术后应用不超过 24 小时。②术前备皮不必常规进行。③择期结肠手术术前常规行机械肠道准备、全身用抗生素或口服肠道不易吸收的抗生素,减少结肠内的细菌数。④有些清洁手术也应预防用抗生素,如有假体植入的手术(心瓣膜置换、骨科手术、无张力疝修补或血管置换)。

(2)由于污染伤口和污秽伤口的伤口感染率在15%～20%以上,治疗用抗生素应在术前进行,直至感染已控制。此外,伤口的皮肤皮下应敞开不缝,仅缝筋膜,分别用湿纱布和干纱布包扎伤口。对感染区应做引流。

(3)控制手术部位感染(surgical-site infection,SSI)的"5D"原则:Discipline(遵循无菌原则)、Defense mechanisms(提高患者的防御机制)、Drtrgs(抗生素)、Design(建筑设计、工程)和Devices(衣、手套、器械、电器)。

(二)假体感染

假体感染是指疝补片、人造血管、人工心瓣膜、人工关节、人造筋膜、金属骨支撑器等人造置入物的感染。

【诊断】

假体感染可表现为局部症状,也可表现为全身化脓性感染,最常见的病菌是葡萄球菌,这种感染可危及生命。

【治疗】

假体植入后应常规预防用抗生素,但大多数假体感染用抗生素无效,一般需要取出假体。

(三)腹腔内感染

腹腔内手术后可发生腹内脓肿,其发生与腹腔手术的种类有关。常见部位有:①膈下间隙;②肝下间隙;③两侧结肠外侧沟;④盆腔;⑤阑尾周围或结肠周围。15%的病例为多发性脓肿。

三发性腹膜炎,又译为第三期或第三类腹膜炎,指原发性或继发性腹膜炎经引流或抗生素治疗无明显缓解,48小时后腹膜感染持续或复发,其实质是炎症反应亢进后的免疫抑刺。多见于全身情况差、免疫功能低下或已经有脏器功能障碍的患者,如高龄、慢性肾衰、糖尿病及皮质激素应用者。致病菌多为耐药菌,如白色念珠菌和葡萄球菌。这类腹腔感染的病因、致病菌、临床表现、诊断和治疗均有别于原发和继发性腹膜炎,Rotstein将其称为tetriaryperitonitis。

【诊断】

腹腔脓肿的典型体征是持续发热。其特点是随着腹内原发疾病的好转患者体温未降至正常,反而逐渐上升。此外,还有疼痛和白细胞增多等。高度怀疑是及时诊断的关键。

(1)患者多在术后5～7天表现高热,为高耸的热峰。全身症状重(心率快、出汗、畏食、乏力等)。

(2)就医迟、诊断延误时,可有全身炎症反应表现,腹腔脓肿可造成远隔器官功能障碍,比较重要的器官功能障碍有肺功能障碍、肾功能障碍、肝功能障碍和应激性溃疡出血。至少有半数的腹腔脓肿患者有上述一个或多个器官或系统的功能障碍。

(3)腹部有触痛或扣及肿物,盆腔脓肿尤其如此。但体检也可无所发现。超声、CT、镓-67或铟-111核素扫描及磁共振显像对诊断腹内脓肿很有价值,并可为脓肿引流导向。也可用镓-67扫描或标记的WBC扫描。对腹部手术后腹部压痛、发热的患者来说,剖腹探查是明确诊断的唯一方法。CT查出的脓肿可行经皮置管引流。

【治疗】

(1)腹内脓肿治疗的主要手段是手术,脓肿内含血或坏死物时更应该手术。

(2)深部感染常需冲洗引流。①经典方法是手术切开引流。②近来在超声和CT的精确定位导引下,行穿刺引流屡有成功的报道。穿刺抽脓失败时,应手术切开引流。

(3)理想的引流应不污染大腹腔。①盆腔脓肿可经直肠或阴道上段切开引流。②膈下脓肿可从后方经第12肋切开引流。切开引流后全身感染表现未能改善者,多为脓肿引流不畅或多发性脓肿,此时应选择腹部正中切口探查,结肠憩室炎穿孔等未包裹的弥漫性腹膜炎也常选用这种切口。

第四节　抗生素的应用

(一)预防用抗生素的一般原则

预防用抗生素是在术前即刻、术中和术后短时间(围手术期)给予抗生素,目的是降低围手术期手术部位感染率。决不能将预防用抗菌药物代替外科基本治疗原则(无菌、彻底清创、引流、提高患者全身抵抗力)。

1.适应证

在围手术期伤口感染的可能性增大时就应预防用抗生素,对污染伤口和某些清洁-污染伤口就应该预防用抗生素。清洁手术不必预防用抗生素,但下列情况应预防用抗生素:①发生手术后感染的可能性大,对污染伤口和某些清洁-污染伤口就应该预防用抗生素;②一旦发生感染,后果很严重(潜在致命性),如人造血管植入、骨科手术、心脏瓣膜置换术等。

(1)结直肠手术(口服肠道不吸收的抗生素加静脉用抗生素)。

(2)植入假体的手术(如补片法疝修补,血管外科)。

(3)显露阴道的妇科手术。

(4)手术野明显污染的手术。

(5)营养不良、用激素或抗癌药物的患者。

2.抗生素的选择原则

主要应针对该手术过程中可能遇到的致病菌,如皮肤和毛囊内存在的金黄色葡萄球菌等Gram阳性菌,尽可能用窄谱抗生素。

针对不同手术的不同建议:经腹、经阴道子宫切除术,首选头孢替坦,其次为头孢唑啉和头孢西丁,β-内酰胺酶类过敏者可选用克林霉素加庆大霉素或环丙沙星;髋或膝关节置换术、心胸或血管外科手术,可选用头孢唑啉或头孢呋辛,β-内酰胺酶类过敏者可选用万古霉素或克林霉素;结肠手术,静脉给药可选用头孢替坦或相似药物加甲硝唑,β-内酰胺酶类过敏者可选用克林霉素加甲硝唑,术前1天口服可选用新霉素加红霉素或甲硝唑。

3.用药时机和时限

预防性抗生素的应用应在手术开始前1小时以内开始,在术后24小时内终止。手术开始时,药物必须已经在组织内达到有效杀菌浓度。术后持续应用不应超过 24 小时,长期应用非但无益.反而会造成二重感染。如果手术时间超过 2 个半衰期,则应追加抗生素用量。

4.其他

预防用抗生素应满足利大于弊,如变态反应或由 Gram 阴性菌及念珠菌等引起的二重感染。

（二）治疗用抗生素

(1)治疗用抗生素的指征 有感染存在并且有全身症状。

(2)治疗用抗生素的使用方法

1)经验用药(推断性选用):根据感染的情况、症状、脓液的性质及流行病学资料估计感染菌的种类,选用抗生素。经验用药参见第二章感染性休克。

2)病因治疗(针对性使用):根据药敏结果和 MIC 选用抗生素。

创口局部的 pH 常不适合于局部使用的抗生素起作用。

第五节 破伤风

破伤风是破伤风杆菌经由伤口侵入人体,在局部缺氧环境下生长繁殖,产生外毒素进入血流而引起阵发性肌肉痉挛的一种特异性感染。破伤风是一种特殊的毒血症。病菌是 Gram 阳性的破伤风梭状芽孢杆菌,这是一种有芽孢的专性厌氧菌,存在于任何动物的粪便中,在土壤中能长期存活。泥土中含氯化钙,会引起组织坏死,有利于厌氧菌繁殖。发病条件为伤口和组织缺氧。只要早期处理,75% 的患者能存活,存活的患者不会残留神经系统损害。

【临床表现】

1.潜伏期

2～56 天,平均 10 天,故又称"七日风"。潜伏期越短,症状越重,预后越差、死亡率越高。偶见患者在伤后数年因清除病灶或异物而发病。

2.前驱期

持续 24～72 小时。表现为乏力,咀嚼肌、腹肌或背部肌肉酸胀、紧张,呵欠,张口不便,吞咽困难。

3.痉挛期

持续 10 天。典型症状是在肌紧张性收缩的基础上发生阵发性强烈痉挛。①通常最先受影响的肌群是咀嚼肌(张口困难、牙关紧闭),随后顺序为面肌(苦笑)、项肌(强直、后仰、不能点头)、背腹肌(角弓反张)、四肢肌(屈膝、肘、半握拳)、膈肌和肋间肌、膀胱肌。②体温正常或低热,发绀、流涎、吐白沫、大汗和心动过速。该期最危险的情况是窒息。③发作间期肌肉不完全松弛,神志始终清醒警觉。

4.缓解期(持续 20 天)

肌肉仍紧张、反射亢进。恢复期间还可出现一些精神症状,如幻觉,言语、行动错乱等,多能自行恢复。

【并发症】

骨折、尿潴留、窒息(呼吸肌痉挛或误吸所致)、呼吸停止、肺部感染、酸中毒、循环衰竭。

【预防】

措施包括伤口的正确处理,注射破伤风类毒素主动免疫,以及在伤后采用被动免疫。破伤风杆菌侵入人体是在局部缺氧环境下生长繁殖,因此伤口的正确处理是预防破伤风最重要的环节。

1.伤前主动免疫预防

按时注射破伤风类毒素,30 天内可达到保护滴度。一般在婴儿(白百破疫苗,DPT shots)或参军时肌内注射破伤风类毒素 0.5ml。每 10 年强化注射一次。强化注射 3～17 天内形成有效的免疫抗体,不需注射破伤风抗毒素。患过破伤风的人不具有永久免疫力。

2.伤后预防

(1)清创:必须彻底清创,去除坏死组织和异物。

(2)免疫预防措施:对既往免疫史不详的穿入伤患者,应进行破伤风预防治疗。

1)对既往免疫过的人,但近 5 年未做强化注射者,注射破伤风类毒素 0.5ml 即可。

2)对既往未免疫过的人,伤口清洁,应给予第一次免疫剂量破伤风类毒素,但必须让患者继续完成以后二次免疫剂量。

3)被动免疫:适用于既往未接受主动免疫的和伤口污染重的伤员。方法是立即肌内注射破伤风抗毒素(TAT)1500～3000U 或人体破伤风免疫球蛋白 1000U。①破伤风的发病有潜伏期,尽早注射有预防作用,但 TAT 作用有效期仅为 10 天左右,因此,对深部创伤,潜在厌氧菌感染可能的患者,可在 1 周后追加注射一次量。或应用人体破伤风免疫球蛋白,其保护期(半衰期)为 1 个月,免疫效能 10 倍于 TAT。②抗毒素易发生过敏反应,注射前必须进行皮内敏感试验。如过敏,应按脱敏法注射。③同时给予首次剂量破伤风类毒素,但不宜在同一部位肌内注射。

(3)抗生素:对于易发生破伤风的创口,抗生素(尤其是青霉素)的预防作用不肯定,但对疑有破伤风梭状杆菌感染或有广泛坏死时,仍应该用大剂量青霉素预防。

【治疗】

(1)清除毒素来源:局部清创引流,青霉素 500 万～1000 万单位静脉滴注,每 6 小时 1 次。

(2)中和游离毒素:破伤风抗毒素只能中和血液中的痉挛毒素,对已经与神经细胞结合的毒素无效,因此,对已经出现症状的患者效果很差。强调早用,TAT 2 万～5 万 U 加 5％葡萄糖溶液 500ml,静脉滴注;或肌内注射人体破伤风免疫球蛋白 3000U,同时在伤口近侧注射1000U,以后每天肌内注射 1000U,1～3 次。

(3)控制和解除痉挛:单人室、安静、避光。①轻度:地西泮或苯巴比妥钠或水合氯醛。②中度:冬眠 1 号(氯丙嗪 50mg,异丙嗪 50mg,哌替啶 100mg)。③重度:硫喷妥钠、肌松剂。

(4)呼吸支持:保持呼吸道通畅,吸氧,尽早气管切开,用镇静剂控制肌肉痉挛。

(5)其他:留置导尿、肠内或肠外营养(高热量、高蛋白、高维生素),调整水与电解质平衡。

第六节　梭状芽孢菌性肌炎和蜂窝织炎

气性坏疽又称梭状芽孢杆菌性肌炎,属非破伤风梭状芽孢杆菌感染,主要见于严重污染的战伤,创伤和择期手术(尤其是胆道和结肠手术)后梭状芽孢杆菌感染并不少见。梭状芽孢杆菌感染主要有两种类型,一种是梭状芽孢杆菌性蜂窝织炎(参见本章第二节),另一种是以大量肌肉坏死和严重毒血症为特征的梭状芽孢杆菌性肌炎。梭状芽孢杆菌是 Gram 阳性厌氧菌,广泛存在于土壤及粪便中。缺血、无灌注、乏氧(肌肉毁损、石膏压迫、异物、严重组织水肿)的组织很容易发生梭状芽孢杆菌感染。在 Gram 阴性需氧菌存在的情况下,梭状芽孢杆菌感染更易发生。癌症患者也容易发生梭状芽孢杆菌感染。气性坏疽病例中,80%有产气荚膜(魏氏)梭状芽孢杆菌,40%有诺维(水肿)梭状芽孢杆菌,20%为腐败梭状芽孢杆菌。

【诊断】

本病贵在早期诊断。及时治疗对挽救生命、保存伤肢有重要意义。

(1)一般在伤后 48 小时出现症状,严重者可在伤后 6 小时即出现症状。

(2)临床特点是伤口"胀裂样"剧痛,进行性加重。疼痛可为镇痛剂所掩盖,因此,当外科患者镇痛剂用量大时,要考虑气性坏疽之可能,要对伤口进行复查。气性坏疽常见于石膏内,若在伤后 3～4 天内患者的病情突然恶化,出现疼痛、腐肉臭味和棕色浆液性分泌物,应立即拆除石膏或在石膏上开窗检查。

(3)全身中毒症状重。一般有脉弱、速、多汗、面色苍白和精神萎靡,甚至出现精神症状,如谵妄和精神错乱。常有发热,但不一定发热。

(4)与一般术后创口相比,这种伤口触痛明显。早期皮肤外观正常之后表现为瘀斑和血疱,甚至变黑,而深部的肌肉坏死严重。伤口内常有棕色浆液溢出、恶臭,伤口周围皮肤水肿、紧张,局部肿胀与创伤所能引起的程度不成比例。伤口周围组织可有捻发音,但这是晚期体征。诺维(水肿性)梭状芽孢杆菌引起气性坏疽很特殊,创口无气体产生,肌肉水肿显著。

(5)由于溶血,实验室检查常表现为血细胞比容降低,血红蛋白下降显著,胆红素增高。白细胞不超过(12～15)×10g/L,但不可靠。

(6)伤口溢液 Gram 染色可见大量有极体的 Gram 阳性粗短杆菌,而白细胞很少,这些是诊断气性坏疽的重要依据。

(7)伤口 X 线平片、CT、MRI 检查示伤口肌群中有气体存在。

(8)组织学检查以广泛肌肉坏死为特征性改变。血中肌酸磷酸激酶(CPK)水平升高,部分患者可出现肌红蛋白尿。如 CPK 测定正常,可以排除肌坏死。

【预防】

气性坏疽多发生在创伤后,伤后及时彻底清创是预防气性坏疽最有效的方法。青霉素和甲硝唑大剂量使用可抑制梭状杆菌繁殖,但不能替代清创术。

【治疗】

治疗中必须强调外科清创的重要性。抗生素和高压氧的作用固然重要,但是若有无血供的感染组织存在,任何非手术手段都无济于事。治疗越早越好,可以挽救患者的生命,减少组织坏死或截肢率。

(1)气性坏疽确诊后,应立即在病变组织间隙内行广泛清创,切除所有受累的肌肉。如病变在四肢,剩余的肌肉无济于功能,可行截肢术,截肢应在健康组织中进行,开放残端,以氧化剂冲洗或湿敷。判断组织存活的最低标准是组织切开时有出血,用镊子轻夹肌肉时有收缩。清创后应监测血 CPK 水平,若感染未控制,CPK 增高,提示肌坏死仍有进展,应在 24 小时内再次清创。

(2)全身用大剂量青霉素,500 万～1000 万单位静脉滴注,每 6 小时 1 次,对控制梭状芽孢杆菌有效。青霉素过敏者可用克林霉素。甲硝唑对厌氧菌有效,可用 500mg 静脉滴注,每 6～8 小时 1 次。氨苄西林-克拉维酸或的卡西林-克拉维酸等加 β 内酰胺酶抑制剂的抗生素以及亚胺培南也可选用。

(3)高压氧治疗:在 3 个大气压纯氧下,每次 1～2 小时,每 6～12 小时重复,通常需要 3～5 次治疗。若有大的高压氧舱,可在高压氧舱内进行手术清创。早用高压氧可减少组织失活。高压氧治疗梭状芽孢杆菌感染有效,但它不能代替外科治疗,因为含高浓度氧的动脉不能将氧带入坏死组织,也不能去除感染灶。

(4)人体破伤风免疫球蛋白对气性坏疽无预防或治疗作用。

(5)气性坏疽一旦确诊,应立即积极治疗。不要因为检查和观察而延误治疗。诊断延误,即使数小时,也会大幅度增加死亡率。气性坏疽不治疗就是死亡;在治疗的患者中,死亡率为 25%～70%,主要取决于致病菌的种类和早期处理的效果。

第三章　甲状腺外科疾病

第一节　非毒性甲状腺肿

【概述】

甲状腺肿(goiter)是甲状腺的体积增大,在绝大多数的情况下,甲状腺肿是由病理性因素导致的。根据有无甲状腺功能的改变,甲状腺肿通常可以分为毒性甲状腺肿(甲状腺肿伴有甲状腺功能亢进)和非毒性甲状腺肿。非毒性甲状腺肿又包括自身免疫及炎症引起的甲状腺肿、地方性甲状腺肿和散发性甲状腺肿,以及甲状腺癌。如果没有甲状腺功能亢进或甲状腺功能低下,也不是甲状腺炎或甲状腺癌时,甲状腺功能正常的甲状腺肿被称为单纯性甲状腺肿。

根据流行病学,非毒性甲状腺肿可分为地方性甲状腺肿和散发性甲状腺肿。1986年泛太平洋健康组织定义的地方性甲状腺肿,是某一地区人群中儿童(6~12岁)的甲状腺肿发病率超过10%;而在1994年,世界卫生组织/联合国儿童基金会/国际控制碘缺乏性疾病委员会(WHO/UNICEF/ICCIDD)认为发病率超过5%时为地方性甲状腺肿,发病率低于这个水平时为散发性甲状腺肿。地方性甲状腺肿主要是由于患者生活的环境中缺碘,碘摄入不足所致。全世界目前仍有100多个国家,超过15亿人口生活在碘缺乏地区,我国约有3.7亿人口生活在碘缺乏地区。全世界约有6.5亿人患地方性甲状腺肿,女性的发病率超过男性。

散发性甲状腺肿是非缺碘地区发生的非毒性甲状腺肿,主要表现为甲状腺弥漫性肿大或结节性肿大,男女发生比例为1∶4,是临床常见的疾病。散发性甲状腺肿的结节与甲状腺腺瘤常难区分,要结合临床表现和病理特征加以鉴别。腺瘤一般为单发,有纤维被膜包裹,是由单个甲状腺细胞的生长发生改变引起,而甲状腺肿常表现为多发结节,由起源不同的富含胶质的滤泡组成,滤泡外无纤维包膜。

从形态学上,非毒性甲状腺肿可以分为弥漫性甲状腺肿和结节性甲状腺肿,结节性甲状腺肿实际上是地方性甲状腺肿和散发性甲状腺肿的晚期表现。

【诊断步骤】

(一)病史采集要点

(1)甲状腺肿大或颈部肿块的大小、性质。甲状腺位于气管的前方,常向外生长,有时甲状腺肿可以包绕、压迫气管、食管,也可以向下发展坠入胸骨后的前纵隔,成为胸骨后甲状腺肿(intrathoracic or substernal goiters),即继发性胸骨后甲状腺肿,发生于胸内迷走甲状腺组织的原发性胸骨后甲状腺肿相当罕见。继发性胸骨后甲状腺肿绝大多数可以经颈部切口切除,但原发性胸骨后甲状腺肿的切除,需要开胸。

(2)甲状腺肿是否存在多年、近期有无大小的变化很重要,因为甲状腺肿块在短期内出现或迅速增大提示恶性病变的可能。甲状腺肿通常不痛、缓慢增长,如有甲状腺结节囊内出血时,可出现疼痛且肿块明显肿大。

(3)是否有压迫症状,此为重要的临床表现,一般在病程的晚期出现,但可以出现在胸骨后甲状腺肿的早期。

1)甲状腺肿压迫气管时,可以无症状,也可以出现喘鸣、呼吸困难、咳嗽等较重的症状。在气管已受压迫而狭窄时,结节囊内出血或发生支气管炎可使呼吸困难症状加重。

2)甲状腺肿向后生长,可压迫食管,引起吞咽困难,但食管位置较靠后,一般不易受压。

3)单侧喉返神经受压可引起声带麻痹、声音嘶哑,双侧喉返神经受压可引起呼吸困难。喉返神经受压症状可为一过性,也可为永久性。出现喉返神经受压的表现,要高度警惕恶变可能。

4)巨大甲状腺肿,尤其是胸骨后甲状腺肿可压迫颈静脉、锁骨下静脉甚至上腔静脉,引起面部浮肿,颈部和上胸部的浅静脉扩张。

5)膈神经和颈交感神经链也可受压,膈神经受压可引起呃逆、膈膨升,颈交感神经链受压可引起 Horner 综合征,但膈神经和颈交感神经链受压较少见。疝块的出现是否伴有局部胀痛和肠梗阻症状,以及泌尿系统和消化道症状。

(二)体格检查要点

1.一般情况

发育、营养、体重、精神、血压和脉搏。

2.局部检查

体格检查时,肿大的甲状腺表面光滑、质软、随吞咽上下活动,无震颤及血管杂音。甲状腺的结节性肿大一般不对称,有多个结节,多个结节可聚集在一起,表现为颈部肿块。结节大小和质地不等、位置不一。

(三)辅助检查要点

1.实验室检查

(1)血常规。

(2)甲状腺功能实验室检查对甲状腺疾病的诊断有重要意义,因为甲状腺肿可伴有临床型或亚临床型甲减,也可伴临床型或亚临床型甲亢。不了解甲状腺功能状态,有可能导致治疗错误。地方性甲状腺肿患者一般血清 TSH 水平升高,T_4 水平下降,T_3 水平正常或升高,T_3/T_4 的比值升高,Tg 水平升高,摄^{131}I率升高。严重地方性甲状腺肿患者血清 T_4、T_3 水平下降,表现为甲减。散发性甲状腺肿患者一般血清 TSH、T_3、T_4 水平正常,摄^{131}I率正常或升高。地方性甲状腺肿与散发性甲状腺肿晚期自主功能形成时,血清 TSH 水平下降,FT_4 水平升高,或 FT_4 水平正常而 FT_3 水平升高。

(3)免疫学检查血清 TPOAb、TgAb 一般为阴性。少数 TPOAb、TgAb 阳性的病例,提示其发病可能与自身免疫反应有关,另外,可提示其将来发生甲减的可能性较大。

(4)尿碘/尿肌酐:在缺碘地区可检测尿碘/尿肌酐的比值,以判断缺碘的程度。

2.颈部 X 线检查

对病程较长,甲状腺肿大明显或有呼吸道梗阻症状或胸骨后甲状腺肿的患者应摄气管 X

线片,以了解有无气管移位、气管软化,并可判断胸骨后甲状腺肿的位置及大小。

(四)进一步检查项目

1.颈部超声

颈部 B 超检查,是诊断甲状腺肿最可靠的方法,在甲状腺肿的诊断中应常规进行。B 超能检测出 2~4mm 的小结节,体检发现成人甲状腺结节的发生率为 4%~7%,而 B 超检查发现成人近 70% 有甲状腺结节。B 超检查时,应测量甲状腺体积,观察有无结节,是单发结节还是多发结节,是囊性结节还是实质性结节,高回声还是低回声,有无钙化,边界是否清晰等。借助 B 超定位还可进行细针穿刺细胞学检查。

2.核素显像

核素显像可以评价甲状腺形态及甲状腺结节的功能,结节性甲状腺肿可见温结节或冷结节。如果怀疑是高功能腺瘤,应该进行核素显像,以便发现"热结节"。B 超的广泛应用,核素显像已较少进行。

3.颈部 CT 和 MRI

颈部 CT 或 MRI 并不能提供比 B 超更多的信息,且价格较高,但对于胸骨后甲状腺肿有较高的诊断价值。

4.呼吸功能检测

巨大甲状腺肿或胸骨后甲状腺肿应行肺功能检测,以评价气道受压的情况。

5.细针穿刺细胞学检查

细针穿刺细胞学检查(fine-needle aspiration,FNA)较之粗针或空芯针穿刺检查,减少了穿刺的损伤或出血等并发症,是术前评价甲状腺结节的最有效的方法,在 B 超引导下穿刺更为准确,敏感性为 65%~98%,特异性为 72%~100%。FNA 的好处之一是可以避免并非一定要施行的良性甲状腺结节的外科手术,好处之二是替代术中的冷冻切片病理检查,节省手术时间。但结节性甲状腺肿患者不需要常规行 FNA。

【诊断对策】

(一)诊断要点

1.甲状腺肿分级

甲状腺肿分级标准(WHO,1994 年)。0 级:无甲状腺肿,甲状腺看不到、触不到;1 级:甲状腺增大引起的颈部肿块,可以触及,但在颈部正常体位时看不到,吞咽时肿块上移;2 级:在颈部正常体位也能看到颈部肿块,与触诊发现的甲状腺增大相符。

2.甲状腺功能的评价

单纯性甲状腺肿的甲状腺功能正常,血清 T_3、T_4 水平正常。甲状腺功能状态有时在临床上难以评价,因为有些甲亢患者,尤其是老年人,临床表现轻微或不典型。检测血清 T_3、T_4 水平虽可评估甲状腺功能,但甲状腺功能正常的老年人血清 T_3 水平可下降。血清 TSH 水平是反映甲状腺功能的最好指标,亚临床甲亢基础血清 TSH 水平下降,TSH 对 TRH 的反应下降。

(二)临床类型

1.根据非毒性甲状腺肿的致病因素分类

(1)碘缺乏性甲状腺肿:环境中充足的外源性碘供给是维持甲状腺正常功能的必要条件。

在生理条件下,碘进入甲状腺,在甲状腺过氧化物酶催化下氧化为活性碘,然后碘化甲状腺球蛋白的酪氨酸残基,经过分子内偶联生成有生物学活性的三碘甲状腺原氨酸(T_3)和四碘甲状腺原氨酸(甲状腺素,T_4),最后甲状腺球蛋白裂解,释放和分泌出 T_3、T_4。

正常情况下,成人每天需要 $100\sim300\mu g$ 碘以维持碘平衡,鱼和海产品是高碘食物,牛奶、鸡蛋、肉中含碘很少,而大多数水果和蔬菜中几乎不含碘。食物中的碘含量因地区、季节和烹饪方式的不同而有很大差异,饮用水中的碘含量太低,不能作为碘的供应源。评价食物中碘含量的方法是检测尿排出的碘,在非地方性甲状腺肿的流行区域,尿碘的排出量高于 $100\mu g/d$,而在地方性甲状腺肿的流行区域,人尿碘的排出量低于 $50\mu g/d$。

当甲状腺激素的合成减少时,血清甲状腺激素水平下降,将反馈性刺激垂体分泌 TSH 增加,TSH 升高后,刺激甲状腺细胞增生、肥大,增加甲状腺激素的分泌,以弥补甲状腺激素的合成,维持甲状腺激素的正常水平,这个过程持续下去即会产生甲状腺肿。缺碘地区的人群血清 TSH 水平升高,但波动范围较大,而且与甲状腺肿的发生没有线性相关,提示甲状腺对 TSH 的敏感性是决定甲状腺肿发生的一个重要因素。

除了 TSH 在地方性甲状腺肿的发生中起着重要作用外,其他如生长激素、胰岛素样生长因子、表皮生长因子、纤维生长因子、转化生长因子-β、肝细胞生长因子、血管内皮生长因子、胎盘来源生长因子、内皮素、可的松、单磷酸鸟苷等可能也在地方性甲状腺肿的发生中起着一定的作用。

地方性甲状腺肿是碘摄入不足导致的适应性疾病,当碘摄入低于正常水平时,机体可通过调节甲状腺功能来维持甲状腺激素的适量分泌。这种适应性变化同时也引起形态学的改变,即甲状腺肿,但对于巨大的甲状腺肿,不能再认为是一种适应性变化,因为巨大甲状腺肿反而降低甲状腺激素的合成。地方性甲状腺肿病理生理变化包括 TSH 的刺激增加和摄碘能力提高。

机体缺碘使甲状腺激素合成减少,可反馈睡引起垂体分泌 TSH 增加。在缺碘地区,不管是否患有甲状腺肿,人群血清 TSH 水平都有不同程度的升高,且血清 TSH 水平与甲状腺肿的程度不成比例。

机体对缺碘发生适应性变化是提高摄碘能力,摄入的外源性碘大量积聚在腺体内,使甲状腺直接释放的碘以及甲状腺激素降解产生的碘再利用效率提高。摄碘能力提高的机制有 TSH 刺激碘泵和非 TSH 依赖性细胞膜摄碘增加,包括甲状腺钠-碘共同转运。机体维持正常碘供应的前提是尿碘排出量与碘摄入水平相一致,以及甲状腺内的碘积聚达到一定的数量。正常情况下人体摄入 $100\mu g$ 碘/天,甲状腺激素降解产生碘约 $100\mu g/d$,共有 $200\mu g$ 碘可供机体利用,甲状腺摄取其中 $100\mu g$ 碘(摄 ^{131}I 率为 $100\mu g/200\mu g=50\%$),另 $100\mu g$ 碘从尿中排出。如碘摄入为 $50\mu g/d$,每天有 $150\mu g$ 碘可供机体利用,甲状腺摄取其中 $100g$ 碘,以维持甲状腺激素正常合成(摄 ^{131}I 率为 $100\mu g/150\mu g=66.7\%$),另外 $50\mu g$ 碘从尿中排出。因此,缺碘引起地方性甲状腺肿的特征性病理生理变化为甲状腺摄 ^{131}I 率升高,尿碘排出量下降。

缺碘时甲状腺内碘的分布也发生改变,表现为低碘化合物(一碘酪氨酸,T_3)增多而高碘化合物(二碘酪氨酸,T_4)减少,一碘酪氨酸/二碘酪氨酸、T_3/T_4 的比值上升与甲状腺内碘缺乏程度密切相关,而且二碘酪氨酸/T_4 的比值上升可能因甲状腺内偶联反应效率下降。缺碘时 TSH 与甲状腺激素的改变,可能是成人血清 TSH 水平上升,T_4 水平下降,T_3 水平上升,T_3/T_4 比值上升是机体对碘缺乏发生的适应性改变,因为 T_3 的生物学活性是 T_4 的 4 倍,而合成 T_3 的需碘量只有 T_4 的 75%。甲状腺功能正常的甲状腺肿患者血清中甲状腺素结合球蛋白(TBG)水平正常,但患者伴有营养不良时,可能有 TBG 合成下降,血清甲状腺球蛋白(Tg)水平显著上升,且与血清 TSH 水平有相关性,血清甲状腺球蛋白抗体(TgAb)、甲状腺过氧化酶抗体(TPOAb)水平较低。

(2)致甲状腺肿物质导致的非毒性甲状腺肿:环境和食物中的一些物质可以引起地方性甲状腺肿,例如,含硫葡萄糖苷的植物,经消化后产生硫氰酸盐和异硫氰酸盐,硫氰酸盐抑制甲状腺内碘的转运及在碘的有机化过程中参与竞争,使甲状腺激素合成下降。硫葡萄糖苷被称为致甲状腺肿素。

(3)高碘性非毒性甲状腺肿:我国部分沿海地区常年饮用含碘高的水、食用高碘海产品以及食用含致甲状腺肿物质的海藻等,碘过多占用过氧化物酶的功能基,影响酪氨酸氧化,使碘的有机化过程受阻,甲状腺激素合成下降,可引起地方性甲状腺肿。

(4)酶缺陷性非毒性甲状腺肿:甲状腺激素合成过程中某些酶的先天性缺陷或获得性缺陷可引起散发性甲状腺肿,如碘化物运输缺陷、过氧化物酶缺陷、去卤化酶缺陷、碘酪氨酸偶联缺陷等。

(5)药物非毒性甲状腺肿:碘化物、氟化物、锂盐、氨基比林、氨鲁米特、磺胺类、保泰松、胺碘酮、磺胺丁脲、丙硫氧嘧啶等药物可引起散发性甲状腺肿。毒性甲状腺肿孕妇服用丙硫氧嘧啶治疗,丙硫氧嘧啶虽不能透过胎盘屏障,但母体血 T_4、T_3 水平下降,使胎儿血 T_4、T_3 水平也随之下降,刺激胎儿 TSH 水平上升,可发生先天性甲状腺肿。

(6)非毒性甲状腺肿:甲状腺素需要量增加导致的非毒性甲状腺肿在青春发育期或妊娠期,机体对于甲状腺激素的需要量增加,甲状腺激素的合成相对不足,可发生单纯性甲状腺肿。

(7)TSH 类似物质和生长因子导致的非毒性甲状腺肿:在散发性甲状腺肿患者体内,可检测到甲状腺生长刺激抗体(growth-stimulating Abs)、甲状腺刺激多肽(thyroid-stimulating peptides),这些物质有类似 TSH 的作用,但不依赖 TSH 受体。另外,一些生长因子可能参与散发性甲状腺肿的发生和发展,如胰岛素样生长因子-1(IGF-1)、成纤维细胞生长因子(FGF)、转化生长因子-β(TGF-β)、表皮生长因子(EGF)、血管生成因子、内皮素(endothelin,ET)、肝细胞生长因子(HGF)等。

(8)自身免疫性非毒性甲状腺肿 散发性甲状腺肿组织可表达 HLA-DR 抗原,表达 HLA-DR 抗原的上皮细胞可以自身递呈抗原,激发自身免疫反应,产生自身抗体,这些自身抗体具有刺激甲状腺细胞生长的作用。

2.根据甲状腺肿的形态,可分为弥漫性和结节性

甲状腺肿的早期均表现为弥漫性甲状腺肿,继而发生的病程经过可能是甲状腺肿退缩,也可能逐渐增大并发展为结节性甲状腺肿,甚至发生甲状腺功能的改变,成为功能自主性。甲状腺激素的分泌不依赖于 TSH,患者逐渐出现亚临床型甲亢,最后发展为明显的甲状腺功能亢进症。

(1)甲状腺生长:非毒性甲状腺肿甲状腺体积增大主要是甲状腺滤泡细胞过度增生,甲状腺肿组织 DNA 总量与甲状腺重量呈正相关,而间质和胶质的增加对甲状腺肿的生长影响不

大。甲状腺体积与患者的年龄、病程的长短呈正相关。

(2)结节形成:甲状腺结节的形成主要是由于各个甲状腺滤泡细胞对 TSH 等多种生长刺激因子的反应存在异质性。正常甲状腺同一滤泡内各个细胞对 TSH 生长刺激的敏感性变异较大,少数细胞在无 TSH 的状况下也有自主复制的能力,但绝大多数细胞只有在 TSH 存在的状况下才能复制,而且各个细胞复制所需的 TSH 水平不同。在较低水平 TSH 的刺激下,只有对 TSH 高度敏感的细胞才能复制,随着 TSH 刺激强度的增加及刺激时间的延长,越来越多的细胞开始复制,只有在高水平 TSH 刺激的状态下,大多数滤泡细胞才能开始复制。

在结节性甲状腺肿发生过程中,对刺激因子较敏感的一部分滤泡细胞进入有丝分裂周期,产生新的滤泡细胞,这些滤泡细胞继承了父代细胞的高生长潜力,并不断传给下一代细胞,这些具有高生长潜力的成簇滤泡细胞,在甲状腺内分布不均匀,形成甲状腺结节。另一方面,血管扩增是甲状腺结节发展过程中不可或缺的因素,但新生的毛细血管网不能充分满足甲状腺结节发展的需要,结果是甲状腺肿组织内的一些区域发生出血、坏死,坏死组织被肉芽组织取代,最后纤维化、瘢痕形成和钙化,因而结节状增生的甲状腺实质中出现交织的结缔组织纤维网,进一步形成肉眼可见的结节。

(3)自主功能形成:在正常甲状腺中,同一滤泡内的各个细胞不仅有生长异质性,还有功能异质性。一些滤泡细胞合成碘化甲状腺球蛋白的活性强,而另一些细胞可能活性较弱。因为正常的甲状腺内只有一小部分滤泡细胞含有钠-碘共转运体,而且同一滤泡的各个细胞内部活性也有很大差异。由于每个滤泡都是作为一个整体,甲状腺球蛋白合成及细胞内活性可通过调节而保持平衡,因此,大多数滤泡的体积相差不大。但是结节性甲状腺肿的滤泡之间,甲状腺球蛋白合成及细胞内活性失去平衡,滤泡体积差异较大。而且当功能强大滤泡细胞在甲状腺肿发生过程中细胞数量增加,特别是这类细胞具有高复制能力时,细胞数量增加更明显,非毒性甲状腺肿患者即可能发生亚临床甲亢,最后发展为明显的继发性甲亢,此时,患者血清 TSH 水平可下降至正常或低于正常。

(三)鉴别诊断要点

1.桥本甲状腺肿(慢性淋巴细胞性甲状腺炎)

甲状腺双侧或单侧弥漫性小结节状或巨块状肿块,质地较硬,TPOAb、TgAb 阳性,有助于与非毒性甲状腺肿鉴别。FNA 可确诊。

2.Riedel's 甲状腺炎(慢性纤维性甲状腺炎)

甲状腺无痛性肿块,质地坚硬,固定,FNA 意义不大,需手术活检确诊。

3.甲状腺瘤

甲状腺单发性肿块,质韧,与非毒性甲状腺肿的单发结节难以鉴别,FNA 有助于鉴别。

4.甲状腺癌

甲状腺单发性肿块,质硬,髓样癌伴有血清降钙素水平升高,病理学检查可确诊。

【治疗对策】

(一)治疗原则

大多数结节性甲状腺肿患者的甲状腺功能正常,甲状腺肿不明显,甲状腺结节不大,并不需要治疗。治疗的对象是甲状腺肿大明显的患者,方法有补碘、TSH 抑制治疗、放射性[131]碘治疗、手术治疗等。但何谓理想治疗方法,迄今为止并无定论,临床医生的意见也不统一。例如,美国甲状腺学会(american thyroid association,ATA)在 2002 年,欧洲甲状腺学会(european thyroid association,ETA)在 2000 年分别对其会员进行了问卷调查,设定一个 42 岁的女患者,甲状腺中度肿大 3~5 年,无家族史,发现无放射线照射史,无甲状腺功能异常,颈前区无疼痛,无压痛,但有中等度的颈部不适。分析问卷调查结果时发现,选择手术治疗的占 10%/8%(ETA/ATA),选择放射性治疗的占 6%/2%,选择 TSH 抑制治疗的占 50%/52%,选择补碘治疗的占 4%/1%,选择不治疗的占 30%/37%。

(二)治疗方案

1.非手术治疗

(1)补碘:补碘是最有效的防治地方性甲状腺肿的方法,包括碘预防和碘治疗,加碘盐是最简单有效的补碘方法,全世界已有近百个国家立法应用加碘盐,我国也在 1994 年制定了应用加碘盐的法规。由于大力推广加碘盐,美国、澳大利亚、英国和一些北欧国家已基本根除了地方性甲状腺肿。对于已患地方性甲状腺肿的儿童或成人,靠加碘盐补碘还不够,应加上碘化钾片剂口服。地方性甲状腺肿患者经碘治疗 1 年后,甲状腺体积可减少 38%。甲状腺体积减小主要发生于年轻的弥漫性甲状腺肿患者,对于年老、病程较长的结节性甲状腺肿患者疗效较差。碘治疗过程中血清 TSH、T_3 水平保持稳定,血清 T_4 水平上升,Tg 水平下降。

补碘的主要副作用是引起碘甲亢,不论是碘预防还是碘治疗都有可能发生。碘甲亢的发生与补碘的量有关,突然补碘,引起急性碘负荷过高,监控补碘量,可减少碘甲亢的发生,但不能完全避免碘甲亢的发生。补碘可诱导甲状腺自身免疫反应的发生。甲状腺自身免疫反应的发生率与补碘剂量有相关性。碘诱导的自身免疫反应的发生机制目前尚不清楚。补碘是否会引起甲状腺癌,目前尚有争论。

(2)TSH 抑制治疗:口服甲状腺素片(T_4)或 L-T_4,反馈性抑制垂体分泌 TSH,可以抑制甲状腺增生,减小甲状腺体积,防止甲状腺进一步增大。TSH 抑制治疗前,应检测血清 TSH 水平,若血清 TSH<0.1mU/L,提示有亚临床甲亢,不应行 TSH 抑制治疗。TSH 抑制治疗对于弥漫性地方性甲状腺肿疗效较好,可使 60% 的患者甲状腺体积缩小甚至恢复正常。结节性甲状腺肿对 TSH 抑制治疗的反应较差,且外源性 T_4 加上自主功能性结节分泌的 T_3、T_4,可引起甲亢。长期 TSH 抑制治疗可引起房颤和骨矿物质丢失,因此,老人及绝经后妇女应慎用。TSH 抑制治疗的过程中,应常规检测血清 TSH 水平,将血清 TSH 水平抑制在正常范围的低水平,以免发生甲亢和骨质丢失。

TSH 抑制治疗持续时间目前尚无定论,因有发生房颤和骨质疏松的可能,抑制治疗的时间一般为 2 年,或者在甲状腺体积缩小后逐渐减少 L-T_4 的剂量。

(3)穿刺抽吸或注射无水酒精:对于囊性结节可行穿刺抽吸或注射无水酒精,也能起到使结节退缩的疗效。

2.放射性碘(^{131}I)治疗

^{131}I 也是治疗地方性甲状腺肿的有效方法,能使甲状腺体积缩小 40%~60%,^{131}I 治疗可替代手术治疗,特别适用于有手术禁忌证的患者,在欧洲应用较多,在美国则主要应用于毒性甲状腺肿的治疗。^{131}I 治疗可发生永久性甲减。

3.手术治疗

对于结节性甲状腺肿,手术治疗可以迅速解除局部压迫症状,有美容的效果,并能明确病理诊断,因此,手术治疗有着别的治疗方法不可替代的优势。

(1)手术适应证

1)巨大甲状腺肿,影响生活、工作和美观;

2)巨大甲状腺肿压迫气管、食管或喉返神经者;

3)胸骨后甲状腺肿;

4)结节性甲状腺肿不能排除恶变者,包括单发结节、质硬结节、近期增长迅速的结节、颈部X线检查示沙粒样钙化;

5)继发性甲亢;

6)弥漫性或结节性甲状腺肿,TSH抑制治疗6～12个月,甲状腺肿大无明显缩小,甚至进一步增大者。

(2)手术禁忌证

1)轻度地方性甲状腺肿患者;

2)儿童期、青春期、妊娠期患者;

3)合并重要脏器严重器质性疾病患者。

(3)常用的手术方式有甲状腺部分切除术、甲状腺次全切除术和甲状腺叶全切除术等。

1)弥漫性甲状腺肿一般采用甲状腺次全切除术。

2)单个结节为主的甲状腺肿结节直径小于3cm,可行腺叶部分切除术,切除范围应包括结节周围1cm后的正常甲状腺组织;结节直径大于3cm,应行腺叶次全切除术或腺叶全切除术。术中疑有恶变者,需行快速病理检查,如为恶性,则行全甲状腺或一侧叶甲状腺全切除、对侧叶次全切除术。

3)多结节性甲状腺肿行双侧甲状腺叶次全切除术或全甲状腺叶切除术、近全甲状腺切除术。但是,对多结节性甲状腺肿应采取何种手术方式仍有争议。有人支持甲状腺次全切除术,因为甲状腺次全切除术较之甲状腺叶全切除术,术后并发症的发生率较低;也有人主张甲状腺叶全切除术,理由是如果由有经验的甲状腺外科医师施行甲状腺叶全切除术,术后喉返神经损伤、甲状旁腺损伤的发生率并不高,与甲状腺次全切除术相仿。而且40%的结节分布在甲状腺叶背面部分,甲状腺次全切除术无法完全切除病变,导致术后复发率较高,如术后复发的患者再行手术,术后喉返神经损伤、甲状旁腺损伤的发生率要升高10倍左右。最后,不论是可触及的结节还是不能触及的结节,都有恶变的可能,两者恶变的概率差不多,为4%～6%,因此,甲状腺次全切除术有可能会遗漏潜在的恶变病灶。

应该强调的是,无论如何,首次甲状腺手术时仅仅剔除单个明确肿大的甲状腺结节是不可取的。

4)胸骨后甲状腺肿绝大多数是颈部甲状腺肿的延续,应手术切除,绝大多数可通过颈部领状切口切除,仅极少数需劈开胸骨后切除。

5)术后复发的结节性甲状腺肿的手术指征也如上述,但残余的甲状腺切除有时相当困难,并发症的发生率高,手术可采用侧方入路,以便解剖及减少并发症。必要时,可以仅仅切除产生压迫症状，或怀疑恶变的甲状腺结节。因为甲状旁腺损伤或喉神经损伤对患者生活质量的影响可能更大。

（4）术后处理甲状腺叶全切除术后应予小剂量 L-T₄ 激素替代治疗；甲状腺次全切除术后应予较高剂量的 L-T₄ 抑制治疗，较高剂量 L-T₄ 抑制治疗不能完全预防术后复发，只能减少术后复发的概率。治疗期间应检测血清 TSH 水平，前者维持血清 TSH 水平在正常范围，后者抑制血清 TSH 水平到正常范围的下限水平。

【术后观察及处理】

（一）一般处理

（1）卧位甲状腺术后，患者可取平卧位或半坐卧位。

（2）手术后第 2 天可以下床活动。

（3）术后第 2 天可以进食而不再补液，多数情况下，不需要再继续使用抗生素。

（二）并发症的观察及处理

（1）术后伤口出血甲状腺术后伤口出血有时是致命的并发症，除了在手术中认真、彻底的止血外，术后要严密观察伤口的引流量，并进行相应的处理。

（2）喉返神经损伤造成喉返神经损伤的因素较多，观察喉返神经损伤是否发生，也是甲状腺手术后需要重视的并发症。

（3）甲状旁腺损伤：甲状旁腺损伤是甲状腺手术后较为严重的并发症。暂时性的甲状旁腺损伤经过短期的补充钙剂治疗后，大多可以较快恢复。永久性甲状旁腺损伤需要长期补充钙剂和维生素 D 的制剂，以缓解低血钙导致的临床症状。

【疗效判断及处理】

对非毒性甲状腺肿的患者进行甲状腺手术后，就恢复颈部的形态、减小甲状腺的体积而言，疗效是确切的，但有一定数量的复发率。术后应予小剂量 L-T₄ 激素替代治疗或抑制治疗，维持血清 TSH 水平在正常范围，虽不能完全预防术后复发，但有助于减少术后复发的概率。治疗期间应检测血清 TSH 水平。

【出院后随访】

（1）出院时带药，大多数患者在甲状腺次全切除术后，甲状腺体积明显减少，将出现甲状腺功能低下的情形。因此，出院时应带小剂量 L-T₄ 激素，如口服优甲乐 $50\mu g$，qd。

（2）定期门诊检查，出院后至少 2 周内要返院门诊就医，检查伤口愈合情况，了解甲状腺功能，应监测血清 TSH 水平，根据血清 TSH 水平决定继续进行 L-T₄ 激素的替代治疗还是抑制治疗，调整 L-T₄ 的剂量。

（3）如发生手术导致的并发症，可在门诊进行相应的处理。

第二节　甲状腺功能亢进症

【概述】

甲状腺功能亢进症（简称甲亢）是内分泌疾病极为常见的病，发病率为 0.5%～1%，但随着社会的快速前进步伐,由于工作的繁忙,精神的压力和思想负担,可以说目前的发病率有所增加。

甲亢可发生于任何年龄,甚至婴儿亦可发生,但最多见于20～40岁的年龄,尤多见于女性患者。

症状的产生主要由于甲状腺内或甲状腺外的多种原因引起的甲状腺激素(thyroxine)增多,而进入血液循环中,产生一系列的症状,包括心血管循环系统、消化系统、女性的生殖系统或眼症状。

【临床类型】

目前分类多根据其发生的原因而定。不论在国内或国外基本已统一其分类方法。在病理学上的分类亦然。

包括:甲状腺性甲亢、垂体性甲亢、妇产科疾病引起甲亢、新生儿及儿童甲亢及医源性甲亢。

然而有关外科治疗的疾病主要是甲状腺性甲亢。其中有:

(1)毒性弥漫性甲状腺肿(Graves病)。

(2)毒性结节性甲状腺肿(结节性甲状腺功能亢进,Plummer病)。

(3)碘甲亢(Job-Basedow病)。

(4)甲状腺炎性甲亢。

(5)甲亢与癌。

毒性弥漫性甲状腺肿及毒性结节性甲状腺肿远较其他类型引起的甲亢多见。

一、毒性弥漫性甲状腺肿

【概述】

弥漫性甲状腺肿并发甲亢(Graves病)又称毒性弥漫性甲状腺肿、突眼性甲状腺肿、原发性甲亢、Basedaw病等,是临床上最常见的甲状腺毒症伴甲亢疾病。病理表现为甲状腺弥漫性肿大,腺体内血管增多、扩张,腺组织内有弥漫性淋巴细胞浸润。甲状腺滤泡上皮增生,滤泡壁细胞多呈高柱状,高尔基体肥大,线粒体增多。此外,可伴有眼球后结缔组织增多,胫前对称性积液性水肿,以及骨骼肌和心肌内淋巴细胞与浆细胞浸润,肝细胞发生局灶性坏死等。

Graves病是一种自身免疫性疾病,关于其病因至今尚未完全阐明。但近年来的研究已证实,对甲状腺抗原起免疫反应的甲状腺自身抗体,尤其是TSH受体自身抗体(TRAb)在该病发病中起重要作用。

【诊断步骤】

(一)病史采集要点

(1)可发生在各个不同年龄组,但以20～40岁最为多见。男女均可发生,女性比男性多见,其发病比例为(4～6)∶1。

(2)就诊时以颈部肿大、心悸、气促、食欲亢进但消瘦、体重减轻、多汗、怕热、手震颤、手心温湿、情绪易激动、多言等症状为主,但少数的患者则以突眼(双侧或单侧)为主诉。

(二)体格检查要点

1.一般情况

发育、营养、体重、血压和脉搏。

2.甲状腺局部检查

(1)甲状腺肿大,绝大部分的患者都有颈前肿大的甲状腺。但有 1%～2% 甲状腺不肿大,或仅轻度肿大,这多见于较老年的患者,肿大的甲状腺与症状可不一致。有少数的患者肿大的甲状腺位于胸骨后。

(2)弥漫性甲状腺肿大时,两侧叶对称性肿大及(或)峡部肿大。甲状腺可增大至比正常大数倍之多。巨大的上极可及下颌骨,下极可达双侧的锁骨。腺体表面未经治疗者,表面光滑,质地柔软,然而,若患者在起病后,曾服过多的含碘食物或药物,则甲状腺的质地变得硬实,表现好像是慢性甲状腺。

(3)绝大部分的患者由于甲状腺的血流量增加,触摸腺体,可有震颤的感觉,双侧上极可有收缩期如吹风样的杂音。当经治疗好转则杂音及震颤减弱或消失。

3.神经精神系统的改变

(1)甲亢患者发现多易激动及动作较多,精神不集中。

(2)手震颤试验常呈阳性,也可发生全身性肌肉震颤。

(3)重症患者,或在有其他器官急性感染,则精神症状更为明显。

4.眼部体征

(1)良性突眼症:良性突眼症表现上眼睑向上后缩是由于提眼睑肌挛缩,因而可见外侧眼裂增宽,有突眼的患者,可有 von Greafe 征,当眼睛向下看时,上眼睑往往不能随眼球下闭,以致在角膜上缘露出巩膜;Stellwage 征,头部不动,眼向上看时前额皮肤不起皱,眼睑不常瞬眼;Mobius 征,两眼不能聚合。由于这些异常,眼球显出轻度突出,称为良性突眼征。测定突眼度,比正常略为增大(正常值 12～14mm)上眼睑的挛缩及突眼征可能由于血中甲状腺素含量过高,致使组织对儿茶酚胺的效应更为敏感,上眼睑中 Müller 肌因交感神经紧张性过高而产生挛缩所致。并可出现视力改变,复视,视力减退,怕光流泪。

(2)恶性突眼症:又称浸润性突眼,虽少见,但病情常严重,Graves 患者的眼眶脂肪组织和眼肌的结缔组织中聚积大量的黏多糖。这些大分子的水溶性物质由眼眶内的成纤维细胞产生。这聚积导致眼外肌及其周围组织的膨胀。骨性眶内组织体积的增加使得眼球向前移位形成突眼。通过治疗可有所缓解,但一般不能恢复正常。

5.心血管系统

心血管系统病变与甲亢的严重程度有直接的关系。静止状态脉率大多数在 90～120 次/分,甚者高达 140～160 次/分。心搏动增强,第一心音亢进,心前区及心尖区可闻Ⅱ～Ⅲ级吹风样收缩杂音。部分患者出现心律不齐,常见有期前收缩、心房纤颤。血压一般表现为收缩压升高,舒张压则正常,脉压加大。心前区可见到明显的搏动,颈动脉亦可见搏动。随着病程的发展,心脏长期负荷过重,致出现心脏扩大,经久不治者,可发生心力衰竭。

6.消化系统

甲亢分泌大量的甲状腺素致人机体的热量大量的消耗,因而患者常感饥饿,而出现食欲亢进,但入不敷出,体重在短期内急剧下降。在严重甲亢的患者,得不到恰当的治疗而出现危象,除高热外,可出现恶心、呕吐,甚至腹泻。腹泻是由于大量甲状腺激素的直接作用,肠蠕动增加。致排便次数增多,脂肪吸收减低而发生脂肪痢。绝大部分患者都不会发生肝功能的改变,少数患者由于代谢的升高可致血浆蛋白量下降一些。

7.内分泌变化

甲亢绝大多数发生于女性,过多的甲状腺激素分泌,可引起月经周期的改变和月经量减少,有时会过早闭经。由于甲状腺激素对卵巢或子宫的直接作用或垂体分泌失常可致妊娠的患者流产率明显增加。少数男性患者可发生乳房女性化,血中游离雌激素含量升高,末梢组织中睾酮、雄烯二酮转变成雌二醇增加。

甲亢引起代谢升高,使胰岛素的需要增加而发生血糖升高,但当甲亢治疗,血糖可恢复正常。

8.甲亢肌病

表现为进行性肌软弱,发生颞部及骨间肌耗损。少数肌肉可达到进行性肌萎缩症,以手及肩部肌肉萎缩为最明显,亦可发生于下肢,致使患者行动不便,肌肉收缩时有震颤,腱反射减低。当甲亢症状一旦得到控制后,肌肉可恢复正常。若疾病过程发生危象时,可急性发作肌肉软弱乏力,弛缓性瘫痪。有时可因呼吸肌麻痹而危及生命。少数甲亢患者可发生重症肌无力症状。据报道发生于甲亢症状之后及发生于前,发生率分别为48%和32%,两者同时发生者约20%。症状表现为眼睑下垂及复视为早期的肌无力症状之一。本症状主要累及颅神经运动核所支配的肌群及四肢肌和躯干肌肉,可于休息后或清晨时症状减轻,劳动或工作过久时症状加重。多无肌肉萎缩,但亦有少数患者并发肌肉萎缩,神经感觉并无障碍。

9.皮肤改变

患者怕热、多汗,特别表现在手掌心湿润,皮肤毛细血管扩张充血,发红。有时皮肤色素代谢失常,色素沉着,有报告指出有些患者出现皮肤片状白癜风的表现。毛发变软、脆且易脱落,此现象极为普遍,患者往往误认为是由于服抗甲状腺素药物引起。指甲亦可见变薄,指甲末端和甲床分离,形成一凹面呈匙形甲(Plummer甲)。

10.胫前局限性黏液性水肿

常为患者主诉症状之一,但多发于甲亢治疗后,这是由于真皮层结缔组织中充满黏液物质,致使小腿前内侧皮肤增厚、隆起红棕色透明蜡样形改变。有时呈小结节状或块状不规则肿胀。毛囊变粗,皮肤呈橘皮样改变。

(三)辅助检查要点

诊断 Graves 病除根据前述的症状和体征外,实验室的诊断可更明确诊断。尤其是对一些临床不太典型的病例,更须进行实验室检查。

1.血清甲状腺激素测定

(1)总甲状腺素(TT_4):代表血中结合 T_4 及游离 T_4 的总和。当血中甲状腺激素蛋白结合正常时,测量结果大于 161nmol/L(成年正常值为 52~161nmol/L 或 4~12.5μg/dl)诊为甲亢。

(2)总三碘甲状腺原氨酸(TT_3)代表血中结合 T_3 及游离 T_3 的总和。当血中甲状腺激素蛋白结合正常时,测量结果若大于 2.9nmol/L(成人正常值为 1.2~2.9nmol/L 或 80~190ng/dl)诊为甲亢。

(3)T_3 摄取试验(T_3U):反映甲状腺激素结合球蛋白(TBG)的饱和程度。血中甲状腺激素结合蛋白正常时,测量值大于35%(或1.3)时(正常值为24%～35%,或0.8～1.2)支持诊断甲亢。

(4)游离甲状腺素指数(FT_4I):反映游离甲状腺素(FT_4)的浓度,在甲亢时升高(成人正常值为0.96～4.38或3.2～13.5)。

(5)FT_4:不与甲状腺激素结合球蛋白结合的部分,甲亢时升高(成人正常值为10.3～25.8pmol/L或0.8～2.0ng/dl)。

(6)FT_3:为不与甲状腺激素结合的部分,甲亢时升高(成人正常值为2.2～6.8pmol/L或1.4～4.4pg/ml)。

多种因素可使血T_4的浓度升高,而不一定是甲亢,如有结合的异常、末梢激素的抵抗、药物影响、摄入甲状腺素等。

2.血清TSH测定及TRH兴奋试验

(1)血清促甲状腺激素(TSH):是由脑垂体分泌的调节甲状腺的激素,在Graves血中TSH浓度下降(正常参考值为3.8～7.5 mU/LRIA法,0.4～5.0mU/LICLA法)。

(2)TRH兴奋试验:正常情况下,下丘脑分泌的促甲状腺激素释放激素(TRH)促进垂体TSH的分泌,后者促进甲状腺分泌甲状腺激素。在Graves甲亢患者注射TRH以后TSH无反应,少数患者反应低减。

3.^{131}I摄取率及抑制试验

(1)^{131}I摄取率(RAIU):甲亢时,常升高,或有高峰前移。有些因素影响测定,如含碘丰富的食物及药物,必须注意。

(2)抑制试验试验前及用药(甲状腺片或T_3片)后测^{131}I摄取率,Graves病患者用药后不被抑制,或抑制率小于50%。

4.血生化学

(1)血脂可减低。

(2)血糖及糖耐量由于糖的吸收和产生增加,少数患者示糖耐量低减,或血糖升高,可表现为糖尿病。

(3)血、磷、碱性磷酸酶及骨钙素均升高,血PTH及1.25-双羟维生素D_3下降,尿钙及羟脯氨酸排量增加。

(四)进一步检查项目

1.超声检查

黑白超声波检查无助于Graves病的诊断,彩色多普勒超声检查诊断有一定的价值,甲状腺腺体呈弥漫性或局灶性回声低减,可见典型的"火海征",甲状腺动脉特别是上动脉血流速明显加快,血流阻力减低。

2.CT检查、X线平片检查

两者皆可以确定有否坠入胸腔内。

【诊断对策】

(一)诊断要点

(1)详细询问临床症状是否符合甲亢。

（2）体格检查应特别检查有无甲状腺肿大或突眼。

（3）抽血检查甲状腺功能，包括血清 TT_3、TT_4、TSH、FT_3、FT_4，必要时行 rT_3、rT_4 及 TRAb 检查。

（4）对症状轻的及不典型的病例，而且血清甲状功能改变亦不太大者，应行 ^{131}I 吸收率试验，必要时作 TRH 兴奋试验。

（5）经上述各项检查符合甲亢者，还应检查血中抗甲状腺抗体、肝功能及血常规，以供参考。

（6）彩色多普勒 B 超检查可进一步确诊。

（7）X 线颈部（正侧位）及上胸段单纯检查可知气管有无受压及胸腔内或胸骨后甲状腺肿。

（8）CT 扫描亦有助定位诊断，甲状腺位置的变化及与血管食管的关系。

（二）鉴别诊断要点

1.神经官能症

有些患者确有甲状腺肿大，由于知道或者看到别人诊断为甲亢，而自己亦误认为患上甲亢而产生神经紧张及焦虑，特别在一些绝经期妇女更为常见。食欲无明显增加。患者手掌湿润，但因周围组织血液循环未增加而是凉的。肢端震颤较粗大而不规则，与甲亢震颤不同。必要时可进一步做甲状腺功能检查。

2.单纯性甲状腺肿

单纯性甲状腺肿无明显的甲亢临床表现。^{131}I 吸收率呈缺碘曲线（吸 ^{131}I 率高但高峰不前移），必要时可做 T_3 抑制试验。

3.其他不典型甲亢

甲亢伴有心房纤维震颤及心力衰竭时应与风湿性心脏病及冠心病鉴别，有腹泻、胃纳减退，体重减轻者应与恶性腹内肿瘤鉴别。甲亢伴有色素沉着者易与阿狄森病混淆。二者都有疲乏无力，体重减轻及腹泻，但前者口腔黏膜无色素，有甲状腺肿大伴功能检查升高。单侧眼球突出应与眶内肿瘤鉴别。儿童双侧眼球突出者，应与狭颅症鉴别。在恶性肿瘤中，淋巴瘤颈部肿块、发热、体重减轻、疲乏无力应注意与甲亢鉴别。

【治疗对策】

（一）治疗原则

无论应用何种方法其目的都是控制甲状腺素分泌过多。目前的治疗手段主要有：①药物治疗；②同位素治疗；③手术治疗；④介入治疗。

（二）术前准备

（1）须要施行手术治疗的甲亢患者，绝对不能在甲状腺功能未恢复前进行。因为在高代谢的情况下施行手术是很危险的，更甚者会发生甲状腺危象。故必须做好术前的充分准备，才能确保术中和术后的安全。术前还应行全身的检查，包括心、肺、肾及血液的检查。证实确无其他器官或血液的疾病后，原则上是停服丙基硫脲类药物或仅服少量，然后给予口服碘剂。目前药物为复方碘化钾溶液，即卢戈液（Lugol's Sol），于术前 2～3 周开始服食，传统的习惯是从每次 8 滴，每日 3 次，以后每日每次增加 1 滴，直至每次 15 滴，然后维持此剂量至 2～3 周，但目前大多数学者已不用此法，主张每次 10 滴，每日 3 次，共 2～3 周。随即准备手术，碘剂的抑制作用是暂时的,故服碘不能过久,且疗效随之消失,并因贮存在甲状腺滤泡内的甲状腺球蛋白大量分解,而使甲亢症状再出现,甚至加重,临床称之为"反跳现象",服碘后,基于某种原因未能及时手术的,必须重新开始给予抗甲状腺药物治疗。

(2)抗甲状腺药物及碘治疗后,以达到以下条件者,可行手术:①血清甲状腺功能恢复正常;②患者情绪稳定,体重增加;③甲状腺缩小、变硬,杂音消失;④脉搏平稳 80～90 次/分,脉压恢复正常;⑤超声波辅助检查,甲状腺"火海征"减弱或

(1)[131]I 摄取率(RAIU)甲亢时,常升高,或有高峰前移。有些因素影响测定,如含碘丰富的食物及药物,必须注意。

(2)抑制试验试验前及用药(甲状腺片或 T_3 片)后测[131]I 摄取率,Graves 病患者用药后不被抑制,或抑制率小于 50%。

4.血生化学

(1)血脂可减低。

(2)血糖及糖耐量由于糖的吸收和产生增加,少数患者示糖耐量低减,或血糖升高,可表现为糖尿病。

(3)血、磷、碱性磷酸酶及骨钙素均升高,血 PTH 及 1.25-双羟维生素 D_3 下降,尿钙及羟脯氨酸排量增加。

(四)进一步检查项目

1.超声检查

黑白超声波检查无助于 Graves 病的诊断,彩色多普勒超声检查诊断有一定的价值,甲状腺腺体呈弥漫性或局灶性回声低减,可见典型的"火海征",甲状腺动脉特别是上动脉血流速明显加快,血流阻力减低。

2.CT 检查、X 线平片检查

两者皆可以确定有否坠入胸腔内。

【诊断对策】

(一)诊断要点

(1)详细询问临床症状是否符合甲亢。

(2)体格检查应特别检查有无甲状腺肿大或突眼。

(3)抽血检查甲状腺功能,包括血清 TT_3、TT_4、TSH、FT_3、FT_4,必要时行 rT_3、rT_4 及 TRAb 检查。

(4)对症状轻的及不典型的病例,而且血清甲状功能改变亦不太大者,应行[131]I 吸收率试验,必要时作 TRH 兴奋试验。

(5)经上述各项检查符合甲亢者,还应检查血中抗甲状腺抗体、肝功能及血常规,以供参考。

(6)彩色多普勒 B 超检查可进一步确诊。

(7)X 线颈部(正侧位)及上胸段单纯检查可知气管有无受压及胸腔内或胸骨后甲状腺肿。

(8)CT 扫描亦有助定位诊断,甲状腺位置的变化及与血管食管的关系。

（二）鉴别诊断要点

1.神经官能症

有些患者确有甲状腺肿大，由于知道或者看到别人诊断为甲亢，而自己亦误认为患上甲亢而产生神经紧张及焦虑，特别在一些绝经期妇女更为常见。食欲无明显增加。患者手掌湿润，但因周围组织血液循环未增加而是凉的。肢端震颤较粗大而不规则，与甲亢震颤不同。必要时可进一步做甲状腺功能检查。

2.单纯性甲状腺肿

单纯性甲状腺肿无明显的甲亢临床表现。^{131}I吸收率呈缺碘曲线（吸^{131}I率高但高峰不前移），必要时可做T_3抑制试验。

3.其他不典型甲亢

甲亢伴有心房纤维震颤及心力衰竭时应与风湿性心脏病及冠心病鉴别，有腹泻、胃纳减退、体重减轻者应与恶性腹内肿瘤鉴别。甲亢伴有色素沉着者易与阿狄森病混淆。二者都有疲乏无力，体重减轻及腹泻，但前者口腔黏膜无色素，有甲状腺肿大伴功能检查升高。单侧眼球突出应与眶内肿瘤鉴别。儿童双侧眼球突出者，应与狭颅症鉴别。在恶性肿瘤中，淋巴瘤颈部肿块、发热、体重减轻、疲乏无力应注意与甲亢鉴别。

【治疗对策】

（一）治疗原则

无论应用何种方法其目的都是控制甲状腺素分泌过多。目前的治疗手段主要有：①药物治疗；②同位素治疗；③手术治疗；④介入治疗等4种方法。

（二）术前准备

(1)须要施行手术治疗的甲亢患者，绝对不能在甲状腺功能未恢复前进行。因为在高代谢的情况下施行手术是很危险的，更甚者会发生甲状腺危象。故必须做好术前的充分准备，才能确保术中和术后的安全。术前还应行全身的检查，包括心、肺、肾及血液的检查。证实确无其他器官或血液的疾病后，原则上是停服丙基硫脲类药物或仅服少量，然后给予口服碘剂。目前药物为复方碘化钾溶液，即卢戈液(Lugol's Sol)，于术前2～3周开始服食，传统的习惯是从每次8滴，每日3次，以后每日每次增加1滴，直至每次15滴，然后维持此剂量至2～3周，但目前大多数学者已不用此法，主张每次10滴，每日3次，共2～3周。随即准备手术，碘剂的抑制作用是暂时的，故服碘不能过久，且疗效随之消失。并因贮存在甲状腺滤泡内的甲状腺球蛋白大量分解，而使甲亢症状再出现，甚至加重，临床称之为"反跳现象"，服碘后，基于某种原因未能及时手术的，必须重新开始给予抗甲状腺药物治疗。

(2)抗甲状腺药物及碘治疗后，以达到以下条件者，可行手术：①血清甲状腺功能恢复正常；②患者情绪稳定，体重增加；③甲状腺缩小、变硬，杂音消失；④脉搏平稳(80～90次/分)，脉压恢复正常；⑤超声波辅助检查，甲状腺"火海征"减弱或消失。

（三）治疗方案

1.非手术治疗

(1)支持疗法：无论应用上述何种疗法均须应用支持疗法，首先要让患者熟知此病的症状及体征，什么叫好转，什么是半痊愈，痊愈的指标是什么，甚至应该教会患者看懂检验单，心境开朗,了解到治疗必须经一较长时间方能痊愈。其次因为新陈代谢过于旺盛,故应进食一些高热量、高蛋白质、高维生素和低脂肪的饮食。并应合理地安排自己的生活和工作,重症者应予以休息,避免重体力劳动或参加剧烈运动。

(2)药物治疗

1)抗甲状腺药物治疗:主要有甲巯咪唑、丙硫氧嘧啶(PTU)和卡比马唑。这些药物主要是通过抑制过氧化酶,阻止甲状腺内的无机碘转化为有机碘,即阻止无机碘与酪氨酸的合成。此外,还有抑制淋巴细胞产生自身抗体的作用,使血内甲状腺自身抗体水平下降。除突眼外,患者的其他症状都能减轻、减退或逐渐消失。应用剂量:甲巯咪唑可每日 30mg,分 3 次口服;PTU 可每日 300mg,分 3 次口服。如疗效显著,剂量可逐渐减少。在服用抗甲状腺药物之后,随着甲状腺功能降低,腺垂体分泌 TSH 会增加,可能发生甲状腺肿大和动脉性充血。此时应加服甲状腺素片,一般在使用抗甲状腺药物 2～3 个月后给予甲状腺素片,每日 30～60mg,以避免甲状腺肿大。对于 Graves 病患者的抗甲状腺药物治疗应维持 6～18 个月。有效的病例约占 50％～60％。治疗的缺点为:①疗程太长,复发率高。据报道抗甲状腺药物治疗 1 年复发率可达 45％,5 年的复发率达 75％。有半数以上的患者在停用药物后会再次复发。②患者药物过敏和中毒反应发生较多。抗甲状腺药物治疗后发生粒细胞减少率在 0.5％左右,为一种严重的药物毒性反应,甚至可危及生命。此外还可出现药物热、皮炎、荨麻疹、关节痛等药物过敏反应。因此,在服用此类药物时,应经常复查血白细胞计数,如降至 3×10^9/L 时应停药。③长期服用抗甲状腺药物可使甲状腺肿大、充血,引起腺体与周围组织粘连,增加日后手术的困难。④不适用于妊娠和哺乳期的妇女:抗甲状腺药物可通过胎盘或与乳汁一起排出,有损胎儿或婴儿甲状腺的功能。

抗甲状腺药物不能根治甲亢,也不能代替手术。如患者服药 4～5 个月疗效不能巩固,或经 1 年左右正规服药仍不能控制,或虽有疗效,但停药后再次复发,则应考虑手术治疗。此时,抗甲状腺药物可作为术前准备用药。

2)心动过速的治疗:Graves 病患者的一个重要表现是心动过速。一般如果仅使用抗甲状腺药物,对于控制心率是不足够的,此时应加用 β 受体阻滞剂控制心率。普萘洛尔是较常用的药物,能迅速缓解甲亢症状,服用后短期内即可使心率下降,与抗甲状腺药物联用,疗效更显著。每日用 30mg,分 3 次口服。如心动过速严重者,可于晚上临睡前加 10mg。患者心率恢复正常水平后,可逐渐减量乃至停药。如准备手术者,应服用普萘洛尔至术前。如患者同时合并有高血压,可服用美托洛尔(Betaloc)代替普萘洛尔,每日 50～150mg,分 3 次口服。

3)碘剂:应用大量碘剂可抑制甲状腺功能亢进。碘剂主要可抑制蛋白水解酶作用,从而使甲状腺激素不能与甲状腺球蛋白解离,抑制了甲状腺激素的释放而控制甲亢。这种作用在服用碘剂后 24 小时即开始,2 周时达到高峰。碘剂还能减少甲状腺的供血量,使腺体内充血减少,甲状腺腺体变小变硬,可以纠正抗甲状腺药物使甲状腺肿大、充血、质软的缺点,减少术中出血,便于手术操作。但由于碘剂只能抑制甲状腺激素的释放,而不能抑制其合成,用碘剂后甲状腺内激素的储量增多,当停用碘剂后,储存于甲状腺滤泡内的甲状腺球蛋白会大量分解,致甲亢症状复发和加重。所以,碘剂不应用于治疗甲亢,但可用于手术前准备。

常用的碘剂为复合碘溶液(Lugoi's 溶液),制剂方法:碘酊 5g,碘化钾 10g,加蒸馏水

100ml,每滴溶液含无机碘 6.5mg。我们常用的临床剂量为每日 30 滴,分 3 次口服。术前服用 2 周左右。根据临床研究结果显示,甲亢术前服用碘剂的最佳时间为 10～14 天。此时甲状腺功能控制好,且腺体不至于太硬太脆,有利于手术切除。使用碘剂作术前准备时同时联用普萘洛尔效果更好。

(3)放射性 [131]I 疗法功能亢进的甲状腺能摄取 70%～80% 进入人体内的 ^{131}I,并先集中储积于腺体内功能最亢进的部位。[131]I 进入腺体后可释放 β 射线,对甲状腺起内照射作用,破坏甲状腺滤泡上皮细胞,减少甲状腺激素的合成和分泌,同时还可减少腺体内淋巴细胞,减少免疫球蛋白的生成。常规应用半衰期为 8 日的 [131]I。治疗剂量应根据甲状腺体大小或重量,患者年龄和代谢程度来决定。通常剂量为一次口服 [131]I4mCi。60%～70% 患者的甲亢症状在一次服药后 4～6 周内都有明显缓解。如 3～4 个月后病情未愈时,可再用一次剂量。在使用 [131]I 之前应不进含碘食物和停用碘剂及抗甲状腺药物。

[131]I 治疗的缺点为:①剂量不易准确控制,有时虽谨慎控制剂量,仍易引起甲状腺功能减退。约 10% 的患者会发生永久性甲低和黏液性水肿。如使用剂量过小,甲亢又易复发。②不能排除 [131]I 致癌作用。[131]I 治疗 20～25 年后,发生血液恶性病、骨髓瘤和甲状腺癌的病例已多有报道。

[131]I 治疗的主要临床适应证为:①伴有其他严重疾患而不能耐受甲状腺手术者;②术后甲亢复发者;③40 岁以上的甲亢患者。禁忌证为:①妊娠和哺乳期妇女;②轻度甲亢患者;③青春期前后的年轻患者;此时使用放射性碘治疗易导致甲低,影响生长发育和损害性腺。

(4)介入栓塞治疗法:目前的传统治疗多有利弊,尤其对硫脲类药物过敏或药物治疗病情反复而又无手术或 [131]I 治疗指征或伴巨甲状腺肿难以做好术前准备或手术切除困难的患者,用传统方法均难以处理。近年国内肖海鹏等开展了介入栓塞治疗 Graves 病的临床研究,为治疗 Graves 病开辟了一条新途径。

甲状腺血流量极为丰富,其中 70% 以上的血供由甲状腺上动脉供应,介入栓塞治疗应用 Seldinger 技术。明确甲状腺上动脉位置后,向双侧甲状腺上动脉及其分支内注入暂时性栓塞剂——明胶海绵或永久性栓塞剂——PVA、聚乙烯醇,有部分栓塞剂会通过甲状腺上动脉交通支,使甲状腺下动脉供应的部分末梢血管亦得以栓塞。因此,该疗法可栓塞 80%～90% 的甲状腺腺体,可达到手术切除的甲状腺量,较大的甲状腺则同时栓塞其下动脉。栓塞治疗后患者的甲亢症状明显缓解,甲状腺 T_3、T_4 逐渐恢复正常,甲状腺也逐渐缩小,部分患者甚至可缩小至不可触及。肖海鹏报道 22 例,栓塞后未手术 1 例复发,继续用甲巯咪唑 5mg 维持,另有 6 例巨大甲状腺肿,经介入栓塞后施行双侧大部分切除。

肖氏应用显微技术将切下标本测量腺体不同部位的血管口径。腺体内的血管内径为 0.12～0.25mm,而最小动脉为 0.04～0.11mm。故首先采用 PVA0.15mm 微粒进行栓塞,因为小于 0.101mm 有可能通过小动脉而进入静脉的危险。但若微粒直径过大,则不能有效地栓塞微小动脉,甲状腺的栓塞范围及效果就可能受到影响。其次,可再注入直径 0.20～0.30mm 微粒,将靠近上、下极的甲状腺血管栓塞。这样可达到完整的效果,继而,用带羊毛的不锈钢圈 2～5mm(可根据造影时准确测出),这种钢圈的特征可以拉直,从导管送至动脉内,恢复记忆而蜷曲成圈状,圈内羊毛即为血小板附着而达到堵塞血管的目的。

适应证：①长期应用抗甲状腺药而仍无法控制或仅能控制一段时间，而又反复发病；②药物引起白细胞急速下降，而不能继续用药；③巨大的甲状腺 Graves 病，手术治疗难度大且危险性极高，栓塞后腺体缩小更便于控制症状，术中出血量减少；④育龄妇女，Ⅱ度甲状腺肿大 Graves 病，无手术必要者。

术后常规给予广谱抗生素，泼尼松龙 5～10mg/d，并予以补液 2～3 天，疼痛可给予镇痛药物。

一般无不良反应，但可有：①体温升高，通常在 38℃ 以下，但 5～7 天渐次恢复正常；②局部疼痛及/或咽喉痛，但不妨碍吞咽及呼吸；③下颌淋巴结反应性炎症。

2.手术治疗

(1)适应证：①Ⅲ度以上的甲状腺肿大；②抗甲状腺药物治疗后复发而甲状腺在Ⅱ度以上肿大者；③甲状腺肿大且有压迫邻近器官的症状，特别是气管受压致呼吸障碍，喉返神经受压而致声嘶；④甲亢并有可疑癌肿同时存在。

(2)禁忌证：①青少年患者，进行双侧大部分切除将影响身体的发育；②甲亢症状轻，而仅轻度肿大者；③老年人并发严重的心、肝、肾器质性病变，而不能耐受手术；④合并恶性突眼，但有时可能眼科手术矫正；⑤术后复发，这是相对的禁忌证，再次手术可能损伤周围的组织及血管、神经和甲状旁腺，但熟练的手术者，可避免这些损伤。

(3)手术时机抗甲状腺药物治疗后，甲状腺功能恢复正常，患者体重增加，甲亢的各种症状基本得以控制，脉率在 80 次/分左右，脉压恢复正常，甲状腺体变小变硬，血管震颤减少，血液 T_3、T_4 恢复正常。

(4)手术方法双侧甲状腺切除 80%～90%，并同时必须切除甲状腺峡部，即所谓次全切除术，具体操作方法及程序如下：

1)体位仰卧位，垫高肩部，使头后仰，以充分显露颈部；头部两侧用小沙袋固定，以防术中头部左右移动污染切口。

2)切口于胸骨上切迹上方 2 横指处，沿皮纹做弧形切口，两端达胸锁乳突肌外缘；如腺体较大，切口可相应弯向上延长。切开皮肤、皮下组织及颈阔肌，用组织钳牵起上、下皮瓣，用刀在颈阔肌后面的疏松组织间进行分离，上至甲状软骨下缘，下达胸骨柄切迹。用无菌巾保护好切口，缝扎两侧颈前静脉。

3)切断甲状腺前肌群，显露甲状腺在两侧胸锁乳突肌内侧缘剪开筋膜，将胸锁乳突肌与颈前肌群分开，然后在颈中线处纵向切开深筋膜，再用血管钳分开肌群，深达甲状腺包膜。在甲状腺与假包膜之间轻轻分离甲状腺腺体，并将肌肉顶起，在血管钳间横行切断，以扩大甲状腺的显露。

4)处理甲状腺上极通常先自右叶开始施行手术，为便于处理上极，首先在上极的内侧分离、切断结扎甲状腺悬韧带。充分显露右叶上极，在离开上极 0.5～1.0cm 处结扎上极血管。处理上极血管时应尽量靠近腺体，以防损伤喉上神经外侧支。继续钝性分离甲状腺上极的后面，遇有血管分支时，可予结扎、切断。将甲状腺轻轻牵向内侧，在腺体外缘的中部可找到甲状腺中静脉，分离后，结扎、剪断。

5)处理甲状腺下极将甲状腺向内上方牵引，沿甲状腺外缘向下极分离，在下极，甲状腺下静脉位置较浅,一般每侧有3～4支,并较偏内下方,予以结扎、切断。一般不需常规显露喉返神经。

6)处理峡部:完全游离甲状腺下极后,将腺体拉向外侧,显露甲状腺峡部,扩大峡部和气管间的间隙,引过两根粗丝线,分别在峡部左右结扎后在两结扎线之间将其切断。若峡部较宽厚,可用两排血管钳依次将其夹住、切断、结扎或缝扎,并将切断的峡部继续向旁分离,至气管的前外侧面为止。至此,右侧甲状腺基本已大部分离。

7)楔状切除甲状腺:从腺体外缘将甲状腺体向前内侧翻开,显露其后面,并确定切除腺体的边界,切线下方必须保留甲状旁腺和避免损伤喉返神经。沿外侧预定的切断线上,用一排或两排蚊式直血管钳夹住少许腺体组织。然后在血管钳上方楔形切除甲状腺。切除腺体的多少,按患者中毒的程度而定。如为甲状腺功能亢进患者,应切除腺体的90%左右。对于结节性甲状腺肿的患者,则应适当多保留一些(约相当于功能亢进患者保留的2倍)。腺体后面被膜亦应尽量多保留,以防止损伤甲状旁腺和喉返神经。在腺体残面上的出血点均应结扎或缝扎,然后再对缘缝合。右侧叶切除后,以同法切除左侧叶。

8)引流、缝合切口:将双侧甲状腺残面彻底缝合止血后,抽出患者肩下垫物,以利患者颈部放松;再查有无出血点,见整个创面无出血,在左、右腺体窝处,分别置管形胶皮片或直径在3～5mm的细引流管,自胸锁乳突肌内缘和切口两角引出并固定。切口逐层缝合。

注意事项:

1)对精神紧张且腺体较大或气管受压严重的患者,应采用气管内插管麻醉,以保证术中患者呼吸道通畅和手术顺利进行,减少术后并发症。

2)切口要有足够的长度,必要时可以切断部分胸锁乳突肌,以保证充分显露腺体,安全地在直视下分别处理上、下极血管,防止损伤其他组织。

3)仔细止血对较大血管要常规双重结扎,断端要留得长些,防止术中或术后线结滑脱、出血,上极血管的处理尤其要慎重。腺体切除后,宜细心检查,即使是微小的出血点也应结扎止血,待整个创面无出血后方可缝合,关闭切口。

4)保护喉返神经及喉上神经的外侧支喉返神经与甲状腺下动脉接近,一般不必常规显露喉返神经。甲状腺次全切除术也不一定需要显露或结扎甲状腺下动脉,如需结扎,应在颈动脉内侧甲状腺下动脉起点处结扎一道,然后再在甲状腺下动脉分叉后进入甲状腺腺体处分别结扎、切断。这种方法不会误扎,也不会损伤喉返神经,当楔状切除腺体时,要尽量多留一些腺体被膜,也可防止喉返神经损伤。喉上神经外侧支伴甲状腺上动、静脉走行,为了不损伤喉上神经的外侧支,结扎甲状腺上动、静脉时,一定要靠近甲状腺组织。

5)保留甲状旁腺:切除甲状腺后,应立即检查有无甲状旁腺,如误切,应立即埋藏于胸锁乳突肌内。

(5)手术方法评估:外科手术治疗甲亢仍为目前有效的方法,与内科药物治疗和放射性[131]I治疗相比,外科手术治疗更为有效、安全。其优点有:①手术治疗甲亢是迅速、确切安全和持久的治疗手段。仅需术前2～3个月的准备和术后2～3个月的恢复,患者即可获得永久性治愈。②手术治疗后复发率低,根据逐年大宗病例报道,甲亢术后复发率为3%～5%,而药物治疗的复发率在50%以上。③手术治疗安全性高。由于现代外科学手术技术水平的提高,优良的麻醉和术后监护,甲亢术后死亡率已降至1%以下。在许多医院,其手术死亡率为0。术后永久性声带麻痹发生率低于0.4%,永久性甲状旁腺功能低下症的发生率低于0.8%。而抗甲状腺药物治疗引起粒细胞减少率在0.5%左右,甚至可导致患者死亡。放射性[131]I治疗有致癌和永久性甲低的并发症,都存在一定的危险性。④对于并发有左心扩大,心律失常,甚至发生心力衰竭者,如指望控制这些心脏症状后再行手术是非常错误的,此时更应先行手术方能控制这些病变发展,否则会导致病情加重。⑤近年来研究发现,手术治疗甲亢后,突眼的发展会趋缓慢,其作用甚至强于使用药物治疗甲亢。首选手术治疗可有效地控制突眼发展。

【术后观察及处理】

(一)一般处理

(1)卧位甲状腺术后,患者可取平卧位或半坐卧位。

(2)手术后第2天可以下床活动。

(3)术后第2天可以进食而不再补液,多数情况下不需要再继续使用抗生素。

(二)并发症的观察及处理

1.术后再出血

甲状腺上动脉、下动脉分支或较粗静脉的结扎线脱落,以及腺体切面的严重渗血均可导致术后再出血,一般发生于术后24小时内。出现下列表现,应高度警惕术后再出血的可能。患者的颈部引流管引流出新鲜血液,量突然增多;患者心率加快,血压下降,或颈部迅速肿大,呼吸困难,甚至窒息。此时应即拆除缝线敞开伤口,清除血肿,结扎出血的血管。

2.术后呼吸困难和窒息

是甲状腺术后的危重并发症,多发生于术后24~48小时内,也有术后3天后立即发生者。发生原因除术后再出血外,还有喉头水肿、气管塌陷和双侧喉返神经损伤。喉头水肿主要是由于手术操作创伤所致,也可由于气管插管引起。患者表现为不同程度的呼吸困难,重度可致窒息。气管软化是甲状腺肿的一种严重并发症,可能是肿大的甲状腺长期直接压迫气管软骨,引起软骨退行性变或坏死。气管软骨环可变细变薄,弹性减弱,甚至变成膜性组织。当手术切除压迫气管壁的甲状腺肿后,软化的气管壁失去牵拉而塌陷,使气管腔变小而通气不畅,常表现为进行性吸气性呼吸困难,最终会发生窒息。呼吸困难较轻者可在密切观察下给予吸氧,静脉滴注肾上腺皮质激素治疗,病情严重者应及时施行气管切开术。

对于气管软化的诊断应给予重视,术前术中应采取各种方法及时发现气管软化的征象,如证实一段气管有软化时,可采用一个或两个方向的气管悬吊,不需做气管切开。如气管有广泛软化,采用一个或两个方向悬吊不能避免发生气管塌陷时,应行预防性气管切开术。

3.喉上神经损伤

多为结扎切断甲状腺上动静脉时,离开甲状腺上极较远,未能仔细解剖分离,将其连同周围组织大束结扎所致。喉上神经损伤一般为单侧,且多为外支,致环甲肌瘫痪,引起声带松弛,音调降低。如损伤内支,则可致喉部黏膜感觉丧失。进食时,特别是饮水时,易发生误咽而致呛咳。无论单侧或双侧喉上神经损伤,一般无须特殊治疗,可进行发声训练,或经理疗后可自行恢复。

4.喉返神经损伤

甲状腺手术时喉返神经损伤多由于手术时切断、钳夹、缝扎等直接损伤所致,也可由于术后水肿或血肿压迫所致。损伤的常见部位在甲状软骨下角与神经跨过甲状腺下动脉之间的部位,特别是在其行程的上 1/3,甲状软骨下角的前方,下咽缩肌下方的喉返神经入喉平面处。一侧喉返神经损伤时常引起声音嘶哑,双侧喉返神经损伤可致严重的呼吸困难,甚至窒息,且大都会使患者出现失音。由于血肿压迫或瘢痕组织牵引所致的喉返神经麻痹都在术后数日才出现临床症状,预后一般良好。由于术中钳夹,牵拉所引起的喉返神经麻痹,也常在术后 3～6个月内恢复功能。但切断和结扎喉返神经,可致永久性喉返神经麻痹。一侧喉上神经损伤所致的声带外展,可由健侧声带过度向患侧内收而有所代偿。经代偿后,患者的声音嘶哑表现可缓解。

术中注意保护喉返神经是避免喉返神经损伤的关键。甲状腺手术中是否常规暴露喉返神经目前仍有争论。笔者认为,甲状腺次全切除术并不需要结扎甲状腺下动脉主干,因此不必常规暴露喉返神经,在行甲状腺次全和大部分切除时,应保留甲状腺后包膜的完整,不要游离或翻转过多。此外,甲状腺叶的内侧和上极切除平面不要过于靠后,使内侧和上极切缘与喉气管前缘有一定距离。在缝合甲状腺残部时,最好缝合其内外侧包膜,缝针不要过深缝合,避免直接缝扎喉返神经。当甲状腺残部创面出血时,特别是甲状腺下动脉周围和神经入喉平面的出血,不要大块钳夹或过深钳夹,在认真辨认出血的部位和血管后才结扎。对于非全麻患者,在上述部位的钳夹和缝扎,应在确认声音无任何改变时再进行。如术中发现可疑声嘶或轻微声嘶,均应即拆除缝线,松开钳夹,必要时应全程解剖分离喉返神经。

5.甲状旁腺功能低下症

手术时甲状旁腺误与甲状腺肿一起切除或受损伤,或其血供不足,都可引起甲状旁腺功能低下症,出现手足抽搐。症状多在术后 1～3 天出现,轻者仅有面部或手足麻木感和强直感。伴有心前重压感。重者可出现面肌和手足搐搦。每日可发作数次,每次时间持续几分钟到几小时不等,常伴有疼痛。严重病例还可伴喉和膈肌痉挛,引起窒息而死亡。症状的发生和严重程度与血清钙下降速度有关,如下降缓慢,虽浓度低也不一定发生抽搐。头晕、劳累、月经期、妊娠、分娩和手术可诱发手足抽搐。部分患者可出现情绪不稳定或精神症状,也可出现皮肤粗糙,毛发脱落,指甲脆裂及白内障等并发症。在不发生抽搐的缓解期内,神经肌肉的应激值增高。此时做耳前叩击试验,颜面肌肉尤其是嘴角可发生短暂的痉挛和抽搐(Chvosstek 征)。如用力压迫患者上臂神经即可引起手足抽搐(Trouseau 征)。测定血中钙和磷的浓度有助于诊断和治疗。患者血清总钙值多降至 2.0mmol/L 以下,游离钙浓度降至 1.0mmol/L 以下。严重病例血清总钙可降至 1.3～1.5mmol/L,血清磷则升至 1.9mmol/L 以上。同时尿中钙和磷排出都减少。

术后发生的甲状旁腺功能减退多数是较轻而暂时性的,可能是由于甲状旁腺损伤较轻,或供血逐渐恢复,以及未予切除或损伤的甲状旁腺逐渐肥大起了代偿作用。严重和持久手足抽搐的病例少见。对于发生手足抽搐患者,应即静脉注射钙剂,常用 10% 葡萄糖酸钙 1g,静脉推注,必要时可用地西泮或苯巴比妥钠肌注,以逐步提高血钙浓度,制止抽搐或痉挛。如一般注射钙剂效果不佳,可重复注射,同时应给予维生素 D 制剂(Rocaltrol)或二氢速固醇和口服钙剂。剂量可根据患者病情进行调整,如症状控制,应逐渐减量乃至停药。

经药物治疗 1 年以上症状仍不能缓解,或长期需大剂量钙剂静脉推注的患者,应考虑行甲状旁腺移植手术。笔者医院开展的胎儿带血管甲状腺和甲状旁腺移植术,取得良好的疗效。术中将 6 个月胎龄的死胎儿带血管甲状腺——甲状旁腺移植于受体的股三角区。2 年存活率可达 80% 以上,5 年功能存活率仍达 40%。近年来又开展了同种异体甲状旁腺瘤组织经^{60}Co 照射,裸鼠体内培养过渡后移植于甲旁亢受体前臂肌肉内的新方法,已临床移植 10 例,2 年仍保持功能达 90%。

6.甲状腺危象

是甲亢患者的临床表现突然加剧而发生的严重症状群,是甲亢手术后可危及生命的一种严重并发症,一般都在术后 12～36 小时内发生。临床表现为中枢神经、心血管、胃肠道三个系统功能紊乱。常见症状为高热、脉率加速而弱、大汗、极度焦虑不安,烦躁、谵妄,甚至昏迷。常伴有恶心呕吐、腹泻、水电解质紊乱。重者可伴肺水肿、心衰、休克而死亡。发病机制至今尚未肯定,以往认为与手术时挤压甲状腺,使大量甲状腺素突然释放入血有关。但发生危象患者的血中甲状腺激素水平并不比无危象发生者明显升高,因此不能简单地认为甲状腺危象仅是由于血中甲状腺激素过多所致。近年来的研究认为甲亢术后危象的发生,是由于甲亢时肾上腺皮质激素合成、分泌和分解代谢加速,久之可导致肾上腺皮质功能降低。当手术刺激发生应激反应时,可诱发肾上腺皮质功能障碍而导致危象发生。因此,充分做好术前准备,使患者症状缓解,甲状腺功能恢复正常时才手术,以及术前、后服用碘剂和普萘洛尔,都是预防发生甲状腺危象的有效措施。

如发生甲状腺危象,首先应给予镇静剂,静脉输注大量葡萄糖溶液。给予吸氧,利用各种措施降温。可口服 PTU,首剂量为 600mg,或口服复方碘溶液,首剂量为 3～5ml。紧急时可以 1～2g 碘化钠加进等渗盐水中静脉滴注,可用 β 受体阻滞剂或抗交感神经药物,如普萘洛尔 5mg 加入 5% 葡萄糖液中静脉滴注或口服 40～80mg,每 6 小时 1 次,同时应给予大剂量肾上腺皮质激素。

7.甲状腺功能减退

多由甲状腺组织切除过多所引起,也可能由于残余腺体的血液供应不足所致。可出现轻重不等的黏液性水肿,皮肤和皮下组织水肿,以面部为主。患者常感疲倦,性情淡漠,智力较迟钝,动作缓慢,性欲减退,脉率减慢,体温低,怕冷。术中应注意保留相当量的甲状腺组织是预防术后甲状腺功能减退的关键。一般每侧残留腺体应如成人中指末节大小,或每侧残留腺体约 1.5cm×1.5cm×3.5cm。已出现甲状腺功能减退的患者应给予甲状腺素片治疗。

8.术后复发

甲亢术后复发率为 3%～5%,多见于年轻患者或妊娠和闭经期妇女。复发时间多在术后 2～5 年,复发的常见原因是:①甲状腺峡部或锥状叶未切除,术后出现代偿性肿大;②切除量不够,腺体残留太多;③不能排除由于自身免疫反应致残留甲状腺组织再度增生肿大。对于术后甲状腺激素水平低下的患者,应给予甲状腺素片,每日 40～60mg,连续 4～6 个月,以抑制 TSH 分泌,从而防止残余腺体的代偿性增生肿大。对于已复发的甲亢首选药物治疗,可用抗甲状腺药物配以甲状腺素片进行治疗。如治疗效果不佳,也可考虑再次手术切除,但术中应特别注意保护喉返神经和甲状旁腺。部分复发甲亢的患者也可建议放射性^{131}I治疗。

【疗效判断及处理】

外科手术治疗疗效快,治愈率亦高,达 90%～95%,由于目前的手术前准备日趋完善,其死亡率极低,仅 0.1%左右,其缺点是有一定的并发症,这与手术熟练与否有相当密切的关系,术后的复发率为 2%～4%。

【出院后随访】

(1)2～3周后复查甲状腺功能,如甲状腺功能低下则予以补充甲状腺素片至甲状腺功能正常。

(2)余同非毒性甲状腺肿术后。

二、毒性结节性甲状腺肿

【概述】

临床上亦称继发性甲状腺功能亢进,多由于结节性甲状腺肿演变而来,也由甲状腺腺瘤发展而成,称为高功能腺瘤、毒性甲状腺瘤。因两者都存在甲状腺结节,又称 Pulmmer 病,占甲亢总数的 10%～30%左右。

病因目前尚不完全明了,其病因与 Graves 病不同可能是较长时间存在的甲状腺结节、腺瘤,发生自主性分泌功能紊乱所致,有时会突然发生甲亢,而常见的则是由于摄入碘的增加,引发自主的病灶增加激素的分泌率,从而产生典型的甲亢症状。

【诊断要点】

除有不同程度的甲亢症状及体征外,触动甲状腺呈多数大小不等的结节,若源于腺瘤,则表现为单个结节,同位素^{131}I吸收率升高,但有时可正常,B超检查可清晰显示结节的大小,彩超可见有丰富的血流量,单个结节者亦可见有丰富的血流,同位素扫描可一个或多个浓聚^{131}I的“热结节”,结节以外的甲状腺组织则显示吸碘功能低下,当“热结节”经手术切除后,其被抑制的结节外甲状腺组织很快便恢复吸碘的功能,而且^{131}I吸收率亦恢复正常。

【治疗对策】

对于结节性毒性甲状腺肿,通过药物治疗,使其功能恢复正常,药物的应用与 Graves 病的治疗相同,但用药时间较短即可控制症状,待甲亢症状消失且甲状腺功能正常则应进行手术,手术的方法视结节的情况而定,若为双侧的多发性结节则应行双侧大部分切除,且尽量将小结节切除,否则可能再次复发;至于单侧热结节,亦视其大小而定手术方式,全叶切除或极大部分切除,对侧正常的甲状腺叶可不用切除。术后结节周围的组织不会引起甲状腺功能低下,亦很少有甲亢复发。同位素治疗对该病治疗效果不佳。

三、碘甲亢(Job-Basedow 病)

【概述】

本病的发生机制至今仍不清楚,临床上观察到长期使用胺碘酮治疗心律不齐而引起甲亢的病例,口服胺碘酮后,在达到稳定状态时,200mg 的胺碘酮,每日可产生 6mg 的无机碘,而正常人每日摄入量仅为 200～800μg,所以长期服食此种药物的患者,血中碘含量远远超出生理需要量,由于服药后碘含量过高,同时又因释放缓慢,而引起甲状腺功能亢进。

【诊断要点】

本病多发生于地方性甲状腺肿患者补碘后,发生轻度的甲亢症状,甲状腺功能轻度升高,血中 TT_4 及 FT_4 水平升高,T_3 水平有时正常,无突眼症,且甲亢症状经药物治疗及调整碘后,甲亢症状很快恢复正常。亦有少数患者可有长期的甲亢症状,且成为毒性结节性甲状腺肿。诊断碘甲亢必须有明确摄碘过多的病史。

【治疗对策】

症状轻而甲状腺仅轻度肿大的,调整碘剂即可痊愈,但若已转变为毒性结节性甲状腺肿,则常须手术切除方能痊愈。

四、甲状腺炎性甲亢

【概述】

甲状腺炎性甲亢可发生在亚急性甲状腺炎和慢性淋巴性甲状腺炎。前者在病毒引起的亚急性甲状腺炎的急性期,甲状腺滤泡受到破坏而分泌过多的甲状腺素进入血液循环中,产生甲亢症状,甲状腺可为双侧对称弥漫性肿大,亦可为单侧性。

【诊断要点】

起病时颈部可全无体征亦无甲亢症状,而甲状腺突然肿大疼痛,疼痛可有放射至同侧头部或耳后,喉头部亦有吞咽痛感,检查甲状腺质地硬实,有触痛,亚急性期触痛更明显,且检查甲状腺功能,可见 T_3、T_4、FT_3、FT_4 升高,但程度往往不太严重。

【治疗对策】

亚急性甲状腺炎一般应用抗甲状腺药物后 2 周即可恢复,慢性淋巴性甲状腺炎性甲亢,同样可通过药物治疗,甲亢症状得以控制,虽然如此,但最不理想的是有些病例长期随着疼痛的进展,后期表现为甲状腺功能低下,原因是炎症的发展致甲状腺滤泡萎缩、破坏代之为结缔组织,成为一实硬的变化。一般甲亢症状控制后,应给予甲状腺素治疗(左甲状腺素)甚至有时终身服用。对于巨大的慢性炎性甲状腺若产生压迫气管的甲状腺,再继续给予左旋甲状腺治疗。

五、甲状腺功能亢进与癌

【概述】

甲状腺功能亢进与癌并存,并不像人们所想象的那么少见。过去多数人认为甲亢与甲癌有拮抗作用,然近几十年来有许多病例证明它们可以并存,而且有一定的发生率,并可发生在不同年龄段。甲状腺癌可发生于各种原因的甲亢,包括 Graves 病、毒性结节性甲状腺肿、自主性高功能腺瘤。接受手术治疗的甲亢患者中,甲状腺癌的发生率达 2.5%~9.6%,而甲状腺癌合并甲亢的发生率可达 3.3%~19%。

【诊断要点】

对于有可疑的病例应进行以下检查:

1.B 超检查

B 超分辨率比甲状腺同位素扫描和甲状腺 ECT 检查要高,能判断出甲状腺的结节是囊性结节还是实性结节,良好的检查仪器和有经验的 B 超医生常可检出 0.5cm 以上的结节。故应首选 B 超检查。

2.^{131}I扫描

可分辨出较大的结节,若为"冷结节"其恶性率高达21.5%。

3.细针穿刺活检(FNA)

目前多数学者主张应用,在B超的引导下进行,抽出结节组织进行病理多切片检查可有助于诊断。

4.病理冷冻切片

术中行结节病理冷冻切片检查有助于诊断。但必须行多个切面检查。病理类型可为乳头状癌,滤泡细胞癌及乳头—滤泡细胞癌。癌瘤的大小可为微小(隐匿性)癌,亦可大至8cm。但多在1cm左右,同样可以发生转移,滤泡细胞癌较乳头状癌易发生转移。有人认为甲状腺功能亢进加剧肿瘤的进展。

【治疗对策】

若术前能获得诊断的,其治疗原则与甲状腺癌相同,患侧必须行全叶切除。合并淋巴结转移的,并不太多,故淋巴是否清除则根据术中检查而定,而对侧则行大部分切除,若术前未能获得诊断而仅按甲亢手术的切除原则,又未有行冷冻切片,术后病理报告才确立诊断,则应随即再行手术,作患侧叶全切除术。但亦有学者认为分化型的癌瘤而瘤体又小于1cm的,则行大部分切除足已矣。

治疗的更重要问题是手术后是否应用甲状腺素治疗,作者认为一侧叶合并癌瘤而已行全切除,对侧未有癌瘤而施行了部分切除的,则术后应给予甲状腺素治疗,目前以左甲状腺素为佳,若合并区域淋巴结转移的,虽已行切除亦应给予甲状腺素治疗。双侧同时合并癌瘤而施行了双侧叶切除的,更应给予甲状腺替代治疗。合并肺转移的,在施行了双侧叶切除后,应行同位素治疗。

但亦有人认为如果甲状腺次全切除术后病理诊断为原发性甲状腺功能亢进症合并甲状腺微小癌,术中甲状腺残端没有结节,无转移者,不需要再行患甲状腺微小癌侧腺体全切除术,也不需要行颈淋巴结清扫。

【疗效判断及处理】

甲状腺功能亢进合并微小癌与非甲亢的微小癌预后相同。大多数专家认为预后极好,在一组对甲状腺微小癌淋巴结阳性和淋巴结阴性两组比较研究,随访长达30年(最短4年),两组均没有复发和死亡。但Hay报告535例甲状腺微小癌,平均随访17.5(0.1～48.5)年,其第20年复发率为6%,其中2例在25年复发,大部分在术后10年复发,而诊断颈淋巴结阳性者,复发率为18%,颈淋巴结阴性者复发率仅1%,两者显著性差异(P<0.01)。

【出院后随访】

随访和治疗与甲状腺癌相同。

第三节 甲状腺炎

一、急性化脓性甲状腺炎

【概述】

急性化脓性甲状腺炎(acute suppurative thyroiditis,AST)是由金黄色葡萄球菌等引起的甲状腺化脓性炎症,多继发于口腔、颈部等部位的细菌感染。1857 年 Balmhet 第一次描述了AST。在无抗生素时期,AST 的发病率在甲状腺外科疾病中占 0.1%。随着抗生素的应用,AST 已较为罕见,其发病率尚无明确报道。急性化脓性甲状腺炎常见的病原菌为金黄色葡萄球菌、溶血性链球菌、肺炎链球菌、革兰阴性菌等。细菌可经血道、淋巴道、邻近组织器官感染蔓延或穿刺操作进入甲状腺。大部分病例继发于上呼吸道、口腔或颈部软组织化脓性感染的直接扩散,如急性咽炎、化脓性扁桃体炎等。少部分病例继发于败血症或颈部开放性创伤。营养不良的婴儿、糖尿病患者、身体虚弱的老人或免疫缺陷的患者易发。梨状窝瘘是引起儿童急性甲状腺炎的主要原因。病毒感染非常罕见,但已有 AIDS 患者患甲状腺巨细胞病毒感染的报道。

【诊断步骤】

(一)病史采集要点

1.局部感染症状

甲状腺局部红肿,呈弥漫型或局限型肿大,有时伴有耳、下颌或头枕部放射痛。早期颈前区皮肤红肿不明显,触痛显著。颈部活动受限。可有声嘶、呼吸不畅或吞咽困难,头后仰或吞咽时出现"喉痛"。严重者可形成脓肿,但波动感不明显。

2.全身感染症状

急性化脓性甲状腺炎患者全身表现可有寒战、发热、食欲降低等临床表现。感染经血路全身扩散,患者可并发肺炎、纵隔炎、心包炎、脓毒血症等,并出现相应症状。

3.甲状腺功能紊乱症状

腺体破坏后临床可出现暂时性甲状腺功能减退和黏液性水肿。

(二)体格检查要点

全身中毒症状明显;甲状腺局部红肿,呈弥漫型或局限型肿大,伴耳、下颌或头枕部放射痛;可有声嘶、呼吸不畅或吞咽困难等神经、气管、食管受压迫症状。体检:甲状腺局部触痛显著,颈部活动受限;形成脓肿时,局部可有轻微波动感。

(三)辅助检查要点

1.实验室检查

(1)血常规:周围血白细胞计数和中性粒细胞升高。

(2)红细胞沉降率加快。

(3)C 反应蛋白增高。

(4)甲状腺的功能检查:细菌感染的 AST 患者,其甲状腺的功能大都正常,但在真菌感染的病例中,甲状腺功能大多偏低,而分枝杆菌感染的患者则多有甲亢倾向。

(5)细菌学检查:颈部穿刺抽吸脓液进行细菌培养、革兰染色有助于确定感染细菌。

2.X 线检查

可了解气管偏移或受压情况,有时可发现甲状腺及甲状腺周围组织中由产气细菌产生的游离气体。

(四)进一步检查项目

1.甲状腺扫描

90%以上的细菌感染患者和78%的分枝杆菌感染的患者,可发现凉结节或冷结节。

2.B 超

可发现甲状腺单叶肿胀或脓肿形成。

3.CT 或 MRI 检查

可发现纵隔脓肿。

【诊断对策】

(一)诊断要点

1.临床表现

全身中毒症状明显;甲状腺局部红肿,呈弥漫型或局限型肿大,伴耳、下颌或头枕部放射痛;可有声嘶、呼吸不畅或吞咽困难等神经、气管、食管受压迫症状。体检:甲状腺局部触痛显著,颈部活动受限;形成脓肿时,局部可有轻微波动感。

2.辅助检查

甲状腺功能基本正常;血象检查提示有感染病灶;甲状腺影像学检查,提示局部脓肿形成的可能;甲状腺扫描可发现凉结节或冷结节。

(二)鉴别诊断要点

(1)甲状腺腺瘤和甲状腺肿往往无发热、无甲状腺区域的红肿疼痛、无白细胞增高等表现。

(2)甲状腺囊内出血、甲状腺癌、疼痛性桥本甲状腺炎以及甲状腺结核与 AsT 相比,往往较少伴有放射性疼痛、发热和局部的触痛。

(3)亚急性甲状腺炎具有与 AST 类似的症状,但全身反应往往较轻。

【治疗对策】

(1)抗生素治疗脓液细菌培养及药敏试验前,宜选用广谱抗生素。通常针对链球菌和金黄色葡萄球菌,采用口服耐青霉素酶的抗生素,如氯唑西林、双氯西林或联合青霉素及 β 内酰胺酶抑制剂。对症状较重的患者,应采用注射给药,对青霉素过敏的患者,可选用大环内酯类药物或氯霉素,有效抗生素的使用至少持续14天。

(2)切开引流、手术切除:早期使用抗生素治疗,可防止炎症进一步发展和脓肿形成。但如果脓肿形成后,仅仅使用抗生素并不足够,在 B 型超声检查,或 CT 发现局部脓肿,或发现游离气体时,需切开引流。如有广泛组织坏死或持续不愈的感染时,则应行甲状腺切除手术,清除坏死组织,敞开伤口。

(3)甲状腺激素替代治疗在严重、广泛的 AST,或组织坏死导致暂时性、长期性甲减时,应行甲状腺激素替代治疗。

【随访与预后】

本病预后良好,病程往往2～4周经治疗而愈,多无并发症与后遗症。但个别患者可因治疗不及时或不当而发生败血症,使病情加重。

二、亚急性甲状腺炎

【概述】

亚急性甲状腺炎又称病毒性甲状腺炎、De Quervain甲状腺炎、肉芽肿性甲状腺炎或巨细胞性甲状腺炎等,系1904年由De Quervain首先报告。本病近年来逐渐增多,临床变化复杂,可有误诊及漏诊,且易复发,导致健康水平下降,但多数患者可得到痊愈。有报道,本病有季节性的发病倾向,发病还有地区性的集聚表现。临床上本病不太常见,有不少轻型患者可能误诊为咽炎,临床表现不典型、未能检出者估计不在少数。本症在女性较男性多3～6倍。好发年龄在30～50岁。

【诊断步骤】

(一)病史采集要点

1.全身症状

多见于女性,起病可急、可缓,病程长短不一,可持续数周至数月,也可至1～2年,常有复发。因为一般多数患者的病程为2～5个月,故称为亚急性甲状腺炎。本病发作前常有上呼吸道感染病史或腮腺炎病史,病情开始时多有咽喉痛、头痛、发热(38～39℃)、畏寒、战栗、周身乏力、多汗等。

2.甲状腺相关症状

可伴有甲状腺功能亢进症状,如心悸、气短、易激动、食欲亢进、颤抖及便次增多等症状。甲状腺肿可为单侧或双侧肿大,可呈弥漫性或结节性肿大,多无红肿,而有压痛,疼痛性质为钝痛,也可较重,并可放射至下颌、耳后、颈后或双臂等部位,触痛较明显,因而患者拒按,少数患者也可发生食欲减退,声音嘶哑及颈部压迫感觉症状等。早期心率多增速,后期心率正常。复发型患者可在停药后1～2个月,症状与体征重现,但较以前减轻。

(二)体格检查要点

1.一般情况

全身炎症反应的体征。

2.局部检查

局部甲状腺肿可为单侧或双侧肿大,可呈弥漫性或结节性肿大和触痛,并可出现颈淋巴结肿大。

(三)辅助检查要点

1.实验室检查

血常规检查白细胞总数一般正常或稍高;血沉增速;纸上蛋白电泳显示患者球蛋白水平升高,尤其是α_2球蛋白升高。甲状腺功能检查常有[131]I吸碘率下降。血浆蛋白结合碘升高。总T_3、T_4水平升高或正常,TSH水平降低,有的患者中后期T_3、T_4水平偏低或正常。TGAb阳性,部分TPOAb也可阳性。当亚急性甲状腺炎的症状消失,其甲状腺功能与生化检查正常以后,血清TGAb仍可呈阳性,本病可以亚临床形式存在较长时期。

2.甲状腺 B 超

表现为甲状腺体积增大,腺体内部病灶区呈低回声或不均匀融合。

3.甲状腺摄[131]I率

甲状腺摄[131]I率明显降低,与早期血清甲状腺激素水平增高呈现"背离"。

(四)进一步检查项目

1.甲状腺扫描

[99m]Tc 显像示放射性分布不均匀、冷结节或不显影。

2.CT

典型影像为甲状腺肿大,片状密度减低且界限不清,肿物无强化,包膜完整无浸润。

【诊断对策】

(一)诊断要点

(1)近期病毒感染后出现甲状腺疼痛、肿大,可伴有甲亢或上感症状。

(2)甲状腺弥漫或不对称性轻至中度肿大,触痛。

(3)辅助检查

1)早期血清 TT_3、TT_4、FT_3、FT_4 均可升高,TSH 可降低,TGAb、TPOAb 部分患者可呈阳性。后期少数患者因甲状腺组织破坏,血清甲状腺激素水平可降低,TSH 升高。

2)甲状腺摄[131]I率明显降低,与早期血清甲状腺激素水平增高呈现"背离"现象。

3)血沉明显增快,白细胞计数一般正常或轻中度增高。

(二)鉴别诊断要点

亚急性甲状腺炎需要与甲状腺结节的急性出血、慢性淋巴细胞性甲状腺炎的急性发病、寂静型或无痛性甲状腺炎及急性化脓性甲状腺炎相鉴别。在多发性结节性甲状腺肿的出血出到结节时,不难鉴别,因为此时可以触及甲状腺上有无触痛的结节;而出血至单个甲状腺结节时,则鉴别较困难。上述两种类型的出血中,病变以外的甲状腺组织的功能仍然存在,其血沉少有明显升高。慢性淋巴细胞性甲状腺炎急性发病可伴有甲状腺疼痛及触痛,但腺体多是广泛受侵犯,血中抗甲状腺抗体大多升高。患者伴有甲亢表现时,需要与毒性弥漫性甲状腺肿鉴别,然而后者甲状腺摄取[131]I率多是升高的。伴有甲亢的无痛性甲状腺炎,及有递减的放射性摄碘率,病理示慢性甲状腺炎,而无巨细胞存在时,常称为高功能甲状腺炎(hyper-thyroiditis),与无痛性甲状腺炎的鉴别较困难,化验时血沉不增快,抗甲状腺抗体明显升高,提示为前者。急性化脓性甲状腺炎时,可见到身体其他部位有脓毒病灶,甲状腺的邻近组织存在明显的感染反应,白细胞明显升高,并有发热反应。急性化脓性甲状腺炎的放射性碘摄取功能仍然存在。亚急性甲状腺炎很少需要与甲状腺广泛受侵犯的甲状腺癌相鉴别,因为二者的临床及实验室检查所见很不相同。

【治疗对策】

(一)治疗原则

亚急性甲状腺炎有多种治疗措施,包括硫脲类药、促甲状腺激素及抑制剂量的甲状腺激素。采用这些药物影响疾病过程的证据,尚不能令人认同。对本病无特殊治疗。治疗包括两方面:减轻局部症状和针对甲状腺功能异常影响。一般来说,大多数患者仅对症处理即可。

（二）治疗计划

（1）对于甲状腺功能低下的患者可使用甲状腺素片替代治疗，以减轻甲状腺的局部肿大。

（2）症状重时可加用肾上腺皮质激素如泼尼松龙。对本病有显著疗效，用药1～2天内发热和甲状腺疼痛可迅速缓解，1周后甲状腺常显著缩小。剂量为：每日4次，每次5～10mg，连用1～2周，以后逐步减少剂量，全程1～2个月。停药后如有复发，可再用泼尼松龙，并可加用甲状腺素片剂，尤其对有甲减者。每天可用左甲状腺素 100～150μg 或甲状腺素片 80～120mg，分次服用。几个月后，逐渐减量至停药。

（3）镇痛退热药物如吲哚美辛等，对本病也有效。抗菌药物无效。

【随访与预后】

本病的预后良好，可以自然缓解。一些患者在病情缓解后，数月内还可能再次或多次复发，反复发作虽不常见，而在临床上可能遇到，但最终甲状腺功能回至正常。然而，甲状腺局部不适可持续存在几个月。通常，在病后数周或数月以后，大多数患者甲状腺功能指标均恢复正常，而滤泡贮碘功能的恢复却很慢，可以长至临床完全缓解以后的1年以上。永久性甲状腺功能低减的发生率不到10%，在以前曾有甲状腺手术或同时有自身免疫性甲状腺炎的患者容易有这种结果。极少数病例可发展为慢性淋巴性细胞性甲状腺炎或毒性弥漫性甲状腺肿。

三、慢性淋巴细胞性甲状腺炎

【概述】

慢性淋巴细胞性甲状腺炎（chronic lymphocytic thyroiditis，CLT）又称自身免疫性甲状腺炎，是一种以自身甲状腺组织为抗原的慢性炎症性自身免疫性疾病，为甲状腺炎中最常见的疾病，日本九州大学 Hashimoto 首先（1912）在德国医学杂志上报道了4例而命名为 Hashimoto（桥本）甲状腺炎（Hashimoto thyroiditis，HT），为临床中最常见的甲状腺炎症。近年来发病率迅速增加，有报道认为已与甲亢的发病率相近。Pedersen（2000）等报道，人群中患 CLT 的比例可高达 11.1%（352/3077）。慢性淋巴细胞性甲状腺的病因仍未清楚，一般认为与遗传因素、环境因素、免疫功能异常等有关。

【诊断步骤】

（一）病史采集要点

1.慢性淋巴细胞性甲状腺炎

多见于女性，发展缓慢，病程较长，早期可无症状，当出现甲状腺肿时，病程平均已达2～4年。部分病例表现为甲状腺功能轻度亢进，甲状腺逐渐出现肿大，多为双侧弥漫性。

2.常见症状

为全身乏力，许多患者没有咽喉部不适感，10%～20%患者有局部压迫感或甲状腺区的隐痛，偶尔有轻压痛。

（二）体格检查要点

1.一般情况

病程迁延，几年后可出现甲状腺萎缩的表现，如黏液性水肿、心率缓慢、皮肤粗厚等。

2.局部检查

甲状腺多为双侧对称性、弥漫性肿大，峡部及锥状叶常同时增大，也可单侧性肿大。甲状腺往往随病程发展而逐渐增大,但很少压迫颈部出现呼吸和吞咽困难。触诊时,甲状腺质地坚韧,表面可光滑或细沙粒状,也可呈大小不等的结节状,一般与周围组织无粘连,吞咽运动时可上下移动。

3.其他表现

颈部淋巴结一般不肿大,少数病例也可伴颈部淋巴结肿大,质软。

(三)辅助检查要点

1.实验室检查

(1)甲状腺功能测定:血清 T_3、T_4、FT_3、FT_4 一般正常或偏低,即使有甲亢症状的患者,T_3、T_4 水平也常呈正常水平。

(2)血清 TSH 浓度测定:血清 TSH 水平可反应患者的代谢状态,一般甲状腺功能正常者TSH 正常,甲减时则升高。但有些血清 T_3、T_4 正常患者的 TSH 也可升高,可能是由于甲状腺功能不全而出现代偿性 TSH 升高,以维持正常甲状腺功能,当 TSH 高于正常 2 倍时应高度怀疑 CLT。近年来关于亚临床型甲减的报道越来越多,诊断亚临床甲减的指标是 TSH 水平升高。有报道经过 20 年随访观察发现,亚临床型甲减的 CLT 女性有 55% 可发展成为临床型甲减。最初甲状腺抗体阳性者,进展为甲减的速度为每年 2.6%(33%),最初 TSH 升高者进展为甲减的速度为每年 2.1%(27%)。另有报道认为,如 CLT 伴有亚临床型甲减,而 TSH > 20 nU/ml 时,每年有 25% 可进展到临床型甲减,而 TSH 轻度升高者多可恢复正常。

(3)甲状腺抗体测定:抗甲状腺球蛋白抗体(TGAb)和抗甲状腺微粒体抗体(TMAb)测定有助于诊断 CLT,近年已证明 TPO(过氧化物酶)是 TMAb 的抗原,能固定补体,有"细胞毒"作用,并证实 TPOAb 通过激活补体、抗体依赖细胞介导的细胞毒作用和致敏 T 细胞杀伤作用等机制引起甲状腺滤泡细胞的损伤。TPO-Ab 可直接与 TPO 结合,抑制 TPO 的活性。而TPO 是甲状腺素合成过程中的关键酶。TPOAb 已取代 TMAb 用于 CLT 的诊断,TGAb 和TPOAb 联合测定阳性率可达 90% 以上。就单项检测来说,TPOAb 测定在诊断 CLT 方面优于 TGAb。据文献报道,80% 的 CLT 患者测定 TGAb 为阳性,而 97% 的患者测定 TPOAb 为阳性。但也有报道 CLT 患者的 TGAb 和 TPOAb 的阳性率低于 50%。

(4)其他检查:血沉增快,絮状试验阳性,球蛋白 IgG 升高,血脂蛋白升高,淋巴细胞数增多。

2.吸收率检查

可低于正常,也可高于正常,多数患者在正常水平。

3.过氯酸钾排泌

试验阳性,碘释放率 > 10%。

(四)进一步检查项目

1.甲状腺核素扫描

显示甲状腺增大但摄碘减少,分布不均,如有较大结节状可呈冷结节表现。

2.诊断性治疗

对于临床表现典型者,可给予甲状腺激素进行诊断性治疗,治疗效果一般在 2～4 周出现。甲状腺功能正常者可给予左甲状腺素(L-T_4)50μg,2 次/天,或甲状腺素片 40mg,3 次/天,甲减者可适当增加剂量。治疗后甲状腺缩小,症状缓解为治疗有效,有助于 CLT 的诊断。

3.正电子发射计算机显像系统(positron emission tomography,PET)

利用 18-氟-脱氧葡萄糖(fluorine-18-fluorodeoxyglucose,^{18}F-FDG)进行 PET 检查,无创性检查组织葡萄糖代谢状况,可用于诊断各种肿瘤。甲状腺检查中弥漫性^{18}F-FDG 吸收可提示甲状腺炎,甲状腺的淋巴组织系统的活化可能是导致^{18}F-FDG 吸收的原因,但应注意与甲状腺癌鉴别,因为^{18}F-FDG/PET 鉴别甲状腺恶性肿瘤和 CLT 还比较困难,应结合临床其他检查来鉴别。

4.B 超检查

声像表现为:①甲状腺两叶弥漫性肿大,一般为对称性,也可一侧肿大为主,峡部增厚明显。②表面凹凸不平,形成结节状表面,形态僵硬,边缘变钝,探头压触有硬物感。③腺体内为不均匀低回声,见可疑结节样回声,但边界不清,不能在多切面上重复,有时仅表现为局部回声减低;有的可见细线样强回声形成不规则的网络样改变。④内部可有小的囊性变。

5.彩色多普勒声像表现

甲状腺内血流较丰富,有时几乎呈火海征,甲状腺上动脉流速偏高、内径增粗,但动脉流速和阻力指数明显低于甲亢,且频带宽,舒张期波幅增高,又无甲亢症状,可相鉴别。

6.细胞学检查

细针穿刺抽吸细胞学检查(FNAC)和组织冷冻切片组织学检查对于确诊 CLT 有决定性的作用,CLT 在镜下可呈弥漫性实质萎缩,淋巴细胞浸润及纤维化,甲状腺细胞略增大呈嗜酸性染色,即 Hurthle 细胞。

【诊断对策】

(一)诊断要点

目前对 CLT 的诊断标准尚未统一,1975 年 Fisher 提出 5 项指标诊断方案,即①甲状腺弥漫性肿大,质坚韧,表面不平或有结节;②TGAb、TPOAb 阳性;③血 TSH 升高;④甲状腺扫描有不规则浓聚或稀疏;⑤过氯酸钾排泌试验阳性。5 项中有 2 项者可拟诊为 CLT,具有 4 项者可确诊。一般在临床中只要具有典型 CLT 临床表现,血清 TGAb、TPOAb 阳性即可临床诊断为 CLT。对临床表现不典型者,需要有高滴度的抗甲状腺抗体测定方能诊断。对这些患者如查血清 TGAb、TPO-Ab 为阳性,应给予必要的影像学检查协助诊断,并给予甲状腺素诊断性治疗,必要时应以 FNAC 或冷冻切片组织学检查确诊。

(二)鉴别诊断要点

1.结节性甲状腺肿

少数 CLT 患者可出现甲状腺结节样变,甚至多个结节产生。但结节性甲状腺肿患者的甲状腺自身抗体滴度减低或正常,甲状腺功能通常正常,临床少见甲减。

2.青春期甲状腺肿

在青春期,出现持续甲状腺肿大,是甲状腺对甲状腺激素需要量暂时增高的代偿性增生,甲状腺功能一般正常,甲状腺自身抗体滴度多数正常。

3.Graves 病

肿大的甲状腺质地通常较软,抗甲状腺抗体滴度较低,但也有滴度高者,二者较难区别。

特别是当 CLT 合并甲亢时,甲状腺功能也可增高。必要时可行细针穿刺细胞学检查。

4.甲状腺恶性肿瘤

CLT 可合并甲状腺恶性肿瘤,如甲状腺乳头状癌和淋巴瘤。CLT 出现结节样变时,如结节孤立、质地较硬时,难与甲状腺癌鉴别;一些双叶甲状腺癌的病例,可出现双侧甲状腺肿大、质硬,或合并双侧颈部淋巴结肿大,也难以与 CLT 鉴别。应检测抗甲状腺抗体,甲状腺癌病例的抗体滴度一般正常,甲状腺功能也正常。如临床难以诊断,可给予甲状腺激素试验性治疗,如服药后腺体明显缩小或变软,可考虑 CLT;如仍无明显改变,应作 FNAC 或手术切除活检以明确诊断。

5.慢性侵袭性纤维性甲状腺炎

1896 年,Riedel 首先报道 2 例,故称 Riedel 甲状腺炎,因病变的甲状腺质地坚硬如木,又称为木样甲状腺炎。病变常超出甲状腺范围,侵袭周围组织,如肌肉、血管、神经甚至气管,产生邻近器官的压迫症状,如吞咽困难、呼吸困难、声嘶等。甲状腺轮廓可正常,质硬如石,不痛,与皮肤粘连,不随吞咽活动,周围淋巴结不大。甲状腺功能通常正常,甲状腺组织完全被纤维组织取代后可出现甲减,并伴有其他部位纤维化,如纵隔、腹膜后、泪腺、胆囊等。抗甲状腺抗体滴度降低或正常。可行细针穿刺活检,如检查结果不满意,可行甲状腺组织活检。

【治疗对策】

(一)治疗原则

目前无特殊治疗方法,原则上一般不宜手术治疗,临床确诊后,应视甲状腺大小及有无压迫症状而决定是否治疗。如甲状腺较小,又无明显压迫症状者,可暂不治疗而随访观察,甲状腺肿大明显并伴有压迫症状时,应进行治疗。

(二)治疗方案

(1)一般不宜手术治疗。对于亚急性起病,有疼痛者,泼尼松龙治疗有效,但疗效不持久。

(2)甲状腺肿大明显者或有甲减者,应给予甲状腺素治疗,可用左甲状腺素 $50\sim100\mu g/d$ 或甲状腺素片 $60\sim120mg/d$。根据病情可适度增减,使 TSH 达到稳定滴度。

(3)桥本甲亢可给予抗甲状腺药物治疗,可用甲巯咪唑(tapazole)或丙硫氧嘧啶(PTU)治疗,但剂量应小于一般甲亢,服药时间不宜过长。如为一过性甲亢(临床症状型),仅用 β 受体阻滞剂(普萘洛尔)对症治疗即可。

(4)有些病例药物治疗效果不佳,且压迫症状严重也可考虑手术治疗,一般手术治疗指征为:①甲状腺弥漫性肿大合并单发结节,且有压迫症状者;②单发结节为冷结节,可疑恶性病变者;③颈部淋巴结肿大并有粘连,FNAC 或组织活检证实为恶性病变者;④甲状腺明显肿大,病史长,药物治疗效果不佳,本人要求手术者。

术中应常规行冷冻切片组织活检,如证实为本病,只应行甲状腺叶部分切除和峡部切除手术。以去除较大单发结节,解除压迫为主要目的,尽量保留可复性甲状腺组织。如病理确诊为恶性,应按甲状腺癌处理原则处理。

术后应常规应用甲状腺素继续治疗,防止甲减发生。

【随访与预后】

慢性淋巴细胞性甲状腺炎的大多数患者预后良好,本病有自然发展为甲状腺功能减退的趋势,其演变过程很缓慢。发生甲减以后,可用甲状腺制剂替代得到很好的矫正。慢性淋巴细胞性甲状腺炎引起的甲低容易是永久性的;然而,最近资料显示,一些由慢性淋巴细胞性甲状腺炎引起的甲减患者,可有暂时的甲减;这些患者在用甲状腺激素替代时,大约有20%甲状腺功能有自发的恢复。其他一些观察显示,此恢复机制可能包括TSH阻断抗体的消失。有文献介绍,慢性淋巴细胞性甲状腺炎患者有较高的发展为甲状腺淋巴瘤的危险。这虽不常见,但在用L-T₄的治疗时甲状腺大小在增加时要排除恶性病变。文献中报道慢性淋巴细胞性甲状腺炎中甲状腺癌的发生率为5%~17%。

四、静息型甲状腺炎

【概述】

静息型甲状腺炎(silent thyroiditis,ST)是甲状腺炎的一种特殊类型,又称为无痛性甲状腺炎(painless thyroiditis,PT)。1971年Hamburger首先描述1例称为"潜在型亚急性甲状腺炎"以来,越来越多的学者相继报道此类病例,并承认这是一种独立的疾病。ST具有亚急性甲状腺炎和慢性淋巴细胞性甲状腺炎的共同特点,但又不完全相同。近年有人将其归为亚急性甲状腺炎,称之为亚急性淋巴细胞性甲状腺炎,以区分亚急性肉芽肿性甲状腺炎(通常所称的亚急性甲状腺炎)。此外,本病尚有亚急性非化脓性甲状腺炎、产后无痛性甲状腺炎等名称。ST分为散发型和产后型。产后型ST由Amino于1976年首先报道,由于与妊娠和分娩关系密切,称之为产后甲状腺炎,多见于产后2~6个月。在产后妇女中的发病率为5.5%~11.3%,流产后也有发生产后甲状腺炎的报道。散发型ST可发生于5~93岁的各年龄组中,中位发病年龄40岁,好发于女性,男女比例为1:3~1:5)。ST在因甲亢症状初诊的患者中占5%~20%。

【诊断步骤】

(一)病史采集和体格检查要点

ST的典型临床病程可分为4期:甲状腺毒症期(早期)、甲状腺功能正常期、甲状腺功能减退期(甲减)和恢复期。但有一半的患者并无甲减期而仅有前二期。

1.甲状腺毒症期

主要的临床表现是甲状腺滤泡破坏后,甲状腺激素溢出而形成的甲亢症状。发病突然,一般全身症状与其他疾病所致甲亢表现并无差别。其临床特点有:

(1)发病前一般无病毒感染的前驱症状,无碘接触史。

(2)通常表现为轻度或中度甲亢,约10%患者可出现高代谢状态,一般无突眼,约80%患者可无任何临床症状,无发热。

(3)约一半的患者甲状腺肿大,少数可伴有结节。

(4)甲状腺无痛亦无触痛,是ST的显著特点。

(5)无胫前的黏液性水肿。

2.甲状腺功能正常期

ST患者一般在2~6个月内症状缓解,甲亢症状消退,此期可持续数周。

3.甲状腺功能减退期

可出现甲减表现。轻者可在短时间内自行缓解,极少发展为永久性甲减。

4.恢复期

临床症状消失。

产后型 ST 患者的临床表现常短暂而模糊,有明显的个体差异性。患者多在产后 1～6 个月出现甲亢表现,起病较急。特征为产后一过性、无痛性、弥漫性或结节性甲状腺肿大。甲亢表现较轻,主要为体重减轻、明显疲乏感、心悸、食欲增加及神经系统症状,如怕热、多汗、紧张、焦虑、注意力不集中、记忆力下降。60％的病例只有甲亢期,经治疗后直接过渡到恢复期。产后型 ST 患者再次妊娠时复发率可高达 50％。

(二)辅助检查要点

1.实验室检查

(1)甲状腺功能检查:疾病早期,随着甲状腺滤泡的破坏,血液循环中 T_3、T_4 明显升高。血清甲状腺球蛋白升高,$T_3/T_4 < 20 : 1(\mu g/\mu g)$。也有作者认为 FT_3/FT_4 测定 $< 0.24(nmol/nmol)$能更客观地反映无痛性甲状腺炎时的甲状腺功能情况,可作为诊断依据。

(2)红细胞沉降率:疾病早期正常或轻度升高,这与亚急性甲状腺炎显著不同。

(3)甲状腺球蛋白抗体和微粒体抗体检查:在半数患者可呈阳性。

2.^{131}I 摄取率检查

甲状腺 ^{131}I 摄取率下降,TSH 刺激也不能使其增加。

(三)进一步检查项目

组织病理学检查:针吸活检,表现为弥漫性或局灶性淋巴细胞浸润,无肉芽肿改变,无桥本甲状腺炎所见的纤维化,罕见生发中心形成。

【诊断对策】

(一)诊断要点

对于产后 1 年内出现的疲劳、心悸、情绪波动或甲状腺肿大的任何妇女,都应怀疑有产后甲状腺炎可能。对于中年人,出现无痛性甲状腺肿大,有甲状腺功能亢进的表现,且血清 T_3、T_4 升高,甲状腺摄 ^{131}I 率降低,应考虑本病。

(二)鉴别诊断要点

1.亚急性甲状腺炎

亚急性甲状腺炎很少发生甲亢,甲状腺疼痛且有压痛;而无痛性甲状腺炎的甲状腺不痛亦无压痛;伴有甲亢症状的亚急性甲状腺炎很少反复发作;而 10％～15％的无痛性甲状腺炎可反复发作。病毒感染前驱症状常见于亚急性甲状腺炎;很少见于无痛性甲状腺炎。亚急性甲状腺炎大多数血沉加快,可达 100mm/h;而无痛性甲状腺只有轻度增快。

2.Graves 甲亢

Graves 甲亢 T_3、T_4 值增高,吸 ^{131}I 率亦升高;而无痛性甲状腺炎,T_3、T_4 值增高,$T_3/T_4 < 20 : 1$,$FT_3/FT_4 < 0.24$,吸 ^{131}I 率降低(常 $< 3％$)。可无突眼及胫前黏液性水肿,病程短至数周或数月。

3.慢性淋巴细胞性甲状腺炎

虽然二者甲亢症状相同,但慢性淋巴细胞性甲状腺炎吸 ^{131}I 率尚在正常高界或高于正常,甲亢症状很少自然缓解,针吸活检可以对鉴别有诊断意义。

4.与 ^{131}I 降低的其他疾病鉴别

如碘甲亢、药源性甲亢、转移性功能性甲状腺癌等鉴别。

5.产后型

还应注意与缺乏甲状腺激素使垂体假腺瘤性增生的高催乳素血症及真正的产后发生的催乳素瘤相鉴别。产后甲状腺功能障碍引起的长期闭经应与希恩综合征或自身免疫性垂体炎相鉴别。

(三)临床类型及分期

1.临床分型

①单发性;②产后型。

2.临床分期

①甲状腺毒症期;②甲状腺功能正常期;③甲状腺功能减退期;④恢复期。

【治疗对策】

(一)治疗原则

ST 最主要的治疗应该是在早期,即甲状腺毒症期做出正确诊断以避免不适当的治疗。

(二)治疗计划

1.β 受体阻滞药

由于 ST 是自限性疾病,其甲亢可自行缓解,因此,多数人主张只用 β 受体阻滞药(如普萘洛尔)对症治疗,普萘洛尔 $30\sim60mg/d$,分 3 次口服,可有效抑制 T_4 转变为 T_3,使 TT_4、FT_4 水平升高,而 TT_3、FT_3 水平下降,在甲亢症状缓解后应及时停药。放射性碘和手术是不可取的。

2.糖皮质激素

能显著缩短甲状腺毒症期,对于抑制全身免疫反应有一定疗效,可用泼尼松龙 $30\sim50mg/d$,逐渐减量至 $10\sim20mg/d$,治疗 4 周以上。减量后的持续时间是直至血清学检查甲状腺功能恢复正常为止,以减少复发。但糖皮质激素不能影响甲减的发生和复发,使用时应掌握指征。

3.甲状腺素

甲减期症状明显,可用小剂量甲状腺素治疗以缓解症状或密切观察病情发展,不做任何治疗,多数患者会自行度过甲减期而恢复。甲状腺素的替代治疗一般为 $3\sim6$ 个月,剂量为:左甲状腺素 $50\sim100\mu g/d$ 或甲状腺素片 $40\sim120mg/d$,可根据血清 T_3、T_4、TSH 水平和患者临床症状而调整剂量。

4.ST 的治疗中应注意的问题

(1)首先应对可疑甲亢或亚急性甲状腺炎病例仔细甄别,根据其临床特点诊断有无 ST 可能,可做 FNAC 或组织活检明确诊断。

(2)如诊为 ST,禁忌手术或核素治疗。

(3)如表现为轻度至中度甲亢,仅对症治疗,如常用普萘洛尔。如甲亢症状严重,可考虑小剂量短期抗甲状腺药物治疗,一旦甲亢症状减轻,应立即停药。

(4)如类似亚急性甲状腺炎特征突出的病例,可早期少量使用激素治疗。

对于 TPOAb 阳性的亚临床甲状腺自身免疫疾病患者,应予以注意。这些患者在一些特定条件下如病毒感染、某些可造成自身免疫过程激化的应激因素、高碘负荷、内源性肾上腺皮质激素水平过低及干扰素 α 治疗丙型肝炎时均可发生 ST。因此,在特定人群中广泛筛查 TPOAb 对及时发现和防治 ST 有一定意义。

【随访与预后】

甲状腺肿及甲状腺功能障碍对年轻妇女只是短暂不适,无真正危险性,但合并红斑狼疮者应引起重视。产后甲状腺炎患者急性期过后,半数患者仍有甲状腺肿,测定抗甲状腺抗体滴度仍高,TSH 对 TRH 试验呈过度反应,再次分娩后 PPT 复发的危险性为 25%～40%。无论患者甲状腺实质是否有萎缩,真正的危险是永久性的甲状腺功能减退。有报道,即使在一次缓解之后,仍有 10.3%～29%的病例会成为永久性甲状腺功能减退。

五、慢性纤维性甲状腺炎

【概述】

慢性纤维性甲状腺炎(chronic fibrous thyroiditis)是较为罕见的甲状腺炎症,以正常的甲状腺组织被大量、致密的纤维组织所替代为特征。Riedel(1897)的报道首次描述了本病,故也将其称为 Riedel 甲状腺炎(Riedels thyroiditis,RT)。RT 还有很多名称,如侵袭性纤维性甲状腺炎、慢性木样甲状腺炎、Riedel 甲状腺肿、慢性硬化性甲状腺炎(chronic selerosing thyroiditis)等。Riedel 在显微镜下的研究表明,RT 没有恶性肿瘤的特征,而且简单地将甲状腺峡部楔形切除,即可有效地缓解气管压迫症状。RT 的病因不清,有人认为 RT 是自身免疫反应的结果,另一种理论认为 RT 属于原发性纤维化疾病,是全身性纤维硬化症的一部分。

【诊断步骤】

(一)病史采集要点

(1)RT 起病后可缓慢进展,起病后亦可静止多年,并无临床症状而被偶然发现。RT 也可突然起病。

(2)如压迫气管和食管后,出现呼吸困难、吞咽困难,累及喉返神经后可引起声音嘶哑、言语失音或咳嗽。若甲状腺组织完全纤维化,可出现甲减。甲状旁腺的纤维化可导致甲状旁腺的功能低下。少见的皮下组织纤维性硬化有时也可发生。

(二)体格检查要点

甲状腺的腺体正常或稍大,无痛但相当硬实,可似木或石样坚硬,通常是双侧受累,偶尔可单侧发病。

(三)辅助检查要点

1.实验室检查

甲状腺功能取决于纤维化甲状腺组织的程度,大多数患者的甲状腺功能正常,甲状腺功能的实验室检查在正常范围,但大约有 1/3 的患者可能会出现甲减,偶有患者出现甲亢。ESR 增高,但白细胞没有增高。抗甲状腺抗体的检出率为 67%。甲状腺组织可见嗜酸性粒细胞或嗜酸性颗粒。

2.甲状腺吸[131]I 率降低

病变的甲状腺组织为无摄取功能的冷结节。

3.B超检查

显示同质性低回声,甲状腺组织与邻近组织结构的界限消失。

(四)进一步检查项目

1.CT 扫描和 MRI

CT 扫描可发现纤维化的甲状腺组织,MRI 可在 T_1 加权像(T_1 weighted images,T_1WI)和 T_2WI 发现病变的甲状腺组织。动态:MRI 也可发现炎症细胞浸润和纤维化并存的病变。

2.正电子发射计算机显像检查

如疑有其他器官的纤维化时,用 18-氟-脱氧葡萄糖(Fluorine-18-fluorodeoxyglucose,18F-FDG)进行正电子发射计算机显像(positron emission tomography,PET)检查,可发现因淋巴细胞、浆细胞浸润的活动性炎症而导致代谢活性增强的腹部包块或甲状腺包块。

【诊断对策】

(一)诊断要点

中年女性患者,有无痛性的甲状腺肿,触及质地坚硬,无压痛,与周围组织粘连固定,并有明显的压迫症状,甲状腺功能正常或稍低时可考虑本病。甲状腺核素显像显示:病变部位呈"冷结节"。表明受累腺体组织广泛纤维化。

(二)鉴别诊断要点

1.甲状腺癌

甲状腺癌压迫症状出现较晚,并且和癌肿大小有关,常有颈部淋巴结肿大,但最后仍需病理检查才能明确诊断。

2.亚急性甲状腺炎

病变常为双侧性,甲状腺明显触痛、压痛,腺外组织无粘连,且能自愈。均与本病不同。

3.慢性淋巴细胞性甲状腺炎

只限于甲状腺肿大,不向周围组织侵犯,有甲状腺功能减退的趋势,TGAb、TPOAb 常呈阳性,可与本病鉴别。

【治疗对策】

1.非手术治疗

RT 缺乏特异性治疗,不同阶段的治疗方法取决于 RT 患者的临床表现。

(1)肾上腺皮质激素:部分 RT 患者对肾上腺皮质激素的治疗效果好,原因可能是在炎症的活动期。泼尼松龙的初始剂量可高达 100mg/d,维持剂量为 15~60mg/d。至今没有对肾上腺皮质激素的治疗 RT 疗效的随机对照研究(RCT)。停用肾上腺皮质激素后,部分患者获得长期缓解,但也有部分患者复发。存在差异的原因不清,有关的因素可能是炎症的活动性和 RT 的病程。

(2)他莫昔芬(三苯氧胺):对肾上腺皮质激素治疗无效或复发的病例,可试用他莫昔芬进行治疗。他莫昔芬的治疗机制,可能与抑制脂蛋白氧化、减轻炎症,以及促进 TGF-β_1 的合成和分泌,抑制成纤维细胞的增殖有关。

(3)甲状腺激素:RT 合并甲减时,给予甲状腺激素治疗。但由于 RT 不一定发生甲减,故不必常规给予甲状腺激素治疗,甲状腺激素治疗对 RT 的病程没有影响。

2.手术治疗

手术治疗 RT 有双重作用,一方面可以明确诊断,另一方面则是解除气管的压迫症状。通常楔形切除甲状腺峡部已经足够,部分病例可行甲状腺腺叶切除或大部切除。少部分患者需行气管切开。怀疑恶变时,应尽早进行手术探查和活检。

【随访与预后】

本病一般预后好。

六、放射性甲状腺炎

【概述】

电离辐射可以导致人类甲状腺的不同改变,低剂量(10~1500rad)照射良性和恶性肿瘤发生率明显增加,而较大剂量照射甲状腺功能改变和甲状腺炎更常见,这些改变与射线的剂量和种类、暴露时间、个体差异如年龄、性别、遗传有关。甲状腺功能减退症是甲状腺直接照射损伤的最常见表现。甲状腺直接照射后可以产生多种甲状腺疾病,包括自身免疫性甲状腺炎、Graves 病、甲状腺功能正常的 Graves 突眼、类似无症状甲状腺炎的综合征、甲状腺囊肿、单发或多发良性结节,乳头状、滤泡状或混合状甲状腺癌。

放射性甲状腺炎不但可由外照射(γ 射线)引起,也可由放射性碘的摄入(β 射线)引起。多发生于大剂量放射碘治疗及头颈部疾病外照射治疗后。1968 年 Rubin 和 Caserett 观察到急性放射性甲状腺炎常常发生在 ^{131}I 治疗后。外照射可以引起伴有甲状腺毒症的无痛性甲状腺炎,TGAb 和 TPOAb 阴性,摄碘率降低。放射性碘治疗可引起急性和慢性甲状腺炎。急性放射性甲状腺炎是甲状腺急性损伤性疾病,随放射性核素在甲状腺疾病诊治上的广泛应用病例逐渐增多。

【诊断步骤】

(一)病史采集要点

(1)1~2 周前甲状腺接受过大剂量辐射或 ^{131}I 治疗甲状腺疾病。

(2)颈部不适、压迫感、甲状腺局部疼痛、吞咽困难、发热、乏力、心慌、手抖等一过性甲状腺功能亢进表现,少数有甲状腺危象。

(二)体格检查要点

甲状腺触痛明显,皮肤表面红斑、皮肤瘙痒和水肿。放射性甲状腺炎的临床严重程度不一定和放射剂量相关。

(三)辅助检查要点

1.实验室检查

(1)三碘甲腺原氨酸(T_3)、血清甲状腺素(T_4)及甲状腺球蛋白(Tg)升高。

(2)参考指标血常规白细胞数减少,红细胞沉降率加快,淋巴细胞染色体畸变率及微核率升高。

(3)甲状腺过氧化酶抗体(TPOAb)和(或)甲状腺球蛋白抗体(TGAb)阳性,促甲状腺激素(TSH)增高。

2.甲状腺吸 ^{131}I 率降低

(四)进一步检查项目

甲状腺细针穿刺细胞学检查: ^{131}I 影响的甲状腺除了典型的结节性甲状腺肿和(或)慢性

淋巴细胞性甲状腺炎的表现外,涂片有滤泡细胞、大量胶质、纤维血管基质和淋巴细胞组成。滤泡细胞主要呈松散的单层丛状,偶尔形成微小滤泡,有明显的核大小不等和多形性,大量的体积大而不典型滤泡细胞,主要是单个或丛状和纤维基质与血管混杂,这些细胞的核染色质粗大,偶尔可见明显的核仁,没有核沟和核内包涵体,核质比稍微增加,细胞质丰富,许多核巨大表现裸核,因此,涂片可被误诊为未分化癌。手术标本病理证实所有的腺体结构被结节形成、淋巴细胞浸润、纤维化、滤泡萎缩破坏,滤泡细胞明显的多态性。

【诊断对策】

（一）诊断要点

(1)有射线接触史,甲状腺剂量为 200Gy 以上。

(2)一般照射线后 2 周内发病。

(3)有甲状腺局部压痛、肿胀。

(4)有甲状腺功能亢进症状与体征,重症可出现甲状腺危象。

(5)三碘甲腺原氨酸(T_3)、血清甲状腺素(T_4)及甲状腺球蛋白(Tg)升高。

(6)血常规白细胞数减少。红细胞沉降率加快。淋巴细胞染色体畸变率及微核率升高。

(7)甲状腺细针穿刺细胞学检查[131]I影响的甲状腺除了典型的结节性甲状腺肿和(或)慢性淋巴细胞性甲状腺炎的表现外,涂片有滤泡细胞、大量胶质、纤维血管基质和淋巴细胞组成。滤泡细胞主要呈松散的单层丛状,偶尔形成微小滤泡,有明显的核大小不等和多形性,大量的体积大而不典型滤泡细胞,主要是单个或丛状和纤维基质与血管混杂,这些细胞的核染色质粗大,偶尔可见明显的核仁,没有核沟和核内包涵体,核质比稍微增加,细胞质丰富,许多核巨大表现裸核,因此,涂片可被误诊为未分化癌。手术标本病理证实所有的腺体结构被结节形成、淋巴细胞浸润、纤维化、滤泡萎缩破坏,滤泡细胞明显的多态性。

慢性放射性甲状腺炎是指甲状腺一次或短时间(数周)内多次或长期受射线照射后,导致的自身免疫性甲状腺损伤。诊断标准:①有射线接触史,甲状腺剂量为 0.3Gy 以上。②潜伏期 1 年以上。③甲状腺肿大,多数无压痛。④甲状腺过氧化物酶抗体(TPOAb)和(或)甲状腺球蛋白抗体(TGAb)阳性,促甲状腺激素(TSH)增高。⑤可伴有甲状腺功能减退症。

（二）鉴别诊断要点

亚临床甲状腺功能降低患者应几个月随访 1 次,测定 TSH 以决定是否 L-T_4 治疗,有人建议在亚临床甲状腺功能减低阶段应用 L-T_4 治疗。其他实验室检查也有助于诊断甲状腺功能亢进及甲状腺炎,摄碘率、TGAb、TPOAb、TRAb,细针穿刺细胞学检查应用于甲状腺结节,甲状腺扫描和超声波检查也用于鉴别。

【治疗对策】

(1)立即脱离放射源,停止核素治疗。一般在数天后症状可自行缓解。

(2)患者在服用放射性碘后 2~3 周出现轻度无菌性甲状腺炎,多于 1 周左右自行消退,不需处理或用简单的镇痛药。大剂量放射性碘治疗引起甲状腺激素过度释放呈一过性甲状腺功能亢进症甚至甲状腺危象,常由于治疗前准备不充分所致,应对症治疗,症状重者给予镇静、止痛和肾上腺皮质类固醇激素治疗,甲状腺危象者按相应情况进行治疗。β受体阻滞药如普萘洛尔可用,主张用抗甲状腺药物,此病常常是自限性。胺碘苯丙酸盐联合β受体阻滞药治疗严重破坏性引起的甲状腺毒症,通过抑制 5-脱碘酶减少血中 T_3 减弱甲状腺激素的外周作用。

(3)出现严重的喉水肿时,需做气管切开。

(4)脱离射线,每年复查 1 次(禁用核素显像检查);癌变者手术切除,按放射性甲状腺癌处理。

【随访与预后】

立即脱离放射源,停止核素治疗,一般数天后症状可自行缓解。

第四节　甲状腺良性肿瘤

甲状腺良性肿瘤占甲状腺肿瘤的大多数,肿瘤的发生和发展与环境、性别、年龄等因素有着较密切的关系,部分良性肿瘤还可发生癌变,因此提高对甲状腺良性肿瘤的认识,对早期诊断和治疗均很重要。

最常见的甲状腺良性肿瘤为甲状腺腺瘤,42%～77%的甲状腺结节表现为腺瘤性结节,其他良性肿瘤如神经鞘瘤、畸胎瘤、血管瘤、脂肪瘤、平滑肌瘤等发病率极低。

一、甲状腺腺瘤

【概述】

甲状腺腺瘤是最常见的甲状腺良性肿瘤,约占所有甲状腺疾病的 20%,占甲状腺外科疾病的 42%,占甲状腺良性上皮肿瘤的 60%以上。临床上分滤泡状和乳头状囊性腺瘤两种,以前者较常见,多为非毒性腺瘤。其中多发性腺瘤约占 7%,左侧叶患病率明显多于右侧叶。实质型腺瘤占 28%,囊实混合型占 61%,类囊肿型为 11%。患者年龄多在 30～50 岁,女性患者明显多于男性,两者之比是 5∶1～6∶1,沿海地区发病率高于内地。

甲状腺腺瘤常伴发其他疾病,伴随病变的类型与病史长短和瘤体大小有关。病史≤2 年,瘤体直径≤2cm,瘤旁病变主要是淋巴细胞性甲状腺炎(28.3%),随病史延长,瘤体增大,瘤旁病变主要以结节性甲状腺肿(7.6%)为主。病史≥5 年,瘤体直径≥5cm 的,瘤旁病变以甲状腺腺体萎缩纤维化为主,偶有腺瘤伴随微小腺癌报道。瘤体自身具有癌变倾向,癌变率可高达 6%～10%,且可引起甲状腺功能亢进,发生率约 20%。

【诊断步骤】

(一)病史采集要点

好发于 30～50 岁女性,多不伴明显症状。乳头状囊性腺瘤有时可因囊壁血管破裂而发生囊内出血,此时肿瘤体积可在短期内迅速增大,局部出现胀痛及气管压迫、喉返神经压迫等症状,可伴有声嘶和呼吸困难,而引起患者注意。

(二)体格检查要点

(1)肿物多为单发,以左侧叶居多;

(2)肿物表面光滑、质韧、随吞咽上下移动。

（三）辅助检查

1.血 T_3、T_4 水平在正常范围

2.^{131}I 扫描

极少为热结节。

3.^{131}I 吸碘率

多在正常范围内。

（四）进一步检查项目

1.B 超

可进一步明确肿物为实性或囊性,边缘是否清楚,肿物为单发还是多发。腺瘤表现为甲状腺呈局限性增大,边界清楚,边缘光滑,有完整的包膜,包膜厚薄不一,内部回声常呈分布均匀的散在性或密集稍强回声或低回声,部分呈强回声团块,与周围组织分界清楚、无浸润。滤泡状腺瘤:晕环征。乳头状腺瘤:圆形或卵圆形,囊壁上有乳头状回声突向囊腔。若囊腔内出血,囊内出现强回声光团。包膜完整与否是乳头状腺瘤与甲状腺癌的鉴别要点。

2.放射影像学检查

对于明确诊断价值不大。但当腺瘤体积较大时,X 线检查可见一侧颈部软组织影密度增高,并有气管受压移位表现。囊性腺瘤或腺瘤囊性变可有囊壁印戒状钙化,边界较清楚。CT 检查腺瘤呈边界清楚的低密度区。囊性腺瘤内部密度更低,囊壁有时呈环状强化。

【诊断对策】

（一）诊断要点

1.病史

30～50 岁女性,多不伴明显症状。

2.临床表现

无症状的单一甲状腺肿物,表面光滑、质韧、随吞咽上下移动。

3.辅助检查

根据临床表现及 ^{131}I 扫描、甲状腺吸碘率以及血 T_3、T_4 水平即可明确诊断。

（二）临床类型

临床上分滤泡状和乳头状囊性腺瘤,以前者较多见。滤泡性腺瘤根据细胞的排列方式可分为①胶性腺瘤:由大小不等的滤泡组成,含有大量胶质;②单纯性腺瘤:由中等大小、类似正常的滤泡构成;③胎儿型腺瘤:瘤细胞形成条索或小梁结构,无完整的滤泡构成;④胚性腺瘤:又称梁性腺瘤,瘤细胞形成条索或小梁结构,无完整的滤泡形成;⑤嗜酸性细胞腺瘤:由细胞质充满嗜酸性颗粒细胞组成,呈乳头状、滤泡状或片状排列。乳头状腺瘤特点是乳头状结构突向囊腔,有完整的包膜,有囊性变倾向,易发生出血、坏死与恶变。

（三）鉴别诊断要点

1.结节性甲状腺肿单个结节

(1)甲状腺瘤较少见于单纯性甲状腺肿流行地区;

(2)甲状腺瘤经数年仍保持单发,结节性甲状腺肿经过一段时间后,多演变为多发结节;

(3)甲状腺瘤有完整的包膜,分界明显而结节性甲状腺肿的单发结节包膜不完整;

(4)甲状腺瘤包膜外的周围甲状腺组织多因压迫而萎缩,结节性甲状腺肿周围的组织无萎缩,增生的结节内组织形态不一,而腺瘤内组织形态单一。

2.甲状腺恶性结节

(1)病史:儿童时期出现的甲状腺结节50%为恶性,发生于年轻男性的单结节,也应警惕恶性的可能。如果患者突然发生结节,且短期内发展较快,则恶性可能大。

(2)体检:甲状腺单结节比多结节恶性机会大,触诊时良性腺瘤表面平滑,质地较软,吞咽时移动度大。恶性结节表面不平整,质地较硬和吞咽时移动度较小,恶性结节常伴有颈淋巴结肿大。有时癌结节很小,而同侧颈部已有肿大淋巴结。

(3)核素扫描:应用放射性^{131}I或^{99m}Tc扫描,比较结节与周围正常甲状腺组织的放射性密度,可发现温结节多为良性腺瘤,甲状腺癌的机会较少;热结节几乎均为良性;甲状腺癌均为冷结节,其边缘一般较为模糊,但冷结节不一定都是癌肿的表现,良性结节性甲状腺肿的结节内常由于血液循环不良发生退行性变,形成囊肿,也表现为冷结节,不过其边缘多清晰可见。而甲状腺瘤可表现温、凉结节外,也可能是冷结节,其边缘多数较清晰,少数也可能略模糊。此外,还应警惕当甲状腺癌的冷结节表面覆盖正常甲状腺组织时,可显示为温结节。进一步鉴别冷结节的良恶性,还可用"亲肿瘤"的放射性核素^{131}Cs、^{75}Se或^{67}Ga做甲状腺显影,如在冷结节有放射性浓聚,则恶性可能性大;反之,如仍无浓聚,则良性可能性大。

(4)彩色多普勒超声检查:如核素扫描成冷结节表现,B超扫描为实质型结节,且边缘模糊,但彩色多普勒超声检查发现瘤内血流丰富时,恶性的可能性大。

(5)穿刺细胞学检查:可进一步明确甲状腺结节性质。用直径0.7~0.9mm的细针直接刺入结节内,从2~3个不同方向进行穿刺吸取,尽管可能出现假阳性或假阴性结果,但诊断正确率可达80%以上。

【治疗对策】

(一)治疗原则

甲状腺瘤有引起甲亢(发生率约20%)和恶变(发生率约10%)的可能,应早期手术切除。

(二)术前准备

1.全身情况

生命体征保持正常:体温、脉搏、呼吸和血压等。伴有糖尿病者,应控制血糖至正常水平才施以手术。患者的心、肺、肾、肝功能应维持在正常水平。

2.甲状腺准备

对腺体较大而且较软的病例,可于术前给患者口服复方碘溶液,以减少甲状腺的血流量,减少甲状腺的充血,使甲状腺变小变硬,减少术中出血。用法:每次5~10滴,每日3次,持续1周。

3.间接喉镜检查

了解声带的活动情况和喉返神经的情况。

(三)治疗方案

1.手术准备

①体位:仰卧位,垫高肩部,使头后仰,以充分显露颈部;头部两侧用无菌治疗巾固定,以防

术中头部左右移动污染切口。②麻醉:颈神经丛阻滞麻醉,或气管内插管全身麻醉。

2.手术治疗

(1)手术指征:甲状腺瘤有引起甲亢和恶变可能,应早期切除。

(2)手术时机:为择期手术,应将患者调整到最理想的状态下进行手术。

(3)手术方法

1)甲状腺腺瘤摘除术:不提倡此术式。

2)甲状腺侧叶次全切除术

①显露甲状腺:a.切口:于胸骨上切迹上方2横指处,沿皮纹做弧形切口,两端达胸锁乳突肌外缘;如腺体较大,切口可相应弯向上延长。b.分离颈阔肌后疏松结缔组织,上至甲状软骨下缘,下达胸骨柄切迹。c.切开颈阔肌后,用4号丝线缝扎两侧颈前静脉。d.沿胸锁乳突肌前缘分离颈前肌群后切断甲状腺前肌群,显露甲状腺。

②切除甲状腺:a.囊内法:切开甲状腺假被膜,紧贴甲状腺腺体表面分别结扎、切断甲状腺上下动脉分支,然后切除甲状腺。b.囊外法:不切开甲状腺的假被膜,在甲状腺前肌群的下方直接显露甲状腺侧叶上极及甲状腺外侧间隙,在甲状腺外侧结扎、切断甲状腺上、下动脉主干,继而切除甲状腺。c.显露喉返神经法:从假被膜外侧,在气管食管沟附近显露喉返神经,直视下结扎、切断甲状腺下动脉的分支。d.囊内、囊外联合法:游离甲状腺上极,结扎、切断甲状腺上血管时采用囊内法;游离甲状腺下极,结扎、切断甲状腺下动脉分支、显露喉返神经时采用囊外法。

③甲状腺叶次全切除程序:a.自甲状腺上极游离法:向下、向外前自甲状腺上极,靠近甲状腺腺体钝性分离、结扎、切断甲状腺上极血管——沿着剥离开的甲状腺上极,剥离甲状腺的外侧,结扎、切断甲状腺中静脉——提起甲状腺下极,显露其后方,双重结扎、切断进入甲状腺的血管分支,与贴近腺体处结扎、切断甲状腺下动脉分支——将甲状腺向外牵拉,从气管后方游离甲状腺峡部并切断——在保证保存甲状旁腺和确保喉返神经的前提下,呈楔形切除甲状腺一侧叶的大部腺体,残留创面充分止血后与后侧被膜缝合起来。b.自甲状腺外侧开始游离法:自甲状腺外侧钝性游离、显露甲状腺中静脉,靠近甲状腺结扎、切断——游离甲状腺下极,显露甲状腺下静脉,在远离甲状腺处结扎、切断;探查清甲状腺下动脉与喉返神经的关系,确保喉返神经万无一失的情况下再结扎、切断甲状腺下动脉主干或分支——紧靠甲状腺上极边缘显露、结扎并切断甲状腺上动、静脉——游离甲状腺峡部,在气管和甲状腺后壁之间分离,在欲切断处的两侧各从上、下置两把血管钳将其夹住,在其之间切断整个峡部——切除甲状腺体(方法同自甲状腺上极游离程序)。

④关闭切口:取出垫在肩胛下的软枕,使颈前肌群松弛,温盐水冲洗创口,查无出血后放置引流,逐层关闭切口。

3)甲状腺侧叶全切除术

①甲状腺显露、甲状腺血管的处理和峡部切除与甲状腺侧叶次全切除同,详见上述。

②切除甲状腺叶:将游离的甲状腺一侧腺叶翻向内侧,从后面逐渐向靠近气管方向剥离,在直视并保护喉返神经和甲状旁腺的条件下,将甲状腺一侧腺叶完整切除。

③关闭切口:关闭切口前再次检查甲状旁腺,取出垫在肩胛下的软枕,使颈前肌群松弛,温

盐水冲洗创口,查无出血后放置引流,逐层关闭切口。

(4)手术方法评估:传统认为甲状腺腺瘤摘除术可行,但现阶段研究表明,乳头状腺瘤被一部分病理学家视为低度恶性的甲状腺癌,且术后病理结果发现有 10% 为甲状腺癌。因此有人建议放弃单纯的甲状腺结节摘除术。理由是:①如术后病理证实为甲状腺癌,则必须行再次手术,不仅增加了手术并发症,而且还有造成癌组织扩散及术后复发的危险。②以单个结节诊断切除的甲状腺瘤,病理检查证实为多发性者,术后多有腺瘤复发的可能。故在选择甲状腺瘤的手术方式时,以不做腺瘤切除术为宜,应行患侧叶次全切除或全切除。

(5)手术方案选择:以不做腺瘤摘除术为宜,应行患侧叶次全切除或全切除。如病变在峡部,应做局部较广泛的切除术。若术中怀疑为恶性时,应立即将切除的标本作冷冻切片检查,如证实为甲状腺癌,则按甲状腺癌的手术原则处理,并注意检查气管旁、气管前胸骨切迹附近以及同侧的颈淋巴结,发现淋巴结肿大时,应予切除并作病理检查。术中冷冻切片结果为良性肿瘤,术后石蜡切片报告为癌的情况下,如第一次手术仅为甲状腺结节切除或患侧叶部分切除,必须再次施行甲状腺次全切除术。

【术后观察及处理】

(一)一般处理

(1)半卧位,颈部不能过伸,以防误吸,护理至患者清醒。

(2)全身麻醉的患者应在麻醉恢复室复苏,至清醒后返回病房。

(3)静脉输液至患者能口服流质饮食,术后 24 小时酌情拔除引流管。

(二)并发症的观察处理

病床旁准备气管切开包,以防发生急性气管塌陷。

1.呼吸道梗阻

原因有以下几个方面:

(1)创口内出血:多发生于术后 24 小时以内,突然出现颈部疼痛,肿胀,进行性加重的呼吸困难和发绀,引流管中有大量新鲜血液。一旦出现此类情况应立即处理,果断拆除缝线,清除出血,解除对气管的压迫,有效止血,必要时气管切开或插管。这一过程要在窒息后 5~8 分钟内完成,以防脑缺氧。

(2)喉头水肿及呼吸道分泌物阻塞:由于手术操作创伤所引起,也可由于气管插管所致,多发生在术后 12~36 小时内。表现为进行性呼吸困难,可有喉鸣音及三凹征,呼吸道分泌物增多,痰多。程度较轻者可在严密观察下采用给氧、静脉滴注肾上腺皮质固醇类药物、利尿等治疗,严重者应及时行气管切开术。

(3)气管塌陷:多由肿大的甲状腺长期直接压迫气管软骨,引起软骨退行性变或坏死。预防气管塌陷发生的关键在于术前、术中及时发现气管软化的存在和妥善处理。①甲状腺瘤巨大者术前常规拍摄颈部正侧位 X 线片,了解气管有无受压及其程度。②术中发现气管软化者,应行气管悬吊术,将软化气管被膜悬吊于胸锁乳突肌或颈前肌上,以保障气道通畅。③严重气管软化者应及时行气管切开,一般术后 7~10 天拔管。

(4)气管痉挛:一旦发生,立即面罩给氧,紧急气管切开,清除呼吸道内分泌物,给予强力气管扩张喷雾剂及地塞米松 10mg 静脉推注,以降低应激反应,缓解气管痉挛。

(5)双侧喉返神经损伤：喉部可有阻塞感和呼吸不畅、呼吸困难、失音、严重者可发生窒息，此时应及时行气管切开。

2.神经损伤

(1)喉上神经损伤：内侧支损伤引起误咽及呛咳；外侧支损伤引起音调变低、音质改变、发音无力、讲话易疲劳，一般不出现声嘶。多予保守治疗，给予神经营养药物、氢化可的松和局部理疗等，如有误咽、呛咳时，应防止误吸。

(2)喉返神经损伤：一侧损伤表现为声音嘶哑，双侧损伤可立即发生严重呼吸困难和窒息。处理：①喉返神经被切断，应立即解剖出两断端并吻合；②如钳夹或缝合所致的损伤，应立即松开血管钳或拆除缝线，术后给予神经营养药物、氢化可的松和局部理疗；③术后发生的嘶哑保守治疗多能恢复；④双侧喉返神经损伤应立即行气管切开。

3.甲状腺功能减退

(1)预防：①注意保留足够量的正常甲状腺组织；②注意残留甲状腺组织的血液循环；③注意对甲状腺疾病的后续治疗。

(2)治疗：术后注意临床随访，监测血清甲状腺素和促甲状腺素水平和临床症状，必要时给予甲状腺干制剂或甲状腺素。

甲状旁腺功能减退：多因甲状旁腺被误切、损伤或血液供应受累，多在术后1～2天出现，多数患者症状轻而短暂，表现为仅面部、唇部或手足的针刺感、麻木感或强直感。严重者出现面肌、手足有疼痛的痉挛，甚至发生喉和膈肌痉挛引起窒息。应限制含磷较高的食品摄入，抽搐发作时，立即静脉注射10%葡萄糖酸钙或氯化钙，症状轻者可口服补钙，并可加服维生素D。

【疗效判断及处理】

甲状腺瘤经手术治疗可痊愈。

【出院后随访】

出院后应定期复查甲状腺功能。

【预后】

甲状腺瘤是良性肿瘤，经手术治疗能彻底治愈，未经手术治疗时的转归为：

(1)缓慢长大或囊性变，压迫邻近脏器；压迫气管引起呼吸困难，压迫喉返神经引起声嘶。

(2)长期维持原状。

(3)退行性变。

(4)转化为甲状腺毒性结节。

(5)发生恶性变。

二、甲状腺高功能腺瘤

【概述】

高功能腺瘤又称功能自主甲状腺瘤和毒性甲状腺腺瘤，较少见，在自主功能性甲状腺结节中约占25%，而毒性多结节性甲状腺肿约占73%。组织结构与甲状腺瘤相似，但不受TSH调节，功能不受垂体制约。通常为单一高功能腺瘤，偶尔为2个或更多。腺瘤周围组织因TSH受抑制而萎缩改变，有时虽高功能腺瘤很小，但却能将正常甲状腺组织的功能全部抑制。

【诊断步骤】

1.病史采集要点

(1)多见于中老年女性；

(2)无症状或仅有轻度甲亢,比原发性甲亢轻,且以循环和消化系统表现为主。

2.体格检查要点

(1)甲状腺单个或多个圆形和卵圆形结节；

(2)表面平滑,边界清楚,质地坚硬,随吞咽活动；

(3)结节无震颤或血流杂音；

(4)不伴有突眼；

(5)颈淋巴结无肿大。

3.辅助检查

(1)血 T_3、T_4：T_3 常常升高,T_4 正常或升高；

(2)同位素扫描结节部位为热结节,个别为温结节,周围甲状腺组织不显影；

(3)血 TSH 水平低于正常值。

4.进一步检查项目

(1)TSH 兴奋试验:肌注 TSH 10～20U,24～48 小时再次重复扫描,如受抑制的甲状腺组织恢复重吸[131]I功能,可做出诊断；

(2)T_3 抑制试验:周围组织吸碘功能受抑制,而结节吸碘不受抑制；

(3)甲状腺[131]I扫描呈热结节；

(4)B超可确定结节大小、部位、数目,排除先天性的甲状腺叶缺如,或局部腺体增厚所致的"热结节"。

【诊断对策】

1.诊断要点

诊断的关键是甲状腺结节是否具有功能。

(1)病史:中老年女性,常有多年逐渐增大的颈部肿块史。

(2)临床表现:甲状腺原有单个或多个结节,无临床症状或仅有轻度甲亢,结节表面平滑,质实,边界清楚,活动度良好,无震颤或杂音。

(3)辅助检查:同位素扫描为热结节,周围甲状腺组织不显影。TSH 兴奋试验受抑制的甲状腺组织恢复重吸[131]I功能。

2.临床类型

甲亢型和非甲亢型。

3.鉴别诊断要点

非毒性甲状腺腺瘤:单纯凭临床表现早期无甲亢症状时不易与非毒性甲状腺瘤鉴别,后期出现甲亢症状时,结合实验室检查、同位素扫描及 TSH 兴奋试验可明确诊断。

【治疗对策】

1.治疗原则

包括手术治疗、[131]I治疗和超声引导下经皮乙醇注射治疗,理论上应采用甲状腺次全切除术。长期使用抗甲状腺药物治疗毒性结节无益,停药后会导致病情反弹。

2.术前准备

若甲亢症状明显,术前应用抗甲状腺药物甲巯咪唑 100mg 或丙硫氧嘧啶 100mg,每 6 小时一次;如有甲状腺毒症,可用 β 受体阻滞剂;因甲状腺并无弥漫性充血,应用碘剂反而可能进一步加重症状,故不提倡应用。

3.治疗方案

(1)手术治疗:一般认为首选手术治疗,但患者大多年龄较大,体质较弱,对手术耐受性差。如甲亢症状明显,血清 T_3、T_4 升高,或结节较大,有压迫症状和体征时,应采取手术切除,行患侧叶甲状腺次全切除或全切除。手术中应避免过多挤压腺瘤,以避免血液循环中的甲状腺素浓度突然升高,发生术后甲状腺危象。手术时尽可能多地保留受抑制的甲状腺组织,使术后甲减的发生率降低。

(2)^{131}I 治疗:适用于呈热结节而周围甲状腺组织不显影的高功能腺瘤,腺瘤较小或年龄较大者、有心力衰竭者。剂量要比原发性甲状腺功能亢进者大,有甲亢症状时,治疗前采用抗甲状腺药物做治疗准备,甲状腺功能正常后,采用放射性碘治疗,以防止发生辐射性甲状腺炎使甲状腺中毒症状加重。

(3)超声引导下经皮乙醇注射治疗:对不适合 ^{131}I 治疗的年轻患者和手术风险大及结节较大的老年人尤其适用。治疗 1 周重复进行 2~12 次。

【术后观察及处理】

1.一般处理

同一般甲状腺术后处理。

2.并发症的观察及处理

(1)甲状腺患侧叶次全切除或全切除术后观察详见前一节所述。

(2)应注意观察甲状腺功能减退的情况,有报道 ^{131}I 治疗后甲状腺功能减退的发生率达36%,且 54% 的患者仍能触及结节存在。

【疗效判断及处理】

(1)甲状腺患侧叶次全切除或全切除术,方法简单,效果良好,能有效控制甲亢症状,手术并发症率低。

(2)^{131}I 治疗:一般服用 ^{131}I 后 3 个月,甲状腺功能亢进症状可消失,结节缩小;对于呈热结节而周围甲状腺组织不显影的高功能腺瘤,^{131}I 治疗可有效地破坏瘤体组织,但对结节以外的甲状腺组织很少有损伤。

(3)超声引导下经皮乙醇注射治疗:可导致病变组织中央发生凝固性坏死、微血管血栓形成和出血等不可逆性改变,而瘤周的正常腺体组织不受损伤。注射后瘤体显著缩小,6 个月后甲亢症状明显改善,且副作用小。

【出院后随访】

(1)出院时带药;

(2)出院后随访,定期复查甲状腺功能;

(3)如有不适及异常,及时复诊。

【预后评估】

1.甲状腺患侧叶次全切除或全切除术

疗效较好,应注意预防甲状腺功能减退。

2.^{131}I治疗

放射治疗后早期甲状腺功能减退发生率低,远期发生率与腺瘤大小、治疗时的甲状腺功能水平和^{131}I剂量无关,而与自身抗甲状腺抗体的出现有关。有报道^{131}I治疗后4~16.5年甲状腺功能减退的发生率达36%,且54%的患者仍能触及结节存在。

3.超声引导下经皮乙醇注射治疗

治疗后1年85%患者甲状腺功能恢复正常,非毒性腺瘤治愈率可高达100%。对于较大的自主功能结节(直径3~4cm)也能取得较好的临床效果,仅引起亚临床症状的甲亢。

三、甲状腺囊肿

【概述】

甲状腺囊肿是甲状腺良性占位的常见病之一。其病因尚不清楚,可能与碘代谢、性激素、地区性、饮食习惯及家庭有关。女性发病明显高于男性。

【诊断步骤】

1.病史采集要点

多见于20~40岁女性,囊肿常单发,增大缓慢,一般临床无任何不适表现。偶尔因囊内出血,肿物短时间内增大,局部出现疼痛及压迫症状,有的可伴有声嘶及呼吸困难。

2.体格检查要点

囊肿多为单发,也可多发,呈圆形或椭圆形,大小不等,表面光滑,质地软,随吞咽上下移动,无触压痛。

3.辅助检查

B超检查可直接明确诊断,肿物位于甲状腺内,多单发,边界清楚,有时可达锁骨下及胸骨后。

4.进一步检查项目

同位素^{131}I扫描显示甲状腺内"凉结节",T_3、T_4在正常范围。

【诊断对策】

1.诊断要点

甲状腺出现无任何症状的良性占位,检查发现质地柔软,可随吞咽上下滑动且无触痛的肿物;同位素扫描为甲状腺"凉结节",B超示肿物呈囊性改变。

2.病理类型

分为胶样腺瘤和胎儿型腺瘤,前者多见,其内充满无色液体或血性液体。

3.鉴别诊断要点

(1)甲状腺瘤:腺瘤质地较韧,囊肿较软,B超检查可鉴别。

(2)结节性甲状腺肿的单发结节:甲状腺囊肿者通常健侧甲状腺不肿大,仅患侧甲状腺增大;而结节性甲状腺肿的双侧腺体均肿大,质地较韧,经过一段时间后单个结节可演变为多个结节。^{131}I扫描及B超检查均有助于鉴别。

【治疗对策】

1.治疗原则

甲状腺囊肿大多无症状,但因持续增大有囊内出血的危险,因此一旦确诊,应积极治疗。

2.术前准备

同一般甲状腺手术术前准备。

3.治疗方案

(1)手术切除:适用于表浅的较小囊肿,或囊肿较大,手术切除较安全可靠。

(2)局部穿刺抽吸后注射无水乙醇或碘酒:创伤小,痛苦小,疗效好,患者易接受,但有继发出血的危险。

(3)胶体^{32}P囊内注射:利用^{32}P释放的纯β射线使囊壁发生无菌性坏死,局部血管及淋巴管阻塞,囊壁分泌功能破坏,以达到治疗的目的。

【术后观察及处理】

局部穿刺抽吸后注射无水乙醇或碘酒后应注意预防继发出血。

【预后】

甲状腺囊肿手术切除效果较好,安全可靠;局部穿刺后注射无水乙醇疗效好,但应注意预防继发出血。

四、甲状腺神经鞘瘤

【概述】

属罕见的上皮性甲状腺良性肿瘤。

【诊断步骤】

1.病史采集要点

单发包块,常见于右叶,生长缓慢,体积较大时可压迫气管造成严重的呼吸困难和器官移位。个别患者可出现面部潮红、易疲倦等症状。

2.体格检查要点

颈部圆形孤立的坚实包块,多见于右叶,患侧腺体较对侧略大。

3.辅助检查

超声波检查可见边界清晰的实质型包块,CT表现为边界清晰、质地均匀的低密度影。同位素扫描显示为冷结节。细针穿刺细胞学检查有时可以帮助明确诊断。

4.进一步检查项目

主要依靠术中冷冻切片做出明确诊断。

【诊断对策】

1.诊断要点

术前很难做出明确诊断,主要依靠术中冷冻切片明确诊断。切除的标本镜下可见包膜完整,呈结节状,切面灰白色或白色,有成片的施万细胞构成,细胞呈长卵圆形,无有丝分裂象,局部可见出血和微小囊肿形成,呈退行性改变。增生的细胞可被S-100蛋白染色,肿瘤附近有时可见神经节细胞。

2.鉴别诊断要点

通过超声和细针穿刺细胞学检查,可与甲状腺腺瘤和血管瘤相鉴别。

【治疗对策】

1.治疗原则

一旦确诊,应手术切除。

2.术前准备

同一般甲状腺术前准备。

3.治疗方案

可行甲状腺腺叶切除术。应避免盲目扩大手术范围,以致损伤周围神经,引起并发症。

4.其他

术后观察处理、疗效判断及处理、出院后随访同一般甲状腺手术。

五、原发性甲状腺畸胎瘤

【概述】

来源于生殖细胞的原发性甲状腺畸胎瘤非常少见,从婴幼儿至成人均可发生,两侧腺体无差异。主要由软骨、上皮、神经多种组织混合组成,但以神经组织为主体。

【诊断步骤】

1.病史采集要点

甲状腺区单个或多个结节,可引起压迫症状如压迫气管造成呼吸困难和压迫喉返神经引起声嘶等。

2.体格检查要点

瘤体可为坚实、柔软或囊性,表面光滑、分叶或隆起。

3.辅助检查

X线示瘤体内有钙化斑、牙齿或小块骨组织。

4.进一步检查项目

手术切除标本的病理学检查可确诊。

【诊断对策】

1.诊断要点和鉴别诊断要点

主要依据手术切除标本的病理学检查确诊,切面可呈灰黑色、黄白色或半透明,内容物为黑褐色冰激凌状血性液体。

2.临床类型

根据瘤内是否出现未成熟成分及其所占的比例可分为成熟性、未成熟性和恶性畸胎瘤三种类型。

【治疗对策】

1.治疗原则

手术切除病变。

2.术前准备

同一般甲状腺术前准备。

3.治疗方案

患侧甲状腺叶切除,若冷冻切片证实为恶性,应按甲状腺恶性肿瘤的手术原则进行治疗。

4.其他

术后观察及处理、疗效判断及处理、出院后随访同一般甲状腺手术。

六、其他甲状腺良性肿瘤的诊断和治疗

【概述】

甲状腺内的良性肿瘤还包括脂肪瘤、甲状腺平滑肌瘤、甲状旁腺腺瘤等。

【诊断对策】

根据临床表现和影像学检查很难做出判断,借助细针穿刺抽吸技术和细胞学检查可提高诊断正确率,明确诊断依靠手术切除标本的病理学检查。

【治疗对策】

一般来说,手术是唯一的治疗办法,可行患侧甲状腺部分切除术或甲状腺腺叶切除术。

术后观察及处理、疗效判断及处理、出院后随访同一般甲状腺手术。

第四章　乳腺外科疾病

第一节　急性乳腺炎

【概述】

乳腺的炎症性疾病较为多见,可分为特殊性炎症和非特殊性炎症两类,后者多由化脓性球菌感染所致,有典型的炎症症状和体征,如发热,局部红、肿、热、痛等。

【诊断步骤】

(一)病史采集要点

(1)乳腺疼痛和包块发生的部位、性质。

(2)疼痛性乳腺肿物发生前有无乳腺肿物,是否有乳头皲裂及乳汁淤积史。

(3)乳腺疼痛和包块发生的时间,是否与哺乳有关,是否随病程的演进而变化。

(4)乳腺疼痛和包块的出现是否为全身的感染症状和炎症的临床表现。

(二)体格检查要点

1.一般情况

发育、营养、体重、精神、血压和脉搏。

2.局部检查

特别仔细地进行局部检查,应注意以下内容。

(1)是否有乳房肿大,乳腺肿块,肿块的大小、形状、质地、张力。

(2)乳腺是否有局限于一侧或某一象限的肿块,局部皮肤潮红,是否伴有皮温增高,以及是否有压痛和波动感等。脓肿在深部时,波动不明显。

3.全身检查

可见高热、寒战,患侧腋下淋巴结肿大,光滑、无粘连固定。

(三)实验室检查

血常规检查是必要的,初起白细胞计数一般正常,脓肿形成后白细胞总数通常升高、中性粒细胞计数增加。

(四)进一步检查项目

1.超声波检查

是乳腺疾病时重要的辅助检查方法,超声波检查可以发现炎症区乳房组织增厚,内部回声较正常低,分布欠均匀。当有脓肿形成时,可见数目不一、大小形态不同的无回声区,边缘欠清晰。如脓液较稠厚时,则可见分布不均的低回声区,较大脓肿的深部回声较浅部稍高而密,两者之间可见液平面,内部有不均匀的光点或光团。

B超检查的意义还有：①是否有乳腺肿物。②乳腺肿物是实质性、囊性还是混合性。③乳腺肿物的血液供应情况。④乳腺肿物是单发性肿物还是多发性肿物。⑤乳腺的炎症性肿物是否伴有其他的乳腺疾病，例如乳腺纤维囊性病、乳腺纤维腺瘤、乳腺癌等。

2.乳腺钼靶X线摄片

乳腺组织由于炎性水肿，X线上表现为边界模糊的片状密度增高阴影，乳腺小梁结构模糊不清，皮肤增厚，皮下脂肪组织模糊，血管影增多增粗。

3.局部诊断性穿刺

急性乳腺炎的脓肿形成后，尤其是深部脓肿，可行穿刺抽脓，有助于确诊并判断脓肿的位置。

【诊断对策】

（一）诊断要点

1.病史

急性乳腺炎大多发生在哺乳期，有乳腺的疼痛。

2.临床表现

急性乳腺炎有典型的炎症症状和体征，如发热，局部红、肿、热、痛等。

（二）临床类型

1.特殊性急性乳腺炎

是由化脓性球菌感染所致的急性乳腺炎，可分为：

（1）急性乳腺炎大多发生在产后哺乳期，即产后乳腺炎，又可分为急性化脓性乳腺炎和乳汁淤积性乳腺炎。

1）急性化脓性乳腺炎：通常发生在哺乳后的2~3周，是乳腺导管的感染所致。金黄色葡萄球菌是最常见的致病菌。感染途径有二，致病菌直接侵入导管，并逆行至乳腺小叶内；致病菌经乳头的皮肤破损或皲裂侵入。乳腺导管和乳腺小叶内积聚的乳汁促进细菌的生长。引起累及一个或数个腺叶的急性炎症。

①急性化脓性乳腺炎早期：急性乳腺炎在开始时呈蜂窝织炎，患者乳房胀满、疼痛，哺乳时更甚，乳汁分泌不畅，乳房肿块或有或无，皮肤微红或不红，或伴有全身不适，食欲欠佳，胸闷烦躁等。

②急性化脓性乳腺炎脓肿形成期：局部乳房变硬，肿块逐渐增大，此时可伴高热、寒战、全身无力、大便干燥、脉搏加快、同侧淋巴结肿大、白细胞增高。乳腺脓肿形成后，可出现乳房跳痛，局部皮肤红肿透亮，肿块中央变软，按之有波动感，若为乳房深部脓肿，可出现全乳房肿胀、疼痛、高热，但局部皮肤红肿及波动不明显，有时一个乳房内可同时或先后存在多个脓腔。

③急性化脓性乳腺炎脓肿破溃期：浅表的脓肿常可穿破皮肤，形成溃烂或乳汁自创口处溢出而形成乳漏，或形成瘘管。较深部的脓肿，可穿向乳房和胸大肌间的脂肪，形成乳房后位脓肿，严重者可发生脓毒败血症。

2）乳汁淤积性乳腺炎：也是产后乳腺炎，因某些原因乳汁在乳腺内积存而不能排出，患者感到乳腺胀痛，乳腺表面充血，有轻度压痛，体温稍升高。经吸出乳汁后，炎症多能消退，故不是真正的乳腺炎。但如未及时处理，细菌感染可发展成为急性化脓性乳腺炎。

(2)导管周围性乳腺炎:临床上较少见,有时易同乳腺癌混淆。导管周围性乳腺炎大多有乳腺炎的病史。临床表现为患者发热、白细胞增高,乳腺皮肤出现红、肿、热、痛等炎症改变,有时出现局部肿块,可与皮肤粘连,同侧腋下淋巴结可肿大。后期纤维组织增生,乳腺出现质硬的肿块。

2.乳腺特殊性炎症

(1)乳腺结核:又称结核性乳腺炎,是结核杆菌感染所致的急性乳腺炎,也可分为原发性乳腺结核和继发性乳腺结核两种,但原发者极少见。乳腺结核多为其他部位结核直接蔓延或沿淋巴道逆行传播而来,绝大多数患者除了乳腺有结核病变外,还可以追查到其他器官的结核病灶。随着结核病的有效控制,在发达国家已不常见,但不发达国家仍较严重,而且近年来结核病有重新蔓延的趋势。此外,结核病还是艾滋病(AIDS)的症状之一,在 HIV 阳性的患者中,结核病的发生率似乎较高。乳腺结核可见于各个年龄阶段的妇女,但以在 20~40 岁的妇女发病较多,男性极少见。病程进展缓慢,临床表现复杂多样,可分为三个类型:

1)结节型:最常见,在乳腺内有 1 个或多个结节,一般为无痛性,可有压痛。随着肿物的增大,出现疼痛或乳头溢液,可出现寒性脓肿,腋淋巴结常肿大。

2)弥散型:乳腺内有多个痛性结节,输乳管被破坏,结核性脓汁可由乳头溢出或穿破皮肤形成瘘管,瘘管可经久不愈。

3)硬化型:表现为乳腺的弥漫性硬化,乳腺严重变形,易误诊为乳腺癌。

(2)乳腺真菌感染:又称真菌性乳腺炎,不是临床上的常见病。乳腺真菌感染主要出现在严重免疫抑制的患者,包括曲菌病、放线菌病、组织胞质菌病、毛霉菌病等。临床上多表现为乳腺内的肿块,常被误为炎症而给予抗生素治疗,或被误为乳腺肿瘤而行切除术。明确诊断须靠病理学依据。

(3)乳腺寄生虫感染:包括丝虫病和包虫病。

1)丝虫病:主要是由班氏丝虫引起。成虫寄生在乳腺淋巴管中,产生肉芽肿性淋巴管炎,基本病变可分为淋巴管的内膜和外膜炎的急性期、结核样淋巴管炎的亚急性期、闭塞性淋巴管炎和钙化的慢性期。临床表现主要是乳腺内的肿块,直径 0.5~2.5cm。诊断依据是:①患者有丝虫病多发区的居住史。②午夜的血涂片中可查到微丝蚴。有些患者查不到。③乳腺肿块的肉芽肿组织中可查到丝虫体或微丝蚴的虫体。

2)包虫病:是人感染细粒棘球绦虫的幼虫所引起的病变。人是包虫的宿主之一,肝和肺是常见的寄生处,乳腺的包虫病不多见。临床表现主要是乳腺的一个或多个肿块,表面光滑,有囊性感,活动性好。肿块为囊性,内有澄清无色液体。

(4)乳腺湿疹:乳腺湿疹并不多见,是皮肤的一种非特异性过敏性炎症,是一种迟发型变态反应。乳腺湿疹多发生在乳头及乳晕处,特别是乳腺下方。急性期表现为小丘疹、疱疹或小水疱,有渗出和糜烂面,可伴结痂、脱屑等。皮损可转为亚急性和慢性而经久不愈。患者感觉奇痒难忍。诊断时应注意与接触性皮炎鉴别。

3.乳腺脂肪坏死

乳腺脂肪坏死是外伤(硬物撞击、碰伤)、感染、手术后引起的无菌性脂肪坏死性炎症,多见于 40 岁以上的妇女,特别是脂肪丰富、肥大、下垂型乳腺的妇女。病变可发生于乳腺的任何部位,但以乳晕下方和乳晕周围常见。

乳腺脂肪坏死的早期表现是乳晕或其附近出现直径 2~8cm 黄色或棕黄色的瘀斑,乳腺有直径 2~5cm 大小的肿块。界限不清,质地坚韧,有压痛,与周围组织轻度粘连。肿块可增大,也可逐渐缩小甚至消失,有的病例可持续存在数年。后期由于纤维组织大量增生,肿块变硬,附着的皮肤收缩而凹陷,有时出现乳头内陷和变形,与乳腺癌不易区别。但乳腺脂肪坏死极少与深部皮肤粘连,也不会出现皮肤水肿或橘皮样改变。

(三)鉴别诊断要点

需要与急性乳腺炎鉴别的主要是炎症性乳腺癌,炎症性乳腺癌不常见,好发于青年妇女,尤其是在妊娠期或哺乳期,局部症状明显,乳房迅速增大,常累及整个乳房的 1/3 或 2/3,病变的局部皮肤呈特殊的黯红或紫红色,皮肤肿胀、有一种韧性感,毛孔深陷呈橘皮样改变,局部无痛或轻压痛,常不能扪及明显肿块,同侧的腋窝淋巴结明显肿大,质地硬且固定。无全身症状或症状较轻,体温正常,白细胞计数不高,抗感染治疗无效。炎症性乳腺癌的进展较快,预后不良,死亡率高。

【治疗对策】

(一)治疗原则

急性乳腺炎的治疗包括非手术治疗和手术治疗,目的是消除炎症,保护乳腺组织。治疗的方法取决于急性乳腺炎的临床类型。

(二)治疗方案

1.非手术治疗

是在急性乳腺炎的脓肿形成前的治疗,包括:

(1)尽可能地将乳汁排空,感染不严重时,不必停止哺乳,因停止哺乳不仅影响婴儿的喂养,且提供了乳汁淤积的机会。但患侧乳房应停止哺乳,并以吸乳器吸尽乳汁,促使乳汁通畅排出。若感染严重或脓肿引流后并发乳瘘,应停止哺乳。可口服溴隐亭 1.25mg,每日 2 次,服用 7~14 天,或口服己烯雌酚 1~2mg,每日 3 次,共 2~3 日,或肌内注射苯甲酸雌二醇,每次 2mg,每日 1 次,至乳汁停止分泌为止。

(2)局部热敷:有助于早期炎症的消退。

(3)全身用抗生素:急性乳腺炎呈蜂窝织炎表现而未形成脓肿之前,抗生素治疗可获得较好的结果。由于主要病原菌为金黄色葡萄球菌,故不必等待细菌培养的结果,可应用青霉素类的药物。因抗菌药物可被分泌至乳汁,影响婴儿,故如四环素、氨基糖苷类、磺胺药和甲硝唑等药物应避免使用。

(4)清热解毒的中药:如蒲公英,有清热解毒、消肿散结等作用,可以煎汁口服,或捣泥外敷。

2.手术治疗

急性乳腺炎早期呈蜂窝织炎表现时不宜手术,但脓肿形成后仍仅以抗生素治疗,则可造成更多的乳腺组织遭受破坏,急性乳腺炎的脓肿形成后,主要治疗措施是及时作脓肿切开和脓肿的彻底引流。

(1)麻醉:选择局部麻醉。

（2）手术切口：应选择在脓肿最低部位，以乳头为中心，循乳腺导管方向，行放射状切口，避免损伤乳腺管后发生乳瘘。位于乳晕部位的脓肿，应沿乳晕边缘做弧形切口。深在乳房后的脓肿或深部脓肿，则沿乳房下皱褶处做弧形切 KI，直达脓腔，此切口便于引流，且不损伤乳管。脓肿较大而引流不畅者，须作对口引流。

（3）排脓引流：皮肤消毒，铺无菌巾。切开皮肤前应再次局部穿刺抽脓，确认脓肿的位置，抽得脓液后留针作为引导，切开皮肤和皮下组织后，用止血钳做钝性分离。进入脓腔后撑开，使脓液流出，然后用手指伸入脓腔探查，并分开脓腔的纤维间隔彻底引流，必要时向低位扩大切口以防脓液残留。排空脓液后，用凡士林油纱布填塞止血，然后用纱布覆盖伤口。

（4）术后处理：术后用绷带托起乳房，避免下垂，有助于改善局部血液循环，24 小时后更换敷料，拔出填塞止血的凡士林油纱，重新置入引流的凡士林油纱布。以后每次换药时，根据脓液减少情况逐步减小引流条置入的深度，保证有效引流，防止脓腔残留、切口经久不愈，或切口闭合过早。感染严重伴全身中毒症者，应积极控制感染，给予全身支持疗法。

3.导管周围性乳腺炎的治疗

早期的治疗主要是对症消炎，必要时可行切除活检。

4.乳腺结核的治疗

除休息、营养和抗结核病治疗外，可做局部病灶的切除。局部病灶的切除活检也是明确诊断的必要手段。病变范围大时，可将全部乳腺连同腋淋巴结切除。仅切开引流或搔刮术，甚至不彻底的切除都是不可取的。

5.乳腺真菌感染的治疗

乳腺真菌感染用制霉菌素或两性霉素 B 有较好的效果，如坏死严重时，可考虑手术切除病变组织。而放线菌病的脓样液体中可见到黄白色的硫黄颗粒，涂片有革兰阳性的菌丝或菌落即可明确诊断，青霉素是有效的治疗方法，但复发病例的乳腺肿块应手术切除。

6.乳腺丝虫病的治疗

以药物治疗为主，如枸橼酸乙胺嗪、卡巴砷等。病情较重者，可切除乳腺肿块。

7.乳腺包虫病的治疗

应以外科治疗为主，先将囊液吸净，不可外漏，再向囊内注入 10%福尔马林溶液，待 5～10 分钟，包虫被杀死后，才行囊肿切除，以免包囊破损造成人为种植。

8.乳腺湿疹的治疗

可用抗组胺药物止痒。重要的是找出变应原，并去除之。

9.乳腺脂肪坏死的治疗

乳腺脂肪坏死的药物治疗效果不理想，切除活检是最好的治疗方法。

【疗效判断及处理】

正确及时的治疗后，急性乳腺炎有较好的治疗效果。急性乳腺炎形成乳瘘后，伤口愈合时间较长。

第二节 乳腺结核

【概述】

乳腺结核为乳腺少见疾病。1829 年 Astley Cooper 首次报道乳腺结核病例。本病以南非和印度报告最高,占乳腺疾病的 4.5%;欧美乳腺结核发病率较低,报告占乳腺疾病的 0.5%~1.0%;国内乳腺结核的发病率介于二者之间,报道为 1.88%~2.8%,但是近年来发病率呈上升趋势,是一种慢性特异性感染,乳腺结核感染途径大多是结核杆菌血行播散。其原发病灶多为肺或肠系膜淋巴结结核,由邻近结核病灶(肋骨、胸骨、胸膜、腋淋巴结结核及颈淋巴结结核等)直接蔓延或沿淋巴道逆行传播而来的较少见。

【临床表现】

乳腺结核较多见于发展中国家,可能与整体卫生水平较低、结核病总体发病率较高有关。国内侯利华、单小霞报告 56 例乳腺结核,其中农民工 48 例,占 86%。这一现象值得有关部门重视,提示改善打工人员的工作环境、规范工作时间、提高生活条件迫在眉睫。

本病好发于 20~40 岁已婚已育女性。由于哺乳期乳房血液和淋巴循环增加、乳汁淤积,加上乳头因婴儿吸吮所致损伤,有利于结核杆菌逆行传播而致感染和发病,所以本病多见于妊娠哺乳期。

乳腺结核病程进展缓慢,开始时为一个或数个结节状肿块,触之不甚疼痛,与周围正常组织分界不清,逐渐与皮肤粘连。数月后,肿块软化、形成寒性脓肿。脓肿溃破后发生一个或数个窦道或溃疡,排出混有豆渣样碎屑的稀薄脓液。有时,肿块不软化,发生纤维组织增生,引起病变乳房硬化,使乳房严重变形和乳头内缩。患侧腋淋巴结常肿大。

【诊断对策】

由于乳腺结核在临床上少见,临床表现多样、缺乏特异性,各种检测方法各有局限,其临床误诊率可达 57%~80%。乳房内肿块光滑,活动度较好,误诊为纤维瘤;乳房出现肿块,乳头内陷、溢液,同侧腋下淋巴结肿大误诊为乳腺癌;急性起病,乳房内出现肿块伴疼痛,误诊为急性非特异性炎症;哺乳期出现乳房内局限性脓肿,误诊为乳腺积乳囊肿。

患者多以发现乳房肿块就诊,单发或多发肿块,大多数边界不清。其他就诊原因可为乳头内陷、乳头溢液、窦道形成、低热、乳房疼痛、腋窝淋巴结肿大。早期乳腺结核肿块,不易与其他疾病鉴别,常需行切除组织学检查。晚期窦道或溃疡形成,诊断不难;脓液镜检仅见坏死组织碎屑而无脓细胞,脓液染色后有时可找到结核杆菌。

乳腺 X 线检查多显示界限不清的肿块致密影,边缘锯齿状或粗糙;部分患者显示界限尚清楚的单发结节致密影。此外,X 线胸片检查可发现肺结核、肋骨结核、胸骨结核等。

乳腺结核的确诊有赖于病理学检查,包括细胞学穿刺检查、脓液涂片找到结核杆菌以及术中快速冷冻切片检查。

【治疗对策】

1.抗结核药物治疗

对确诊为乳腺结核者,应进行全身抗结核药物治疗。脓肿形成时在穿刺排脓同时注入抗结核药物,每周1次,6周无效则手术。

2.手术治疗

对局限在一处的乳房结核,可行病灶切除。若病变范围较大、侵及整个乳腺的溃疡性损坏或复发病变尤其是已破溃形成溃疡或瘘管者,则最好将整个乳房(尽量保留正常皮肤和乳头)连同病变的腋淋巴结一并切除。

3.对症治疗

加强营养,注意休息。

第三节　乳腺囊性增生症

【概述】

或称纤维囊性乳腺病(fibrocystic mastopathy),是乳腺导管和小叶结构上的增生性和退行性变化,包括三个方面:①导管囊状扩张,形成大小不等的囊肿;②导管上皮乳头状增生,程度不等;③间质组织增生,小叶内和小叶周围的纤维组织不同程度的增生。上述结构变化的结果主观上表现为乳腺疼痛、客观上表现为乳腺结节。近年,按导管上皮增生的形态将其分成四级,乳腺囊性增生症的上述三种结构变化及其四级不同形态可以单独出现,但是多数情况下它们同时存在于同一乳腺内。

本病与乳腺癌的关系曾经一度被夸大,认为乳腺囊性增生症就是癌前病变,给社会、患者造成了不必要的心理压力。目前认为,只有导管上皮增生,特别是上皮细胞异型的患者其乳腺癌的危险性才会增加。

乳腺囊性增生病的发病原因与激素调节障碍有关:可能是孕酮与雌激素比例失去平衡,孕酮分泌减少,雌激素相对地增多。

【临床表现】

临床上此病非常常见,占乳腺门诊患者的90%以上,而且其发病率有迅速增加趋势。其发病率在我国东南部高于西北部,城市高于农村,经济发达地区高于经济落后地区,脑力劳动者高于体力劳动者。

本病患者主要为性活跃期妇女,年龄20~50岁,但是其发病年龄有提前及延后趋势。初期病变可表现在一侧乳腺,但是半数以上为双侧。主要临床表现为乳腺疼痛及乳腺肿块。

1.乳腺疼痛

患者常感乳房疼痛,在月经来临前3~4日出现或加重,月经后疼痛减轻或消失,即所谓周期性疼痛。但是,临床上主诉为规律的周期性疼痛患者不足一半,多数患者表现为无周期性、无规律的疼痛;而且其疼痛的表现非常多样,如胀痛、针刺样痛、酸胀感、下坠感、蚁咬感、放电感、烧灼感、火辣感、瘙痒感、麻木感、感觉过敏及难以言状的不适感等,部分患者不能患侧卧寝、乳腺不能触碰。疼痛部位尽管主要为乳腺，但是可以涉及患侧上肢、腋窝、肩关节、颈部甚至上背部。疼痛程度多数为轻度，少数患者疼痛严重，影响工作、生活与休息。

2.乳腺肿块

可局限于一侧或双侧，常呈多发性，以外上象限多见。体格检查有时可见患侧乳腺较健侧为大，有触痛，扪及边界不清的条索状或片状增厚，部分患者可触及多个大小不一、圆形、质韧的结节。结节常分散于整个乳房，也可局限在乳房的一部，结节与周围组织分界不甚清楚，与皮肤和胸肌筋膜无粘连，可被推动。除非形成乳腺囊肿或增生性结节，一般情况下不会触及孤立性乳腺肿块。传统教科书上描述的周期性肿块或肿块的周期性变化临床上较为少见。患侧腋淋巴结不肿大。

3.其他

少数患者有时诉乳头溢液，多数为双侧。液体多数为乳汁样或水样，少数为黄绿色、棕色、黄色或混浊状。体格检查挤压乳腺时可见液体溢出。

【诊断对策】

1.临床表现

有乳腺疼痛、乳腺肿块或伴随乳头溢液，尤其是上述表现随月经周期发生周期性变化者，可以初步诊断为乳腺囊性增生症。

2.辅助检查

有效的乳腺检查方法包括钼靶 X 线乳腺摄影、B 型超声检查、乳头溢液涂片脱落细胞学检查等。对疑有非典型增生或癌变者应行细针针吸细胞学检查，必要时手术活检。

【治疗对策】

1.一般药物治疗

(1)中药：常用中成药包括小金丸、逍遥丸、乳康片等。

(2)维生素：维生素 A 是上皮细胞生长和分化的诱导剂，正常需要量对预防乳腺癌的发生有一定作用。维生素 E 作为抗氧化剂，对维持上皮细胞的正常功能起重要作用。二者目前常用为辅助药物。

(3)碘制剂：通过刺激腺垂体、产生黄体生成素，调节雌激素水平。常用 10% 碘化钾。

2.内分泌治疗

对乳腺增生严重、疼痛明显或上述药物治疗无明显疗效者可试用内分泌治疗。

根据本病的发病原理，采用雌激素受体阻断剂干扰或阻断雌激素对靶细胞的作用(不影响血液雌激素水平)，从而抑制导管上皮细胞增生。常用药物有他莫昔芬、特瑞米芬，后者副作用更低，但是价格更高。治疗疗程以 1～2 个月为宜。

亦可在经前 7～10 天口服孕酮，以维护雌激素/孕激素平衡。

第三代芳香化酶抑制剂及雄激素由于严重干扰血液雌激素水平，笔者认为不适宜于本病的治疗，特别是绝经前患者更应该谨慎。

3.手术治疗

合并大于 1cm 增生性结节和/或囊肿而内分泌治疗仍然继续增大者，以及 B 超、钼靶 X 线检查不能除外乳腺癌者，应行手术治疗。一般情况下单纯局部切除手术即可。若囊性增生病变局限在一侧乳房的一部,特别是在乳房的外上象限,恶变的可能较大,可行乳腺区段或象限切除。全乳腺切除应该十分谨慎,严格掌握适应证。目前,在一些地方不同程度地存在过度医疗、盲目扩大手术指征的问题,应该引起高度重视。

第四节 乳腺良性肿瘤

一、乳腺纤维腺瘤

【概述】

乳腺纤维腺瘤是乳腺最常见的良性肿瘤,占乳腺良性肿瘤的 3/4。多为单发性,也可有多个在一侧或两侧乳房内出现。常见于 18~25 岁青年妇女。纤维腺瘤的发生与雌激素的刺激有密切关系,因此很少发生在月经初潮前或绝经后。

【临床表现】

纤维腺瘤好发于乳房的外上象限。呈卵圆形,数量不一,大小不等,直径大于 5cm 者称为巨纤维腺瘤。表面平滑,质坚韧。肿瘤的边界清楚,与皮肤和周围组织没有粘连。在乳房内可被推动,触之有滑动感。腋淋巴结不肿大。肿瘤一般生长缓慢,可能数年没有变化;但在妊娠期或哺乳期可迅速增大。多无痛感。

【诊断对策】

年轻女性、发现乳房内生长缓慢的肿瘤,其表面光滑、质韧实、边界清楚、活动等,常可确诊。

对于诊断较困难的病例,可借助乳腺特殊检查仪器,以 B 型超声检查最为实用。超声提示:肿瘤为圆形或卵圆形,实质性,边界清楚,内部为均质的弱光点,后壁线完整,有侧方声影,后方回声增强。其他诊断手段如钼靶 X 线检查、红外线透照检查、针吸细胞学检查等增加了患者的经济负担,实无必要。

【治疗对策】

纤维腺瘤顾名思义其成分包括纤维与腺上皮两种组织,理论上其恶变有两种可能:癌变与肉瘤变。研究发现:癌变概率极低,而且多见于 40 岁以上患者;肉瘤变概率略高(主要见于巨纤维腺瘤),多见于 25~40 岁。

治疗以手术切除为原则。国内传统推荐:对于诊断明确的未婚患者,可行择期手术治疗;对于已婚但未受孕者,宜在计划怀孕前手术切除;怀孕后发现肿瘤者,宜在怀孕 3~6 个月间行手术切除;对于年龄超过 35 岁者,应及时手术治疗;肿瘤短期内突然生长加快者,应立即手术治疗。

目前,积极的手术观念正在发生改变。对于 20 岁左右的患者,美国外科医生建议观察治疗,必要时行空心针穿刺活检,病理检查结果为纤维腺瘤者,可继续观察,而无须手术。对肿瘤较小、数量较多、年轻患者,可先试用雌激素受体阻断等内分泌治疗。

二、乳腺导管内乳头状瘤

【概述】

比较少见,患者多为 40~50 岁妇女。单个乳头状瘤绝大多数位于乳晕下的输乳管内,多发乳头状瘤多数位于外周扩张乳管中。乳头状瘤一般很小，小于1cm；发生于囊状扩张导管内的乳头状瘤可达4～5cm。

【临床表现】

临床上唯一表现多数是乳头溢出血性液体，患者无意中发现文胸被血性或黄褐色液体沾染。无疼痛及其他不适，挤压乳腺时可见乳头溢出血性液体。少数情况下能扪及肿块，肿瘤多呈圆形，质较软，不与皮肤粘连，可被推动。以溢血就诊者，病变多数在乳晕下输乳管；而以肿块就诊者，病变多在中小乳管，可同时伴有乳头溢液。统计发现：大导管的乳头状瘤溢液发生率为70％～80％，乳腺中小乳管的乳头状瘤溢液发生率仅为10％～25％。乳头溢液性质以血性为主，少数患者为浆液性。

【诊断对策】

乳头血性溢液患者，在乳晕附近扪及肿物则可初步诊断为导管内乳头状瘤。

下列辅助检查有助于进一步明确诊断：

1.选择性乳腺导管造影

用平头针或细导管经溢液导管开口插入并注射造影剂，然后摄取X线片。发现位于主导管及二级分支导管的单发或多发的圆形或椭圆形充盈缺损，远端乳管扩张或梗阻。

2.脱落细胞学检查

将乳头溢液涂片进行细胞学检查，如能找到癌细胞，则可明确诊断，但临床阳性率较低。

3.乳腺导管镜检查

纤维乳管镜经溢液导管开口插入，可在直视下观察肿瘤，并可行活检明确诊断。

4.彩色超声检查

对较大的乳管内乳头状瘤可见扩张导管和肿瘤影像。

【治疗对策】

输乳管内的乳头状瘤很少发生恶变，外周乳管内或囊内乳头状瘤有癌变的可能（6％～8％），应早期手术切除。切除时，可沿乳晕反复顺序轻压，明确出血的乳管开口，即用一钝头针（笔者多用硬膜外麻醉导管）插入该乳管，沿针做放射状切口（笔者多用沿乳晕弧形切口），切除该孔管及其周围的腺组织。由于乳头状瘤与非浸润型乳头状癌在冷冻切片上难以鉴别，美国病理学会要求对所有乳头状瘤标本进行石蜡切片检查，根据石蜡切片（而不是冷冻切片）结果确定是否施行进一步手术及其方式。

三、乳腺脂肪瘤

正常乳腺的2/3为脂肪组织，据此推测，乳腺应该为脂肪瘤的好发部位。但是，临床上乳腺脂肪瘤非常少见。本病好发于中年以上妇女，多数患者乳房较丰满、体态肥胖。临床表现同其他一般体表脂肪瘤。患者均以乳腺肿块就诊，无其他伴随症状。体格检查：肿瘤多为单发，圆形或椭圆形，可呈分叶状，大小不等，大者可达10cm以上，质软，边界清楚，活动。临床确诊往往有赖于B型超声检查。单个肿块较小、多发性脂肪瘤病，诊断明确且不影响美观和功能者建议观察治疗。肿块较大或生长较快者可行手术切除。

第五节 乳腺癌

【概述】

乳腺癌在美国等西方国家为女性发病率最高的恶性肿瘤。在我国占全身各种恶性肿瘤的7%～10%,仅次于子宫颈癌,但近年来有超过子宫颈癌的倾向,并呈逐年上升趋势。上海等部分大城市报告乳腺癌占女性恶性肿瘤的首位。

男性乳腺癌发病率约为女性的1%。

【诊断步骤】

(一)病史采集要点

(1)年龄既往乳腺疾病史。20岁前本病少见,20岁以后发病率迅速上升,45～50岁较高,绝经后发病率继续上升。我国绝经前乳腺癌比例高于西方国家。乳腺良性疾病与乳腺癌的关系尚有争论,多数学者认为乳腺小叶高度增生或不典型增生可能与乳腺癌发病有关。

(2)肿块:肿块是大多数患者就诊的原因,应询问何时及怎样发现的乳腺包块,如体检中发现(如为恶性肿块,常提示较早期病变)、洗浴、更衣时无意发现等,在月经周期中肿块的大小、肿物增长速度和是否疼痛等。

(3)疼痛:乳腺癌早期常无疼痛症状,或仅表现为轻微的乳房疼痛,性质多为钝痛或隐痛,少数为针刺样痛,常呈间歇性且局限于病变处,疼痛不随月经周期而变化。至晚期癌肿侵犯神经时则疼痛较剧烈,可放射到同侧肩、臂部等。

(4)乳头排除物:有无乳头溢液,溢液颜色、性状等。有乳头溢液的女性乳腺癌患者约7%,多数绝经前妇女,挤压乳头时可有少许清薄液体排出;乳腺癌的乳头溢液发生率较低,一般在10%以下,但50岁以上患者的乳头血性溢液,应高度怀疑乳腺癌。乳腺癌原发于大导管或为管内癌者,合并乳头溢液较多。有时仅有溢液,而触不到明显肿块,可为管内癌的早期临床表现。但乳腺癌以乳头溢液为唯一症状者少见,多数伴有乳腺肿块。管内乳头状瘤恶变、乳头湿疹样癌亦可伴有乳头溢液。

(5)生育史、哺乳状况、月经史、肿瘤家族史及性激素类药物使用情况:月经初潮过早,绝经过晚,未生育,不哺乳或初次足月产的年龄;一级亲属中有乳腺癌病史者,发病危险性是普通人群的2～3倍;服用避孕药或外源性激素增加乳腺癌危险性。

(6)其他:放射线的暴露情况(从事与放射线相关的职业年龄或类似经历),以及肥胖、高脂肪饮食习惯均增加乳腺癌发病机会。

(二)体格检查要点

1.一般情况

发育、营养、体重、精神、血压和脉搏。

2.专科检查

(1)乳腺癌最多见于乳房的外上象限(45%～50%),其次是乳头、乳晕(15%～20%)和内上象限(12%～15%)。较早期多为单发的无痛小肿块,质硬,表面不光滑,与周围组织分界不很清楚,在乳房内不易被推动。肿瘤不断增大,可引起乳房局部隆起。

(2)皮肤改变

1)若肿瘤累及 Cooper 韧带,可使其缩短而使肿瘤表面皮肤凹陷,呈"酒窝征",以手指轻捏局部皮肤时更明显。

2)皮肤淋巴管阻塞,淋巴滞留,皮肤水肿变粗增厚,呈"橘皮样"改变。

3)乳腺癌发展至晚期,肿瘤可破溃形成溃疡,常有恶臭,容易出血,外形有时凹陷似弹坑,有时外翻似菜花;癌肿亦可侵入胸筋膜、胸肌,以至癌块固定于胸壁而不易推动。如癌细胞沿皮下淋巴网侵入大片皮肤,形成多数皮肤硬结,即所谓"卫星结节"。这些结节可相互融合成片,甚至蔓延至背部和对侧胸部皮肤,紧缩胸廓,可限制呼吸,称铠甲状癌。

(3)乳房及乳头改变:硬癌可使乳房缩小变硬,乳头或肿块明显突出,而髓样癌和腺癌则使乳房增大。邻近乳头的癌块因为侵入乳管使之收缩,可把乳头牵向癌块方向;乳头深部癌肿也因侵及乳管时而使乳头扁平、回缩、内陷;乳晕轻度水肿,这些都是有价值的临床体征。再者,乳腺癌的溢液多见于单侧乳房的单个乳管口,溢液可自行溢出,亦可挤压而被动溢出,其性质多为血性、浆液血性溢液。

(4)转移体征:乳腺癌淋巴结转移最初多见于腋窝。肿大淋巴结质硬、无痛、可被推动;以后数目增多,并融合成团,甚至与皮肤或深部组织黏着、固定。当影响淋巴回流和压迫血管时,则引起该侧手臂水肿、青紫;胸骨旁淋巴结位置很深,常规查体不能探及;晚期,锁骨上淋巴结亦增大、变硬。少数患者对侧腋窝亦有淋巴结转移。偶有患者腋窝或锁骨上淋巴结转移为首发症状,此时,应进一步追查乳腺癌原发灶。乳腺癌转移至肺、骨、肝时,可出现相应的症状。例如肺转移可出现胸痛、气急,骨转移可出现局部疼痛,肝脏转移可出现肝大、黄疸。

(三)辅助检查

与病理检查比较,临床检查有一定的误差,即使有丰富临床经验的医师对原发灶检查的正确率也仅为70%～80%。临床检查腋窝淋巴结约有30%假阴性和30%～40%假阳性,故尚需其他辅助诊断方法,以提高诊断的正确率。常用的辅助诊断方法有:

1.乳腺的 X 线摄片检查

是乳腺疾病诊断的常用方法,有钼靶摄片及干板摄片两种,均适用于观察乳腺及软组织的结构,其中以钼靶摄片最为常见。

乳腺癌 X 线表现有直接征象或间接征象。直接征象有:①肿块或结节明显:表现为密度高的致密影,边界不清或结节状,典型者周围呈毛刺状,肿瘤周围常有透明晕,X 线表现的肿块常较临床触及的为小。②钙化点:有30%～50%的乳腺癌在 X 线表现中可见有钙化点,其颗粒甚小,密度不一致,呈点状、小分支状或泥沙样,直径5～500μm,良性病变也有钙化点,但常较粗糙,大多圆形,数量较少。乳晕下肿块可引起乳头凹陷,X 线片上可表现为漏斗征。间接征有乳房导管影增生,常表现为非对称性,乳腺结构扭曲变形,肿瘤周围结构有改变,肿瘤浸润皮肤或腋淋巴结导致淋巴回流受阻引起皮肤增厚等。

X 线检查也用于乳腺癌高发人群中普查,可以查出临床上摸不到肿块的原位癌,表现为导管影增粗及微小钙化点,可经立体定位下插入有钩的金属针,确定部位后切除,切除的标本应作 X 线检查以观察病灶是否已被切净。

乳腺 X 线摄片可用以临床鉴别肿块的良、恶性,也可用于作为发现临床不能触及的肿块,临床常用于:乳腺癌术前检查,明确是否有多发性病灶或对侧乳房有无病灶;乳腺病变的鉴别诊断;乳头排液、溃疡、酒窝皮肤增厚和乳头凹陷的辅助诊断;高危人群的普查应用。

随着计算机技术的飞速发展,应用于影像诊断领域的另一项新技术—计算机辅助检测(computer-aided detection,CAD)系统已在乳腺 X 线普查和诊断中得到推广应用。乳腺 cAD 是使 X 线片所显示的图像数字化或直接将数字乳腺摄影的数据输入,然后利用专门的软件分析图像并对各种异常征象予以标记,再由专科医师复阅,以期提高对微小病变特别是微小钙化的检出能力。

2.乳腺超声波检查

超声检查能清晰显示乳腺内各层结构、肿块的形态及其质地,对于乳腺疾病的诊断也是一种有价值的影像学检查方法。超声检查对囊性病灶较敏感,可明确区分囊、实性肿块,并能在囊性增生性病变中发现乳腺肿瘤;具有实时性,可动态观察病灶的弹性、活动性,并可观察彩色多普勒血流情况;对临床未触到或 X 线片未发现的病灶进行确认并可行超声引导下活检及术前定位;可显示腋窝淋巴结;有助于评估致密型乳腺及置入乳腺假体后的可疑病变;对纤维腺瘤有较为特征性表现。超声检查无辐射性,是年轻或妊娠、哺乳期妇女乳腺病变的首选检查方法。但其诊断准确性很大程度上取决于所使用的设备及检查医师的个人经验;10MHz 以上的探头虽可提高成簇微小钙化的检出率,但敏感性仍不如 X 线片;对于较小病变,超声常常不易显示或不能可靠区分良、恶性,但超声显像对明确肿块大小较准确,可用以比较非手术治疗的疗效。

3.近红外线检查

近红外线的波长为 600~900nm,易穿透软组织,利用红外线穿过不同密度组织,可显示各种不同灰度,从而显示肿块。此外,红外线对血红蛋白的敏感度强,乳房内血管显示清晰。乳腺癌癌周的血运常较丰富,血管较粗,近红外线对此有较好的图像显示,有助于诊断。

4.乳头溢液的辅助检查

乳头溢液是乳腺疾病的三大症状之一,发生率约为 7%,是乳管内病变的早期表现(有时是最早甚至是唯一的症状)。多种乳腺的良恶性疾病均可表现为乳头溢液,如乳腺小叶增生、导管扩张、乳汁潴留、导管内乳头状瘤以及乳腺癌(包括导管内癌、小叶原位瘤在内的早期乳腺癌)等,其中导管内乳头状病又是乳腺癌的前期病变。因此,对于乳头溢液的正确诊治已成为乳腺外科医师面临的一项重要课题。其主要检查方法如下:

(1)脱落细胞学检查:癌细胞生长迅速,新陈代谢旺盛,供血不足,表面易坏死,细胞之间的结合力是正常的 1/10,细胞易脱落。有报道在有乳头溢液的患者中,有 35%~71%可以检出脱落细胞,其中 3%~5%为乳腺癌。

检查方法有挤压涂片法及负压吸引法。挤压涂片法检查者以右手示指沿溢乳导管引流方向,自乳房肿块处向乳头方向滑动,当有溢液自相应乳管开口处溢出时,用玻璃片一端刮取标本并推片形成薄膜,经 95%乙醇固定,常规染色镜检。负压吸引涂片法对于有乳房肿块而无乳头液体自溢者,或仅是内衣溢液着色而不能挤压出者,可行负压吸引分泌物涂片检查。可利用吸乳器进行吸引,见有液体从乳头溢出即可涂片。此法对乳房导管疾病有一定帮助,但其诊断价值颇多争议。因为临床上的假阳性及假阴性常见,阴性者不一定正常,阳性者,除非见有典型的恶性细胞,否则对疑似恶性者仍须行组织病理检查。

(2)乳腺导管造影:乳腺导管造影是经溢液的乳腺导管在乳头的开口注入对比剂使乳腺导管显影的 X 线检查方法。通常患者可取坐位或仰卧位,常规消毒并清除乳头分泌物后,轻挤患乳,使乳头有少量液体流出,识别出溢液的导管口,一手固定乳头并轻微上提,将顶端平头针头垂直缓慢插入溢液的导管口,先滴入数滴对比剂至针座充满(以免空气注入影响诊断),而后将抽有对比剂的注射器插入针座,即可缓慢注入对比剂,推入对比剂 0.5～2ml 至患者有胀感时止,避免压力过大使对比剂进入腺泡,后拔出针头,擦净溢出的对比剂即行 X 线摄片,完毕后嘱患者挤压乳房使对比剂尽量排出。乳腺导管造影所用对比剂可选择 40%碘化油或 50%的水溶性碘制剂,如泛影酸钠、泛影葡胺等,由于水溶性碘对比剂黏稠度低,容易注入,易与溢液混合,不会形成碘珠,细小的末梢分支导管亦能充分充盈,因此近年来被普遍采用。通过乳腺导管造影可发现导管内的变化,如导管有无扩张、截断、充盈缺损、受压移位、走行僵直、破坏、分支减少及排列紊乱等。

(3)纤维乳管镜(fiberoptic ductoscopy,FDS)检查:乳管内镜主要由光导纤维、光源、图像显示设备和图像记录设备组成。其中光导纤维主要分为软性和半软性 2 种。FDS 明显提高了乳头溢液的诊断准确性,使部分患者避免了不必要的手术,也克服了乳腺导管造影难以成功或只有间接证据的缺点。FDS 在检查的同时还可进行乳管内活检(tube curette cytology,TCC)、洗涤细胞检查、分泌物 CEA 测定等,并实施一些相关的治疗,如乳管炎的冲洗、FDS 下的激光治疗,尚可发现一些局限在导管上皮的早期微小癌。通过镜头对病灶的精确定位,指导乳腺癌保留乳房手术的准确进行。FDS 能够观察到的范围是从乳管开口至远端 5～6cm,插入最大深度平均为(4.5±1)cm,基本能满足临床需要。

因此,FDS 作为一种微型内镜,操作简便,创伤小。FDS 检查方法弥补了常规的乳头溢液诊断方法的局限性,具有独特的优势:①正常情况下,属于无创检查手术。②能够在直视状况下做检查,可以作为临床确诊的依据,使以乳头溢液为表现而无扪及肿块的乳腺疾病患者的手术指征明确化,使仅具有导管扩张等症状的患者免除了手术;同时,为乳腺癌的早期诊断提供了可靠的依据。③提供了三维的手术定位,明确了手术的部位和范围,提高了手术的准确性和成功率,缩小了手术的范围。④乳管镜能够更准确地判断病变与乳头的距离和病变乳管的走行,为保乳手术提供解剖学依据。⑤借助乳管镜器械通道,使得一些手术和检查器械能直接进入乳管腔内,例如可利用细胞刷刷取病灶部位细胞(不再通过吸取腔内液体获取细胞样本)做细胞学检查,利用器械(如网篮)摘取单发性良性刺状瘤,完成一些局部的手术。⑥随着临床医学的发展,乳管镜将为应用激光技术直接摘除乳管内肿瘤开创有利的条件。临床实践证明,FDS 基本解决了乳头溢液的病因诊断问题,已成为乳腺外科医师进行诊断和治疗的不可或缺的手段之一。

(四)进一步检查项目

成像技术的优选和综合应用:在众多乳腺影像学检查方法中,由于成像原理不同,各种检查方法各有其所长和不足,因而必须根据病情和设备条件选择最恰当的影像学检查方法或最佳的组合,对节省资源和正确诊断具有重要意义。目前乳腺影像学检查主要以 X 线摄影及超声检查为主,二者结合是目前国际上广泛采用的检查方法并被认为是乳腺影像学检查的最佳黄金组合。MRI 和 CT 检查因各自的成像优势,可成为 X 线及超声检查的重要补充方法。

1.乳腺磁共振——MRI 检查

MRI 检查因其具有的成像优势,已成为乳腺 X 线检查的重要补充方法。优势:软组织分辨力极高,对发现乳腺病变具有较高的敏感性,特别适于观察致密型乳腺内的肿瘤、乳腺癌术后局部复发以及乳房成形术后乳腺组织内有无癌瘤等;MRI 三维成像使病灶定位更准确、显示更直观;对乳腺高位、深位病灶的显示较好;对多中心、多灶性病变的检出、对胸壁侵犯的观察以及对腋窝、胸骨后、纵隔淋巴结转移的显示较为敏感,所以可为乳腺癌的准确分期和临床制订治疗方案提供可靠的依据;能可靠鉴别乳腺囊、实性肿物;可准确观察乳腺假体位置、有无遗漏或并发症;增强检查可了解病变血流灌注情况,有助于良、恶性病变的鉴别;双侧乳腺同时成像;无辐射性。乳腺 MRI 检查的限度在于:对微小钙化不敏感,特别是当钙化数目较少时,而此种微小钙化常是诊断乳腺癌的可靠依据,因此,乳腺 MR 仍需结合 X 线平片进行诊断;MRI 检查比较费时,费用较高;良、恶性病变的 MRI 表现存在一定的重叠,特别是 MRI 对部分导管内癌和新生血管少的肿瘤的检出仍存在困难,因此对 MRI 表现不典型的病变还需要进行活检。

2.乳腺 CT 检查

CT 一般作为乳腺 X 线和超声检查的补充检查手段。CT 检查乳腺的原理和 X 线检查相仿,取决于病变对 X 线的吸收量,但 CT 的密度分辨力高,可清晰显示乳腺内的解剖结构,对观察致密型乳腺内的病灶、发现胸壁异常改变、检出乳腺尾部病变以及腋窝和内乳淋巴结肿大(确定肿瘤的术前分期)等要优于 X 线片。此外,CT 对乳腺病变不仅可作形态学观察,而且通过增强扫描还可评估病变的血流情况。然而,CT 平扫对鉴别囊、实性病变的准确性不及超声;CT 对显示微小钙化特别是数目较少的钙化不及 X 线片;对良、恶性病变的鉴别诊断也无特殊价值。此外,由于乳腺组织对射线较敏感,而 CT 检查的射线剂量比 X 线摄影大,所以不宜作为乳腺的常规检查手段。

3.乳腺肿瘤 PET-CT 诊断正电子发射计算机断层扫描(positron emissiontomography-computed tomography,PET-CT)

是近年来发展起来的一种新型影像技术,是一种在分子水平上显示活体生物活动的医学影像技术。它是在原有细胞和分子水平反映生理和病理特点的功能分子影像设备——正电子发射体层摄影术(positron emission tomography,PET)的基础上,与能够在组织水平上反映生理和病理解剖结构变化的影像设备 CT(computed tomography)结合,同时提供 PET 图像与CT 影像,并进行图像融合的影像设备,故可称为解剖-功能影像设备。其应用价值广泛,特别是在肿瘤的定性定位诊断、良恶性的鉴别诊断、临床分期与再分期、治疗方案的选择与疗效评价,以及复发的监测等方面具有重要意义。目前在理论研究和临床诊断方面,已有广泛的应用。

4.乳房穿刺检查

(1)细针抽吸细胞学检查(fine needle aspiration,FNA):用于临床可扪及乳腺肿块的诊断。利用癌细胞黏着力低、易脱落的特征,从肿瘤组织中吸取少量细胞,达到诊断目的。此方法有以下特点:FNA 可确定是否有乳腺癌的存在而不需冷冻切片,安全省时,诊断符合率可达

85％左右。对病变范围较大的乳房肿块,切取肿块对病情不利,针吸检查较为合适。乳腺有增厚表现者,常为慢性,月经前后反复发生,要排除恶性,FNA 是较好的方法。应用针吸法,不用麻醉,简单方便。FNA 准确率各家报告不同,其诊断的敏感性为71％～97％,特异性为99％。与 X 线干板摄影、液晶热图像准确率相似,但以细胞学的假阴性率最低。出现假阳性,多因技术操作不熟练或肿瘤直径在 1cm 以下。然而配合其他检查,多可达到诊断乳腺癌的满意效果。

而对于亚临床病灶的准确性来说文献报道差异较大,敏感性为65％～100％,特异性为88％～94％。这可能与各诊疗中心的穿刺技术、所采用的定位设备以及细胞学诊断标准不同有关。

影响细胞学诊断的因素包括以下几个方面:

1)出现假阴性的主要原因:肿块过小,针吸时不易掌握;针吸部位不准确,细胞的辨认能力差;部分分化好的癌细胞或小细胞型癌,细胞形态极难鉴别其良恶性。

2)出现假阳性的原因:出现假阳性最多的是纤维腺瘤。因为纤维腺瘤除有双极裸核细胞外,其周围带有大而间变的细胞,核大且核染色质颗粒粗糙,是误诊为癌的一种常见原因;其次是乳腺结核病,增生的间叶细胞与异形上皮细胞难以区别,易误诊为癌细胞;另外,脂肪坏死细胞变性严重,也易出现假阳性。

3)取材不准的原因有:抽取时取材太少;肿块过小或部位过深;肿块有纤维化增生时,组织较硬,穿刺细胞脱落少,故硬癌针吸诊断率较低。

(2)空芯针活检(core needle biopsy,CNB):最近的一些有关乳腺癌临床病灶活检方法的比较试验都显示,空芯针活检除了具有与 FNA 一样的简便、安全、经济等优点外,在许多方面要优于 FNA。例如它可以获得更加明确的组织学诊断,减少甚至避免标本量的不足以及能够区分原位癌和浸润性癌。在进行空芯针活检时也无须有细胞学专家在场。CNB 与 FNA 最主要的区别在于它们所采用的穿刺针口径大小的不同,从而决定了它们获取的标本有明显差别。CNB 采用的切割针,一般为 8～18 G。通常空芯针都由内针芯和外套管组成,前者在靠近顶部处有一凹槽,用于获取标本,而圆筒形外套管的顶部边缘锋利,在活检时依靠外力作用将陷于针芯凹槽内的标本切制下来。这样一次切割便取得一条呈圆形的组织标本,适于组织学诊断。而 FNA 则采用 20～22 G 的细针,依靠针筒的抽吸作用取得标本,因此获得的组织量少,仅适于行细胞学检查,易出现标本不足的情况。

(3)切除活组织检查:病理检查是最可靠的方法,其他检查不能代替。活检时应将肿块完整切除,并最好在肋间神经阻滞麻醉或硬脊膜外麻醉下进行,避免局麻下手术,以减少肿瘤的播散,同时作冷冻切片检查。如果证实为恶性肿瘤,应及时施行根治性手术。

以上三种确诊的方法,针对可扪及肿块病例:首选细针吸取细胞学检查(FNA),次选空芯针活检(CNB),三选手术活检。针对临床不可扪及肿块病例:B 超检查显示的病灶首选超声引导下 FNA,次选超声引导下 CNB 或手术活检,三选手术活检;X 线摄片显示的病灶首选 X 线引导下 CNB,次选手术活检。

【诊断对策】

(一)诊断

1.病史

同任何其他疾病一样,完整的病史有助于正确诊断,系统的病史采集应该包括如下几个方面：

(1)肿块发现日期、大小、部位、质地、发展速度，与月经周期的关系。

(2)有无伴随症状，如疼痛及疼痛的性质与时间，有无乳头溢液，液体颜色、性状、量。

(3)是否做过检查，如病理检查和雌、孕激素受体测定；是否接受治疗，治疗方案如何，反应如何。

(4)既往有无乳腺炎症、外伤、增生性疾病以及良、恶性肿瘤史。

(5)月经、婚育、哺育史，是否妊娠或哺乳。

(6)有无肿瘤家族史，尤其是直系亲属有无乳腺癌病史。

2.临床表现

(1)乳腺肿块：85%～90%乳腺癌患者以乳腺肿块就诊，60%肿块由患者自己发现。

(2)乳腺疼痛：不是乳腺癌的临床表现，但是应该除外乳腺癌。

(3)转移病灶：也可能是乳腺癌的首发表现，转移部位可能是远隔器官或腋窝淋巴结。2%乳腺癌患者以腋窝淋巴结肿大为首发表现，而乳腺不能触及肿块。

(4)无症状患者：对高危而无临床表现的患者应该定期接受钼靶X线检查，并教会患者进行自我检查。

3.辅助检查

(1)乳腺X线检查：是迄今为止唯一被证实有效的乳腺癌普查措施。50%未扪及肿块的乳腺癌以及70%的乳腺原位癌的检出要归功于X线。其主要表现为肿块和钙化灶。西方国家推荐40岁以后每年1次钼靶检查，由于我国乳腺癌发病高峰年龄远远早于西方国家，所以我国妇女乳腺癌的普查年龄应较西方国家为早。另一方面，西方国家乳腺癌患者多为绝经后妇女，此时乳腺主要为脂肪组织，癌肿容易发现；我国乳腺癌高峰年龄为45岁，此时乳腺大部是腺体，癌变不易被X线发现，漏诊概率较高。因此，在我国乳腺癌的早期诊断应采用多种方法联合诊断。

(2)B型超声检查：为应用最为广泛的乳腺检查设备。超声波检查具有无痛苦、无损害、可以反复进行的独到优势，因而通常用于乳腺X线或体检发现异常病灶的进一步诊断。由于能清晰显示乳房各层软组织结构及其内肿块的形态和质地，因此能鉴别乳癌和良性肿块。B型超声检查诊断乳腺癌的正确率可高达90%，对良性肿块可高达84%。但对直径小于1cm的乳腺癌，超声诊断率则低于X线检查。

(3)乳腺MRI显像：在乳腺癌早期诊断方面较X线检查虽然有着更高的敏感性和特异性，但其检查费用昂贵，检查时间长；需要注射造影剂，因此不适用于大规模的人群普查。其主要适应证如下：①钼靶X线诊断困难患者，如致密型乳腺、植入假体的乳腺、有瘢痕的乳腺等；②保乳手术前需排除多中心病灶者；③钼靶X线诊断较困难的乳腺癌组织类型，如小叶癌、导管内癌等；④以腋窝淋巴结转移为首发表现而找不到原发病灶时；⑤高危人群；⑥乳腺癌保乳手术放疗后X线及超声扫描不能除外残余肿瘤者。

影像学引导下的微创活检需要特殊穿刺针、开放型MRI机及价格因素，其应用收到一定的限制。

(4)针吸细胞学检查和切除组织学检查：应用细针(直径0.7～0.9mm)穿刺吸出组织液内

含有的细胞做检查,诊断乳癌的正确率达80％以上,其损伤小而安全性高,但对于直径小于1cm的乳癌不易取到标本。

当针吸细胞学检查的结果为阴性,而临床上仍怀疑为乳腺癌时,应该进行切除活检。切除活检时应将肿块连同周围乳腺组织完整切除。鉴于切除活检时有可能将癌肿周围的浸润切开、促使癌细胞入血,因此,切除活检要与乳腺癌的进一步手术紧密衔接。根据快速冻结切片或石蜡切片结果,确定是否需要进一步手术及其手术方式。

(二)鉴别诊断

晚期乳癌临床表现明显,诊断并不困难。早期乳癌缺乏特异性临床表现,需要与下列疾病鉴别。

1.外伤性脂肪坏死

多见于50～60岁中老年患者,以肥大而下垂的乳房容易受伤。多在挫伤数月后形成,虽然有外伤史,但是不一定能被问出。临床表现为无痛的局限性硬块,单个,边缘不清,往往与皮肤粘连。

2.乳房结核

20～40岁青年妇女多见,进展缓慢,疼痛较明显,肿块数量不一、位置不定、边界不清,与周围组织粘连。患者可能有低热、乏力及盗汗等全身症状。早期不易与乳腺癌鉴别。乳腺结核形成寒性脓肿,溃破后形成窦道。

3.乳房囊性增生症

20～50岁妇女多见,有多个大小不一、质韧、边界不清的结节,散在分布于两侧整个乳房,但是往往难以触及单个孤立肿块。患者常常有程度不等、性质不同的乳腺疼痛。

(三)特殊类型乳腺癌

1.隐性乳腺癌

隐性乳腺癌(occult breast cancer,OBC)是一种以转移灶为首发表现,而体格检查及钼靶x等检查找不到乳腺原发病灶的特殊类型乳腺癌。转移灶以腋窝淋巴结肿大最为常见,少数情况是在其他部位发现转移性乳腺癌。隐性乳腺癌与T0期乳腺癌完全不同,后者属早期乳腺癌,体格检查虽然扪不到乳房包块,但辅助检查如钼靶摄片、MRI等可发现乳房内病灶,患者多无腋窝淋巴结肿大。

隐性乳腺癌约占乳腺癌伴腋淋巴结转移患者的0.5％,占所有乳腺癌病例的0.3％～1％。国内天津肿瘤医院资料显示:2/3隐性乳腺癌患者的乳房切除标本内可找到原发灶,约75％隐性乳腺癌属浸润性导管癌,发病部位多为外上象限,45％的标本为多中心病灶。

发现腋窝肿大淋巴结时,细针穿刺活检可作为首选的诊断手段,但阴性结果不能排除恶性病灶,如穿刺活检阴性,应进行手术切除活检。对90％以上的女性患者如果能确定为腺癌则支持同侧隐性乳腺癌的诊断。对切除的癌转移淋巴结必须进行ER、PR检测,一是为了指导内分泌治疗,二是为了进一步明确诊断;阳性结果提示乳腺癌,约50％的女性乳腺癌患者表现为ER阳性。但ER、PR阴性不能排除乳腺癌。

隐性乳腺癌应该采用以手术为主的综合治疗。传统手术方式为根治术或改良根治术,应用新的检测手段如MRI检测到原发肿瘤后则可行保乳治疗,即行单纯肿瘤切除术或象限切除术联合腋窝淋巴结清扫。术后根据病理检查结果,按照普通乳腺癌辅以化疗、放疗及内分泌治疗。其预后与相同分期的非隐性乳腺癌相似。

2.双侧乳腺癌

两侧乳房同时或先后独立发生的原发性乳腺癌称为双侧原发性乳腺癌(bilateral primary breast cancer,BPBC)。发现两侧乳腺癌的时间等于 6 个月为同时性双侧乳腺癌,发现两侧乳腺癌的间隔时间大于 6 个月称异时性双侧乳腺癌。异时性双侧乳腺癌间隔时间最长可达 20 多年。BPBC 诊断标准为:①双侧乳腺癌的病理类型不同;②双侧乳腺癌组织中分别可找到原位癌成分;③异时性双侧乳腺癌病理组织学类型虽然相同,但是第一癌无局部复发、淋巴结转移及远处转移;④第一原发性乳腺癌治疗后 5 年以上对侧发生的乳腺癌。

双侧原发性乳腺癌占乳腺癌病例比率,国外报告为 5%～15%,国内报告为 1.4%～7.7%。双侧乳腺癌与单侧乳腺癌病理类型无明显差异,双侧乳腺癌第一癌与第二癌病理类型可能相同也可以不同,以浸润性导管癌居多数。双侧乳腺癌与单侧乳腺癌的临床表现及 X 线钼靶摄片影像无明显区别,同时性双侧乳腺癌与异时性双侧乳腺癌摄片特点也无明显不同,但异时性双侧乳腺癌第二侧病变常较第一侧小,表现为多中心性,侵犯淋巴结的机会也较小。多数文献报道与单侧乳腺癌相比,双侧乳腺癌腋淋巴结阳性率较高,可能与双侧癌灶均能发生淋巴结转移有关。

双侧原发性乳腺癌需要与对侧转移性乳腺癌相鉴别,因为两者的治疗及预后完全不同。前者两侧乳腺癌均为原发癌,均可能治愈;而后者属晚期乳腺癌。

可手术的双侧原发性乳腺癌的治疗原则与单侧乳腺癌基本相同,即以手术治疗为主的综合治疗。手术方式包括标准根治术、改良根治术,有适应证者也可选用保乳手术。同时发现的BPBC 按 TNM 分期较高一侧原则确定术后治疗方案和治疗顺序,先后发现的 BPBC 按两个单发乳腺癌治疗。术后治疗参照单侧乳腺癌治疗的基本原则,根据临床病理分期的早晚、病理组织学类型、淋巴结转移情况和激素受体及 Her-2 基因表达情况等选择放疗、化疗、内分泌治疗和生物治疗。研究发现双侧原发性乳腺癌的预后与单侧乳腺癌无明显差别,同时性与异时性双侧乳腺癌的预后各家报道不同。

3.妊娠/哺乳期乳腺癌

是指从妊娠开始至妊娠结束后 1 年内(包括哺乳期间)发生的原发性乳腺癌。国内报告妊娠/哺乳期乳腺癌在妊娠/哺乳期妇女中的发病率为 1/3000～1/10 000,占全部乳腺癌的 1.5%～8.2%。

妊娠/哺乳期乳腺癌多为非特殊型浸润性癌,尤以弥漫性浸润型者为多,肿瘤分化较差,ER、PR 阳性率低,且多呈双阴性,HER-2/neu 常过表达。其恶性程度常高于非妊娠/哺乳期乳腺癌。

妊娠/哺乳期乳腺癌的发病年龄平均为 35 岁,患者起病隐匿、进展迅速、症状期短。常见的体征多为乳房皮肤红肿、皮温增高、触痛明显等类似炎性乳癌的表现。查体多可发现较大的乳房肿块,同时伴有腋淋巴结或锁骨上淋巴结肿大。部分患者不愿中止妊娠和哺乳而延误病情,所以大多数妊娠/哺乳期乳腺癌患者的临床分期比非妊娠/哺乳期乳腺癌患者晚且预后差,临床误诊率也高。

妊娠/哺乳期乳腺癌的治疗原则与非妊娠/哺乳期乳腺癌相同,均应采用手术为主的综合治疗。尽管目前尚未发现妊娠期乳腺癌对胎儿造成的损害(癌细胞不能通过胎盘),但是乳腺癌放疗、化疗均会影响胎儿发育、引起畸形,因此诊断明确者原则上应终止妊娠、停止哺乳。改良根治术是妊娠/哺乳期乳腺癌患者的首选手术方法。在妊娠早、中期,应尽早终止妊娠,实施手术;在妊娠末期可待分娩后再进行手术治疗。妊娠终止前,应该避免抗癌药物治疗及放射治疗;对拒绝终止妊娠的患者,以单纯手术治疗为宜,放疗、化疗应列为禁忌。

4.炎性乳癌

是一类侵袭性最强的乳腺癌,多数为分化差的浸润性导管癌。占所有乳腺癌的 1%～3%,多见于妊娠、哺乳期妇女。

临床表现同急性乳腺炎,乳房皮肤红、肿、热、痛、厚度增加。体检可以见到典型的"橘皮征",其组织病理学特征为皮下淋巴管有成簇癌细胞堵塞形成癌栓,腋窝淋巴结肿大常见。临床上怀疑为炎性乳腺癌者必须进行穿刺活检,由于不易获得足够的细胞量,需要增加针吸次数。

炎性乳腺癌明确诊断后,应该及时进行化疗,即所谓新辅助化疗。根据新辅助化疗反应与结果,制订进一步的治疗方案,如手术、放疗、化疗、内分泌治疗。炎性乳癌的预后极差,综合治疗后 5 年生存率仅为 25%～48%。

5.男性乳腺癌

是少见的恶性肿瘤,在人群中的发病率约为 1/10 万,占全部乳腺癌患者的 1%。男性乳腺癌有明显的种族差异,白种人发病率最低,非洲黑人最高。

男性乳腺癌的组织病理学类型与女性乳腺癌基本相同,以分化良好的非特殊性浸润癌最为常见,因男性乳腺无腺泡发育,所以小叶癌少见。

男性乳腺癌好发年龄为 50～60 岁,多以乳腺肿块就诊,体格检查发现乳晕下肿块,无疼痛,一般为单侧,容易与皮肤及胸肌粘连。腋窝常常能触及肿大的淋巴结。

男性乳腺癌的治疗原则与女性乳腺癌相同,采用以手术为主的综合治疗。改良根治术为首选手术方式,如果肿瘤侵犯胸肌,应该选择经典的根治术。放射治疗与化学治疗对男性乳腺癌有重要意义,可以显著提高生存率,实施原则与女性乳腺癌相同。男性乳腺癌患者 ER 阳性率可达 75% 以上,提示其对内分泌治疗敏感。他莫昔芬为:ER(+)男性乳腺癌患者首选药物,适用于任何年龄的患者。男性乳腺癌内分泌治疗应该遵循如下原则:①已经手术、ER(+)者术后服用他莫昔芬 5 年;②无论 ER 状态,局部复发或远处转移患者均可服用他莫昔芬治疗,无效者可考虑施行睾丸切除术。睾丸间质细胞对放射线不敏感,所以不用放射去势。

【治疗对策】

(一)治疗原则

乳腺癌的治疗方法有手术、放疗、化疗、内分泌以及靶向治疗等。早期乳腺癌主要的治疗方式是以手术为主,术后予以必要的放疗、化疗以及内分泌治疗等的综合措施;对中、晚期的乳腺癌,手术可以作为配合全身性治疗的一个组成部分。

按照肿瘤部位及临床瘤期,乳腺癌治疗原则如下:

1.早期乳腺癌

指临床 Ⅰ、Ⅱ期的能手术治疗的乳腺癌,以手术治疗为主。手术方式可采用改良根治术或保留乳房的手术方式。病灶位于内侧或中央者必要时需同时处理内乳淋巴结,术后根据患者的年龄、病灶部位、淋巴结有无转移以及激素受体等决定辅助后续治疗。

2.局部晚期乳腺癌

指临床ⅢA及部分ⅢB期病例,此类病例以往单纯手术治疗的效果欠佳,目前采用术前新辅助化疗,使肿瘤降期以后再决定手术的方式,如术前化疗后肿瘤退缩不明显,必要时可给予放射治疗,手术后应继续予以必要的辅助治疗。

3.晚期

指临床部分ⅢB及Ⅳ期病例,应以化疗及内分泌治疗为主,而手术及放疗可作为综合治疗的一部分。

（二）术前准备

1.一般术前准备

同其他常规手术。

2.特殊术前准备

(1)不可触及病灶的精确定位:如钼靶 X 线、MRI 等立体定位下的钩状钢丝(hook wire)留置法。

(2)需前哨淋巴结活检(sentinel lymph node biopsy,SLNB)的乳腺手术:术前 4~20 小时注射核素示踪剂(如^{99}Tc 标记的硫胶体)。注射部位为原发肿瘤或原发肿瘤切除后的残腔周围的乳腺组织、肿瘤实质内、原发肿瘤表面的皮下组织或者患侧的乳晕下组织。目前未见关于各种不同的注射方法对成功率和假阴性率的影响。但注射到肿瘤实质内有促进肿瘤转移的危险,不提倡。

(3)心理方面准备:影响保乳治疗决策的一个极为重要的因素是患者自身对于治疗的看法,患者自身对保乳治疗的理解和认可是保乳治疗得以实施的必要前提,所以医师在手术前应与患者就保乳治疗与根治术的优缺点做详细的讨论。患者在对治疗做出选择时应考虑到:①局部复发的可能性和结局;②心理调节,包括对肿瘤复发的恐惧、性生活方面的适应、身体功能的恢复等方面;③经济条件、就医条件等,能否确保术后放疗等后续治疗的完成。

（三）治疗方案

1.手术治疗

自从 1890 年 Halsted 建立了乳腺癌根治术以来,该术式一直被认为是治疗乳腺癌的经典术式。1948 年 Handley 在根治术的同时做第 2 肋间内乳淋巴结的活检,证实内乳淋巴结也是乳腺癌转移的第一站淋巴结,从而开展了各种清除内乳淋巴结的扩大根治术。以后又有作者将手术范围扩大到锁骨上及前纵隔淋巴结,但此类手术增加了并发症而疗效无提高而被弃用。1970 年以后较多采用的是保留胸肌的改良根治术。1980 年以后由于对乳腺癌生物学行为的进一步了解,同时从大量的资料中看到,虽然手术范围不断地扩大,但治疗后的疗效无明显提高,手术治疗后的失败原因主要是肿瘤细胞的血道转移。即使 Ⅰ 期病例中术后仍有 10%～15%的患者因血道转移而失败。因而认为乳腺癌自发病起即是一个全身性疾病。同时由于目前所发现的患者的病期较以往为早，淋巴结转移率较以往低，并且由于化疗的应用，放射治疗设备的改善，放射技术的改进，如目前应用的超高压直线加速器及三维立体定位适形放疗等治疗方法的应用，使病灶部位可达到恰当的剂量，因而近年来保留乳腺的手术得到了逐步的推广应用。

　　以往对乳腺癌的手术治疗，不论采用何种手术方式都需常规作腋淋巴结的清扫，目的是防止区域淋巴结的复发，同时根据淋巴结的病理检查决定术后辅助治疗的应用及判断预后。然而各期乳腺癌的淋巴结转移率平均为 40%～50%，而一期病例的转移率为 20%～30%，因而如常规的淋巴结清除可使 50%～60% 的患者接受了不必要的手术，同时增加了术后的并发症如上肢水肿、淋巴积液及功能障碍等，实际上肿瘤向区域淋巴结转移时总是有一个淋巴结首先受到癌细胞的转移，称之为前哨淋巴结(sentinel lymph node)，该淋巴结如有转移则表明腋淋巴结已有癌转移，在该淋巴结阴性时，其他淋巴结有转移的可能性<3%。因此，近年来研究如何正确找到该淋巴结，并予以活检，如该淋巴结病理证实有转移时则进一步做腋淋巴结清扫，如无转移时则可不必施行淋巴结清扫术。这一乳腺癌治疗观点的确立，是 20 世纪 90 年代乳腺外科的一个重要进展(首次写入最新第 7 版《外科学》教材)。

　　(1)手术指征

　　1)手术适应证：临床 0、Ⅰ、Ⅱ 及部分Ⅲ期病变，无其他内科禁忌证者。

　　2)手术禁忌证：有以下情况之一，不适合手术治疗：①乳房及其周围皮肤有广泛水肿，其范围超过乳房面积的一半以上；②肿块与胸壁(指肋间肌、前锯肌及肋骨)固定；③腋下淋巴结显著肿大，且已与深部组织紧密粘连，或患侧上肢水肿或有明显肩部胀痛；④乳房及其周围皮肤有卫星结节；⑤锁骨上淋巴结转移；炎性乳腺癌；已有远处转移。

　　(2)手术时机：因恶性肿瘤组织有较丰富的血液循环及淋巴引流，所以任何损伤和刺激，都有可能使肿瘤细胞沿血管及淋巴管扩散转移，无论是穿刺细胞学或组织学检查，也无论针头粗细，总是有伤检查，因此难免有使肿瘤细胞扩散的可能，但穿刺毕竟较肿块部分切除的损伤小，既方便安全，诊断率又高。所以患者在行乳腺穿刺后，如证实为恶性，应争取尽早手术，最好不超过 1 周，最迟不能超过 2 周。如因其他原因不能及时手术，可先行化疗，以防癌细胞扩散。

　　(3)手术方法：乳腺癌的手术方式很多，手术范围可自局部切除及合并应用放射治疗直到扩大根治手术，但是没有一种固定的手术方式适合各种不同情况的乳腺癌。对手术方式的选择应结合具体的医疗条件来全面考虑，如手术医师的习惯，放射治疗和化疗的条件，患者的年龄、病期、肿瘤的部位等具体情况，以及患者对外形的要求。

　　1)乳腺癌根治术：最常用亦是最经典的肿瘤外科治疗的术式。手术一般可在全麻或高位硬脊膜外麻醉下进行。可根据肿瘤的不同部位采用纵向或横向切口皮肤切除范围可在肿瘤外3～4cm，皮瓣剥离时在肿瘤周围宜采用薄皮瓣法，将皮下脂肪组织尽量剥除，在此以外可逐渐保留皮下脂肪组织，但不要将乳腺组织保留在皮瓣上。皮瓣剥离范围内侧到胸骨缘，外侧到腋中线。先切断胸大、小肌的附着点。保留胸大肌的锁骨部，这样可以保护腋血管及神经。仔细解剖腋窝及锁骨下区，清除所有脂肪及淋巴组织，尽可能保留胸长及胸背神经，使术后上肢高举及向后运动不受障碍，最后将整个乳房连同周围的脂肪淋巴组织、胸大肌、胸小肌和锁骨下淋巴脂肪组织一并切除。术毕在腋下做小口，置负压引流，以减少积液，使皮片紧贴于创面。

2)乳腺癌改良根治术:该手术目的是切除乳房及清除腋血管周围淋巴脂肪组织,保留胸肌。使术后胸壁有较好的外形,且手术切口大都采用横切口,皮瓣分离时保留薄层脂肪。术后可有较好的功能及外形,便于需要时做乳房重建手术。手术方式有:①保留胸大、小肌的改良根治Ⅰ式(Auchincloss 手术);②保留胸大肌切除胸小肌的改良根治Ⅱ式(Paley 手术)。手术大都采用横切口,皮瓣分离与根治术相似,在改良根治Ⅰ式手术时可用拉钩将胸大小肌拉开,尽量清除腋血管旁淋巴脂肪组织,但清除范围仅能包括腋中、下群淋巴结。而改良根治Ⅱ式,由于切除胸小肌使腋血管周围的解剖能达到更高的位置,一般可以将腋上群淋巴结同时清除。此手术方式适合于微小癌及临床第Ⅰ、Ⅱ期乳腺癌,然而由于保留了胸肌,使淋巴结的清除不够彻底,因而对临床已有明确淋巴结转移病例的应用有一定的限制。

3)乳腺癌扩大根治术:Handley(1948)在乳腺癌根治术的同时作第 2 肋间内乳淋巴结的活检,国内李月云等(1955)报道根治术时内乳淋巴结活检的阳性率为 19.3%(23/119),证实内乳淋巴结与腋下淋巴结同样是乳腺癌的第一站转移淋巴结。复旦大学肿瘤医院在 1242 例乳腺癌扩大根治术病例中,腋淋巴结转移率为 51%,内乳淋巴结转移率为 17.7%。肿瘤位于乳房外侧者内乳淋巴结转移率为 12.9%,位于内侧及乳房中央者为 22.5%。因而根治术时同时将第 1~4 肋间内乳淋巴结清除称为扩大根治术。手术方式有:胸膜内法(Uthan 手术):手术将胸膜连同内乳血管及淋巴结一并切除。胸膜缺损用阔筋膜修补。该方法术后并发症多,现已较少采用。胸膜外法:切除第 2~4 肋软骨连同第 1~4 肋间乳内血管旁脂肪淋巴结一并切除。该方法的并发症并不比一般根治术多。虽然该手术方式目前已较少应用,但对临床Ⅱ、Ⅲ期尤其病灶位于中央及内侧者其 5 年与 10 年生存率较一般根治术提高 5%~10%,因而对病灶位于内侧及中央时该手术方式还是有应用价值的。

4)单纯乳房切除术:切除乳腺组织、乳头及表面皮肤和胸大肌筋膜。此方法适用于非浸润性癌、微小癌、湿疹样癌限于乳头者,亦可用于年老体弱不适合根治手术,或因肿瘤较大或有溃破、出血时配合放射治疗。

5)保留乳房的治疗方法:近年来由于对乳腺癌生物学特性的进一步了解,手术后失败的原因主要是癌细胞的血道扩散,因而即使扩大手术切除范围也不能减少血道扩散。自 1972 年起国际上有六组临床随机分组的研究比较对早期乳腺癌采用肿瘤局部切除,术后应用放射治疗与乳房切除术的效果相似。手术切除肿瘤连同周围部分正常乳腺组织(方式有肿瘤切除、肿瘤广泛切除或象限乳腺切除等)。然而各种术式的基本要求是手术切缘无残留癌细胞,同时腋淋巴结清除,术后用超高压放射线照射整个乳腺、锁骨上、下及内乳区淋巴结。

保乳治疗的适应证:保乳治疗主要应用于 0 期的导管原位癌和早期(即Ⅰ、Ⅱ期)浸润性乳腺癌。这些患者只要没有禁忌证就都可以视为保乳的适应证。另外,保乳治疗还可用于术前化疗取得满意效果的局部晚期乳腺癌和原本因为肿瘤比较大而不能进行保乳的Ⅱ期乳腺癌。

保乳手术绝对禁忌证:①既往做过乳腺或胸壁放疗;②妊娠期间的放疗;③钼靶摄片显示弥漫性可疑或癌性微钙化灶;④病变广泛,不可能通过单一切口的局部切除就达到切缘阴性且不致影响美观;⑤阳性病理切缘。

保乳手术相对禁忌证:①累及皮肤的活动性结缔组织病(尤其是硬皮病和狼疮);②肿瘤直径>5cm(2B 类);③灶性阳性切缘;④已知存在:BRCA1/2 突变的绝经前妇女;⑤等于 35 岁

的妇女。

6)"保腋窝"通过前哨淋巴结活检术(SLNB)来实施:前哨淋巴结指患侧腋窝中接受乳腺癌淋巴引流的第一枚淋巴结,可采用示踪剂显示后切除活检。根据前哨淋巴结的病理结果预测腋淋巴结是否有肿瘤转移,对淋巴结阴性的乳腺癌患者可不做腋淋巴结清扫,以减少术后患肢淋巴水肿等并发症。该项工作是 20 世纪 90 年代中乳腺外科的一个里程碑式的进展。前哨淋巴结活检适用于临床腋淋巴结阴性的乳腺癌患者,对临床Ⅰ期的病例其准确性更高。示踪剂有蓝色染料和放射性核素两种。一般注射于肿瘤周围的乳腺实质内,于腋毛区下缘作切口,先找到蓝染的淋巴管,沿着其引流方向即可发现蓝染的淋巴结即前哨淋巴结。放射性核素常用的有 ^{99m}Tc 标记的硫胶体等,将其注射于肿瘤周围的乳腺实质内,根据放射性胶体颗粒的大小,在一定时间内用 γ 计数器探测腋窝区放射性核素热点,热点附近做切口,并在 γ-计数器引导下寻找放射性核素浓聚的淋巴结即前哨淋巴结。亦可在术中同时使用染料和核素示踪两种方法,旨在降低假阴性率。前哨淋巴结阳性的乳腺癌患者需做腋淋巴结清扫,阴性者免于腋淋巴结清扫。

(4)手术方法评估:就乳腺癌手术术式的发展而言,早期以局部切除及全乳房切除治疗乳腺癌,治疗结果悲观,自 1894 年美国 Halsted 提出乳腺癌根治术以来,该术式以其较前良好的术后效果,半个世纪以来并无争论;20 世纪 50 年代有扩大根治术问世,但随着手术范围的扩大,发现术后生存率并无明显改善。这一事实促使不少学者采取缩小手术范围以治疗乳腺癌,保留胸肌的改良根治术应运而生。1979 年美国国立癌肿研究院对乳腺癌的治疗作了专题讨论,并提出对Ⅰ、Ⅱ期乳腺癌患者,改良根治术与根治术同样有效。近 20 余年来 Fisher 对乳腺癌的生物学行为做了研究,通过动物实验及前瞻性随机临床试验,1971 年 Fisher 领导的 NSARP(B-04)对 1700 余例乳腺癌患者的乳腺癌根治术、全乳房切除术及全乳房切除区域淋巴结照射的手术方法进行效果评估,2002 年公布了随访 25 年的结果,三组治疗的无病生存率、无转移生存率及总生存率无明显差异。1976 年 Fisher 开始另一组随机临床试验(NSABP B-06),对 1 800 余例肿瘤小于 4cm 的Ⅰ、Ⅱ期乳腺癌患者,评估保留乳房乳腺癌切除术、保留乳房乳腺癌切除术加放疗和全乳房切除术的治疗效果,2002 年公布了随访 20 年的结果,发现三组的无病生存率、无转移生存率及总生存率也相似,而保留乳房乳腺癌切除术后同侧乳房癌肿复发的概率高于术后加放疗组,从而确定了保乳手术后放疗的必要性。基于以上资料,Fisher 提出乳腺癌自发病开始即是一个全身性疾病,手术范围似不影响治疗结果,并力主缩小范围,而加强术后综合辅助治疗。目前应用的多种手术方式,包括保留乳房乳腺癌切除术均属治疗性手术,而不是姑息性手术。

针对乳腺癌选择性腋窝淋巴结清扫(即Ⅲ级腋窝清扫原则)、内乳淋巴结的外科处理原则以及乳腺镜辅助下乳腺癌外科等手术方法的评估,今后还需遵循以上"循证医学"的原则来开展完成。

(5)手术方案选择:关于手术方式的选择目前尚有分歧,但没有一个手术方式能适合各种情况的乳腺癌。手术方式的选择还应根据病理分型、疾病分期、手术医师的习惯及辅助治疗的条件而定。对可切除的乳腺癌患者,手术应达到局部及区域淋巴结能最大限度地清除,以提高生存率,然后再考虑外观及功能。对Ⅰ、Ⅱ期乳腺癌可采用乳腺癌改良根治术及保留乳房的乳腺癌切除术,其中针对临床腋窝淋巴结阴性的患者,可通过前哨淋巴结活检术进行"保腋窝"乳腺癌外科手术治疗。

在国内综合辅助治疗较差的地区,乳腺癌根治术还是比较适合的手术方式。胸骨旁淋巴结有转移者如术后无放疗条件可行扩大根治术。

以下是一些特殊性乳腺恶性肿瘤的治疗方案选择:

(1)妊娠及哺乳期乳腺癌:我国乳腺癌发生在妊娠或哺乳期者约占乳腺癌中 7%～12%。妊娠及哺乳期由于体内激素水平的改变、乳腺组织增生、充血、免疫功能降低,使肿瘤发展较快,不易早期发现,因而其预后较差。

妊娠及哺乳期乳腺癌的处理关系到病员和胎儿的生命,是否需要中止妊娠应根据妊娠时间及肿瘤的病期而定。早期妊娠宜先中止妊娠,中期妊娠应根据肿瘤情况决定,妊娠后期应及时处理肿瘤,待其自然分娩。许多报道在妊娠后期如先处理妊娠常可因此而延误治疗,使生存率降低,哺乳期乳腺癌应先中止哺乳。

治疗应采用综合治疗,部分患者需做术前辅助治疗,以后再做手术,术后继续化疗。应根据病情决定是否需做放疗,预防性去势能否提高生存率尚有争论。无淋巴结转移病例的预后与一般乳腺癌相似,但有转移者则预后较差。

(2)隐性乳腺癌:隐性乳腺癌是指乳房内未扪及肿块而已有腋淋巴结转移或其他部位远处转移的乳腺癌,占乳腺癌 0.3%～0.5%。原发病灶常很小,往往位于乳腺外上方或其尾部,临床不易察觉。腋淋巴结的病理检查、激素受体测定及乳腺摄片有助于明确诊断。病理切片检查提示肿瘤来自乳腺的可能时,如无远处转移,即使乳腺内未扪及肿块亦可按照乳腺癌治疗。术后标本可先行 X 线摄片常可提示病灶部位,在该处进行病理检查可能发现原发病灶,预后与一般乳腺癌相似。但由于已有腋淋巴结转移,手术前后应行综合治疗。

(3)炎性乳腺癌并不多见,此类肿瘤生长迅速,发展快,恶性程度高,预后差。局部皮肤可呈炎症样表现,开始时比较局限,不久即扩展到乳房大部分皮肤,皮肤发红、水肿、增厚、粗糙、表面温度升高、肿块边界不清,腋淋巴结常有肿大,有时与晚期乳腺癌伴皮肤炎症难以鉴别。

治疗主要用化疗及放疗,一般不做手术治疗。

(4)乳腺恶性淋巴瘤:乳腺原发恶性淋巴瘤属于结外形淋巴瘤,较少见。发病年龄常较轻,表现为一侧或双侧乳房内一个或多个散在的活动性肿块,边界清楚,质韧,与皮肤无粘连,有时伴浅表淋巴结或肝脾肿大。临床检查不易确诊,常需活检才能明确。治疗可用手术与放疗及化疗的综合治疗。

(5)乳腺间叶组织肉瘤:乳腺间叶组织肉瘤较少见,性质与身体其他部位的间叶组织肉瘤相似,其中以纤维肉瘤较多见。此外,还有血管肉瘤、神经纤维肉瘤等。症状常为无痛性肿块,圆形或椭圆形,可呈结节分叶状,边界清,质硬,与皮肤无粘连,淋巴结转移少见。

治疗应采用手术切除。失败原因常为血道转移,局部切除不彻底时可有局部复发。

(6)乳腺恶性分叶状肿瘤:本病与纤维腺瘤、巨纤维腺瘤同属乳腺纤维上皮型肿瘤,发病年龄为 20～69 岁,病程较长,生长缓慢,瘤体有时很大,边界清楚,呈结节分叶状,质地韧如橡皮,部分区域可以呈囊性,表面皮肤有时由于瘤体张力大而呈菲薄,光滑水肿状,有时有表明曲张静脉,很少淋巴结转移,为 4%～5%。病理切片根据间质细胞的不典型程度、核分裂数等将肿瘤分为高度分化、中度分化及分化差三类。治疗方法主要是手术切除,手术范围可以作单纯乳房连同胸大肌筋膜切除,如有肿大淋巴结者则可予一并切除。预后与手术方式及肿瘤分化程度有关。局部切除的复发率较高,但复发后再做彻底切除仍可获得较好的效果;中度及高度恶性肿瘤易有血道转移,化疗及放疗的效果尚难评价。

(7)男性乳腺癌:男性乳腺癌约占乳腺癌病例的 1%,发病年龄在 50～60 岁,略高于女性乳腺癌。病因尚未完全明了,但与睾丸功能减退或发育不全,长期应用外源性雌激素以及肝功能失常有关。病理类型与女性病例相似,但男性乳腺无小叶腺泡发育,因而病理中无小叶癌。

男性乳腺癌的主要症状是乳房内肿块,可发生在乳晕下或乳晕周围,质硬。由于男性乳房较小,因而肿瘤容易早期侵犯皮肤及胸肌,淋巴结转移的发生亦较早。男性乳房肿块同时伴乳头排液或溢血者常为恶性病变的征象。

治疗应早期手术,术后生存率与女性乳腺癌相似,但有淋巴结转移者其术后 5 年生存率较差,为 30%～40%。晚期病例采用双侧睾丸切除术及其他内分泌治疗常有一定的姑息作用,其效果较女性卵巢切除为佳。

(8)湿疹样乳腺癌:湿疹样乳腺癌(Paget 病)亦少见,组织来源可能起自乳头下方大导管内的癌细胞,向上侵犯乳头,向下沿导管侵犯乳腺实质。早期时常为一侧乳头瘙痒、烧灼感、变红,继而变为粗糙、增厚、糜烂如湿疹样,可形成溃疡,有时覆盖黄褐色鳞屑样痂皮。病变可逐步累及乳晕皮肤。初起时乳房内常无肿块,病变进展后乳房内出现块物。组织学特点是乳头表皮内有腺体较大、胞质丰富、核大的 Paget 细胞,乳头部乳管内可见有管内癌细胞。早期不易与乳头湿疹相鉴别。恶性程度低,发展慢,较晚发生腋窝淋巴结转移。乳头糜烂部涂片或活组织检查可以明确诊断。

Paget 病病变限于乳头而乳房内未扪及肿块,临床分期属于原位癌时,做单纯乳房切除即可达到根治;乳晕受累时应作改良根治术;乳房内已有明确肿块时,其治疗方法及其预后与一般乳腺癌相似。

2.非手术治疗

(1)放射治疗:放射治疗(radiotherapy)与手术相似,也是乳腺癌局部治疗的手段之一。放射治疗以往常用于乳腺癌根治手术前后而作为综合治疗的一部分,近年来与早期病例的局部肿瘤切除组合成为一种主要的治疗手段。尤其在保留乳房的乳腺癌手术后,放射治疗是一重要组成部分,应用直线加速器可使到达肿瘤深部的剂量增加,局部得到足够的剂量可以减少局部复发,同时可以减少皮肤反应,术后患者能有较好的外形。靶区范围包括整个乳房、腋窝部乳腺组织。胸壁照射可采用双切线野,照射剂量为 46～50 Gy,肿瘤床局部再追加 10 Gy,同时做内乳及锁骨上区照射。

1)乳腺癌根治术后:对复发高危病例,放疗可降低局部复发率,提高生存质量。指征如下:①病理报告有腋中或腋上组淋巴结转移者;②阳性淋巴结占淋巴结总数 1/2 以上或有 4 个以上淋巴结阳性者和 T_3 病例;③病理证实胸骨旁淋巴结阳性者(照射锁骨上区);④原发灶位于乳房中央或内侧而做根治术后,尤其是腋淋巴结阳性者(照射锁骨上及内乳区);⑤腋淋巴结阳性少于 4 个和 T_3 或腋淋巴结阳性超过 4 个和 T_1～T_2 者为放疗的相对适应证。

放射设备用直线加速器或 60co,一般剂量为 50 Gy(5000 rad)/5 周,并鼓励乳腺外科医生术中放置金属标记物(如银夹)定位标记瘤床,便于术后精确照射。

2)术前放疗主要用于第Ⅲ期病例或病灶较大、有皮肤水肿者。照射使局部肿瘤缩小、水肿消退,可以提高手术切除率。术前放疗可降低癌细胞的活力,减少术后局部复发及血道播散,提高生存率。一般采用乳腺两侧切线野,照射剂量为 40 Gy/4 周,照射结束后 2～4 周手术。

炎性乳腺癌可用放射治疗配合化疗。

3)复发肿瘤的放射治疗,对手术野内复发结节或锁骨上淋巴结转移,放射治疗常可取得较好的效果。局限性骨转移灶应用放射治疗的效果也较好,可以减轻疼痛,少数病灶可以钙化。脑转移时可用全脑放射减轻症状。

(2)化学治疗(chemotherapy):根据大量病例观察,业已证明浸润性乳腺癌术后应用化学药物辅助治疗,可以改善生存率。乳腺癌是实体瘤中应用化疗最有效的肿瘤之一,对晚期或复发病例也有较好的效果,即化疗在整个治疗中占有重要的地位。由于手术尽量去除了肿瘤负荷,残存的肿瘤细胞易被化学抗癌药物杀灭。

浸润性乳腺癌伴腋淋巴结转移者是应用辅助化疗的指征。对腋淋巴结阴性者是否应用辅助化疗尚有不同意见,有人认为除原位癌及微小癌(直径<1cm)外均应用辅助化疗。一般认为腋淋巴结阴性而有高危复发因素者,诸如原发肿瘤直径大于 2cm,组织学分类差,雌、孕激素受体阴性,肿瘤 s 期细胞百分率高,癌细胞分裂象多,异倍体肿瘤及癌基因 Cer-B2 有过度表达及年龄小于 35 岁者,适宜应用术后辅助化疗。

化疗配合术前、术中及术后的综合治疗是近年来发展的方向。常用的化疗药物有环磷酸胺、氟尿嘧啶、甲氨蝶呤、蒽环类及丝裂霉素等,近年来还有一些新的抗癌药物如紫杉醇类,去甲长春碱(诺维本)等对乳腺癌都有较好的效果。联合应用多种化疗药物治疗晚期乳腺癌的有效率达 40%～60%。

术前化疗又称新辅助化疗的目的是使原发灶及区域淋巴结转移灶缩小使肿瘤降期,以提高手术切除率。同时癌细胞的活力受到抑制,减少远处转移且对循环血液中的癌细胞及亚临床型转移灶也有一定的杀灭作用。新辅助化疗也可了解肿瘤对化疗的敏感性。术后辅助化疗的目的是杀灭术时已存在的亚临床型的转移灶,又减少因手术操作而引起的肿瘤播散。一般都采用多药联合治疗的方案,常用的方案有磷酰酰胺、甲氨蝶呤、氟尿嘧啶三药联合方案(CMF 方案)及环磷酰胺、阿霉素(或表柔比星)、氟尿嘧啶方案(cAF 或 CEF 方案),以及近年来应用紫杉醇及诺维本等为主的联合方案。术后化疗对绝经期前已有淋巴结转移的病灶能提高生存率,对绝经后患者的疗效提高并不显著。术后化疗应在术后 1 个月内开始应用,每次用药希望能达到规定剂量的 85%以上,低于规定量的 65%以下时效果较差。用药时间为 6～8疗程,长期应用并不提高疗效,同时对机体的免疫功能亦有一定的损害。

晚期或复发性乳腺癌一般多采用抗癌药物及内分泌药物治疗,常用的方案有 CMF、CEF及紫杉醇、阿霉素(TA、TE)或诺维本、阿霉素(NA、NE)等方案,对激素受体测定阳性的病例,同时可予以内分泌药物合并治疗。

(3)内分泌治疗:早在 1896 年就有报道应用卵巢切除治疗晚期及复发性乳腺癌取得一定的疗效后,内分泌治疗已作为乳腺癌的一种有效治疗方法。以往根据患者的年龄、月经情况、手术与复发间隔期、转移部位等因素来选用内分泌治疗,其有效率为 30%～35%。20 世纪 70

年代以来,应用甾体激素受体的检测可以更正确地判断应用内分泌治疗的效果。

1)内分泌治疗的机制:乳腺细胞内有一种能与雌激素相结合的蛋白质,称为雌激素受体(ER)。细胞恶变后,这种雌激素受体可以继续保留,亦可以丢失。如仍保存时,细胞的生长和分裂仍受体内的内分泌控制,这种细胞称为激素依赖性细胞;如受体丢失,细胞就不再受内分泌控制,称为激素非依赖性细胞或自主细胞。雌激素对细胞的作用是通过与细胞质内的雌激素受体的结合,形成雌激素与受体复合物,转向核内而作用于染色体,导致基因转录并形成新的蛋白质,其中包括孕激素受体(PR)。孕激素受体是雌激素作用的最终产物,通常认为孕激素受体是雌激素受体活性的反应性标志。雌激素受体测定阳性的病例应用内分泌治疗的有效率为50%~60%,如果孕激素受体亦为阳性者,有效率可高达60%~70%,雌激素受体测定阴性的病例内分泌治疗有效率仅为5%~8%。

雌激素受体的测定方法有生化法(如葡聚糖包埋活性炭法及蔗糖梯度滴定法),近年来都采用免疫组织法,可用肿瘤组织的冷冻或石蜡切片检测。绝经后病例的阳性率高于绝经前病例。

雌激素受体及孕激素受体的测定可用以预测治疗的疗效和制订治疗方案。手术后受体测定阳性的病例预后较阴性者为好,此类病例如无转移者,则术后不必用辅助治疗或可用内分泌治疗。在晚期或复发病例中如激素受体测定阳性的病例可以选用内分泌治疗,而阴性的病例应用内分泌治疗的效果较差,应以化疗为主。

2)内分泌治疗的方法:有切除内分泌腺体及内分泌药物治疗两种。

①切除内分泌腺体中最常用的方法是双侧卵巢切除或用放射线照射卵巢两种方法,对绝经前雌激素受体测定阳性的患者常有较好的效果。尤其对有骨、软组织及淋巴结转移的效果较好,对肝、脑等部位转移则基本无效。此外,晚期男性乳腺癌病例应用双侧睾丸切除也有较好的效果。

卵巢切除作为手术后的辅助治疗,一般用于绝经前,雌激素受体测定阳性,有较广泛的淋巴结转移的患者,手术后应用预防性卵巢切除可以推迟复发,但对生存期的延长并不明显。

②内分泌药物治疗

A.抗雌激素类药物:目前最常用的内分泌药物是三苯氧胺,其作用机制是与雌激素竞争细胞内的雌激素受体,从而抑制癌细胞的生长。对雌激素受体测定阳性病例的有效率为55%~60%,而阴性者的有效率<8%。一般剂量为每日20mg口服,至少服用3年,一般服用5年。其毒性反应较少,常见为肝功能障碍,视力模糊,少数患者应用后有子宫内膜增厚,长期应用者发生子宫内膜癌的机会增多,因而应用过程中应定期进行超声波检查。对绝经后,软组织淋巴结及肺转移的效果较好。三苯氧胺用于手术后作为辅助治疗,对雌激素受体阳性病例可预防复发及减少对侧乳腺发生第二个原发癌的机会。

B.芳香化酶抑制剂:绝经后妇女体内雌激素来自肾上腺皮质分泌的胆固醇及食物中的胆固醇经芳香化酶的作用转化而成。芳香化酶抑制剂可以阻断绝经后妇女体内雌激素的合成,因而主要用于绝经后患者。第一代的芳香化酶抑制剂为甾体类的氨鲁米特,在应用的同时有抑制肾上腺的作用,需同时服用氢化可的松,以抑制垂体的负反馈作用。目前常用的为第三代芳香化酶抑制剂,如非甾体类的阿那曲唑,每日1次,每次1mg;来曲唑(letrozole),每日1次,每次 2.5mg 口服；甾体类的芳香化酶抑制剂乙烯美坦(exemestane)，每日 1 次，每次 25mg 口服，副反应不大，常见如恶心等，长期应用可引起骨关节酸痛、骨质疏松。对激素受体阳性，以及有骨、软组织、淋巴等部位转移的患者效果较好。目前，芳香化酶抑制剂已正式进入手术治疗后的辅助治疗。

C.孕酮类：如甲地孕酮、甲羟孕酮等对激素受体阳性的病例有一定的疗效，有效率为 10%～15%，主要用于绝经后的妇女，副反应有阴道排液、皮疹、水钠潴留等。

D.垂体促生殖激素释放素类似物(LH-RHa)：有诺雷得(zoladex)，其作用为抑制垂体促生殖腺激素的释放，因而在绝经前妇女应用后可起到类似卵巢切除的作用，多数患者应用后可以停经，但停用后可以有月经恢复，用法每月 1 次，3.6mg 肌内注射。

E.雄激素：如丙酸睾酮，可用于绝经前病例，对骨转移有一定的疗效，常用剂量每周肌注 2～3 次，每次 50～100mg，总量 4～6g，副作用常有男性化症状、水钠潴留、高血钙等。女性激素如己烯雌酚等已较少应用，对老年病例，长期应用三苯氧胺失效者可以试用。

(4)靶向治疗：靶向治疗是目前乳腺癌治疗研究的最前沿内容，而生长因子通路是分子靶向治疗的最适合"靶标"。目前临床上较多应用的是针对肿瘤 her2 基因高表达者，可应用曲妥珠单抗治疗。

【术后观察及处理】

乳腺癌标准根治及改良根治术后的常见并发症包括皮瓣坏死、皮下积液和患肢水肿。后二者亦会发生于保乳手术加腋窝淋巴结清扫的病例。术后观察也以预防和处理上述并发症为主。

(1)皮瓣坏死最常见，文献报道其发生率可达 10%～50%。预防皮瓣坏死，首先在术前应注意患者全身情况，纠正贫血及低蛋白血症等。术前设计好皮肤切口，并予标记。既要满足根治术标准，充分暴露术野，又可保留足够皮瓣关闭切口，必要时提早作好植皮的准备。术中操作应精细，皮瓣边缘厚度为 1～2mm 为宜，基底部厚度为 5～6mm，游离皮瓣可用电刀，但功率不宜过大。术毕观察皮缘血运，血运欠佳时可剪除皮下脂肪，使皮瓣变为全厚皮。缝合皮肤时张力不能过大，关闭以前用小血管钳夹住皮下组织，试测皮瓣游离动度，如不能对拢则向两侧游离，必要时减张缝合甚至植皮。术后在腋窝内及锁骨下方填塞蓬松纱布团，使皮瓣承压均匀。对术后皮瓣坏死面积较大者，行早期清创植皮。

(2)皮下积液主要为术后引流不畅所致，可因引流管放置不当或引流管扭曲、阻塞，导致创面积液或积血。预防包括术中解剖腋下时对可疑之束索状组织，给予切断结扎，防止淋巴管未扎所致术后渗液；创面彻底止血，给予创面喷洒医用蛋白胶；术后常规放置两根胶管引流，胸壁、腋窝各一条；缝合皮瓣时臂内收，使皮瓣自然对拢；术后腋窝加压包扎，可用普通绷带或弹性自粘绷带包扎，排除皮瓣下所有积液；常规负压吸引，术后 3～5 天拔除引流，7 天打开包扎绷带。目前有部分医院采用单纯引流管负压吸引而不需加压包扎的方法，可减少术后呼吸不畅，需根据引流量多少决定拔除引流时间，适当延长以减少皮下积液的发生。如有皮瓣下积液可在严格无菌下抽吸，残腔处用敷料绷带压迫，防止再度积液。

(3)患肢水肿主要表现为全手臂肿胀，多在术后半年至两年发生，进行性加重。发病原因是腋窝淋巴结被切除后，上肢淋巴回流受阻，偶尔由于血栓性静脉炎所致的静脉阻塞，静脉粘连及附近的淋巴结炎的影响。预防包括术中清扫淋巴结时勿高于腋静脉,同时减少对腋静脉牵拉等刺激。治疗上较为困难,可给予功能锻炼,局部按摩,循序加压理疗等促进回流,疗效欠佳。

【疗效判断和处理】

乳腺癌是一种自然病程较长的恶性肿瘤,因此其疗效判断也是依据长期无病生存率、总生存率、局部复发率、远处转移率等指标。在出现复发等情况后,仍然可以通过进一步的手术、化疗、放疗等方法继续延长生命。在这一过程中,随访起着重要的作用。

【出院后随访】

外科手术治疗是乳腺癌治疗的重要一环,却不是治疗的全部。通过科学合理的随访,得到必要的检查、及时的治疗,是乳腺癌患者术后长期生存的保障。

随访目的包括:①检查手术伤口愈合情况;②监督术后化疗、放疗等辅助治疗的实施情况;③监测同侧复发和对侧乳腺癌;④监测远处转移。

随访时间一般为:第一年,每3个月随访一次。后2年,每6个月随访一次。3年之后,每年随访一次。

随访内容:

(1)自我检查:每月自行乳房、胸壁和腋窝检查,发现异常及时就诊。

(2)B超:包括乳腺、腋窝、肝胆。对于服用三苯氧胺等内分泌药物的患者建议定期作子宫、卵巢及肝脏的B超检查。

(3)胸片:一年一次。

(4)骨扫描:一年一次。

(5)乳腺钼靶摄片:35岁以上患者一年一次。

(6)CT、MRI:随访中医生认为必要时。

【预后评估】

影响乳腺癌预后的因素很多,其相互关系错综复杂,应当综合各方面的因素来估计患者的预后。影响预后的主要因素有以下几个方面:①临床因素;②年龄:一般认为年轻的病例肿瘤发展迅速,淋巴结转移率高,预后差;③原发灶大小和局部浸润情况:在没有区域性淋巴结转移和远处转移的情况下,原发灶越大和局部浸润越严重,预后越差;④淋巴结转移;⑤肿瘤的病理类型和组织分化程度;⑥雌、孕激素受体阴性者预后差;⑦细胞增生率及 DNA 含量;⑧癌基因C-erbB-2 阳性者预后差。

乳腺癌的病因问题尚未解决,故真正可用于一级预防的手段极为有限,但谨慎地提出几种降低乳腺癌危险性的措施是有可能的,如青春期适当节制脂肪和动物蛋白质摄入,增加体育活动,鼓励母乳喂养婴儿,更年期妇女尽量避免使用雌激素,更年期后适当增加体育活动,控制总热量及脂肪摄入,避免不必要的放射线照射等。

第五章　腹外疝

【概述】

任何脏器或组织离开原来的部位,通过人体正常的或不正常的薄弱区或缺损、孔隙进入另一部分,即称为疝。发生于腹部的疝称腹部疝,其中以腹外疝为多见,它是由腹腔内脏器或组织连同腹膜壁层经腹壁或贫壁的薄弱区缺损、孔隙,向体表突出所形成,类似一个腹膜憩室。

腹外疝是外科最常见的疾病之一,其中以腹股沟区的腹外疝发生率最高,占90%以上,其次是股疝占5%左右,较常见的腹外疝还有切口疝、脐疝和白线疝。此外,尚有类别甚多的罕见疝。

【诊断步骤】

(一)病史采集要点

(1)疝块发生的部位、性质,是否具有可复性,是否随体位改变。

(2)疝块发生的时间,是否随病程的演进而变化。

(3)疝块的出现是否伴有局部胀痛和肠梗阻症状,以及泌尿系统和消化道症状。

(4)有无慢性咳嗽、慢性便秘、排尿困难等病史,有无腹部手术、外伤史和家族史。

(二)体格检查要点

1.一般情况

发育、营养、体重、精神、血压和脉搏。

2.局部检查

特别仔细地进行局部检查,应注意以下内容:

(1)是否有肿块,肿块在腹部的位置、大小、形状、质地、张力,以及是否有压痛、红肿、波动和肠鸣音、气过水声等。

(2)肿块是否具有可复性,若随体位改变或加压还纳肿块后,可否能够再现,其突出的途径及毗邻关系如何;疝环的位置、大小、强度;肿块近腹腔侧是否有蒂状组织。

(3)直肠指检:是否触及肿块、直肠前突或前列腺增生及其程度。

3.全身检查

不可忽视全身体格检查,应注意:

(1)是否有腹胀、肠型,腹部是否有压痛、肌紧张、反跳痛等腹膜刺激征,能否闻及肠鸣音亢进及气过水声,是否存在移动性浊音。腹壁是否有手术瘢痕。

(2)是否有耻骨上压痛、肾区叩击痛,肾脏是否肿大。

(3)有无老年慢性支气管炎及肺气肿体征,如杵状指、桶状胸、呼吸音粗糙或过轻音。有无循环系统体征。

(三)辅助检查要点

1.实验室检查

(1)血、尿常规:在可复性疝时通常无明显变化;当发生嵌顿或绞窄引发肠梗阻时,白细胞计数通常升高;若疝内容物为膀胱时,则可出现血尿。

(2)血生化:若伴有肠梗阻时,可出现水、电解质及酸碱平衡紊乱。

2.X线检查

(1)腹平片:嵌顿性或绞窄性腹外疝站立位时,可见肠胀气、阶梯状气液平等肠梗阻征象。

(2)胸片:可发现老年慢性支气管炎、肺气肿等改变。

(四)进一步检查项目

1.X线检查

(1)疝囊造影术:首先由加拿大医师介绍(1967)。疝囊造影术为疝外科的发展提供了有价值的资料。在第一次手术前,它可以作为精确的诊断,包括疝的类型、数目,以协助手术方式的选择,有效地减少遗留疝的发生。在手术后,此法既可诊断复发疝,又能较准确地分辨出遗留疝、新发疝或真性复发疝,疝造影术不是常规检查。适应证为:①病史中有可复性腹股沟肿块,但临床检查不能证实者;②下腹部有外伤史,经常隐痛不适,不能用其他原因解释者;③复发性疝,可准确显示疝囊数目、腹横筋膜破口或哆开处的部位、大小;④疝手术后的随访;⑤其他如对小儿单侧斜疝可考虑造影,另外在某些腹股沟区、下腹部或会阴部肿块诊断不明、需要鉴别时,也可考虑行造影以明确之,但不适用于嵌顿性腹外疝。

(2)胃肠钡剂造影:对腰疝诊断具有重要的提示价值。

2.超声波检查

(1)B超检查:有助于对疝的诊断,特别适用于隐匿性或隐蔽性疝的诊断和鉴别诊断。了解有无前列腺增生、尿潴留等。

(2)彩色多普勒超声检查:可以观察疝内容物的血供情况、血流速度,以了解有无绞窄及坏死。

3.近红外线扫描

近年来发现应用近红外线扫描对腹外疝诊断有所帮助,特别是对巨大疝块,如切口疝、腹股沟斜疝等,了解疝内容物的类型、腹壁缺损的范围,疝内容物是否绞窄等有一定价值。同时,在鉴别腹股沟斜疝与睾丸鞘膜积液或精索鞘膜积液时,比传统的"透光试验"更为可靠。

4.腹腔检查

主要适用于局部表现不明显的隐蔽部位的腹外疝或早期隐匿型腹外疝。

【诊断对策】

(一)诊断要点

1.病史

腹壁强度降低和腹内压增高是腹外疝的两大发病原因。因此,详尽询问病史,确切了解发病全过程、治疗史、治疗结果及相关病史是疝的主要诊断方法之一。

2.临床表现

具有典型疝块的局部和全身症状,又有明确的体征,确定疝是否存在,通常并无困难。因疝的种类及疝内容物的不同,其疝块的位置、大小、形态、张力及有无压痛等而各异。同时注意是否伴有肠梗阻表现。

3.辅助检查

X线造影、B超、近红外线扫描、腹腔镜等检查均可提供诊断依据。

4.手术

可为确诊提供证据。在具体病例的诊断过程中,必须明辨下列问题:①腹外疝是否存在及是何种疝;②是易复性疝或是难复性疝,还是嵌顿性疝;③疝内容物是否发生绞窄。

(二)临床类型

1.根据疝内容的病理变化和临床表现,腹外疝可分为下列类型

(1)易复性疝:凡疝内容很容易回入腹腔的,称为易复性疝。其特点为:①此类疝内容物可自行出入疝环,可无明确的病理生理紊乱,若为中空脏器且在疝囊内停留时间较久,则可出现腹胀、消化不良、便秘、尿频等症状;②疝内容物可以不是固定的肠袢或器官,疝环邻近的有一定活动度的腹内脏器都可能在某次发作时突出疝环,成为疝内容物,其突出与还纳常由于体位和腹压改变所致。

(2)难复性疝:疝内容不能完全回入腹腔内但并不引起严重症状的,称为难复性疝。其特点为:①常因疝内容物(多数是大网膜,也有小肠)反复疝出,表面受摩擦而损伤,与疝囊发生粘连所致;②疝内容物若为大网膜则没有明显的病理生理紊乱出现,若为中空脏器则可以出现较为明显的临床表现,如疼痛、肿胀、压痛、局部闻及肠鸣音亢进及高声调气过水声等病理生理紊乱,但疝内容物的血液循环良好。

(3)滑动性疝:腹膜外的脏器,在疝的形成过程中,可随后腹膜壁层而被上牵,也滑经疝门,遂构成疝囊的一部分,称为滑动性疝。其特点为:①常见脏器右侧为盲肠,左侧为乙状结肠或降结肠,前位是膀胱;②虽属难复性疝,但其病理学特点是与疝囊相连的组织内含有供应盲肠等脏器的主要血管,损伤切断后可使其失去活力;而难复性疝的粘连一般是可以分离的。

(4)嵌顿性疝:疝内容物突然不能纳回、发生疼痛等一系列症状者,称为嵌顿性疝。其特点为:①其主要病理特征是肠腔受压梗阻但其动静脉血运的供应尚未受阻,临床表现为急性肠梗阻症状;②其发生机制为弹力性或粪便性嵌顿均可以造成嵌顿的近端与远端肠袢内腔同时的完全性梗阻,属于闭袢性肠梗阻,也称为嵌闭性疝;③若嵌顿仅为肠壁的一部分,肠系膜并未进入疝囊,称之为肠管壁疝,或叫 Richter 疝,若嵌顿的内容物是 Meckel 憩室,则称为 Littre 疝,有些嵌顿肠管可包括几个肠袢,或呈"w"形,疝囊内各嵌顿肠袢之间的肠管可隐藏在腹腔内,这种情况称为逆行性嵌顿疝。

(5)绞窄性疝:嵌顿性疝,如不及时解除,其系膜受压渐重,先是静脉,后是动脉,血流逐渐减少,终至完全阻断,叫作绞窄性疝。其特点为:①疝块突然疝出肿大,伴有明显疼痛,与往常不同,不能回纳入腹腔;②疝块坚实、变硬、有明显压痛,令患者咳嗽时疝块无冲击感,也无膨胀性肿大;③出现急性机械性肠梗阻症状:剧烈的阵发性腹痛,伴有呕吐,排气排便停止,肠鸣音亢进,稍晚时还出现腹胀。

2.根据疝门(亦称疝环)所在的解剖部位的不同,腹外疝又可分为以下种类

(1)腹股沟斜疝:腹股沟斜疝是从腹壁下动脉外侧的腹股沟管深环(内环)处突出,通过全腹股沟管,向内下前方斜行,再穿过腹股沟管浅环(外环)形成的疝块,并可下降至阴囊。斜疝又有先天性和后天性两种。斜疝是最常见的腹外疝,国内统计表明斜疝约占各种疝的80%,占腹股沟疝的90%。斜疝多见于男性(占90%),右侧多于左侧(60%为右侧,25%为左侧,15%为双侧)。斜疝除了具有"膨胀性咳嗽冲击试验"阳性这一疝所具有的特征外,其最具特点

的是还纳疝内容物后,手指压迫深环口(腹股沟韧带中点上方 2cm 处)时肿块不再突出。

(2)腹股沟直疝:腹股沟直疝是从腹壁下动脉内侧,经 Hesselbach 三角区向前突出,不进入腹股沟管深环和陷囊的腹股沟疝。肿块多呈半球形,位于耻骨结节外上方。约占腹股沟疝的 5%,常见于老年体弱者,特别容易继发于长期咳嗽的老年慢性支气管炎及老年性前列腺增生症等疾病。

(3)股疝:凡腹腔内或盆腔内的脏器通过股环脱出至股管中,或者穿过股管脱出至大腿上端内侧皮下者,称为股疝,占腹外疝的 4%~5%。嵌顿发生率在 56%~70%。女性股疝患病较男性多 4~6 倍,一般统计,股疝约占女性各种疝的 30%。

(4)腹部切口疝:腹部切口疝是腹部手术后由于切口处瘢痕愈合不佳,部分腹壁缺损而造成腹内脏器脱出所形成的腹外疝,是一种医源性。临床较为多见,在疝发病率中约占 1.5%,在腹外疝中仅次于腹股沟和股疝居第三位。切口疝大多数发生于术后最初几周或几个月内,但也可在术后数年发生,特别易于发生在肥胖者,文献报道有 80% 发生在超体重者,尤以妇女多见,男女之比约为 1∶2.5。切口疝依据疝环大小分为 ①巨型:疝环直径大于 10cm;②中型:疝环直径在 5~10cm;③小型:疝环直径小于 5cm。腹部发口疝的严重程度主要取决于腹壁组织缺损的大小和腹壁肌肉缺损以及萎缩的程度。

(5)造口旁疝:造口旁疝是与肠造口有关的腹部切口疝,腹内脏器从肠造口旁间隙或腹壁薄弱处脱出。造口旁疝也是肠造口术后一个较常见的并发症。结肠造口旁疝的发生率高,分别为 10%~20% 和 5%~10%。肠双管造口比单管造口旁疝的发生率要高。造口旁疝大多发生在手术后近期,主要与造口部位的选择,如经腹切口处造口;局部因素,如造口处感染等;全身因素,如营养不良、慢性咳嗽使腹内压升高等有关。肥胖者腹腔内径和造口半径均较体瘦者为大,故更易发生造口旁疝。由于造口旁疝的颈部较宽大,一般疝内容物嵌顿、绞窄的发生率较低。

(6)脐疝:凡内脏由脐环中脱出者,统称为脐疝。在临床上可分为婴儿脐疝和成人脐疝。婴儿脐疝是因脐部发育不全,脐环没有完全闭锁,当腹内压骤然增加时,内脏经脐环突出而形成的腹外疝,是一种先天性发育缺陷。其发病率较高,在新生儿中占 5%~10%,早产儿、低体重儿多见。成人脐疝多为后天获得性,腹内压升高是主要原因。多发生于中年肥胖的经产妇女,常见诱因是妊娠大网膜脂肪过多、慢性咳嗽、腹水等。肿块多在脐环上缘处疝出,在脐部可见半球形疝块。

(7)白线疝:所有发于腹部中线的疝,除脐疝外都统称为白线疝。脐上远较脐下常见,又称上腹疝。白线疝是一种较少见的腹外疝(占 0.4%~3%),多发于 20~40 岁,男性多于女性,男女之比为 5∶1。根据有元疝囊可分为:①无疝囊型:只有腹膜外脂肪垂脱出;②有疝囊型:其疝内容物多为大网膜,肠管或胃壁少见。上腹肿块是其主要体征,用手指夹住肿块向外牵拉可诱发疼痛是白线疝的特征。

(8)半月线疝:半月线疝又名 Spigel 疝,是经 Spigel 筋膜突出的疝。Spigel 筋膜是位于腹直肌外侧的腹横筋膜,此筋膜自第八、第九肋软骨水平开始向下,呈弧形,达耻骨结节。它在脐下方与半环线交界处最宽,也是最薄弱处,半月线疝多见于此处。其发病年龄多在 50 岁左右,左右之比为 1.6∶1。半月线疝较易发生嵌顿和绞窄。

(9)闭孔疝:腹腔内脏器经髋骨的闭孔中突出的疝称为闭孔疝,属骨盆疝(还包括会阴疝、坐骨疝)是较为少见的腹外疝。闭孔疝多见于女性,男女之比约为1:6。凡致闭孔管周围脂肪组织丧失而腹内压增高者,均可发生此疝。根据不同的疝出途径,通常将闭孔疝分为三型:①在闭孔管内;②在闭孔外肌的中上肌束之间;③在闭孔外膜与内膜之间。但无论何种情况,部位根深,除非疝囊很大,否则不易在股部扣及肿物。疝内容物多为小肠,由于疝环小而无弹性,常易嵌顿且在短期内发生绞窄,容易被延误诊断和治疗,肠坏死率可高达50%。临床上,闭孔疝主要表现有 Howship-Romherg 征和肠梗阻症状,有意义的体征为:①股三角上方及卵圆窝处的检查,约20%的患者可触及一圆形肿块,伴有轻压痛;②直肠指检,部分患者可以发现其患侧骨盆前壁闭孔区,有条索状疝块,有绞窄时,如将患肢外展,则肿块触痛明显加剧;③由于疝块小而深,不易被发现,直肠离闭孔较远,因而,部分患者经阴道检查,可使肿块较易被发现;④闭孔疝钳闭时,患侧下腹部及耻骨上区可有明显的肌卫、压痛、反跳痛等腹膜炎体征。此外,腹部的 X 线片上,除了一般性的肠梗阻表现外,有时可以见到耻骨上缘有固定充气肠曲阴影,改变体位后,重复检查,该项发现依旧不变。闭孔疝的发病率远较其他疝为低,但误诊率较高,达80%左右。常见误诊的疾病为:①肠梗阻;②腹膜炎;③关节炎。

(三)鉴别诊断要点

1.腹股沟疝

(1)斜疝与直疝

1)发病年龄:斜疝多见于儿童及青壮年;直疝多见于老年人。

2)突出途径:斜疝经腹股沟管突出,可入阴囊;直疝由直疝三角突出,不入阴囊。

3)疝块外形:斜疝呈椭圆或梨形,上部呈蒂柄状;直疝呈半球形,基底较宽。

4)回纳疝块后压住深(内)环斜疝疝块不再突出;直疝疝块仍可突出。

5)精索与疝囊的关系:斜疝精索在疝囊后方;直疝精索在疝囊前外方。

6)疝囊颈与腹壁下动脉的关系,斜疝疝囊颈在腹壁下动脉外侧;直疝疝囊颈在腹壁下动脉内侧。

7)嵌顿机会:斜疝较多;直疝极少。

(2)斜疝与其他疾病

1)睾丸鞘膜积液:完全局限在阴囊内,其上界可触及,无蒂柄进入腹股沟管内,发病后从不能回纳,透光试验阳性。睾丸在积液之中,肿块各方均呈囊性而不能扪及实质感的睾丸。而斜疝则可扪及睾丸。

2)精索鞘膜积液:肿块位于腹股沟区睾丸上方,无回纳史,肿块较小,边缘清楚,有囊性感,牵拉睾丸时可随之而上下移动。但无咳嗽冲击感,透光试验阳性。

3)交通性鞘膜积液:肿块于每日起床或站立活动后缓慢出现渐增大。挤压肿块其体积可逐渐缩小,透光试验阳性。

4)睾丸下降不全:隐睾多位于腹股沟管内,肿块较小,界清挤压时有一种特殊的睾丸胀痛感,同侧阴囊内缺如。

5)髂窝部寒性脓肿:肿块往往较大,位置多偏右腹股沟外侧,边缘不清,质软而有波动感。腰椎或骶髂关节有结核病变。

2.股疝

应与下列疾病相鉴别。

(1)腹股沟疝:斜疝位于腹股沟韧带的上内方,呈梨形;而股疝位于其下斜方,多呈半球形。疝块回纳后,紧压深环处;嘱患者站立或咳嗽,斜疝时疝块不再出现,而股疝则复现。直疝位于腹股沟韧带上方,手指检查腹股沟三角,腹壁有缺损。

(2)大隐静脉曲张结节:鉴别要点在于用手指压住股静脉近侧端,可使之膨胀增大,而股疝则不然。静脉曲线者常伴有下肢其他部分的静脉曲张表现。

(3)淋巴结肿大:嵌顿性股疝应与急性淋巴结炎相鉴别,后者常可在同侧下肢找到原发感染灶,外形多呈椭圆形;股疝常呈半球形,嵌顿时常伴有急性机械性肠梗阻。

(4)脂肪瘤和髂腰部结核性脓肿:其基底并不固定且活动度较大;股疝基底固定而不能被推动。

(5)急性肠梗阻:嵌顿疝或绞窄疝可伴发急性肠梗阻,但不应诊断肠梗阻而忽略疝存在。

【治疗对策】

(一)治疗原则

腹外疝的治疗包括非手术治疗和手术治疗,治愈的方法是手术治疗。治疗的方法取决于腹外疝的种类和临床类型及程度。

(二)术前准备

(1)手术前需灌肠1～2次,排空肠道。

(2)注意纠正水、电解质和酸碱平衡紊乱,尤其是对嵌顿或绞窄疝伴有肠梗阻症状时。

(3)对嵌顿或绞窄性疝,术前应给予抗革兰阴性杆菌及抗厌氧菌的抗生素。

(三)治疗方案

1.非手术治疗

(1)婴儿治疗:婴儿腹肌可随体躯生长逐渐强壮,斜疝有自愈的可能。通常主张在1周岁内的婴儿可暂不手术,用棉线束带或绷带压住腹股沟管内环,以防疝的突出并给发育中的腹肌以加强腹壁的机会。

(2)疝带治疗:适用于年老体弱或因身患其他重病不能施行手术者,但不能用于难复性疝。

(3)手法复位:嵌顿性疝原则上应紧急手术治疗,仅在下列少数情况下,可以试行手法复位。

1)嵌顿时间在3～4小时以内,局部压痛不明显,也无腹部压痛或腹肌紧张等腹膜刺激征者;特别是小儿斜疝。

2)年老体弱或伴有其他较严重疾病而估计肠襻尚未绞窄坏死者。

3)手法复位也适用于病史长的巨大疝,估计腹壁缺损较大而疝环松弛者。

复位手法:采取头低脚高仰卧位,注射吗啡或哌替啶以镇静、止痛、松弛腹肌。医师用手托起阴囊,将突出的疝块向外上方的腹股沟管作均匀缓慢、挤压式还纳,左手还可以轻轻按摩嵌顿的疝环处以协助回纳。

注意事项:①手法复位,切忌粗暴,以免挤破肠管;②回纳后,应反复严密观察24小时,注意有无腹痛、腹肌紧张以及大便带血现象,以及肠梗阻现象是否得到解除。需要明确的是,手法复位虽然可能获得成功,但也仅仅是一种姑息性的临时措施,因其具有一定的危险性,须严格控制应用。即便成功也应建议患者日后及早进行手术治疗,以防复发。

2.手术治疗

(1)手术指征:手术是治疗腹外疝的有效方法,除非有明显禁忌情况或某些暂时不能手术的原因,都应该尽早施行手术。

(2)手术时机

1)择期性手术:腹外疝修补术后复发的主要原因是手术技术上的不当;存在着腹内压增加的因素;手术部位有感染以及年老体弱肌肉进一步萎缩等。因此,择期手术前应根据下列情况选择手术时机,如:①前列腺增生、腹水等,手术可暂缓,待这些诱因解除后再行手术;②妊娠妇女的疝修补术应在分娩后考虑;③手术区或身体其他部位有化脓性感染灶时,手术应在感染消退2周后进行;④对巨型疝,术前应注意检查心肺功能,尤其是老年患者,若患者心肺功能不能适应时,应暂缓手术。

2)紧急手术:在疝出现嵌顿,非手术治疗无效时,应考虑急诊手术;当有绞窄发生时,则应作为紧急手术处理。

(3)手术方法:腹股沟疝手术治疗方法很多,以下介绍几种临床上较为常见和实用的手术方法之要点(适应证、手术步骤和技术、优点缺点、注意要点)。

1)Bassini法:Bassini法(1884)是目前疝修补术中应用最普通的一种,对青壮年的斜疝病人,凡腹壁的组织萎缩退化不甚严重者最为理想,因而成为广泛应用的最基本的一种术式,其修补要点:

第一,修补深环。对深环处组织明显松弛者,应加以修补。显露深环裂孔,以1号丝线间断缝合腹横筋膜数针,缩紧扩大的深环,以能容纳成人小指尖为度,避免过紧压迫精索而影响其血供。应注意不要损伤其深面的腹壁下血管。

第二,修补腹股沟管。将精索自深环至耻骨棘完全游离,用纱布条将其牵开,在其深面用7号丝线将腹横腱膜弓(或联合肌腱)与腹股沟韧带内侧面作不等距的间断缝合,自上而下缝合3~5针,第一针应在腹股沟管的最外侧端开始,即精索从深环穿出处之内缘,最后一针应将腹横腱膜弓(或联合肌腱)缝于耻骨结节的骨膜上,以防止最内端残留三角形空隙而导致术后复发。这样原来的腹股沟管被完全闭合,精索被移位到腹内斜肌的上面,新形成的腹股沟管后壁得到了加强。缝合时应注意在腹股沟韧带深面勿伤及股动静脉。应当强调的是穿过腹股沟韧带的每一针,均应在不同平面出针,避免韧带被撕裂。再将内外两片腹外斜肌腱膜在精索的上面予以间断缝合,重建浅环以容纳成人小指尖为度,避免精索受压。

2)Halsted法:Halsted法(1983)是除将腹内斜肌、腹横腱膜弓(或联合肌腱)与腹股沟韧带缝合以外,还将腹外斜肌两片腱膜先予缝合,而将精索移位在腹外斜肌腱膜之上,皮下组织之下。腹股沟管原来的螺旋状倾斜方向随之消失,其内侧靠近耻骨的部位得到了完全而坚强的缝合。

3)Ferguson法:Ferguson法(1890)与Bassini法或Halsted法的区别在于精索不予移位,将腹内斜肌、腹横腱膜(或联合肌腱)与腹股沟韧带在精索浅面相缝合。缝合腹外斜肌腱膜时,可以单纯缝合,也可以重叠缝合。

4）Mc Vay 法：Mc Vay 法（1940）不仅适用于巨大的斜疝，而且尤其适用于直疝。其修补要点是：在间断缝合修补腹横筋膜的薄弱区后，将精索牵开，在耻骨上支的浅面切开薄弱的腹横筋膜，推开疏松组织，以显露耻骨梳韧带，术者用左手沿着耻骨梳韧带由内向外侧移动，直至触及股动静脉，避免损伤之。以左示（食）指固定于股静脉位置以挡开血管，此时将腹内斜肌、腹横腱膜弓（或联合肌腱）的游离缘缝穿一针于耻骨梳韧带上，然后在第一针缝合和耻骨结节之间，再缝合 2～3 针，暂不打结，待全部缝合后一并结扎，由此腹股沟管后壁即获得加强。如估计缝合后的张力过大，可切开腹直肌前鞘（Rienhoff 法），使缝合加强时减少张力。

5）Shouldice 法：Shouldice 法（1945）强调的是缩紧深环，加强腹横筋膜的屏障作用，以达到疝修补的目的。适合于较大的成人斜疝和直疝。具体操作步骤如下：

第一步，游离精索。用小拉钩牵开腹内斜肌和腹横肌的弓状缘，切断提睾肌根部，其残端双重结扎，自深环的内侧开始向下，切开腹横筋膜直至耻骨结节，注意在上端要避开腹壁下血管。检查股环，有无股疝并存。

第二步，如腹横筋膜被弥漫膨出的直疝或斜疝过度牵伸，应切除两侧筋膜瓣的过剩部分，上瓣通常较下瓣为窄。为保证修复成功，形成适当的下瓣极为重要，下瓣宜在 1～2cm 宽，较为坚固，小心解剖使下瓣全部游离，腹横筋膜下瓣的形成对 Shouldice 法随后的若干步骤十分重要。

第三步，随后的步骤包括组织的四层缝合，其必须谨慎进行，小而均匀地缝合，不得有张力。Glason 推荐用连续缝合，使其压力分布均匀。

缝合第一层：从耻骨结节开始包括陷窝韧带和耻骨梳韧带，以闭合最下端的三角间隙，不留缺损区。接着用平行连续缝合将腹横筋膜下瓣缝合到瓣深面上部筋膜融合增厚部分包括腹直肌鞘外缘，连续缝合继续平等前进直达内环，并缝缩深环仅容精索通过，此外要注意避免损伤腹壁下血管。

缝合第二层：于深环处将缝线反转方向，向内侧缝合上侧腹横筋膜瓣的游离缘至腹股沟韧带的边缘，继续向下缝直至耻骨并打结。

缝合第三层：另一连续缝线用以加强刚完成的第二层缝合。自深环开始将腹内斜肌和腹横肌（或联合肌腱）缝至腹股沟韧带深面，继续向内侧缝合直至耻骨结节。

缝合第四层：自耻骨结节往回缝，在稍微表浅的层次连续缝合同第三层的结构，向上直至深环，并在此打结。

第四步：检查精索，避免受压。将精索回复原位，间断缝合腹外斜肌腱膜，勿使精索血管在浅环处绞窄，间断缝合皮下组织和皮肤。

6）疝环充填式无张力疝修补术（1987）：此法适用于修补各种初发和复发的成人腹股沟疝，近年（1997）由美国引入国内。

修补材料：选用单纤维编织聚丙烯网（Marlex），每套修补材料有补片和伞形“塞子”组成。有大、中、小三种型号。“塞子”外有凹槽，内有八个花瓣，呈锥形。

手术方法：游离疝囊至显露腹膜外脂肪为止（此前步骤同常法），如疝囊小，不予切开，如疝囊大则将远处疝囊离断，保留近侧的疝囊并结扎，无须高位结扎疝囊；而是将其还纳入腹腔，根据不同深环口大小，选用不同型号“塞子”，充填深环并将其与周围组织固定。

另将一补片置于精索后、腹横筋膜的前面、腹外斜肌腱膜的后面,精索由补片的缺口中通过,从深环口的上方到耻骨结节予以展平,此补片具有"尼龙襻扣样反应",故不需固定。缝合腹外斜肌腱膜等。

本法主要特点是无张力缝合修补、创伤轻、复发少、恢复快、痛苦小。

(4)手术方法评估:腹外疝的手术术式种类几百年中不断出新,自 1884 年 Bassini 法问世以来,报道腹股沟疝手术术式不少于 81 种,股疝手术术式不少于 79 种。术式不断变化的主要原因是疝复发的困扰。为降低疝手术复发率,近代疝外科有三大热点。一是利用筋膜的叠瓦状缝合修补腹股沟管后壁的完整性;二是使用合成材料加强或替代筋膜层;三是对腹膜前途的再度重视,这一技术与支撑物如聚丙烯网联合运用,将疝外科推进到了一个现代化时代。所有这些均基于对疝发生机制和腹股沟区防止疝发生机制的认识。腹横筋膜是构成腹股沟管后壁的主要组织,也是防止腹外疝的第一道屏障,腹股沟区的括约肌机制和开闭作用与腹横筋膜一起构成防止疝发生的生理机制。疝手术的目的主要在于修补被减弱和破坏了的防止疝发生的机制,同时要尽量保留原本健康的防疝机制。众多疝修补术中,效果最好的是 Shouldice 手术和疝环充填式无张力修补术,集中代表了当今疝外科的三大热点。

(5)手术方案的选择

1)腹股沟斜疝:近代疝修补术始创于 Bassini(1884)和 Halsted(1893),继而各种不同的手术方法很多,但手术的一般原则基本相同,可归纳为三类:疝囊切除、高位结扎术、疝修补术和疝成形术。

疝囊切除、高位结扎术:仅适用于婴幼儿,对成年人不能预防其复发。也适用于斜疝绞窄发生肠坏死局部有严重感染者。

疝修补术:是治疗斜疝最常见的手术。修补术是在上述基础上进行的,应包括深环修补和腹股沟管壁修补两个主要环节。深环修补只适用于深环扩大、松弛的患者;而腹股沟管壁的修补是修补术中主要内容。通常有加强前壁和加强后壁两类手术。各种术式以主张如何修补的创制者而命名:①Ferguson 法:适用于腹横筋膜无明显缺损,腹股沟管后壁尚健全的儿童和年轻人的小型斜疝和一般直疝;②Bassini 法:以加强后壁此法应用最广,适用于成人斜疝,腹壁一般薄弱者;③McVay 法:此法适用于腹壁肌肉重度薄弱的成人、老年人和复发性斜疝及直疝患者;④Halsted 法:适用于腹壁肌肉重度薄弱的斜疝,不适用于儿童和年轻人;⑤Shouldice 法:注重腹横层的修补,适用于较大的成人斜疝和直疝,近年来有广泛应用趋势;⑥疝环充填式无张力疝修补术:代表了新的方向。

疝成形术:适用于巨型斜疝、复发性疝、腹股沟管后壁严重缺损,腹横筋膜完全萎缩,不能用于缝合修补的患者。利用物为腹直肌前鞘、移植游离自体阔筋膜或各种人工材料。

嵌顿性和绞窄性疝的处理原则:①应紧急手术;②手术的关键在于正确地判断疝内容的生命力,然后根据病情确定处理方法;③仔细探查是正确判断的基础;④对手术区污染严重者不宜行疝修补术。

2)腹股沟直疝:手术要点是以修补缺陷、加强腹壁为主,而疝囊的切除与否并不重要,此与斜疝的手术原则有所不同。较大的直疝常有腹股沟管后壁,尤其是其内侧部位的显著缺损,因而手术的主要环节是修补加强 Hesselbach 三角。一般可采用 Bgassini 法和 McVay 法手术,而 McVay 法是较为理想的方法。必要时(腹横筋膜缺损过大)需进行疝成形术。近年来推荐用疝环充填式无张力疝修补术。

3)腹股沟骑跨疝:腹股沟斜疝和直疝并存时,又称"马鞍疝"。通常采用 Hoguet 法或 Callander 法,在一次手术、一个切口中来处理这两个马鞍形的疝囊。

4)腹股沟滑动性疝:滑疝惟有手术才能治愈,手术目的在于切除可能存在的疝囊,缩小并加强深环,防止受累的部分腹膜外肠袢脱垂,并修补腹股沟部的腹壁。

基本手术方法为:先行:Bevan 法(腹腔外修补法)或 LaRoque-Moschowltz 法(腹腔内修补法)修补,前者较为常用,适用于较小、易于还纳的滑疝,后者适用于较大疝囊的患者。然后再施行 Bassini 法或 McVay 法修补腹股沟管。现代有人采用滑疝 Zimmerman 修补法。

5)复发性腹股沟疝:腹股沟疝修补术后的复发率达 5%～10%,复发时间多在 1 年内。直疝术后复发率比斜疝高 5～8 倍。美国每年复发疝手术达 10 万例以上,若能使复发率降低1%,将使 1000 人免于再手术。

造成疝复发的原因众多,治疗需行再手术修补。根据腹股沟壁缺损情况,采取 Bassini 法或.McVay 法手术,或施行各种成形术。近年来,美国 Robbins 和 Rut-kow 采用 Bard 补片的 PerFix TM 疝环填充物,施行疝环充填式无张力疝修补术收到显著疗效,复发率为 0.1 9/6,在疝治疗史上具有里程碑意义。适用于所有初发或复发的斜疝和直疝。

6)股疝:股疝易嵌顿,又易发展为绞窄,应早期施行手术治疗,最常见的手术方法是McVay 法修补术。有两种手术径路:腹股沟上切口和腹股沟下切口。

7)腹部切口疝:主要是手术治疗,不能自愈;仅在年老体弱,不能耐受手术,或有顽固性剧咳不能控制者可使用弹性绷带包扎。手术疗法有两种:一是单纯疝修补术,适用于中小型切口疝;二是疝成形术,适用于巨大切口疝,利用物为自体阔筋膜或人工材料。

8)造口旁疝:通常在疝体较小、临床症状轻时无须手术,主要是借助腹带或环形压具使疝内容物不再突出,大多可以延缓病况的发展。仅在造口旁疝较大且引发造口处过度肠脱垂而致狭窄或反复发作肠梗阻,以及严重影响造口的护理和功能时,才应考虑手术处理。若为肿瘤姑息性手术或已有转移的造口患者,以及存在严重心肺疾病或慢性咳嗽的支气管疾病时则不宜手术。手术方法:①造口旁疝原位修补术,主要采用合成材料修补,凡是较大筋膜缺损,多次复发性和巨大的造口旁疝都是应用 Marlex 网修补的适应证;②造口易位术,主要是切除原造口,行疝修补并关闭原造口,再选择恰当位置重新经腹直肌造口,适用于原位修补失败者或首选术式。

【术后观察及处理】

(一)一般处理

1.卧位

疝修补术后,可取平卧位或侧卧位,手术侧下肢屈曲,以减少腹股沟切口处的张力,除巨大疝修补外,通常主张术后可以早期下床活动。

2.防止腹胀

术后宜保持排便通畅,防止便秘,饮食中应少吃含有产气的食物。

3.预防肺部并发症

术后如发生上呼吸道感染、气管炎、肺炎等,将因咳嗽而增加腹内压,使切口部疼痛并影响愈合。术后应注意保暖,及时控制炎症极为重要。

(二)并发症的观察及处理

1.切口感染

疝手术的切口感染可导致手术的彻底失败——疝复发。因此,术后应严密观察切口是否有感染征象,给予抗生素及理疗,一旦切口化脓应及早切开引流,保持引流通畅,防止感染扩散。

2.阴囊血肿和阴囊水肿

其原因为止血不够完善所致。当血肿或水肿发生后,可以应用提睾带将阴囊托起,予以热敷或理疗,水肿常能消退,血肿也可渐被吸收而消退,很少有再次切开手术者。

【疗效判断及处理】

腹外疝手术后大多疗效确切,但都有一定数量的复发率。Editorial 等统计,腹股沟斜疝的复发率为 5%～10%,直疝的复发率为 0.9%～15%,股疝为 1.3%～12%,"马鞍疝"为 0.4%,滑疝为 O,切口疝为 3%。复发疝修补术后,再次复发率仍然较高,Shouldice 医院的斜疝为 0.8%,直疝为 1.6%,"马鞍疝"为 1.6%,股疝高达 22.2%。因此,争取降低第一次手术后腹外疝的复发率十分重要。

【出院后随访】

①出院后 3 个月内勿负重,勿突然增加腹压;②感冒、便秘及时治疗。

第六章　胃十二指肠疾病

第一节　胃十二指肠良性疾病

一、胃十二指肠溃疡

【概述】

消化性溃疡是以节律性和周期性腹痛为特征的一种常见疾病,大约有10%左右的人一生中可能发病。主要发生在胃和十二指肠,占95%以上。溃疡的形成因素有多种,但基本因素为酸性胃液对黏膜的自身消化作用,Schwarz提出的"无酸即无溃疡"学说已经被多数的基础和临床研究所证实。所以少数消化道溃疡可以发生于和酸性胃液接触的部位,如食管下端、胃一空肠吻合口附近以及有异位黏膜的Meckel憩室等。近年来的研究证实幽门螺杆菌也参与了胃十二指肠溃疡的形成,以及导致胃十二指肠黏膜受损害的药物等,所以胃十二指肠溃疡的发病应该是胃酸、幽门螺杆菌等多种因素共同作用的结果。

本病可发生于任何年龄,青壮年常见,发病高峰年龄为30~50岁;男性较女性多见,两者比例为3:1;十二指肠溃疡较胃溃疡多见,十二指肠溃疡大约占消化性溃疡的80%。

【诊断步骤】

(一)病史采集要点

1.腹痛

主要表现为慢性上腹部疼痛不适,疼痛呈现钝痛、灼痛、胀痛或剧痛。注意是否符合以下几点:

(1)慢性过程:患者多有持续数月甚至数年的病史。

(2)周期性发作:病程中疼痛发作和缓解交替发生。好发于春、秋季节,冬季和夏季多缓解。

(3)节律性:十二指肠溃疡疼痛常在上腹正中或偏右,以空腹痛、夜间痛为主,进食或服用抗酸药物后数分钟即可缓解。胃溃疡疼痛部位常在上腹部偏左,餐后半小时左右开始出现,持续至下次餐前消失。

2.诱发因素

部分患者存在长期精神紧张、脾气暴躁、易激惹或饮食无规律等诱发因素。

3.伴发症状

多数胃溃疡患者伴有恶心、呕吐、反酸、嗳气等不适。伴有出血的患者会伴有排黑便。

(二)体格检查要点

1.一般情况

多数患者因为长期疼痛导致精神状态较差;伴有出血的患者可呈现轻、中度贫血症,注意脉搏以及血压是否有所变化;多数患者营养及体重并无明显改变。

2.局部检查

溃疡活动期患者常常于上腹部有局限而固定的压痛点。

3.全身检查

胃十二指肠溃疡的患者全身检查多无明显阳性体征,但是应该注意以下几点可以判断病情的进展情况。

(1)锁骨上淋巴结是否有异常。

(2)上腹部是否可触及包块。

(3)直肠指检是否可触及包块或沾染大便的颜色。

(三)辅助检查

1.一般检查

活动期溃疡如有出血,或长期隐性出血,可导致缺铁性贫血,血常规化验会发现血红蛋白、红细胞压积减少,血清铁和铁蛋白水平下降,网织红细胞和血清铁的结合力增高等。大便潜血的变化既能作为治疗效果的判断依据,又能为判断是否恶变提供帮助。血清胃蛋白酶原含量的测定对诊断消化性溃疡有一定的辅助价值。

2.胃酸分析

一般情况下胃酸分析对于诊断消化性溃疡价值不大,但是对于胃泌素瘤以及胃肿瘤的鉴别诊断具有较大帮助。正常人胃酸分泌量为 2mmol/h,十二指肠溃疡患者平均胃酸分泌约4mmol/h,如果基础胃酸排出量(BAO)>15mmol/h,最大胃酸排量(MAO)>60mmol/h,BAO/MAO≥0.6,应考虑胃泌素瘤的可能性,对于检查 MAO 发现胃酸缺乏的患者,应考虑溃疡发生恶变的可能。

3.血清胃泌素测定

胃泌素测定同样用于胃泌素瘤的鉴别诊断,正常人的空腹血清胃泌素<100pg/ml,空腹血清胃泌素>1000pg/ml 时,应高度怀疑胃泌素瘤的存在,若>200pg/ml,同时伴有胃酸分泌明显升高,支持胃泌素瘤的诊断。

4.上消化道钡餐检查

X 线下见到龛影是溃疡的直接征象,具有确诊价值。间接征象包括局部压痛、胃大弯侧痉挛性切迹、十二指肠球部激惹及球部变形等。X 线钡餐检查对于定位比较确切,但是对于浅表小溃疡易漏诊。

(四)进一步检查项目

1.内镜检查

是确诊胃十二指肠溃疡最重要的方法,在内镜下,良性溃疡通常呈圆形、椭圆形或线形,边缘锐利,基底光滑,上覆盖坏死组织,呈灰白色或黄白色,有时为褐色(是陈旧性出血所致);周围黏膜充血、水肿、略隆起;胃皱襞放射至溃疡龛影的边缘。建议对所有溃疡患者常规取胃窦部黏膜进行尿素酶检查,以诊断是否伴有幽门螺杆菌感染。对怀疑恶性溃疡者,可行组织病理检查。

2.胃电图

较少应用。优点是简便易行,患者无痛苦。缺点是诊断价值不如别的检查有很强的针对性,只能提供线索,作为参考。正常胃的慢波频率为 3 次/分。胃溃疡时其频率大于 3 次/分,波幅在餐前或餐后升高,波形以低幅、低高幅兼存和高幅不规则波为主。

【诊断对策】

(一)诊断要点

1.病史

90％胃十二指肠溃疡患者都伴有上腹部疼痛的病史,疼痛的性质也是区别于其他疾病引起的上腹疼痛的重要依据,所以必须详细掌握患者疼痛发作的规律和性质。详细询问患者是否存在其他的诱发因素。既往药物服用情况,是否足疗程、联合、规律等。

2.临床表现

慢性、周期性、节律性上腹部疼痛是胃十二指肠溃疡的特征性表现。明显的阳性体征是位于上腹部剑突下局限而固定的压痛点。部分患者伴有恶心、呕吐、腹胀、反酸、嗳气等症状。

3.辅助检查

伴有慢性失血的患者会出现不同程度的贫血,血红蛋白下降,活动期大便潜血检查呈阳性;上消化道钡餐检查对于溃疡定位准确,但是浅表小溃疡易漏诊;内镜是确诊溃疡的最可靠方法,同时可以鉴别溃疡的良、恶性;胃酸及血清胃泌素的测定有利于排除胃泌素瘤的存在。

(二)临床类型

1.胃溃疡分型

Ⅰ型:最为常见,约占 50％～60％,胃酸较低,溃疡位于胃小弯角切迹附近,发生在胃窦黏膜和胃体黏膜交界处;

Ⅱ型:约占 20％,胃酸较高,溃疡合并十二指肠溃疡,为复合溃疡;

Ⅲ型:约占 20％,胃酸较高,溃疡位于幽门管或幽门前,与长期应用非甾体类抗炎药物有关;

Ⅳ型:约占 5％,胃酸较低,溃疡位于胃上部 1/3,胃小弯高位接近贲门处,常为穿透性溃疡,易发生出血或穿孔,老年患者相对多见。

2.胃溃疡内镜分期

(1)活动期

A1 期:溃疡底部被覆较厚的污秽苔,溃疡边缘不清楚,呈水肿状隆起状态;

A2 期:溃疡底部被覆白色苔,溃疡边缘清晰,周围呈红色水肿,黏膜皱襞开始纠集。

(2)治愈过程期

H1 期:溃疡开始缩小,溃疡边缘的肿胀消失,黏膜皱襞开始纠集明显,白苔周围可见凹陷及红肿;

H2 期:白苔仅部分残留,被周边发红的浅溃疡所包围。

(3)瘢痕期

S1 期:白苔完全消失,仅残留浅的发红区域(红色瘢痕期);

S2 期:发红区域也消失,仅可见呈白色的瘢痕时期(白色瘢痕期)。

从 A1 至 S1 期,一般经过 4～6 周。也有个别病例从 S2 期返回至 A1 期。

3.胃溃疡的病理分类(UI-分类)

Murakami 根据胃壁缺损的深度将溃疡分为 4 期:

(1)UI-Ⅱ期:为浅溃疡或糜烂,组织缺损在黏膜层内,尚未到达黏膜。

(2)UI-Ⅱ期:组织缺损达胃黏膜下层。

(3)U1-Ⅲ期:缺损已达肌层,溃疡边缘黏膜肌板和肌层常粘连。

(4)UI-Ⅳ期:溃疡累及全层,肌层断裂,由肉芽或瘢痕所替代,此时在临床被称为穿透性溃疡。

4.高位胃溃疡

溃疡灶位于贲门邻近区域者谓之。

5.十二指肠球后溃疡

因十二指肠溃疡多位于距离幽门2.0cm以内的区域,因而发生于距离幽门3.0cm以远区域的溃疡谓之。

(三)鉴别诊断要点

1.胃癌

(1)临床表:癌早期无特异性症状,初期可能仅有上腹部不适感,或者是膨胀感、沉重感,有时心前区隐痛。疼痛失去溃疡病"进食能缓解"和"疼痛呈节律性"的典型表现。消瘦也是胃癌的代表性症状,同时会出现一些能量消耗和代谢障碍的症状,包括食欲减退、乏力、贫血、便秘、体重减轻、皮肤干燥等。随着胃癌的进一步发展,逐渐会出现恶心、呕吐、吞咽困难等。

(2)体格检查:胃癌的体征早期不明显,上腹部触诊可有轻度肌抵抗感;如发现上腹部有包块、直肠前窝肿物、脐部肿块、锁骨上窝淋巴结肿大等则表明癌已经转移。癌远处转移最常见的体征是左锁骨上淋巴结转移。

(3)X线检查:是诊断胃癌的重要方法。如发现突向胃腔的不规则充盈缺损,则可能是肿块性癌;如发现龛影,其边缘不整齐,周围黏膜皱襞有中断现象,说明是溃疡性癌;如发现胃壁僵硬、蠕动消失,胃腔狭窄,黏膜皱襞消失,钡剂排除较快,则可能是浸润性癌。如整个胃受累,则出现"革囊胃"。

(4)内镜检查:内镜检查是确诊胃癌的重要手段,除了直接观察外,还可以对病变进行活体组织病理检查。近年来把超声和内镜结合,产生超声内镜,对不伴溃疡的胃癌诊断准确率提高到99%。

(5)肿瘤抗原检测:CEA、CA19-9、CA125等消化道肿瘤抗原指标的检测,对于诊断胃癌并提供预后信息有可靠的价值。

2.胃泌素瘤

(1)发病年龄:青少年或老年人。

(2)临床表现:具有胃十二指肠溃疡的临床症状,与典型的消化性溃疡相比症状严重,易出现并发症;约1/3的患者可出现急性或慢性腹泻。

(3)实验室检查:胃液分析及血清胃泌素测定的结果联合可以基本确诊。

(4)上消化道钡餐检查可见大量胃液积聚,胃黏膜皱襞肥大,十二指肠和空肠黏膜不规则增粗,肠腔扩大。有时能发现溃疡灶。

(5)其他方面:胰腺放射核素扫描、DsA等,其中能显示胃泌素瘤部位为放射性吸收减低的冷区,后者可显示胰头、胰尾、十二指肠胃泌素瘤,并有定位的作用。

(6)在临床上应对胃泌素瘤予以高度的重视,有下列情况就应考虑存在本病的可能:

1)消化性溃疡而积极的内科治疗无效。

2)消化性溃疡伴有顽固的水泻或脂肪泻。

3)消化性溃疡而胃酸和胃泌素分泌显著增高者。

4)多发性消化性溃疡、原发性空肠溃疡、巨大溃疡或溃疡发生在非常见位置。

5)消化性溃疡作胃大部切除术后迅速复发,或并发出血、穿孔者。

3.慢性胃炎

(1)临床表现:最常见的症状是上腹痛和饱胀感,饭后不适。这与十二指肠溃疡的空腹时疼痛、进食后缓解不同。进食刺激性食物而引起症状或使症状加重,应用抗酸药不易缓解。多数患者食欲较差。可有出血,尤其是伴有糜烂时。

(2)实验室检查:浅表胃炎者胃酸正常或略低,而萎缩性胃炎则明显降低,空腹时常无酸;胃蛋白酶原水平高低与胃酸平行。

(3)内镜检查:慢性胃炎的内镜征象主要是黏膜颜色变红,无糜烂,无结节等。

【治疗对策】

(一)治疗原则

胃溃疡的治疗目的有四个:缓解症状、促进愈合、防治并发症和预防复发。所有无并发症的患者,在鉴别溃疡的性质后,凡是良性的均应首先采用内科治疗,只有在内科治疗无效或发生并发症时,才考虑外科治疗。

药物治疗应该连续、足疗程、联合用药。

(二)术前准备

(1)伴有胃出口梗阻的患者,应该在术前3天开始每晚用温盐水洗胃,并纠正水、电解质紊乱和低蛋白血症。

(2)伴有大出血的患者,应采取积极的抗休克治疗,待收缩压升高至90mmHg以上时再行手术治疗。

(3)伴有穿孔并有腹膜炎的患者,术前应用有效的抗生素。

(4)伴有严重贫血的患者,血红蛋白低于70g/L时,术前应少量多次输血,适当予以纠正。

(5)拟行迷走神经切断术的患者,术前应测定BAO和MAO。

(6)术前留置胃管、导尿管。

(三)治疗方案

1.非手术治

疗所有的良性胃十二指肠溃疡都要首先采用内科非手术治疗,应该足疗程、联合应用药物。

(1)药物治疗

1)黏膜保护剂:根据胃溃疡的特点:酸分泌大多数在正常范围;胃运动功能下降,排空延缓;容易合并十二指肠胃反流,及黏膜遭受十二指肠内容物的损伤。在临床选药上,主要选择增强黏膜抵抗力、增强胃排空和减少胆汁损伤胃黏膜的药物,而不能选择对胃的运动有抑制作用的药物,包括硫糖铝、胶体铋、前列腺素以及有机锌类抗溃疡药物等。主要作用为药物在溃疡表面形成一个保护膜,从而防止酸侵入再生的溃疡组织;同时还可以在胃腔吸附胆汁酸和胃蛋白酶,并刺激局部前列腺素的合成。同时铋剂还有抗幽门螺杆菌的作用。

2)抗酸药物:"无酸及无溃疡",所以抗酸药物在抗溃疡治疗中是必不可少的。

①质子泵抑制药物:是目前已知的最强效的抑制胃酸分泌的药物,通过抑制壁细胞上的质子泵(H^+-K^+-ATP 酶)而阻止氢离子进入胃腔,包括奥美拉唑(商品名为奥美拉唑)等。虽然此药物的疗效确切,但是必须注意长期使用,由于胃分泌长期高度抑制可导致血清促胃泌素中度升高。

②H_2 受体拮抗剂:可拮抗位于壁细胞上的 H_2 受体,抑制壁细胞的泌酸功能。也可以很好地抑制胃酸的分泌。包括西咪替丁、雷尼替丁、法莫替丁等。其中西咪替丁长期服用可引起阳痿、血液系统等毒副反应。

③其他抗酸药物:包括氢氧化铝、碳酸氢钠、碳酸钙、氧化镁等,可以直接中和胃酸。

3)抗幽门螺杆菌药物:对伴有幽门螺杆菌感染的溃疡病患者,必须同时予以清除幽门螺杆菌的治疗。目前抗幽门螺杆菌药物除上述铋剂外,主要有阿莫西林、四环素、甲硝唑、替硝唑、新大环内酯类抗生素等。

目前关于清除幽门螺杆菌的方案很多,其中以含质子泵抑制剂或 H_2 受体拮抗剂的三联、四联方案的清除率最高。即质子泵抑制剂(或 H_2 受体拮抗剂)+两种抗生素(其中包括甲硝唑或替硝唑)+铋剂。疗程以 14 天为佳,清除率可达到 90%～100%。

(2)饮食和生活规律的调整

1)戒烟:已经证明吸烟使幽门括约肌的压力降低,食管括约肌的张力降低,一些溃疡病患者在吸烟时胆汁反流增加。

2)适当的卧床休息:适当的卧床休息可以减轻应激因素,加快溃疡的愈合。

3)应尽量抛弃不良的生活习惯,按时就餐,并注意劳逸结合。

2.手术治疗

(1)手术指征

1)有多年的溃疡病史,症状有逐渐加重的趋势,发作频繁,每次发作持续时间较长,疼痛剧烈,或需要对饮食和活动的限制过多,影响身体营养和正常生活。

2)曾经过认真的内科治疗,包括 H_2 受体拮抗剂、质子泵抑制剂等高效药物的应用,而症状未减轻,或减轻后短期又复发,或 X 线钡餐检查发现溃疡很大或有穿透至胃、十二指肠壁外的征象。

3)过去有过穿孔和多次大出血的病史,溃疡仍为活动性,有再发生急性并发症的可能。对年龄>45 岁的患者,选择标准可以稍放宽。

4)已经并发急性穿孔、瘢痕狭窄性胃出口梗阻、急性大出血等并发症。

5)已经发生或不能排除恶变的胃溃疡。

(2)手术时机

1)对于未伴发并发症,需要手术的胃十二指肠溃疡,为择期手术,必须在充分的术前准备的情况下进行手术。

2)并发急性大出血、急性穿孔的胃十二指肠溃疡,为急诊手术,需要在适当的术前准备后马上进行手术。

3)伴发瘢痕狭窄性胃出口梗阻的胃十二指肠溃疡以及发生恶变的胃溃疡,为限期手术,也应该在积极的术前准备的情况下及时进行手术治疗。

(3)手术方法

1)胃部分切除术:胃切除的范围和表面的解剖是一致的,远端胃部分切除的范围以切除的百分率表示可分为5类:①胃次全切除:要求切除80%的胃;②胃部分切除:要求切除65%~70%的胃;③半胃切除:要求切除50%的胃;④胃窦切除:要求切除30%~40%的胃;⑤保留幽门的胃部分切除。手术时,胃小弯侧进一步向近端切除舌形胃小弯组织3~5cm。切除后消化道重建的方式,原则上选择接近生理状态的 Billroth Ⅰ式吻合,但对于胃十二指肠吻合困难及球后溃疡等病例则需要采用 Billroth Ⅱ式吻合术。

2)迷走神经切断术:包括①迷走神经干切断术;②选择性迷走神经切除术,切断迷走神经的胃支;③高选择性迷走神经切断术,切断胃体底部支配泌酸功能的壁细胞群的迷走神经,保留肝支、腹腔支、胃窦、幽门括约肌及十二指肠的神经支配;④幽门成形术,主要用于胃迷走神经切断术的胃引流术。

3)胃部分切除+迷走神经切断术。

(4)手术方法评估

1)胃部分切除术:胃部分切除术最适宜于Ⅰ型和Ⅱ型胃溃疡和部分十二指肠溃疡。Billroth Ⅰ式吻合多用于胃溃疡和能切除的十二指肠球部溃疡。优点是操作简单,较符合解剖生理状态,缺点是有时吻合口张力大,容易发生吻合口狭窄及梗阻,溃疡复发率高于 Billroth Ⅱ式。Billroth Ⅱ式吻合优点是可按需要切除胃不受限制,吻合口张力不大,十二指肠液进入胃内能中和胃酸,旷置十二指肠溃疡也能愈合;缺点是操作较复杂,术后并发症较多。胃空肠 Roux-en-Y 型吻合优点可防止十二指肠液反流入胃,以免发生反流性胃炎和残胃癌。

2)迷走神经切断术:迷走神经切断术可消除中枢相胃分泌,降低胃酸,从而促使溃疡愈合。迷走神经切断术的3种类型,大体上都有同样的减酸效果以治疗十二指肠溃疡。由于神经切断的范围不同,对胃功能影响和副作用亦不同。迷走神经干切断术,在膈肌下将两支迷走神经干切断或切除一小段,本方式因减低了胃张力,使胃蠕动减慢,易发生胃潴留。散需加做引流术(幽门成形术、胃空肠吻合术)。同时丧失了迷走神经对肝、胆、胰、肠等器官的支配,故常并发严重腹泻和脂肪泻以及消化吸收障碍。因此目前多已摒弃此术,仅适用于以下情况:肥胖患者或有腹腔脏器粘连而迷走神经分支识别困难,不能采用其他两型迷走神经切断者;紧急情况下如急性大出血或老年危重患者不能忍受长时间手术者;胃部分切除术后复发性溃疡患者。选择性胃迷走神经切断术,切断迷走神经胃支而保留两侧主干及其肝支和腹腔支。为解决胃潴留都需加胃引流术或胃窦切除术。此术的优点是术后腹泻率较迷走神经干切断者低且轻,适用于高酸的十二指肠溃疡和Ⅰ型胃溃疡;对急性胃黏膜病变大出血亦可采用此术加较广范围胃切除。高选择性胃迷走神经切断术,切断胃体及底部支配泌酸的壁细胞群的迷走神经支配,保留胃窦及幽门括约肌的神经支配,有效地降低胃酸,促进溃疡愈合。同时保存胃的完整性和其排空功能。术后肠道并发症少,手术死亡率极低,约0.3%。此术式最适用于无并发症的十二指肠溃疡;有选择地用于有并发症的十二指肠溃疡。此术原则上不附加幽门成形术,但有幽门梗阻者加幽门成形术。此术优点颇多,但溃疡复发率较高。

(5)手术方案选择如上所述。

【术后观察及处理】

(一)一般处理

1.生命体征的检测

术后应监测患者心率、血压、脉搏、血氧饱和度,并详细记录术后每日的出入量。

2.活动

术后麻醉清醒并平卧6小时后,应鼓励患者加强自身的主动活动,尽早下床活动,促进术后的恢复及预防手术并发症的发生。

3.各种引流管的处理

手术后在患者情况允许的情况下应尽早解除各种引流管道,包括胃管、腹腔引流管、导尿管等,以减少术后感染的发生率。

4.其他

术后应在患者胃肠道功能恢复后才逐步由流质恢复至正常饮食,防止因进食后腹胀而导致切口张力过大等后果;鼓励患者术后多咳嗽、咳痰,预防肺部感染及肺不张发生。

(二)并发症的观察及处理

胃十二指肠溃疡术后并发症因手术方式的不同而分为胃大部切除术后并发症和迷走神经切断术后并发症,其中胃大部切除术后并发症又可以分为早期并发症和后期并发症两类。

1.早期并发症

(1)术后出血

1)腹腔内出血

①原因:常由于手术时损伤脾脏,血管结扎不完善或结扎的线结脱落而在关腹前未被发现。

②临床表现:患者有内出血症状,如脉搏增快、血压下降、少尿、手脚湿冷及烦躁不安。

2)胃出血

①胃大部切除术后,短期内自胃管引流出大量的血液,尤其是鲜血,甚至呕血、黑便,严重者出现出血性休克、脉搏增快。

②可能由于胃残端或吻合口止血不彻底、旷置溃疡、胃内遗留溃疡、应激性溃疡、食管或胃底静脉曲张破裂出血(门静脉高压同时存在时)等原因引起。

3)辅助检查:血红蛋白和红细胞计数持续下降。

4)治疗:对胃切除术后急性大出血,应考虑早期手术剖腹探查,结扎出血血管。对早期出血即发生休克,经积极治疗,血压、脉搏、红细胞、血红蛋白等仍不稳定,趋于恶化者;经手术治疗、出血暂停,不久又出血者;老年人血管弹性差,依靠血管收缩止血可能性小者,均应早期手术。除上述情况外,宜先禁食、镇静、冰水洗胃、输液、输血、使用止血药物和维生素C等,严密观察病情变化。

(2)十二指肠残端破裂

1)原因:十二指肠断端游离过长,血供破坏过多,断端缺血;断端近溃疡,十二指肠壁因水肿及瘢痕组织缘故较为僵硬,不易内翻,缝合后张力高;胃空肠吻合近侧肠祥有梗阻。

2)临床表现:一般破裂发生于术后 3~6 天,为突然有上腹剧痛,腹部有明显压痛、肌紧张等腹膜炎体征。

3)治疗:必须立即再次手术。若修补裂口,结果多半失败。较好的办法是将一引流管从裂口放入十二指肠内,将引流管上下裂口的前后壁缝合一层,用大网膜覆盖,引流管从大网膜中穿过引出体外,持续负压吸引。并做空肠造口术,术后从空肠造口或静脉内给予营养。大多数病例于 4~6 周拔除引流管后十二指肠瘘管口能自愈。如果不自愈,可 3 个月后再次手术切除瘘管修补瘘口。

(3)胃肠吻合口破裂

1)胃十二指肠吻合口较胃空肠吻合口破裂多见。常由于胃切除过多,吻合口有张力。吻合口破裂引起腹膜炎一般发生于术后 4~5 天。

2)胃肠吻合口破裂必须立即手术。修补每遭失败,反而有扩大裂口的危险,若破裂口小,可用大网膜填塞、缝盖,邻近放负压引流管。若裂口大,在胃十二指肠吻合病例应将吻合口缝线拆除,胃和十二指肠断端分开,从十二指肠断端放负压引流管至十二指肠内,缝合引流管上下断端的前后壁,胃断端与空肠做端侧吻合,再做空肠造口术,术后给予营养。胃空肠吻合破裂病例应将吻合部分切除重做胃空肠吻合。

(4)阻塞综合征

1)吻合口梗阻

①可分为功能性和机械性梗阻。临床上较多见的是胃肠吻合口排空障碍,是一种功能性梗阻。

②临床表现:进食后上腹饱胀,呕吐,吐出物为食物,一般多无胆汁。多发生在手术后 7~10 天左右,胃大部切除术后曾有数日表现吻合口通过良好,在由流质改进半流质,或进食不消化的食物后,突然发生呕吐。

③治疗:采取非手术疗法。给以禁食、持续胃肠减压,高渗盐水洗胃,维持水、电解质平衡,抗炎、抗过敏及肠外营养支持治疗,必要时应用皮质激素。暂时吻合口虽未全通,而胃管吸引液逐日减少,患者有饥饿感、排气、排便,则为吻合口水肿消退的表现。常于数天内即可自愈,长者甚至 4~6 周才能恢复。

2)输入段梗阻

①可分为慢性不完全性梗阻和急性完全性梗阻。慢性不完全性梗阻,多由于空肠输入段太长、易扭曲所致,也可因输入段太短或胃小弯侧切除过高,于吻合口处形成锐角,使胆汁、胰液和肠液不易排空而潴留于输入段肠内所致。当进食后,分泌增多,输入段肠祥强烈蠕动,克服了梗阻,将食物排入胃内而引起呕吐。

②临床表现:进食后数分钟到半小时左右,上腹饱胀或绞痛,恶心并吐出大量不含食物,胆汁较多的液体,吐后症状即消失。

③治疗:一般经非手术治疗,症状多会减轻或消失。如数月内仍不缓解,或症状加重,可手术治疗,行输入段与输出段之间的空肠吻合,或改做 Roux-en-Y 型吻合。

3)输出段梗阻

①发生原因大多数为粘连、大网膜水肿或坏死、吻合口渗漏形成的炎性肿块压迫，或结肠后胃空肠吻合时，横结肠系膜裂孔在胃壁上未固定牢固、脱落套压于空肠上。

②临床表现：表现为上腹饱胀，呕吐食物和胆汁，X线钡餐检查可确定梗阻部位。

③治疗：如经胃管减压、输液等非手术治疗无效，可行手术，按原因给予适当处理。

2.后期并发症

(1)倾倒综合征：根据倾倒综合征发生的时间长短可将其分为餐后早发综合征和餐后迟发综合征。

1)餐后早发综合征

①较多见，原因可能是综合性的，胃大部切除后胃容积缩小，幽门括约肌功能丧失，大量高渗性食物迅速进入肠内，吸收细胞外液到肠腔，以致循环血容量骤然减低，同时还有血清钾离子减少。另外，当大量食物迅速进入肠腔，致肠腔突然膨胀，高渗食物吸收肠壁的液体进入肠腔，使之膨大扩张，释放5-羟色胺，肠蠕动剧增，刺激腹腔神经丛，引起上述症状。

②临床表现：进食后，尤其是进甜流质后，约10~20分钟后发生上腹胀满、恶心呕吐，心悸、出汗、头晕、乏力、发热感、肠鸣和腹泻等。可持续15~60分钟，饭后平卧可减轻症状。

③预防：应注意手术时避免切除胃过多、吻合口过大，进食开始应少食多餐，避免过甜过浓的饮食。饮食以高蛋白质及脂肪、少碳水化合物为宜，干食较好，饮水及流质避免在进餐时服用。餐后平卧20~30分钟，可减轻症状。可用少量镇静剂、抗胆碱药物生长抑素等药物，一般多可缓解。

④治疗：极少数症状严重、非手术治疗无效者，可作手术治疗。手术的目的在于增加胃的容量及延缓胃的排空时间。各种手术方式大都改Billroth Ⅱ式吻合为Ⅰ式吻合，或改行在Roux-en-Y空肠式吻合的基础上进行，为防止吻合口溃疡形成一般再加迷走神经切断术为妥。

2)餐后迟发综合征(低血糖综合征)

①较少见，原因是食物快速进入空肠，葡萄糖过快吸收，血糖呈一时性突然升高，刺激胰岛素分泌，当血糖下降后，胰岛素仍在继续分泌，于是出现低血糖。

②临床表现：一般进食后2~3h发生。表现为乏力、头晕、心慌、出汗、手抖、嗜睡等。

③治疗：主要注意饮食调节，少食多餐。若症状非常显著，可在餐前应用胰岛素，以促进糖的利用，预防高血糖。症状发作时可卧床数十分钟，稍进饮食或糖类，或静脉注射高渗葡萄糖40~60ml，一般皆可缓解。很少需手术治疗；一旦需要，手术方式类同餐后早期倾倒综合征。

(2)碱性反流性胃炎

1)临床表现：多发生于胃大部切除术后数月或数年，上腹部出现持续性疼痛或胸骨后灼痛，进食后加重恶心呕吐，吐出物为胆汁，制酸药物无效，日渐消瘦。

2)辅助检查：胃液分析低度或无游离酸，粪便潜血多阳性；钡餐检查吻合口正常；胃镜检查黏膜充血水肿易出血，常见轻度糜烂及胆汁反流入胃。活检结果可见胃黏膜萎缩，炎性浸润和充血水肿。

3)可根据情况选用Roux-en-Y手术或Henley空肠袢手术。为不使溃疡复发，可同时加做胃迷走神经切断术。

(3)复发性溃疡

1）临床表现：症状大多发生于术后数月至 2 年内。有类似原溃疡病的症状，疼痛较剧，节律性不明显，药物治疗疗效差。部分患者有恶心、呕吐，吐后疼痛减轻。患者常有出血、柏油样便及慢性贫血，腹痛和腹部压痛多位于脐部左侧。穿孔多见，可形成胃、空肠、结肠瘘。

2）治疗：宜针对病因，重作合适的胃大部切除术。同时加做迷走神经切断术。

①单纯胃空肠吻合术后的复发溃疡应行再次胃大部切除术或迷走神经切断加胃窦切断术。

②胃切除范围不够者，可行再次胃部分切除 Billroth Ⅱ式重建或行迷走神经切断术。也可行再次胃部分切除加迷走神经切断术。输入空肠段过长者，在胃空肠吻合时要调整缩短。

③十二指肠残端的胃窦黏膜残留应切开残端探查，将残留的胃窦黏膜切除。

（4）残胃癌

1）良性病变行胃大部切除 5 年以上，恶性病变（包括胃癌或其他胃的恶性病变）10 年以上，残胃发生的原发癌称为残胃癌。

2）临床表现：胃大部切除术后多年经过良好，如突然出现剑突下无规律的疼痛或饱胀不适及灼热样感，不明原因的贫血、呕血或黑便、消瘦、呕吐和吞咽困难，甚至有恶病质，腹水和远处转移等。

3）治疗：一旦组织病理检查确认为残胃癌，如有手术可能，应积极行胃癌根治术。

【疗效判断及处理】

胃十二指肠溃疡的治疗主要是内科药物治疗，绝大多数的胃十二指肠溃疡能够通过非手术治疗而治愈，特别是幽门螺杆菌感染被认为与胃十二指肠溃疡关系密切之后，联合、足疗程用药取得了令人满意的疗效，目前胃十二指肠溃疡的手术治疗仅限于少数有并发症以及经过严格内科治疗而不能痊愈或复发的患者。

二、胃十二指肠溃疡并发症

Ⅰ.胃十二指肠溃疡大出血

【概述】

胃十二指肠溃疡大出血是由于溃疡侵蚀其基底部血管破裂而引起。多见于胃小弯侧或十二指肠后壁的溃疡，大约 15％～25％的溃疡病患者在患病过程中至少出现过一次出血。出血量与所侵蚀的血管的直径和破口的大小有直接关系。

【诊断步骤】

（一）病史采集要点

大多数患者有溃疡病发作史，但 10％～15％的患者缺乏典型的溃疡病史。

（二）体格检查要点

并无典型的腹部体征，大出血时可见到有贫血貌，精神差，部分患者上腹部有明显的压痛点，无反跳痛。

（三）辅助检查

1.内镜

为首选检查，镜下可见到出血点，并可对破裂的血管进行初步的止血处理，同时可以鉴别溃疡的良恶性。

2.上消化道钡餐

能够准确地发现溃疡的具体位置,但大出血时不适合应用。

3.实验室检查

多数患者血红蛋白降低明显,大便潜血检查多呈强阳性。

【诊断对策】

(一)诊断要点

1.病史

患者具有消化道溃疡发作史。

2.临床表现

(1)上腹部疼痛不适,同时还可能伴有腹胀;疼痛逐渐加剧,直至出现呕血或黑。便后,疼痛可有所减轻。

(2)呕血、黑便出血量较大的患者可出现失血性休克的表现。

(3)辅助检查 胃镜检查能够发现出血点或血痂,血红蛋白呈现不同程度的下降。大便潜血阳性或强阳性。

(二)鉴别诊断要点

1.食管胃底曲张静脉破裂

(1)病史:伴有慢性肝炎或肝硬化病史。

(2)临床表现:粗糙食物损伤、药物或酒精刺激等为常见出血诱因,出血量比较大,临床主要以呕血为主,病情较危重,可迅速进入休克状态。

(3)胃镜:可以发现出血部位。

(4)实验室检查:肝功能不正常,肝炎标记抗原可发现肝炎病史,血红蛋白呈不同程度的降低。

2.出血性胃炎

(1)病史:缺乏典型溃疡病史。

(2)临床表现:常见于服用损害胃黏膜的药物,如水杨酸类、肾上腺糖皮质激素等,也可见于饮酒过多,误服腐蚀性化学物质,严重感染后引起的毒血症及各种原因的应激状态,临床表现与溃疡出血相似。

(3)胃镜:镜下可见到胃黏膜大片糜烂,无溃疡灶存在。

(4)实验室检查:不同程度的血红蛋白降低,大便潜血阳性。

3.胃癌出血

(1)病史:缺乏典型的溃疡疼痛规律。

(2)临床表现:患者更加虚弱,长期的上腹部不规律疼痛,近期消瘦明显。

(3)胃镜:可以发现肿瘤的存在并行活体组织病理检查。

(4)实验室检查:血红蛋白降低,大便潜血阳性,消化道肿瘤抗原检查可呈阳性。

(5)影像学检查:CT可发现有胃周围肿大淋巴结影。

4.胆道出血

(1)病史及临床表现:具有胆道感染史,出血伴有右上腹部绞痛、黄疸、发热。部分患者可触及肿大的胆囊和肝区压痛明显。

(2)内镜、上消化道钡餐、选择性内脏血管造影、放射性核素等对鉴别诊断有帮助。

【治疗对策】

(一)治疗原则

胃十二指肠溃疡出血患者首先采用内科治疗,内科治疗失败者应积极进行手术治疗。

(二)术前准备

积极纠正贫血。见上节。

(三)治疗方案

1.非手术治疗

(1)禁食:绝对卧床,放胃管胃肠减压,使用镇静剂和止血药。

(2)输液输血:维持水与电解质平衡,给予输液,补充营养;严重贫血或休克者,积极抗休克治疗。

(3)抑酸药物:给予质子泵抑制剂抑制胃酸分泌。

(4)去甲肾上腺素、冰盐水胃内灌注。

(5)生长抑素:有条件的医院应给予奥曲肽等生长抑素。

2.手术治疗

(1)手术指征:持续或复发性大出血;内镜控制出血初次失败或再出血。

(2)手术时机:一旦决定手术治疗,应适当的术前准备后紧急手术治疗。

(3)手术方法:连同溃疡切除远端胃的胃大部分切除术是主要的手术治疗方式。

【疗效判断及处理】

行手术治疗的患者,超过90%的患者出血停止,同时前述溃疡症状也将自行消失。但是合并大出血患者的死亡率达到6%~7%,应该引起注意。曾经出过血的胃十二指肠溃疡不论在长期或短期随诊中有显著的再出血的危险。再10~15年随诊出血性胃十二指肠溃疡的内科治疗患者约有50%复发再出血。

【出院后随访】

①出院时带药;②检查项目与周期;③定期门诊检查与取药;④应当注意的问题。

Ⅱ.胃十二指肠溃疡穿孔

【概述】

胃十二指肠溃疡穿孔的发生率约占溃疡病住院患者的7%。穿孔多发生在30~60岁,占75%。大约有2%的十二指肠溃疡患者以穿孔作为首发症状。

【诊断步骤】

(一)病史采集要点

多数患病者有上腹部剑突下疼痛病史。

(二)体格检查要点

(1)急性病容,痛苦状表情,面色苍白,脉快,甚至出现血压降低等休克征象。

(2)腹膜刺激征:腹式呼吸减弱或消失,腹膜刺激征明显,包括全腹部有压痛、肌紧张如板状和明显反跳痛,但以上腹部压痛最为明显。如为十二指肠小的穿孔,内容物流入腹腔不多,则腹膜刺激征仅限于上腹部及右下腹部,压痛、肌紧张及反跳痛较轻,并主要在上腹部及右下腹部。

(3)叩诊肝浊音界消失或缩小,大的穿孔甚至有腹部移动性浊音。听诊肠鸣音减弱或消失。

(三)辅助检查

1.实验室检查

(1)血象:白细胞升高,常达 $15 \times 10^9/L$,中性粒细胞在 $85\% \sim 90\%$ 以上。

(2)血清淀粉酶测定:部分病例有增高。

2.特殊检查

(1)X 线检查:腹部立位平片或透视,可见膈下有游离气体,出现"半月征",但少数无此征者,不要误诊。

(2)腹腔穿刺:抽出白色或黄色混浊液体者可确诊。但如经上述检查诊断明确者,可不做腹腔穿刺。

【诊断对策】

(一)诊断要点

1.溃疡病史

2.临床表现

(1)有长期上腹部剑突下疼痛病史,胃溃疡多为进食后疼痛,十二指肠溃疡则为进食后或夜间饥饿疼痛,隐痛性。近期疼痛加重,呕酸水、嗳气。许多患者以往曾确诊或按溃疡病治疗。

(2)入院前上腹部突然剧烈疼痛,并向右下腹和全腹部蔓延,为绞痛性,持续性。

(3)伴出冷汗、恶心、呕吐。

(二)鉴别诊断要点

1.急性阑尾炎

腹痛从上腹或脐周开始,较轻,以后转移到右下腹部并加重。体检时右下腹部压痛较明显,并有反跳痛,多无溃疡病史和膈下游离气体。

2.急性胰腺炎

发病前常有饮酒或进食油腻饮食病史。疼痛时向腰背部呈横向条状放射,无气腹征,血清淀粉酶测定常越过 500 苏氏单位,但如出血坏死型胰腺炎则并不升高。

【治疗对策】

(一)治疗原则

本病的治疗应根据以下条件:

(1)患者一般情况;

(2)穿孔距入院时间;

(3)年龄;

(4)溃疡病史;

(5)局部症状;

(6)技术及设备。

（二）治疗方案

1.非手术治疗

（1）适应证：患者入院延迟（穿孔后＞24h），并具有下列情况者应考虑非手术治疗。

1）血液循环动力学稳定；

2）无弥漫性腹膜炎；

3）水溶性对照剂检查无游离漏入腹腔。

（2）方法：禁食；胃肠减压；抑酸药物应用；广谱抗生素应用；生长抑素；肠外营养支持；水、电解质平衡的维持；病情的严密观察。

2.手术治疗

（1）穿孔缝合术：适应证：①穿孔时间过久，腹腔内已有明显的脓性渗出液，全身情况较差者；②急性溃疡，穿孔边缘柔软无硬结，患者年轻；③年龄大于 60 岁；④穿孔位置较高近贲门部，急诊胃切除术有困难或危险者。

缝合方法：①用间断、伦勃式或褥式缝合，封闭穿孔；②缝合后外面再覆盖固定大网膜；③吸净腹腔内液体。

（2）胃大部切除术：适应证：①穿孔时间未超过 12 小时者；②全身情况良好，年龄不超过 60 岁，能忍受此手术者；③曾行穿孔缝合术，再度穿孔者；④幽门邻近穿孔，行缝合术可能引起幽门梗阻者；⑤穿孔合并出血；⑥慢性溃疡经内科治疗无效，或在内科治疗中发生穿孔者。

【出院后随访】

①出院时带药；②检查项目与周期；③定期门诊检查与取药；④应当注意的问题。

Ⅲ.胃十二指肠溃疡合并胃出口梗阻

【概述】

大约有 80％的胃出口梗阻由慢性十二指肠溃疡或幽门管溃疡引起，多为溃疡愈合形成瘢痕收缩的器质性狭窄，胃内容物完全不能通过，以致胃呈慢性肥厚、扩张。

【诊断对策】

（一）诊断要点

1.病史

多数患者有长期剑突下疼痛史，部分具有典型消化性溃疡发作史。

2.临床表现

（1）进行性恶化的上腹部饱胀不适，进食后明显加重。

（2）呕吐：典型的呕吐发生于晚餐后，不含胆汁，含有进食的食物或宿食。

（3）消瘦：患者体重逐渐减轻，甚至出现极度消瘦。

3.体格检查

不同程度的体重减轻和失水表现，典型的体征是出现上腹部拍水音，严重者可发现胃蠕动波。

4.实验室检查

发生严重持久的呕吐，引起严重的脱水和典型的低氯、低钾性代谢碱中毒。

5.X 线检查

钡剂造影,胃腔增大,在代偿期可见胃部有痉挛性蠕动,在萎缩期则扩张而不见蠕动。钡剂长期停滞于胃内。

6.内镜

可确诊。

(二)临床类型

依照梗阻形成的原因可以分为:

1.痉挛性胃出口梗阻

2.水肿性胃出口梗阻

3.瘢痕性胃出口梗阻

【治疗对策】

(一)治疗原则

痉挛性和炎症水肿性胃出口梗阻首先考虑非手术治疗,瘢痕性胃出口梗阻一旦确诊,常常需要手术才可以治愈。

(二)术前准备

(1)胃肠减压,同时每天予以温盐水洗胃。

(2)纠正血容量、水电解质和代谢紊乱。肠外营养支持。

(3)给予抑制胃酸分泌的药物。

(三)治疗方案

1.非手术治疗

(1)纠正失水及电解质和酸碱失衡,应用抗生素以消除炎症。

(2)胃肠减压,使胃充分休息,减轻水肿。炎症性水肿梗阻者可治愈。

(3)炎症性梗阻 1 周后即可给流质饮食。

(4)每晚经胃管温水洗胃,并记录注入量及吸出量。

2.手术治疗

(1)手术指征;

(2)手术时机:最合适的时间是当液体的缺乏、电解质和代谢紊乱已纠正,营养情况已经恢复至正氮平衡。

(3)手术方法

1)远端胃切除＋迷走神经切断术:主要适用于十二指肠球部变形不严重的患者。

2)迷走神经切断＋胃空肠吻合术:主要适用于十二指肠瘢痕过多,球部严重变形的患者。

【术后观察及处理】

胃排空延迟:多数患者在术后 5～10 天即可恢复,对于持续较久,排除其他因素的存在时,可给予增强胃动力的药物,如多潘立酮、莫沙比利等。

Ⅳ.胃溃疡癌变

【概述】

溃疡癌变常见于年龄较大的慢性胃溃疡患者,约占胃溃疡患者的 5%～10%。

【诊断对策】

诊断要点

1.病史

患者具有胃溃疡病史。

2.临床表现

(1)体重减轻,食欲减退,有呕吐或黑便。

(2)溃疡病的规律性疼痛变为持续性疼痛。

(3)X线胃肠气钡造影:溃疡>1cm,周围胃壁僵直。

(4)内镜:找到癌细胞可确诊癌变。

【治疗对策】

治疗原则 发生胃溃疡癌变的患者,应限期进行胃癌根治术。详见"胃癌"一章.

三、应激性溃疡(Stress Ulcer,SU)

【概述】

应激性溃疡指机体在应激状态下,胃、十二指肠以及偶尔在食管下端发生的急性糜烂和溃疡,是上消化道出血常见原因之一。常见的应激因素有大面积烧伤,多发性外伤,大手术,休克,严重全身性感染,败血症,中枢神经系统疾病以及心、肺、肝、肾功能衰竭或多器官功能衰竭等严重疾患。

发病机制目前尚未能完全明了,一般认为由于各种应激因素作用于中枢神经和胃肠道,通过神经(迷走神经、交感神经)、体液(促肾上腺皮质激素、肾上腺皮质激素、组胺、乙酰胆碱等物质)作用于胃黏膜有关,主要表现为胃黏膜保护因子和攻击因子的平衡失调,导致应激性溃疡形成。各类应激性溃疡的发生也可能不尽一致,如在烧伤、出血性休克、败血症时,由于有效循环血量减少,可引起胃壁特别是黏膜血流减少,导致黏膜缺血,黏膜能量代谢降低,黏膜细胞迅速死亡而发生应激性溃疡;阿司匹林和胆汁反流入胃,可致使胃黏膜屏障损害,氢离子逆向弥散,以致黏膜发生糜烂、出血;脑外伤者则有明显的胃酸分泌过多。

应激性溃疡具有下述特点:①在应激情况下(如严重外伤、烧伤几天后)产生的急性病变,事先无自觉症状及无溃疡病史的情况下,忽然发生上消化道大出血或穿孔;②多发病灶,散布在胃体及胃底含壁细胞的泌酸部位,胃窦部甚为少见,仅在病情发展或恶化时才偶尔累及胃窦部;③可不伴高胃酸分泌;④本病可发生于任何年龄、性别。

【诊断步骤】

(一)病史采集要点

(1)发病前有外伤、大手术(心血管、胸腹部、泌尿系等,多在术后 7～10 日之后发病)、颅脑疾病(脑血管意外、颅内外伤、颅内感染)、严重感染(如败血症、中毒性休克型肺炎、流脑)等病史。

(2)应激性溃疡如果不引起大出血可以无临床症状,或者即使有症状也被原发危重病等应激情况的症状所掩盖。早期临床症状往往不明显,也无明显胃肠道症状。

(3)多于应激后 10 日左右发病。主要表现为无预兆的上消化道大出血,即呕血、黑便,发病多突然,常无前驱征兆且出血不易止住,可导致出血性休克。出血停止后常易复发。此外,可有上腹痛、腹胀、恶心、呕吐、反酸等消化系统症状,但较一般胃、十二指肠溃疡病为轻。

(4)反复、大量出血可导致休克、贫血。如溃疡发生穿孔,可有腹膜炎表现。

(二)体格检查要点

最先表现为出血,但出血并非病变开始,因此前病变已有一段时间。起初黏膜病变浅而少,不引起出血,以后病变增多加深,若不采取预防措施即可出血。出血一般发生在应激情况开始后5~10天。出血时不伴疼痛。出血是间歇性的,有时再出血间隔数天,可能与病灶分批出现,同时有旧病灶愈合和新病灶形成有关。

胃管抽出咖啡样胃液。

(三)辅助检查

血红蛋白水平降低,粪便潜血试验阳性,血清电解质、血糖、血气、血浆渗透压反映机体内环境是否平衡,肝肾功能、血清心肌酶谱等监测观察全身各脏器功能损伤程度。

(四)进一步检查项目

1.钡餐检查

应激性溃疡比较表浅,钡餐造影常难以发现,所以往往只能于大出血后经手术探查或死亡后尸体解剖才能发现,容易漏诊,过去报告的发病率并不高。但气钡双重造影可提高诊断阳性率。

2.纤维胃镜检查

是早期确诊应激性溃疡的主要方法。尽管纤维内镜使应激性溃疡的临床诊断率较前提高,但并非所有应激情况的患者都常规做内镜检查,所以统计的发病率可能比实际数字仍低得多。胃镜检查争取于出血开始12~24小时内进行,镜下可见胃黏膜充血、水肿、点片状糜烂、出血、大小不一的多发性溃疡,溃疡面有新鲜出血或血凝块,边缘整齐,可取活组织做病理检查。

3.对上述检查

阴性而应激性溃疡的诊断又不明确者如出血量大、胃镜视野差等,可考虑做腹腔内脏血管造影、同位素扫描等,可帮助确定出血部位,可见造影剂外溢成一团、积聚在血管旁而久不消散。

4.X线平片

见腹腔内有游离气体时提示溃疡穿孔。

5.超声图像

可有胃壁增厚、黏膜皱襞肥大等。

【诊断对策】

(一)诊断要点

(1)重症监护室患者或休克、大面积烧伤、严重外伤或感染、器官衰竭(如急性肾功能衰竭、成人呼吸窘迫综合征、肝功能衰竭)等患者一旦发生上消化道出血如呕血或排柏油样大便,首先要考虑应激性溃疡引起的可能。

(2)及时排除胃肠本身疾病和外科急腹症,如坏死性小肠及结肠炎、机械性肠梗阻、肠穿孔、出血、腹水等;腹部X线有助于了解有无肠胀气、液气平面或膈下游离气体等。

(3)X线检查诊断价值不大,纤维胃镜检查可以排除其他出血病变,明确诊断。

(4)注意全身状态和内环境监测,全面估计病情。

(二)临床类型

不同原因引起的应激性溃疡有不同命名。

1.Curling 溃疡

1842 年 Curling 首次报道了大面积烧伤患者出现胃和十二指肠溃疡出血,故对这种严重烧伤引起的急性应激性溃疡又称为 Curling 溃疡。由于普遍应用抗酸剂和 H2 受体拮抗剂.出血和穿孔并发症已很少见。

2.Cushing 溃疡

1932 年 Cushing 报道了颅脑肿瘤患者发生胃溃疡合并出血、穿孔,因此对颅脑外伤、脑肿瘤、或颅内神经外科手术后发生的应激性溃疡称为 Cushing 溃疡。应激性溃疡出血(SUB)是颅脑损伤严重并发症。在混合年龄组脑损伤约 2.5%～8.0%并发 SUB,病死率为 19.7%～51.8%,而老年组少有报道。其特点是单发性的较深溃疡,穿孔是主要并发症,系胃酸和胃蛋白酶分泌过多所致。

3.一些严重疾病引起的应激性溃疡

如呼吸衰竭、肝功能衰竭、肾功能衰竭、多器官功能衰竭、严重的全身性感染、严重感染、长期低血压、低血容量休克、重度营养不良等。

4.损伤肠黏膜药物引起的应激性溃疡

这些药物主要有水杨酸类(阿司匹林)、大量或长期应用肾上腺皮质激素、非甾体抗炎药、酒精。

5.强烈精神刺激

也可引起应激性溃疡。

(三)鉴别诊断要点

应激性溃疡应与其他上消化道黏膜病变或溃疡区别。

1.应激性因素

可使原有慢性胃十二指肠溃疡急性活动,甚至出血,这不属于应激性溃疡范畴,处理与预后全然不同,因此鉴别诊断甚为重要。

2.食管胃底静脉曲张

引起的出血,既往有肝硬化病史或出血病史,上消化道 X 线造影和胃镜检查可鉴别。

3.胆道出血

引起者 B 超、CT 等影像学检查可发现相应的肝胆疾病和胆道积血征象。

4.血液系统疾病

引起凝血机制障碍所致者可有血常规、骨髓穿刺等检查的异常表现。

【治疗对策】

(一)治疗原则

对于应激性溃疡发生大出血时,由于患者全身情况差,不能耐受手术,加之术后再出血发生率高,所以一般先用内科治疗,无效时才考虑外科治疗。

（二）术前准备

建立中心静脉通路，积极治疗原发病的同时补充血容量，维持循环稳定，使血色素升至8.0g/dl以上，改善凝血功能，可酌情给予冷沉淀、新鲜血浆等。

纠正水、电解质失衡。

（三）治疗方案

1.非手术治疗

（1）预防性治疗：对应激性溃疡的发生有高危因素者如大面积烧伤（>35%的Ⅱ度烧伤）、严重的败血症、中毒性休克、呼吸衰竭及多脏器衰竭等，除应积极补充血容量，纠正休克，纠正水、电解质失衡，治疗原发病外，可口服 H_2 受体拮抗剂或质子泵抑制剂，初始剂量可按治疗十二指肠球部溃疡的量，待病情逐渐稳定后停用，疗程约1～2周。

（2）一般治疗

禁食：一旦考虑有应激性溃疡存在时即应禁食，直至症状好转。

胃肠减压：可吸出消化道内滞留的液体和气体、清除胃内胃酸和积血、减低胃肠内压力、防止胃扩张，还可尽早发现胃内咖啡样液体，了解出血情况。同时可经胃管注入冰盐水或血管收缩剂洗胃，如冰盐水灌洗（每次60ml）或血管收缩剂（去甲肾上腺素8mg 放在100ml 葡萄糖溶液中）滴入，均可使黏膜血管收缩而达到止血目的。

防治水、电解质、酸碱平衡紊乱。

（3）控制原发病或病因治疗是防治的基础和关键。纠正各系统器官功能障碍、保护重要脏器功能、改善循环、避免服用可以诱发应激性溃疡的药物、控制感染和清除病灶、合理选择抗生素、合适的液体疗法和热量供给等都可以有助于减少应激性溃疡的发生。

（4）抑酸剂和胃黏膜保护剂，抑酸剂能减少胃内氢离子浓度而保护胃黏膜，应用氢氧化铝凝胶（抗酸药）、雷尼替丁或西咪替丁（H_2-受体拮抗剂）、奥美拉唑（抑制 H^+/K^+ 泵）等药物。胃黏膜保护剂是保护和增强胃黏膜防御机能的一类药物，进入胃肠道后可迅速与黏膜结合，尤其是与受损黏膜相结合后形成薄膜，覆盖在黏膜表面，使之不再受到各种有害物质（消化液、药物等）的侵袭，起隔离作用。黏膜保护剂还可促使消化道黏膜细胞分泌黏液等保护性物质，有促进黏膜修复的作用。胃黏膜保护剂大致有铋制剂、蒙脱石制剂、前列腺素及其衍生物、硫糖铝、达喜、麦滋林-S、替普瑞酮（替普瑞酮）等。抑酸的同时检测胃液 pH 值，使其大于 5.0 或以上。

（5）静脉滴注生长抑素能减少胃肠血流、抑制胃酸分泌。

（6）新近有文献报道前列腺素、硝酸甘油、多巴胺、莨菪碱类药均可改善胃黏膜微循环，升高黏膜内 pH，对防治应激性溃疡有一定效果。抗自由基类药物如还原性谷胱甘肽、别嘌呤醇等可清除自由基或抑制自由基的产生，能减轻应激性溃疡的程度。小剂量糖皮质激素可改善胃黏膜微循环，促进胃黏液分泌，稳定细胞膜，可预防应激性溃疡的发生。

（7）输血和止血，大出血时应立即建立静脉通道和及时输血，维持循环稳定，给予冷沉淀、新鲜血浆等改善凝血功能。酌情选择云南白药、凝血酶等口服，氨甲环酸、酚磺乙胺、巴曲酶等静滴，选择性插管灌注血管加压素、栓塞或经内镜止血。胃镜下止血可采用喷洒止血剂、高频电凝、激光止血等方法。

（8）介入治疗,可于腹腔动脉造影发现病变的同时将垂体后叶素注入胃左动脉内,持续24小时,出血停止后逐渐减量。

2.手术治疗

保守治疗无效、血压不能维持者考虑手术治疗,仅10%应激性溃疡出血患者需手术治疗。

1)手术指征

①出血量多且迅速出现休克,经内科治疗无效者;

②内科止血后于48小时内又大出血者;

③应激性溃疡发生出血和穿孔者;

④近期内有反复上消化道大出血史者。

2)手术方法:早期术者采用胃大部切除术,但术后常再出血,说明胃大部切除术切除黏膜的范围不够,未能切除所有出血的病灶,或不能防止残留的黏膜产生新的出血病灶。

全胃切除术止血效果固然好,但应激性溃疡患者全身情况极差,手术死亡率很高,术后遗留很多后遗症。

现在一般采用抑制胃酸加/或切除部分黏膜的手术以及胃血管的断流术。前者包括胃大部切除术,迷走神经切断术和迷走神经切断术加部分胃切除术。迷走神经切断术不但能降低胃酸分泌,还能使胃内的动静脉短路开放,减少至胃黏膜的血流。有的资料表明迷走神经切断术的止血效果与胃大部切除术相似,但再出血率与死亡率均比胃大部切除术低,而胃部分切除术加迷走神经切断术的止血效果比前二者均好,再出血率比前二者均低。胃血管断流术即将胃的血管除胃短动脉外全部(包括胃左、右动脉及胃网膜左、右动脉)切断结扎。有人报告术后再出血率低,胃并不坏死,也不发生胃部分切除后的并发症。有人主张做胃部分切除术后用Roux-en-Y法重建胃肠道,以防止胆汁反流,减少胃黏膜损害。

对于术后再出血的患者应尽早再次手术,最好采用次全胃切除或全胃切除止血效果可靠的手术,因为这类患者不能耐受第二次术后出血和第三次止血手术。

3)手术方法评估;

4)手术方案选择

①如溃疡位于胃近侧或十二指肠,可选择缝合止血后做迷走神经切断加胃空肠吻合术;

②如溃疡位于胃远侧,可选用迷走神经切断加胃窦切除术,也可用胃大部切除术;

③全胃切除术局限于大片黏膜的广泛出血,而第一次手术又未能止血者;

④应激性溃疡穿孔可采取单纯缝合手术。

【术后观察及处理】

1.一般处理

2.并发症的观察及处理

【疗效判断及处理】

同前。

【出院后随访】

①出院时带药;②检查项目与周期;③定期门诊检查与取药;④应当注意的问题。

【预后评估】

目前由于对本病的认识加深及抑酸制剂等治疗手段的进步,发病率和死亡率均较前明显降低。

四、急性胃扩张(Acute Gastric Dilatation)

【概述】

急性胃扩张(actlte gastric dilatation)是由于短期内大量气体、液体积聚,胃和十二指肠上段高度扩张而导致的一种综合征,往往伴有呕吐、进行性脱水和尿闭。胃扩张到一定程度时,胃壁肌肉张力减弱,食管与贲门、胃与十二指肠交界处形成锐角,阻碍胃内容物的排出,膨大的胃可压迫十二指肠,并将系膜及小肠挤向盆腔,进而牵拉系膜上动脉而压迫十二指肠,造成幽门远端的梗阻。唾液、胃十二指肠液和胰液、肠液分泌亢进,使大量液体积聚于胃内,加重胃扩张。扩张的胃还可以机械性压迫门静脉,使血液淤滞于腹腔内脏,亦可压迫下腔静脉,使回心血量减少,最终可导致周围循环衰竭。由于大量呕吐、禁食和胃肠减压引流,引起水和电解质紊乱。如不及时处理,可以发生胃壁坏死与破裂,后果严重。病因包括:①创伤、麻醉和外科手术,尤其是腹腔、盆腔手术及迷走神经切断术,均可直接刺激躯体或内脏神经,引起胃的自主神经功能失调,胃壁的反射性抑制,造成胃平滑肌弛缓,进而形成扩张。麻醉时气管插管,术后给氧和胃管鼻饲,亦可使大量气体进入胃内,形成扩张。②各种疾病状态如胃扭转、嵌顿性食管裂孔疝以及各种原因所致的十二指肠壅积症、十二指肠肿瘤、异物等均可引起胃潴留和急性胃扩张;幽门附近的病变,如脊柱畸形、环状胰腺、胰腺癌等偶可压迫胃的输出道引起急性胃扩张;躯干上石膏套后 1~2 天引起所谓"石膏套综合征"(cast syndrome),可能是脊柱伸展过度,十二指肠受肠系膜上动脉压迫的结果;情绪紧张、精神抑郁、营养不良均可引起自主神经功能紊乱,使胃的张力减低和排空延迟;糖尿病神经病变、糖尿病合并酸中毒、抗胆碱能药物的应用、长期吸氧、急性胰腺炎、尿毒症、肝硬化合并肝昏迷;水、电解质代谢失调,严重感染(如败血症)均可影响胃的张力和胃的排空,导致急性胃扩张。③短时间内进食过多也是偶见原因,暴饮暴食后,由于大量的食物在短时间内急骤进入胃内,可以发生胃壁肌肉的神经反射性麻痹。

儿童及成年人均可发病,高发年龄 21~40 岁,男性多见。

【诊断步骤】

(一)病史采集要点

(1)了解发病前有无创伤、手术史、暴饮暴食史及相关基础疾病等。

(2)急性胃扩张可在几小时内发生。但大多起病缓慢,迷走神经切断术者常于术后第 2 周开始进流质饮食后发病。主要症状有腹胀、上腹或脐周隐痛、恶心,而后发生溢出性和持续性呕吐。起初为小口小量呕吐,以后逐渐为大口大量呕吐,呕吐逐渐频繁,呕吐量增多,吐时毫不费力,实际上为胃极度扩张后胃内容物溢出。吐后症状并不减轻。吐出物十分典型,早期是所进食物与饮料,继之为含有胆汁的棕色混浊胃液,之后为少量出血所致的咖啡样血性液体,但始终无粪臭味。

(3)随着病情加重,全身情况进行性恶化,严重者可出现口渴、脱水、碱中毒,并表现为烦躁不安、呼吸急促、手足抽搐、血压下降和休克。

(4)本病可因胃壁坏死发生急性胃穿孔和急性腹膜炎而表现出相应症状。

(二)体格检查要点

(1)依脱水的严重程度可表现为精神烦躁、萎靡、嗜睡或昏迷、皮肤弹性减退、口唇干燥、眼眶凹陷、尿量减少、四肢冰冷、脉快弱等。

(2)典型体征为上腹部高度膨隆,可见无蠕动的胃轮廓,全腹弥漫性轻压痛,无腹肌紧张,叩诊过度回响、震水音阳性,肠鸣音减弱,如胃肠减压胃管抽吸高达 3～4L。脐右上侧出现局限性包块,外观隆起,触之光滑而有弹性、轻压痛,其右下边界较清,此为极度扩张的胃窦,称"巨胃窦症",为急性胃扩张特有的重要体征。

(3)伴休克者可出现循环衰竭表现如心率快、血压降低、肢端湿冷等。

(4)呕吐物误吸入气管时,肺部可出现哕音。

(5)如并发胃穿孔,则有急性腹膜炎体征。

(三)辅助检查

实验室检查:虽有少量出血,但因大量体液丧失,可发现血液浓缩,血红蛋白及红细胞增加,白细胞总数常不高,胃穿孔后白细胞可明显增多并有核左移。血生化提示低血钾、低血钠、低血氯、二氧化碳结合力升高。若以丢失胃液为主,则发生代谢性碱中毒,若以丢失胰液等消化液为主,则发生代谢性酸中毒。因失水、休克使肾脏缺血,而出现尿少、蛋白尿、管型尿,血尿素氮增加。大便潜血阳性。

(四)进一步检查项目

腹部平片或立位透视可见左上腹巨大胃泡液平和充满腹腔、均匀一致的特大胃影及左膈肌抬高。若用钡餐造影,不仅可以看到大的胃及十二指肠轮廓,而且可以发现十二指肠梗阻,钡剂不能进入空肠,对诊断有很大帮助。部分患者同时有小肠麻痹。

【诊断对策】

(一)诊断要点

根据手术后、创伤、麻醉过饱餐等病史及临床症状、体征,结合实验室检查和腹部 X 线征象,诊断一般不难。若留置胃管减压吸出大量气体及液体,即可确诊。

(二)鉴别诊断要点

手术后发生的胃扩张常因症状不典型而与术后一般胃肠症状相混淆造成误诊。此外有时需与以下疾病鉴别。

1.幽门梗阻

十二指肠及胃窦溃疡瘢痕、胃窦部肿瘤引起的幽门梗阻也可发生胃扩张、呕吐及上腹部震水音,但起病缓慢、呕吐物无胆汁、晨起时呕吐宿食。上腹部可见到胃型及胃蠕动,很少发生心率增快、血压下降等。x射线钡餐造影或胃镜检查可明确诊断。

2.机械性肠梗阻

可有腹胀及呕吐,但有典型的肠绞痛、肛门停止排气排便,并可见肠型,伴肠鸣音亢进。X线腹部平片立位时可见小肠积气并可见肠腔内有多个液气平面。胃管抽吸胃内容物不多。

3.肠麻痹

主要累及小肠,腹胀以中腹部明显,胃内不会有大量积液和积气,经胃肠减压后症状多无明显好转,X线平片可见多个阶梯状液气平。

4.急性弥漫性腹膜炎

由腹腔内脏器穿孔引起的急性弥漫性腹膜炎发病急骤,有腹胀及呕吐,腹痛剧烈,腹部肌肉紧张、有压痛及反跳痛,肝脏浊音界消失,肠鸣音减弱或消失。体温升高,白细胞增多。X线检查可发现膈下游离气体。由于肠麻痹,也可以在腹部发现多个液气平面。

【治疗对策】

(一)治疗原则

胃扩张一经发生,最关键的是胃肠减压、防治水电酸碱平衡紊乱,直至胃引流液正常、生命体征平稳。如症状不见改善,应及时手术治疗。若不及时抢救,一般在 3~5 天内死于休克和急性肾功能衰竭。

(二)术前准备

如有休克,首先必须纠正;急查血常规、出凝血功能、血生化、血气分析;抗休克的同时,纠正水、电及酸碱平衡紊乱。留置胃管、尿管。预防性应用抗生素。行气管内麻醉。

(三)治疗方案

1.非手术治疗

(1)如无严重并发症,首先采用内科治疗,积极治疗原发病。

(2)内科治疗首先应暂时禁食、留置胃管行胃肠减压并冲洗,吸出胃内容物,每隔半小时用温生理盐水冲洗,直至胃液颜色变淡,量逐渐减少为止。否则应及时手术治疗。待病情好转24 小时后,可于胃管内注入少量液体,如无潴留,才可拔除胃管,并开始少量进食,起初可试饮少量糖水或白开水,若未出现不适,可改饮米汤、豆浆、牛奶等,后逐渐加量,改喝稀粥或食软面条等。

(3)暴饮暴食所致的急性胃扩张,用一般胃肠减压管不容易吸出,需用较粗胃管洗胃,但不可用力过猛冲洗以免胃穿孔。

(4)体位疗法:患者取俯卧位,头转向侧方,床脚抬高约 30cm,可减轻小肠系膜的紧张,并防止其对十二指肠的压迫,以利胃内容物进入远侧消化道。

(5)抗休克并纠正水、电解质、酸碱平衡紊乱,快速从静脉输入生理盐水、平衡盐及葡萄糖溶液,使尿量正常,必要时输入全血。如有低钾性碱中毒,需补充钾盐。记录 24 小时出入量,并做血液化验(钠、钾、氯化物、二氧化碳结合力),作为液体治疗的依据。低血钾常因血浓缩而被掩盖,应予注意。

(6)应用 H_2 受体阻滞剂、质子泵抑制剂及生长抑素等可减少消化液的分泌。禁用胆碱能阻断剂。

(7)如非梗阻因素引起者可考虑应用胃肠动力药物。

2.手术治疗

1)手术指征

①积极的内科治疗症状无好转者应手术。

②过度饱餐所致者,胃管难以吸出胃内容物残渣或有十二指肠梗阻及已产生并发症者亦应手术治疗。

③已有腹腔感染、休克,或怀疑有胃壁坏死者。

④并发胃穿孔,有急性腹膜炎体征者。

2)手术时机:保守治疗失败者应及时手术;伴休克者,应待循环稳定后手术,如无好转,应抗休克的同时手术。

3)手术方法:手术方式一般以简单有效为原则,如单纯胃切开减压、胃修补及胃造瘘术等。暴食后胃内有大量食物积滞而胃管又抽不出时,可剖腹切开胃壁,取出食物,全层缝合胃壁、并浆肌层间断缝合加固,术后继续胃管减压。

若胃已穿孔或胃壁坏死,应在积极准备后及早手术缝合修补,并按腹膜炎处理。

胃壁坏死常发生于贲门下及胃底近贲门处;由于坏死区周围炎症水肿及组织薄弱,局部组织移动性较差,对较大片坏死的病例,修补或造瘘是徒劳无益的,宜采用近侧胃部分切除加胃食管吻合术为妥。

【术后观察及处理】

(一)一般处理

术后继续留置胃管,直至肠功能恢复;监测引流液变化、生命体征、血生化等,防治水、电及酸碱平衡紊乱;禁食时间较长者应行胃肠外营养,注意热卡和蛋白质的补充。

(二)并发症的观察及处理

注意胃管和腹腔引流液的性质和数量,监测血常规,了解有无消化道出血或吻合口瘘的发生。对疑有消化道出血者可先行输血、止血治疗,如出血量较大则可急症胃镜或腹腔血管造影检查,对确诊者,可试行内镜下止血或介入栓塞治疗,如无效应开腹探查止血。疑有穿孔者可口服亚甲蓝或进一步行消化道泛影葡胺造影明确瘘口部位及大小,如引流通畅并腹膜炎局限,可予以禁食、抑酸、生长抑素、抗感染、肠外营养等保守治疗,否则开腹探查。

【出院后随访】

(1)出院时带药。

(2)检查项目与周期:对暂未明确病因而急症手术者,应待病情稳定后出院后行进一步相关检查,如胃镜病理、消化道造影、CT 等检查。

(3)定期门诊检查与取药。

(4)应当注意的问题。

【预后评估】

此病可由多种原因所致,虽不多见,但预后不良。近代外科在腹部大手术后多放置胃管,术后多变换体位,注意水、电解质及酸碱平衡,急性胃扩张发生率及病死率已大为降低。

五、胃扭转

【概述】

胃扭转是指胃正常位置的固定机制有了障碍或邻近器官病变使胃本身沿不同轴向旋转,引起胃形态的改变。胃扭转是临床少见疾病,自 Berti 1866 年首次报道以来,国内外文献报道不多。本病的发病高峰在 50 岁左右,胃周韧带松弛是造成胃扭转的主要原因,一般情况下食管裂孔疝、膈肌损伤、膈肌膨隆、胃溃疡、胃肿瘤、膈神经损伤致膈肌麻痹、腹腔增大脏器的压迫,以及腹腔内粘连等诱因与胃周悬韧带松弛合并存在导致胃扭转。另外大约有 20% 的胃扭转病例可发生于 1 岁以下的婴儿,常继发于先天性膈肌缺损。

【诊断步骤】

(一)病史采集要点

1.发病时间

急性胃扭转通常发病急骤,为一种急腹症。慢性胃扭转则反复出现或经常存在较轻的消化系统症状。

2.有无诱因

通常在剧烈呕吐、急性胃扩张、肠胀气、饱食后剧烈活动、腹部外伤等诱因下易发生急性胃扭转。慢性胃扭转通常无明显诱因。

3.主要症状

为上消化道梗阻的表现:上腹局限性胀痛餐后多见,早期出现呕吐,强烈的干呕多见,慢性胃扭转应注意有无合并消化性溃疡、慢性胆囊炎等原发病的症状。

4.是否伴有绞窄型胃扭转的症状

如出现消化道出血、腹膜炎、急性心肺功能衰竭甚至休克等症状。

5.既往史

有无食管裂孔旁疝、膈肌损伤、膈膨出、胃溃疡、胃肿瘤、膈神经损伤等病史。

(二)体格检查要点

1.全身情况

发育、营养、体重、精神、血压和脉搏。注意是否有休克表现。

2.专科情况

是否有腹胀、胃型及胃蠕动波、振水音等,腹部是否有压痛、肌紧张、反跳痛等腹膜刺激征,能否闻及肠鸣音亢进及气过水声,是否存在移动性浊音等幽门梗阻和绞窄型胃扭转的体征。慢性胃扭转应注意原发病消化道溃疡、慢性胆囊炎等原发病的体征。

3.其他

不能将胃管插入胃内是诊断胃扭转的特异性证据。

(三)辅助检查要点

1.实验室检查

(1)血常规:当发生绞窄引发梗阻时,白细胞计数通常升高。

(2)血生化:若伴有幽门梗阻时,可出现水、电解质及酸碱平衡紊乱。

2.X线检查

腹平片:胃扭转的典型X线表现:上腹部见双液面,胃大小弯换位和黏膜皱襞交叉或腹段食管延长与扭转胃交叉,胃窦、十二指肠球顶倒置。

胸片:如胃在胸腔则胸片显示胸腔或上腹部有充气之脏器,以及左膈疝或左膈膨隆,胃绞窄时可以出现胸腔积液。

(四)进一步检查项目

上消化道造影:上消化道钡餐或碘水造影对胃扭转具有确诊意义,但部分胃扭转常为远端胃旋转,若扭转超过180°造成完全梗阻则上消化道钡餐为禁忌,若胃扭转小于180°,上消化道造影有时也难以确诊。器官轴型钡餐造影显示食管和胃交界处的位置低,胃窦的位置升高。

胃大弯翻向上,形成一个较大的凸面向上弧形,往往位于膈下。胃黏膜可见黏膜纹呈螺旋状胃体和胃窦前后重叠,侧位投照方可显示胃小弯角切迹。顺时针方向扭转时,胃窦位于胃体之前。

胃镜:胃镜下可见胃形态改变,胃大弯侧脑回样纵向皱襞在上方,胃小弯在下方,前后壁位置颠倒,胃角形态改变或消失,有时胃体腔有大量液体潴留。胃镜通过贲门后注气,使胃体腔扩张,见胃大弯纵向黏膜皱襞在扭转处突然中断,远端看不见幽门。

【诊断对策】

(一)诊断要点

1.病史

详尽询问病史,确切了解发病全过程、治疗史及相关病史是必不可少的。

2.临床表现

1904 年 Borchadt 提出了三联征以协助诊断胃扭转:(1)上腹局限性胀痛;(2)重复性干呕;(3)难于或不能将胃管插入胃内。Cater 等人在此基础上又补充了 3 点:(1)当胃经膈肌缺损处进入胸腔或膈肌膨隆严重时,腹部体征可以不明显;(2)胸片显示胸腔或上腹部有充气之脏器;(3)有上消化道梗阻的表现。

3.辅助检查

X 线造影、胃镜等检查均可提供诊断依据。

(二)临床类型

胃扭转的分类:

1.从解剖学上分

(1)横轴型(系膜轴型):即胃为沿大网膜与小网膜之间的轴心(即以胃大、小弯中点连线为轴)从右向左或从左向右旋转、折叠,约占 1/3。

(2)纵轴型(器官轴型):即胃绕贲门至幽门的连线向上、向前旋转,占绝大多数,常与膈肌缺损合并存在,急性胃扭转多见于此型。

(3)混合轴型:兼有上述两型特点,罕见。

2.按扭转的范围和扭转角度分

(1)完全性胃扭转:整个胃扭转 180°或以上。

(2)部分性胃扭转:扭转小于 180°,常见的是胃窦及其邻近的胃体发生扭转。

3.按扭转的方向分

(1)向前扭转:扭转的部分从前面绕过,多见。

(2)向后扭转:扭转的部分从后面绕过,少见。

4.按起病情况分

(1)急性胃扭转:起病急,呈现绞窄型腹痛,为一种急腹症并可有胃梗阻或绞窄,因为胃有充足的血液供应通常不易发生胃坏死。

(2)慢性胃扭转:即反复出现或经常存在扭转,症状较轻。

5.按扭转原因

(1)特发性,原因不明。

（2）继发性：继发于其他解剖因素和病理因素。

（三）鉴别诊断要点

急性胃扩张：本病以上腹部胀闷为主，腹痛不严重，有恶心及频繁无力的呕吐，吐出物含有胆汁、量多，胃管易于插入，并能抽出大量液体和气体。患者有脱水及代谢性碱中毒征象，早期出现休克。

消化性溃疡：疼痛有节律性，烧灼痛或饥饿痛，有嗳气反酸，恶心、呕吐症状不明显，伴有幽门梗阻者可呕吐出隔日隔餐食物，具有腐臭味，体检时无上腹饱胀及弥漫性压痛，有时又局限性深压痛。X线钡餐检查和胃镜检查有助于鉴别。

慢性胆囊炎：患者表现为上腹部隐痛及消化不良症状，嗳气及厌油腻食物。右季肋部及右上腹部有触痛，向右肩部放射。无剧烈腹痛及恶心，也无上腹膨胀性疼痛及干呕，胃管能顺利插入。胆囊造影及B超检查可帮助诊断。

机械性肠梗阻：表现阵发性绞痛，停止排气排便，腹胀不限于上腹部，呕吐物含有粪臭味。可见肠型，肠鸣音亢进。胃管能顺利插入，X线检查腹部有液平。

其他：急性胃扭转为一种急腹症，应该与急性胰腺炎、溃疡穿孔、急性肠系膜血管血栓形成等急腹症及急性心肌梗死鉴别。根据不同临床特点，并借助化验检查、X线检查、血管造影、心电图等加以鉴别。

【治疗对策】

（一）治疗原则

急性胃扭转的治疗原则：迅速诊断和及时的外科治疗是急性胃扭转的处理原则。

慢性胃扭转的治疗原则：先采用内科治疗，部分病例可自动复位，部分病例可在内镜下复位。但经内科治疗后复发的病例，应考虑手术治疗。

（二）术前准备

（1）对急性胃扭转，术前应进行迅速而有效的全身支持疗法，包括补充体液，纠正水电解质紊乱，如伴休克者，则应纠正休克。

（2）急性胃扭转应先试放胃管，如胃管经贲门插入胃内吸出大量气体、液体后症状迅速缓解多系系膜轴扭转，往往经减压可渡过急性期，待后经详细检查确定扭转原因后再次手术治疗，如胃管不能插入或插入胃管已减压但症状不减，则说明扭转未能复位，则应及早手术。

（3）对慢性反复发作的胃扭转，应注意患者的全身情况，对有营养不良的患者进行必要的合理营养支持或治疗以改善机体的状况，降低手术风险，增加患者的手术耐受力。

（三）治疗方案

1.非手术治疗

非手术治疗主要是复位，胃扭转的治疗，多数可用手法整复，其中部分可能自行复位，少数需行手术治疗。复位包括X线下手法复位、内镜下充气复位等。

（1）X线下手法复位常用的方法有：

1）站立前倾位整复法：患者口服钡剂300～500ml，患者身体前倾，整复者站在其侧后，双手环抱其腹部，令患者放松腹部或行腹式深呼吸，整复者用手反复拍击其腹部，如器官轴型胃扭转，可用手从上腹向下推压，然后令患者迅速直立，在透视下观察是否已整复。本文大部分病例均用此整复法。

2)跪趴位整复法：患者口服钡剂 300～500ml，以双掌及膝部支撑身体，使腹部略抬高，令患者放松腹部或行腹式深呼吸，整复者站在其侧后，双手环抱其腹部用手反复拍击其腹部，也可用手从上腹向下推压，然后帮助患者向右后旋转起立，在透视下观察是否已整复。

3)蹲立跳跃整复法：患者吞服多量钡剂后，令其做下蹲和立起跳跃，也可辅以用手拍击或推压。此法对轻度部分性胃扭转的整复有一定效果。

(2)内镜下充气复：位近年来内镜诊断和复位胃扭转已提至重要地位，有报道单纯注气即可复位。若胃体腔潴留液较多时，应先吸出液体，以便解除气体进入胃窦腔的障碍，尽早令患者采取仰卧位，再注气，见腔后挺进，按胃扭转的相反方向转动镜身，随着镜身的转动结合钩拉动作使扭转的胃得到复位。当胃镜下能见到幽门并顺利进入幽门时，说明胃扭转已复位。

以上几种方法往往不能一次奏效，因此可以选用一种方法反复整复或再选用另一种整复方法反复整复。整复之后，应进一步检查胃肠道有无潜在疾病。以防漏诊及延误治疗原发病。

2.手术治疗

(1)手术指征

1)急性胃扭转或慢性胃扭转急性发作时，复位失败或无法复位时应及早手术治疗；

2)对于慢性胃扭转呈间歇发作，症状较重，经胃钡餐检查证实，内科治疗效果不佳或无效者。

(2)手术方式

1)胃与前腹壁固定术：复位后根据胃扭转方向不同，把胃大弯侧前壁与前腹壁固定缝合。

2)胃与空肠固定术：在横结肠系膜根部，将空肠近端提出到横结肠前面提到胃前壁大弯侧，若大网膜太长影响吻合，可切除部分大网膜。将空肠于胃大弯侧作浆肌层间断侧侧吻合一层，不用切开胃肠腔。为预防上提后排空障碍，可以在吻合口处近远端空肠间做一侧侧吻合。

3)胃与横结肠系膜固定术：自幽门沿大弯侧切断结扎胃结肠韧带，将胃与横结肠分开，将胃后壁与横结肠系膜固定，将大网膜填塞于左膈下空隙，以消除过高的膈对胃大弯侧的牵拉，减少扭转复发的机会。

(3)术中注意事项

1)术中应仔细查找引起胃扭转的原因，如因粘连引起则应分离之；因胃溃疡引起则应行胃大部切除；因胃肿瘤引起则行胃癌根治术；因膈疝、内疝等引起则应在复位、固定后行疝修补术；如果已经存在胃壁坏死、穿孔则应视情况行胃穿孔修补、局部切除或大部切除术。因为只有解除扭转的病因才能彻底治愈胃扭转。

2)对急性胃扭转，病情较重者，在胃减压复位后，以做简单的胃造瘘术为妥，但血管栓塞血运障碍及胃壁坏死应施行胃部分或全胃切除。

3)做胃空肠吻合时，吻合部位应靠近胃窦部及大弯侧，吻合长度应够长，否则固定效果差。

【术后的观察和处理】

(一)一般观察和处理

(1)术后患者清醒后，应采取半坐卧位。

(2)术后继续留置胃管做胃肠减压，应注意观察胃管是否通畅，使上消化道呈空虚状态，直至胃肠道功能恢复为止。

（3）术后禁食，静脉输液，纠正水、电解质紊乱，给予静脉营养支持，胃肠道功能恢复后，可开始给予流质饮食，后逐渐过渡到半流、普食。

（二）手术并发症的观察和处理

1.腹腔内出血

多发生在术后 24 小时内，早期不易出现，多由于术中止血不牢靠所致；

2.扭转复发

由于麻醉、术前胃管减压，致使剖腹后胃扭转不明显或已自行复位，探查后即关腹或引起胃扭转病因未解除仅做胃固定术，则术后易复发。

【疗效判断及处理】

胃镜对慢性胃扭转的诊断可靠，并可明确原发病和伴发病，优于其他诊断措施，复位安全、明确，方法简便易行，成功率高，患者痛苦少，且诊断和复位同时进行。胃扭转非手术复位大多疗效确切，但都有一定数量的复发率，经内科治疗后复发的病例，应考虑手术治疗。胃扭转手术治疗不仅可以消除症状、改善生活质量，而且可预防急性发作绞窄所致的生命危险。

【出院后随访】

术后注意随访。

六、胃十二指肠结核

胃十二指肠结核，和其他部位的结核一样，近年来的发生率已显著减少，但由于胃十二指肠结核与其他胃十二指肠多见病如溃疡、肿瘤在临床表现上相似，故鉴别诊断存在困难，治疗方法也不同。

Ⅰ.胃结核

【概述】

原发性胃结核极为罕见，多数继发于其他部位的结核病，其中约 60% 以上继发于肺结核。也可继发于腹腔内脏结核，如胰、脾结核的结核病变直接穿通侵及胃壁引起胃结核。胃结核还可继发于颈淋巴结结核、腹腔淋巴结结核、肠结核、结核性腹膜炎、骨与关节结核病等。

【诊断步骤】

（一）病史采集要点

（1）应注意病史的长短，胃结核多为慢性发病，且多见于 18～40 岁，尤以女性多见；

（2）症状方面：胃结核的表现有全身和局部的两个方面，全身应注意询问患者有无如食欲不振、消瘦、乏力、低热、盗汗等。局部方面主要是胃肠道症状，类似溃疡病或胃癌表现，且胃结核多发生于幽门部，可于短期内出现幽门梗阻；

（3）既往史应注意询问患者是否有结核病史如肺结核、颈淋巴结结核、腹腔淋巴结结核、肠结核、结核性腹膜炎等病史。

（二）体格检查要点

1.一般情况

发育、营养、体重、精神、血压和脉搏。应注意患者有无结核病的体征如消瘦、营养不良等。

2.全身检查

体格检查应注意有无其他部位结核病灶的存在,如注意颈部淋巴结有无增大,肺部有无肺结核的体征例如患侧肺部呼吸音减弱,叩诊呈浊音,听诊时呼吸音低等。

3.局部检查

应仔细地进行局部检查,应注意上腹部有无肿块、压痛,胃结核导致幽门梗阻时可以出现的体征如胃型、胃蠕动波、振水音等。另外需注意有无肠结核、结核性腹膜炎的体征。

(三)辅助检查

1.实验室检查

(1)大便常规:大便潜血可呈阳性。

(2)血常规:贫血多为轻度,无并发症的患者白细胞计数一般正常。

(3)结核菌素试验:结核菌素试验强阳性对本病诊断有帮助。

(4)血沉:血沉增快是主要的阳性发现之一。

(5)胃液分析:多为低度游离酸,游离酸缺乏少见。

(6)胃液或粪便中查结核杆菌:阳性在排除患者无肺及肠结核后对诊断有肯定价值。

2.X线钡餐检查

胃结核的特征表现如下:

(1)类似胃溃疡的龛影,常较大并呈穿透性,还可见邻近黏膜纠集与肿胀;

(2)胃内充盈缺损,可呈表面高低不平的不规则龛影,类似恶性肿瘤,系结核瘤或结核性脓肿的表现;

(3)局限型或广泛性黏膜纹理增粗,不规则但无中断现象;

(4)胃幽门窦部炎症性增殖型结核,一般表现为轮廓不整齐、长短不一的锥形狭窄或胃腔变小,胃壁僵硬,但仍可见微弱蠕动;

(5)胃外淋巴结结核压迫和侵蚀者表现为胃窦狭窄、形态固定,十二指肠球部常同时受侵犯呈畸形狭窄;

(6)X线检查证明有瘘管或窦道存在则有助于胃结核的诊断。

(四)进一步检查项目

1.胃镜检查

可见幽门窦溃疡,幽门变形,幽门不完全或完全梗阻。如幽门窦部有多发小溃疡,边缘不规则并呈结节样增厚,底部不平整或周围有小结节,应考虑结核的可能性诊断。此时可取活组织进行检查,但很难取到位于黏膜下的结核性肉芽肿病变,胃黏膜结核则易做出诊断。

2.腹部彩超和CT检查

可以发现胃壁增厚,胃周淋巴结肿大,虽不能确定诊断,但可使进一步检查更具有针对性。

3.诊断性腹腔镜

通过腹腔镜可取肿大淋巴结进行病理活检,可以诊断胃结核。

4.手术探查

术中取组织做病理检查来诊断。

【诊断对策】

(一)诊断要点

1.病史

胃结核诊断较困难,故应详尽询问病史,确切了解发病全过程、治疗史、治疗结果及有无相关结核史。

2.临床表现

胃结核的症状和体征有两方面,一方面是全身结核的表现如食欲不振、消瘦、乏力、低热、盗汗等。另一方面是胃肠道症状,类似溃疡病或胃癌表现等。

3.辅助检查

实验室检查、X线造影、胃镜、CT、腹腔镜等检查均可提供诊断依据。

(二)临床类型

根据胃结核病变累及的范围以及结核是否与癌、溃疡病共存(不含周身粟粒型结核时的胃粟粒型结核),将胃结核分为4种类型:

1.局限型

本型较常见,结核病变局限于胃幽门窦部或体部,如位于胃幽门部也可出现幽门梗阻症状;

2.溃疡型

本型最常见,是结核性溃疡病灶,可单发或多发,溃疡大小、深浅不一致,边缘不规则,周围为炎症或坏死组织;

3.弥散粟粒型

本型较少见,病变不仅发生于胃部,同时还累及十二指肠、胰头乃至胃周淋巴结,甚至有广泛的腹腔淋巴结结核,为全身粟粒性结核的一部分;

4.并发其他病变型

结核与癌或溃疡共存于胃,比较罕见,临床表现为胃溃疡、胃癌等的症状。

(三)鉴别诊断要点

1.慢性胃溃疡

胃结核具有慢性胃溃疡的症状,但胃结核患者贫血较慢性胃溃疡为显著。如发现身体其他部位有结核灶或者血沉加快,应考虑胃结核。

2.消化性溃疡合并幽门梗阻

与胃结核合并幽门梗阻的症状相同,惟后者有时右上腹部能触及边缘不清楚有轻触痛的肿块。如十二指肠梗阻病变在升段,呕吐物有胆汁,有时有血性液体。

3.胃癌

胃癌患者病史较短,早期无明显症状。随肿瘤的发展出现上腹部疼痛、食欲减退、消瘦、乏力、贫血等,上腹部有肿块多为晚期表现。胃结核一般病史较长,身体其他部位多有结核病灶,病情发展缓慢,确诊有赖于胃镜检查和手术探查。应注意胃结核可合并胃癌。

【治疗对策】

(一)治疗原则

若胃结核诊断明确而幽门梗阻为不完全性,可以用抗结核治疗。若诊断不清楚或幽门梗阻严重则仍以手术治疗为宜。

（二）术前准备

（1）手术前需做肠道准备。

（2）注意纠正水、电解质和酸碱平衡紊乱，尤其是出现幽门梗阻症状时。

（三）治疗方案

1.非手术治疗

对早期症状不显著的病例或已确诊为胃结核又无并发症者，或全身性粟粒型结核时的胃粟粒结核，可加强营养、休息、抗结核药物等综合治疗。

2.手术治疗

（1）手术指征

1）并发急性大出血，内科治疗难以控制或反复出血者；

2）并发胃穿孔和弥漫性腹膜炎；

3）并发幽门梗阻；

4）上腹部可扪及肿块，且难以与胃癌鉴别者；

5）结核与癌或溃疡共存者。

（2）手术方法：根据临床类型可选择不同的手术方式：

1）局限型：可行胃大部切除或局部病灶切除；

2）溃疡型：可行胃大部切除或局部病灶切除，若为多发则可分别切除病灶；

3）弥散粟粒型：如病灶切除困难，可行胃部分切除、病灶旷置、胃空肠吻合术或单纯胃空肠吻合术，手术目的主要是解决幽门梗阻；

4）并发其他病变型：如为癌则应按胃癌手术原则，施行根治性胃大部切除术；如为溃疡则可行胃大部切除术。

（3）术中注意事项

1）对术前诊断不明确者为避免误诊为胃癌，错误地施行根治性胃大部切除术，术中快速冷冻病理切片检查实属必要；

2）在胃结核手术治疗时，应仔细检查肠道有无结核性病变，必要时同时给予处理。

【术后观察及处理】

术后的观察与处理与一般胃手术后相同，需要注意的是无论何种类型，病灶切除与否，术后均应常规应用抗结核药物 6～12 个月。

【疗效判断及处理】

一般术后预后良好，少数会复发。

【出院后随访】

出院后应带抗结核药物回家服用，注意定期复查。

Ⅱ.十二指肠结核

【概述】

十二指肠结核除病变部位不同外，在临床和病理方面与胃结核很相似，其发生率也大致相同，约占胃肠道结核的 2.5%。十二指肠结核好发于十二指肠第三部。绝大多数的十二指肠结核为炎性增殖型病变,病变周围均有淋巴结结核。

【诊断步骤】

(一)病史采集要点

(1)应注意病史的长短,十二指肠结核多数病程较长,好发于青壮年女性。

(2)症状方面跟胃结核的表现相似也有全身和局部的两个方面,全身应注意询问患者有无结核全身中毒症状如低热、盗汗等。局部方面主要是十二指肠梗阻症状,注意呕吐物可含有胆汁,应注意有无伴有梗阻性黄疸的症状。

(3)既往史应注意询问患者是否有结核病史如肺结核、颈淋巴结结核、腹腔淋巴结结核、肠结核、结核性腹膜炎等病史。

(二)体格检查要点

1.一般情况

发育、营养、体重、精神、血压和脉搏。应注意患者有无结核病的体征如消瘦、营养不良等。

2.全身检查

体格检查应注意有无其他部位结核病灶的存在,如注意颈部淋巴结有无增大;肺部有无肺结核的体征例如患侧肺部呼吸音减弱,叩诊呈浊音,听诊时呼吸音低等。

3.局部检查

注意上腹部有无肿块、压痛,十二指肠结核引起的梗阻时可以出现的体征如蠕动波、振水音等。另外需注意有无肠结核、结核性腹膜炎的体征。

(三)辅助检查要点

1.实验室检查

(1)大便常规:大便潜血可呈阳性。

(2)血常规:贫血多为轻度,无并发症的患者白细胞计数一般正常。

(3)结核菌素试验:结核菌素试验强阳性对本病诊断有帮助。

(4)血沉:血沉增快是主要的阳性发现之一。

2.X线钡餐检查

胃除了扩张外无异常所见,幽门通畅,球部扩张。如梗阻在水平部远侧或升部,则降部水平部也扩张,并可见钡剂反流入胃内,病变呈长短不等的不规则狭窄,有时候为环状狭窄。肠壁增厚僵直,蠕动减弱,黏膜紊乱,有时可见多数小息肉样增生。狭窄近段呈圆锥形。淋巴结结核外压弧形及斑状钙化团有时亦可见,降部内侧胰头部淋巴肿大可使十二指肠弯增大。由于广泛粘连,十二指肠移动度减少。有时病变涉及 Vater 壶腹部,使 Oddi's 括约肌松弛,使钡剂逆流入胆总管及胆囊,使胆管显影。有瘘形成时可见十二指肠与胆总管、右肾盂相通。

(四)进一步检查项目

1.纤维十二指肠镜

在有梗阻的患者中,可见梗阻近段扩张,黏膜无改变或充血、微小溃疡等的炎症改变。无梗阻的患者中可见溃疡,周围有硬结。通常内镜活检仅提示非特异性炎症,对于表浅病变多部位活检可确诊;

2.腹部彩超和CT检查

可以发现十二指肠壁增厚,周围淋巴结肿大,虽不能确定诊断,但可使进一步检查更具有针对性;

3.诊断性腹腔镜

通过腹腔镜可取肿大淋巴结进行病理活检,可以诊断十二指肠结核;

4.手术探查

上述检查仍不能明确诊断,但又有肠梗阻或穿孔及消化道大出血等并发症出现时,可行剖腹探查术。术中发现十二指肠周围有粘连或肿块及淋巴结肿大者,应取病灶处活组织进行快速冷冻病理检查,以明确诊断。

【诊断对策】

(一)诊断要点

1.病史

十二指肠结核诊断较困难,故应详尽询问病史,确切了解发病全过程、治疗史、治疗结果及有无相关结核史。

2.临床表现

十二指肠结核的症状和体征有两方面,一方面是全身结核的表现如食欲不振、消瘦、乏力、低热、盗汗等。另一方面是十二指肠梗阻的表现等。

3.辅助检查

实验室检查、X线造影、内镜、CT、腹腔镜等检查均可提供诊断依据。

(二)病理分型

病理类型可分为以下3种类型:

(1)炎性增生型:十二指肠黏膜呈息肉样增生,并有浅溃疡形成,周围有纤维组织增生及瘢痕收缩。在病变周围有多个融合的淋巴结,常引起十二指肠不全性梗阻,乃至完全性梗阻;

(2)溃疡型:病变黏膜表面破溃后形成溃疡,一般不侵犯肌层,周围常有肿大的淋巴结;

(3)溃疡增生型:有较大溃疡并有纤维组织增殖,伴有瘢痕形成。

(三)鉴别诊断要点

1.十二指肠癌

通常病史较十二指肠结核短,不论病变在乳头的近侧或远侧,如乳头部受压临床会出现阻塞性黄疸,如肿块明显增大则出现梗阻症状。X线钡餐检查显示肠腔狭窄、充盈不佳及黏膜破坏,十二指肠结核虽可有肿块压迹但边缘整齐,黏膜也不会有破坏。十二指肠癌时病变以上肠腔扩大。十二指肠引流可抽出血性液体,有时能找到癌细胞。内镜活检多能明确诊断。

2.胃黏膜脱垂症

多为上腹部疼痛,无周期性也无节律性,有时疼痛剧烈,右侧卧位时疼痛加重,左侧卧位可减轻。有时伴有消化道出血。X线钡餐检查时典型X线征象为十二指肠球部呈"蕈状"或"降落伞"状变性,球基地部呈残缺影,幽门管加宽,可见胃黏膜向球部突出。

【治疗对策】

(一)治疗原则

十二指肠的治疗原则与胃结核相同。

(二)术前准备

术前准备同胃结核。

(三)治疗方案

1.非手术治疗

十二指肠结核早期无明显并发症时,原则上应行内科治疗,主要包括卧床休息、补充营养、纠正营养不良和抗结核治疗。常用抗结核药物是链霉素、异烟肼、对氨柳酸,为延缓和防止耐药性的产生,应两药配合使用。病情严重或有严重的十二指肠外结核,如粟粒型肺结核、急性干酪性肺结核等,可三药联合使用。

对于较短的结核性狭窄用气囊扩张狭窄段比较方便、安全,有学者建议此类患者可试行气囊扩张,同时给予抗结核治疗。

2.手术治疗

(1)手术指征

1)十二指肠并发梗阻是外科手术的主要原因;

2)并发十二指肠穿孔并弥漫性腹膜炎;

3)十二指肠结核并发内瘘如与胆总管、右肾盂相通者;

4)上腹部可扪及肿块,且难与十二指肠癌、淋巴肉瘤等鉴别者;

5)结核与癌或溃疡共存者。

6)十二指肠结核引起大出血者。

(2)手术方式:手术方式以十二指肠空肠吻合为宜:

1)病变位于十二指肠球部者,可行病灶及半胃切除(BillrothⅡ式);

2)病变位于十二指肠乳头开口以上者,行胃切除(BillrothⅡ式)或胃空肠吻合术,但胃空肠吻合术后胃内容物仍可部分进入十二指肠,在幽门与梗阻部位形成一肠袢造成上腹饱胀、疼痛,导致胃十二指肠内容物再到胃内形成"恶性循环"酿成呕吐,所以有学者认为胃空肠吻合不宜选用;

3)病变位于十二指肠乳头开口以下者,宜在病变上方行十二指肠空肠 Roux-en-Y 吻合术;

4)十二指肠内瘘者,可根据不同情况选用相邻器官及内瘘管切除,如横结肠部分切除等。

出院后随访、疗效判断及处理、术后观察及处理同胃结核。

七、胃十二指肠异物

【概述】

胃十二指肠异物绝大多数为咽下的多种多样的物品,大致可分为三类:一是咽下固有形状的物品,在胃十二指肠内保持其原来的形状和大小,可称为吞咽异物,异物的形状和大小与处理有密切关系;二是咽下的食物和毛发,在胃内团聚成为不同形状和大小的团块,称为胃石症;三是经由胃肠壁穿入腔内的异物。

胃十二指肠异物大都为无意或有意吞入,前者多见于婴幼儿或精神病患者,后者多为企图自杀、贩毒者。

【诊断步骤】

(一)病史采集要点

(1)注意患者是否该病的高发人群,如婴幼儿、精神病患者或情感障碍者等。

(2)有无误吞、误咽史。

(3)有无过多吃生柿、黑枣或吞食毛发的习惯。

(4)欲自杀者有时否认他人代述的病史。

(5)犯人常谎称或夸大病史。

(6)有无腹痛、呕吐等消化道梗阻表现。

(二)体格检查要点

1.一般情况

发育、营养、体重、精神、情绪、言语态度等。

2.局部检查应注意以下内容

(1)腹部是否有局部隆起及隆起形状。

(2)腹部是否触及包块及包块形状、质地、移动度等。

(3)是否有胃肠型、蠕动波。

(4)是否有腹部压痛、反跳痛。

(5)直肠指检是否触及肿块、结节。

3.全身检查

不可忽视全身体格检查,应注意:

(1)是否急性病容,有无呼吸急促、鼻翼扇动、强迫体位等,毛发石患者口腔常有难闻异味。

(2)注意体温、脉搏、血压等生命体征。

(3)是否有腹胀、肠型,腹部是否有压痛、肌紧张、反跳痛等腹膜刺激征,能否闻及肠鸣音亢进及气过水声,是否存在移动性浊音。

(三)辅助检查要点

1.实验室检查

(1)血、尿常规通常无明显变化;当发生绞窄性肠梗阻时,白细胞计数通常升高。

(2)血生化若伴有肠梗阻时,可出现水、电解质及酸碱平衡紊乱。

2.X线检查

诊断胃、十二指肠异物简单有效的方法,可作为初筛检查。应常规拍摄胸片、腹平片。金属异物可清楚地显示出异物的大小、形态、数量及位置,并可在透视下动态观察其移动情况。注意勿漏诊细小异物。非金属异物可做钡餐检查,可见钡剂的阻挡以及食管蠕动异常。

(1)腹平片——胃、十二指肠、小肠、结肠等的金属异物。

(2)全胸片——食管段的金属异物。

(3)消化道钡餐——非金属异物。

（四）进一步检查

内镜检查:对于上消化道异物可选用食管镜、纤维胃镜检查。内镜诊断准确,特别是在X线荧光屏下不显影的异物,内镜是主要的诊断工具。内镜还可发现患者的原发病如食管良恶性狭窄、胃肠吻合口狭窄、幽门梗阻等,为治疗方案提供依据。内镜在做出诊断同时还可取出异物。

【诊断对策】

（一）诊断要点

（1）病史异物摄入史是诊断该病的重要依据,特别是对X线不易发现的非金属异物,详细地询问病史更是至关重要,对明确诊断、估计异物能否排出、决定治疗措施都很有帮助。

（2）临床表现体积较小、外表光滑、圆钝的异物可自行通过胃肠道而不引起任何自觉症状;体积较大、形状不规则、尖锐、细长类异物易损伤胃肠道黏膜、肌层,造成胃肠道梗阻、穿孔,常引起疼痛、呕吐、呕血、便血等表现。

（3）辅助检查X线检查、内镜检查等均可提供诊断依据。

（4）剖腹探查对少数经X线难以发现或无法行内镜检查的患者行剖腹探查可确诊及同时治疗。

（二）临床类型

胃肠道异物分类方式甚多,目前尚未统一。从临床角度来讲,分类是有必要的,便于诊断时的描绘与记载,制定合适的治疗方案。

1.根据异物的来源

（1）外源性异物种类很多,按其性质可分为金属性与非金属性两类。金属性异物常见有硬币、别针、螺钉、发夹、缝针、戒指、小刀、钥匙等;非金属异物常见有鱼刺、骨片、果核、纽扣、积木、玻璃、肉团、塑料、橡胶管等。

（2）内源性异物在胃肠道内形成,包括所有的胃肠道粪结石,如柿子、黑枣、椰子等形成的植物石,吞食自身或其他动物毛发形成的毛粪石,服用硫酸钡、氢氧化铝等药物后形成的药物石,通过胆肠内瘘进入胃肠内的胆石等。此外还包括某些疾病引发的异物,如胃肠内蛔虫团、胰腺纤维囊性变的新生儿胎粪等。

2.根据异物的形状

（1）长条形异物如竹筷、体温计、牙刷、笔类等。

（2）圆形异物硬币、戒指、纽扣、果核等。

（3）不规则形异物:眼镜架、义齿牙托、玩具等。

（4）尖锐异物鱼刺、金属针、刀片、玻璃、别针等。

3.根据异物滞留的部位

（1）食管异物。

（2）胃异物。

（3）十二指肠、小肠异物。

（4）大肠异物。

（三）鉴别诊断要点

有异物摄入史,X线及内镜发现胃、十二指肠有异物滞留者一般可明确诊断,但尚需注意与以下疾病鉴别：

1.肿瘤

如食管肿瘤、胃肿瘤、十二指肠肿瘤等，经内镜及活检可鉴别。

2.各种原因引起的狭窄

如炎症粘连、水肿引起食管、贲门、幽门、十二指肠或吻合口狭窄，出现梗阻表现时需与异物引起梗阻鉴别。经 X 线及内镜检查可鉴别。

【治疗对策】

（一）治疗原则

胃十二指肠异物的治疗包括一般观察、内镜治疗和手术治疗，根据异物类型、大小、形状、滞留部位、滞留时及患者自身情况、意愿而选择合适的方案。

（二）治疗方案

1.一般观察治疗

约有 10％～30％的吞咽异物滞留在食管内，需内镜或手术取出，其余异物皆可顺利到达胃内，80％～90％的胃内异物可自行自肛门排出，时间大多为 2～5 天，也有数周后方排出的。在观察异物排出过程中，可多食富含纤维素的食物如韭菜、芹菜等，可促进肠蠕动，加快异物排出；同时，未经消化的纤维素还可将异物包裹起来，减少异物对肠壁的损伤；避免使用导泻药，因泻药可使肠壁强烈蠕动，肠内容物被稀释，易将异物驱向肠壁，造成肠黏膜层甚至全层的损伤。

2.内镜治疗

内镜取出异物具有简便、易行，患者免受外科手术、创伤少、痛苦少、并发症少等优点，而且随着内镜技术的发展，目前应用内镜取出胃十二指肠异物的成功率在 95％以上，是治疗胃十二指肠异物的理想方法。

适应证：上消化道、大肠内的任何异物，凡自然排出有困难者均可在内镜下试取，尤其是锐利异物、毒性异物更应积极试取。

操作方法：根据病史提供的异物形状、大小以及 X 线检查观察的异物形状和位置，首先行内镜常规检查，观察上消化道有无损伤，寻找异物，再根据异物的形状与性质采用不同的方法，选用不同的器械取出异物。

1）长条形异物的取出方法：如体温计、牙刷、竹筷、硅胶管、钥匙、汤勺、钢笔，可用圈套器取出；对外径较细、表面光滑的棒状物，可用三爪钳、鼠齿钳、鳄嘴钳、V 字钳、扁平钳钳取较为方便。

2）球形异物：如果核、玻璃球、纽扣电池等，此类异物外表光滑，钳取时较为困难，套取又易脱落，因此选用篮形取石器或用兜形取物器较为适宜。

3）锐利及尖头异物：如张开的别针、牙签、铁钉、针、刀片、骨片、假牙等。长度超过 5cm、宽度超过 2cm 的物体很少能通过幽门，进入十二指肠后也较难排出。别针吞入食管，别针开口向上时，需用纤维内镜将其推入胃内，予以旋转，然后钳住其有铰链的一端拉出，以免尖锐异物当尖端前进时造成穿孔；刀片等锋利异物在取出过程中易损伤贲门、食管黏膜，甚至造成严重的裂伤、穿孔，此时应在内镜头部固定一个橡胶保护套，将锐利异物退入保护套内取出。

4）吻合口残留缝线拆除：患者术后残留缝线若无明显症状及并发症时无须处理，但若作为异物刺激，引起吻合口黏膜糜烂、溃疡、出血及腹痛时，应在内镜下拆除。若缝线结已浮于黏膜表面,一般用活检钳拔除即可,如果缝线结扎牢固,可用内镜专用手术剪刀剪断缝线,再用活检钳拆除。

5)肉团嵌塞:嵌塞在食管中下段的肉团是成人中最常见的异物,时间延长及镇静剂的使用常可使肉团自行进入胃内,但不应让肉团嵌塞在食管内超过 12 小时,以免发生并发症。肉团摄入不久,可用圈套整块取出,若肉团已开始碎裂时,则应首先察看肉团远侧阻塞原因和胃食管连接处的屈曲角度,若内镜能够顺利地进入胃内,应将其拉至肉团的近侧,将肉团轻轻推入胃内。肉团去除后应做内镜复查,若有消化道狭窄而无明显异物引起的炎症与水肿,可立即做食管扩张。

6)纽扣电池:纽扣电池在胃肠道内滞留位置不同,处理的方法也不同:食管内的电池应急诊取出,因电池内的碱性物质迅速地腐蚀食管壁,易引起食管—气管瘘或食管—主动脉瘘等严重并发症,内镜取出时必须采用气管内插管麻醉以保护气道,由于电池十分光滑,用异物钳钳取很难成功,应在直视下用气囊取出:将气囊送至电池远端充气,然后将气囊、电池、内镜一起拉出,也可将电池推进胃内,用取石篮取出,胃内电池即便不能取出,一般也可自行排出。电池取出后,应检查食管壁的损伤情况,异物取出 24～36 小时吞钡检查以排除瘘管,10～14 天后重复吞钡以排除食管狭窄或迟发瘘管。纽扣电池入胃后一般可自行排出,应每日摄片,36～48 小时后尚未通过幽门或有上腹不适症状,需内镜取出。电池抵达肠道后,可自行排出,如有症状出现,则应手术取出。

3.手术治疗

手术取出异物曾经是治疗胃肠道滞留异物的主要方式,但随着内镜技术的发展,目前只有约 1%的胃肠道异物需行手术取出,但它仍是治疗疑难复杂胃肠异物的最终方式。

(1)手术指征:①保守治疗与内镜治疗失败者;②异物嵌塞在肠道内 1 周以上无缓解或出现梗阻者;③出现胃肠道穿孔、大量出血、感染等严重并发症者;④毒性异物有中毒危险者;⑤胃肠道合并有狭窄、憩室、肿瘤等病理改变应及早手术去除异物,一并消除病因。

(2)手术方法:①胃内异物可切开胃前壁取出异物,并检查胃内壁有无损伤。②十二指肠内异物可将异物送入胃或空肠内,再切开取出,以免发生十二指肠瘘。③小肠异物应在小肠对肠系膜缘作横行切口和缝合,可避免肠腔狭窄,同时不应影响肠壁血供。

【术后观察及处理】

(一)一般处理

与一般胃肠道手术术后处理相似。

(1)术后注意监测生命体征,有引流者注意引流情况。

(2)注意预防肺部感染,多翻身拍背,咳出痰液,合理应用抗生素。

(3)注意伤口换药,预防切口感染。

(4)主张早期、多下床活动,促进肠道功能恢复及预防肠粘连。

(5)注意营养支持及饮食恢复。

(二)并发症的观察及处理

1.切口感染

术后应严密观察切口是否有感染征象,给予抗生素及理疗,一旦切口化脓应及早切开引流,保持引流通畅,防止感染扩散。

2.胃肠道瘘

术中认真修补缝合一般很少出现瘘,一旦出现,则应严密观察生命体征,通畅引流,纠正水、电解质及酸碱失衡,加强营养支持,并密切观察病情变化,必要时再次手术。

【疗效判断及处理】

经过观察处理或内镜甚至外科手术,胃十二指肠异物可排出或取出,该病本身无复发倾向,但需注意取净异物,纠正诱因、不良习惯或原发病,预防胃十二指肠异物再次发生。

【出院后随访】

(1)注意复查,可于2周后复查X线平片或纤维胃镜等了解有无残留异物及迟发胃肠道损伤。

(2)注意预防胃肠道异物的再次发生。教育儿童改正口含小玩物等不良习惯;纠正过多吃生柿、黑枣或吞食毛发的习惯;进食时要细嚼慢吞;有消化道狭窄的积极治疗原发病;有自杀倾向或吞食异物癖的予心理辅导治疗;以犯罪为目的的交与相关部门协助教育改正。

八、十二指肠憩室

【概述】

十二指肠憩室是肠壁上向外的袋状突出,相当常见,按钡餐X线检查的资料,发现1%～2%的人有十二指肠憩室;按尸检资料,则发生率可高至10%～20%。十二指肠是憩室的好发部位,仅次于结肠,60%～70%憩室发生在十二指肠内侧壁,大多数在降部,约20%在横部,10%在上升部,发生在十二指肠首部者少见。憩室多为单个,少数患者可以有多个。十二指肠溃疡周围瘢痕收缩而形成的牵引性憩室,由于其发生的原因不同,一般不将其包括在十二指肠憩室范围内。

将十二指肠憩室分为真性和假性的分类方法无实际意义,十二指肠球部溃疡所引起的牵引性憩室其室壁大多包括完整的肠壁各层,而先天的真性憩室其室壁可以仅有很少肌纤维。

另有一类所谓十二指肠内憩室,室向肠腔内突出的、内外两面均有黏膜覆盖,并开口与十二指肠腔相通。此类憩室少见,实际上是肠管畸形,与前述的憩室性质不同,但也可以引起类似前类憩室的症状和并发症,在外科处理上,原则相同。

病因和病理:憩室的形成与先天因素有关,其基本原因是十二指肠局限肌层缺陷,在胆管、胰管、血管穿过处的肠壁较易有缺陷,憩室也多发生在这些部位。但在儿童及青年时期十二指肠憩室很少见,而多见于50岁以上的人,因此一般认为长期肠腔内压增高是促成憩室出现的直接诱因。

十二指肠憩室多为单个,在10%～15%患者同时有两个以上憩室或胃肠道其他部分(胃、空肠、结肠)也有憩室存在。憩室多为圆形或呈分叶状,颈部较窄,憩室壁主要有黏膜、黏膜下层及浆膜,肌纤维较少。由于多数憩室位于十二指肠降部内侧,因此在解剖上与胰腺关系密切,多数在胰腺后方,甚至可伸入胰腺组织内。

大的憩室可以继发一些病理变化。由于憩室颈部狭小,肠内容物进入憩室后,可能因排空不畅而滞留在腔内,使憩室发生急性或慢性炎症、溃疡、结石形成甚至出血和穿孔。憩室膨胀时可以压迫十二指肠腔引起部分梗阻。在十二指肠乳头附近的憩室也可能压迫胆总管和胰管,引起继发性胆道和胰腺的病变。憩室内也可能生长腺癌或肉瘤,但极罕见。

【诊断步骤】

(一)病史采集要点

1.一般消化道症状

一种原因是食物进入憩室内,由于颈部狭小不易排出,使憩室膨胀而引起间歇性症状。最常见的症状为上腹胀感等不适或疼痛,并可有恶心、暖气,在饱食后加重,空腹时较轻,服抗痉挛药物或改变体位时常可缓解。另一种原因是憩室并发炎症、溃疡或结石,症状较重且较为持续。憩室内滞留食物的腐败和感染也可引起腹泻。

2.出血或穿孔

憩室也可能出血或穿孔,出血可以是经常小量出血引起贫血,或大量出血引起呕血或便血。十二指肠降部憩室穿孔至腹膜后可引起腹膜后严重感染。

3.梗阻症状

十二指肠乳头附近的憩室,特别是乳头在憩室内者可以并发胆道感染、胆石症、梗阻性黄疸和急性或慢性胰腺炎而出现相应症状。十二指肠内憩室多位于十二指肠乳头邻近,也可并发十二指肠降部梗阻或急性胰腺炎。

4.全身症状

贫血、脱水、营养不良。

5.家族史

(二)体格检查要点

1.一般情况

发育、体重、精神、血压和脉搏。

2.腹部检查

(1)腹部是否有压痛,有无包块,是否有肌紧张、反跳痛等腹膜刺激征,Murphy征,振水音,肝区叩痛,肠鸣音是否减弱。

(2)直肠指检:是否触及肿块或前列腺增生及其程度,指套有无染血。

3.全身检查

不可忽视全身体格检查,应注意:

(1)营养、贫血、黄疸、失水。

(2)有无老年慢性支气管炎及肺气肿体征,如杵状指、桶状胸、呼吸音粗糙或过轻音。有无循环系统体征。

(三)辅助检查要点

1.实验室检查

(1)血、尿和大便常规:憩室并发穿孔、出血、感染时血常规、大便常规可有改变;并发胆道梗阻时尿常规可有改变。

(2)血生化:并发梗阻时,可出现水、电解质及酸碱平衡紊乱。

(3)肝功能:胆道梗阻时肝功能可有改变。

(4)淀粉酶:并发胰腺炎时可升高。

2.X 线检查

(1)腹平片:X 线腹部平片对十二指肠憩室穿孔的诊断有一定的帮助。X 线片上可见十二指肠部位有不规则的积气,其形状不随体位的改变而变化。

(2)全胸片可发现老年慢性支气管炎、肺气肿等改变。

(四)进一步检查项目

1.X 线检查

十二指肠憩室的存在只有在 X 线钡餐检查才能证实,小的憩室甚至在 X 线检查时也常不能发现。X 线所见为与十二指肠腔相连的圆形或分叶状充钡阴影,轮廓整齐,外形可能随时改变,阴影内可能有气液面影。十二指肠钡剂排空后,憩室内可仍有钡剂存留。

2.十二指肠镜

以侧视镜较为方便和准确。

3.超声波检查

某些憩室在超声下表现为与十二指肠相通的无回声液性盲管,口窄、底宽,呈袋状,内可见细小光点回声漂浮。

【诊断对策】

(一)诊断要点

1.临床表现

一般消化道症状、出血或穿孔症状、梗阻症状、全身症状、腹部及全身体征。

2.辅助检查

X 线造影、十二指肠镜、B 超等检查均可提供诊断依据。

3.手术

可为确诊提供证据。

(二)临床类型

憩室的形成与先天因素有关,其基本原因是十二指肠局限肌层缺陷,在胆管、胰管、血管穿过处的肠壁较易有缺陷,憩室也多发生在这些部位。

另有一类所谓十二指肠内憩室,室向肠腔内突出的、内外两面均有黏膜覆盖,并开口与十二指肠腔相通。此类憩室少见,实际上是肠管畸形,与前述的憩室性质不同,但也可以引起类似前类憩室的症状和并发症,在外科处理上,原则相同。

十二指肠溃疡周围瘢痕收缩而形成的牵引性憩室,由于其发生的原因不同,一般不将其包括在十二指肠憩室范围内。将十二指肠憩室分为真性和假性的分类方法无实际意义,十二指肠球部溃疡所引起的牵引性憩室其室壁大多包括完整的肠壁各层,而先天的真性憩室其室壁可以仅有很少肌纤维。

(三)鉴别诊断要点

在 X 线检查时,先天性憩室须与后天原因所形成的憩室相鉴别,后者多为十二指肠溃疡愈合过程中瘢痕收缩或十二指肠外炎性粘连牵扯肠壁所形成,因而最常见于十二指肠第一部,外形狭长,憩室颈部宽,周围肠壁有不规则变形。

十二指肠腔内憩室有典型的 X 线征,当钡剂充盈十二指肠和憩室时,憩室周围可见一窄透亮带(憩室壁),钡剂从十二指肠排出后,仍可见存钡的憩室影。

【治疗对策】

(一)治疗原则

如有临床症状而未发现其他病变,症状可能为憩室所致,可先采用内科疗法。如有症状,憩室和其他腹腔内病变同时存在,应先按其他疾病进行治疗,如治疗后症状缓解,即不需要对憩室进行手术治疗。但如十二指肠乳头旁憩室和胆道或胰腺疾病同时存在,则为手术治疗的指征。如有症状,且发现憩室有并发病变证据,未发现腹腔内有其他病变可进行手术治疗。如发现憩室出血、穿孔或十二指肠梗阻,则必须手术治疗。

(二)术前准备

(1)手术前肠道准备;术晨禁食,插鼻胃管。

(2)注意纠正水、电解质和酸碱平衡紊乱,纠正贫血、黄疸、营养不良。

(3)如并发感染、穿孔,术前应给予抗革兰阴性杆菌及抗厌氧菌的抗生素。

(三)治疗方案

1.非手术治疗

如临床症状可能为憩室所致,可先采用内科疗法,调节饮食,给予抗痉挛药物,利用体位姿势引流,避免憩室内淤积。

2.手术治疗

(1)手术指征:如十二指肠乳头旁憩室和胆道或胰腺疾病同时存在,则为手术治疗的指征。如有症状,且发现憩室有并发病变证据,未发现腹腔内有其他病变可进行手术治疗。如发现憩室出血、穿孔或十二指肠梗阻,则必须手术治疗。

(2)手术方法:十二指肠憩室手术治疗尚存在着一定的困难和危险性。憩室多位于胰腺后方或包围在胰腺组织内,手术中可能不易发现憩室。手术前服少量钡剂,手术时注射空气至十二指肠内或切开肠壁用手指探查,可帮助确定憩室的部位。

1)十二指肠降部外侧和横部升部的憩室,手术较为简单。小的单纯憩室可向肠腔翻入,颈部缝合结扎,既可避免肠瘘的并发症,也不致造成肠腔梗阻。有炎症、溃疡、结石的憩室以及大的憩室以切除为宜。憩室黏膜壁切除后应将肠壁肌层的缺损仔细修补缝合,再将黏膜缝合。手术的主要并发症为十二指肠瘘,因此,术中可将鼻胃管放置于十二指肠内,术后持续减压数日;必要时,憩室切除部位可放置引流物。憩室的另一种切除方法是在切开十二指肠后,用纱布填塞憩室腔内,然后将憩室内黏膜层完全剥除,再将肠壁黏膜缝合,此法如能成功可以避免缝合部位肠瘘的形成。

2)十二指肠乳头旁憩室的切除难度较大,有损伤胆总管和胰管的可能,损伤后并发胆瘘胰瘘,较为严重。但如有胆道胰腺疾病并发存在,又必须切除憩室,比较安全的方法是经十二指肠做胆总管括约肌成形术,胆总管和胰管内放置导管,再切除憩室,术后保持胆管和胰管的引流。但有时胆管胰管开口于憩室腔内,切除憩室需要切断和移植胆管和胰管,操作技术上很困难,术后发生胆瘘、胰瘘的可能性较大。在显露或切除憩室危险性过大时,可以考虑采用憩室旷置手术,即胃部分切除和胃空肠吻合术。手术方法上应注意尽可能避免食物进入近侧输入祥空肠。如胆道有梗阻,可做胆总管肠道内引流术。

3)憩室穿孔必须及早进行手术。穿孔的临床表现与其他上腹部急腹症相似,如无十二指肠憩室的病史,往往误诊为胃十二指肠溃疡穿孔、急性胆囊炎等而进行手术,手术中如发现十二指肠旁腹膜后有炎性水肿、胆汁黄染或积气,即应考虑憩室穿孔的可能。此时须切开十二指肠侧腹膜,将肠管向左侧翻转,可发现穿孔的憩室和脓性渗液。

如全身或局部条件许可,可做憩室切除,腹膜后放置引流物,否则可将导管插入十二指肠内做减压性造口,并做空肠造口以供给营养,或缝合幽门做胃空肠吻合术。

4)憩室溃疡出血,可按单纯性憩室予以切除。

【术后观察及处理】

（一）一般处理

(1)维持有效的十二指肠减压,注意观察引流液量及性状,及时发现十二指肠瘘、胰瘘或胆瘘。

(2)肠外和(或)肠内营养。

(3)预防性或治疗性使用抗生素。

(4)预防肺部并发症。

（二）并发症的观察及处理

1.切口感染

术后应严密观察切口是否有感染征象,给予抗生素及理疗,一旦切口化脓应及早切开引流,保持引流通畅,防止感染扩散。

2.腹腔内感染

术后腹胀、发热、白细胞升高。B超及CT可明确诊断,视积液部位及量进行B超引导穿刺或引流,行穿刺液培养。应用抗菌药物。

3.十二指肠瘘、胰瘘或胆瘘

严密观察各引流管引流情况,确定消化道瘘时应及时通畅引流,生长抑素减少消化液分泌,肠内和(或)肠外营养加强支持治疗。

【疗效判断及处理】

憩室合并炎症、溃疡、结石、出血、梗阻、恶变等时手术后大多疗效确切,但有一定的术后并发症发生率。若术后症状无减轻则需另找原因。

【出院后随访】

随访术前症状是否减轻或消失,是否出现术后并发症。

九、十二指肠血管压迫综合征

【概述】

十二指肠血管压迫综合征系指十二指肠第三或第四段(横段或上升段)受肠系膜上动脉(或其分支结肠中动脉)压迫所致的慢性肠梗阻,所以也称为肠系膜上动脉压迫综合征。有些急性胃扩张也可能是这种疾病的急性梗阻型。

病因和病理解剖:十二指肠横段和上升段从右至左横行跨过第三腰椎、腹主动脉和椎旁肌,肠系膜上动脉约在第一腰椎水平起源于腹主动脉,在立位或卧位时,向下向右行走于小肠系膜内,与腹主动脉形成一锐角,并在进入小肠系膜前跨过十二指肠横段或上升段。故此这两部分的十二指肠即位于肠系膜上动脉和腹主动脉所形成的锐角间隙内。在正常人,这个角度平均为 40°～60°。由于十二指肠的这两部分在腹膜后比较固定,且其上升段被十二指肠悬韧带(Treitz 韧带)悬吊固定于腹后壁,所以,如肠系膜上动脉与腹主动脉之间角度过小,就可以使肠系膜上动脉将十二指肠横段和上升段压迫于椎体或腹主动脉上而造成肠腔狭窄和梗阻。在临床上有梗阻症状的患者,这个角度为 15°～20°。

血管压迫性梗阻的发生尚有其他因素,如十二指肠空肠悬韧带过短,将十二指肠上升段悬吊固定于较高位置,或肠系膜上动脉起源于腹主动脉的位置过低,都可以使十二指肠横段接近肠系膜上动脉和腹主动脉成角间隙最小的根部,更容易受压。腰椎前凸畸形,或长期仰卧于背部过度后伸的体位,可以缩小脊椎与肠系膜上动脉之间的间隙,也使十二指肠易于受压。在近期显著消瘦的患者,十二指肠与肠系膜上动脉之间的脂肪垫消失,尤其是伴有内脏下垂、腹壁松弛时,压迫更容易发生。动脉硬化也被认为是易于引起压迫性梗阻的因素。所以,十二指肠血管压迫综合征发生的原因可能是多方面的,或是综合性局部解剖因素所致。瘦长无力体型或精神、神经不稳定者,容易发生此综合征。

【诊断步骤】

(一)病史采集要点

1.一般表现

症状多在 30 岁以后出现,病期一般较长,症状系间歇性反复发作,缓解期或长或短。主要症状为呕吐,多在饭后出现,呕吐物含胆汁及所进食物,包括前次所进食物。呕吐多不伴有腹痛,但也可能有上腹闷胀不适,即使有腹痛也不剧烈。呕吐后不适症状即消失。一般对食欲影响不大。

2.全身表现

病期愈长者,症状愈重,终于出现消瘦、脱水、全身营养不良。

3.特殊体位

患者常发现症状发作时改变体位可以减轻症状,如侧卧、伏卧、胸膝位、前倾坐位将双膝放在颌下等。因为这些体位可以减轻肠系膜上动脉对十二指肠的压迫。

4.既往史、家族史

(二)体格检查要点

1.一般情况

发育、体重、精神、血压和脉搏。

2.腹部检查

(1)在发作期,主要体征是胃扩大、胃蠕动波以及胃内容物滞留所致的振荡声。在缓解期可无明显体征。

(2)直肠指检:是否触及肿块或前列腺增生及其程度,指套有无染血。

3.全身检查

不可忽视全身体格检查,应注意:

(1)营养、贫血、失水。

(2)有无老年慢性支气管炎及肺气肿体征,如杵状指、桶状胸、呼吸音粗糙或过轻音。有无循环系统体征。

(三)辅助检查要点

1.实验室检查

(1)血:病程长者可有贫血、血液浓缩。

(2)血生化:可出现水、电解质及酸碱平衡紊乱。

(3)肝功能:病程长者可有营养不良、低蛋白血症。

2.X线检查

(1)腹平片:X线腹部平片可见胃潴留表现。

(2)全胸片:可发现老年慢性支气管炎、肺气肿等改变。

(四)进一步检查项目

1.X线检查

钡餐检查是诊断的关键,检查前应将胃和十二指肠内滞留物吸尽。重要的X线征是十二指肠扩张,并有反复的强烈逆蠕动,钡剂可逆流入胃里。在十二指肠横段远端可见外形整齐的斜行压迹和钡剂受阻的中断现象。钡剂经过此处排空迟缓,如经过2~4小时仍不排空,即表示有梗阻存在。用手在脐下向上向后推挤时小肠系膜根部上移,或取左侧卧位、伏卧位、胸膝位后,即可见钡剂通过。胃虽扩张,但幽门通畅,可与幽门梗阻鉴别。

2.动脉造影

腹主动脉和肠系膜上动脉同时插管进行动脉造影,侧位可显示二者之间的角度大小,也有助于诊断,但实际上很少需要。

【诊断对策】

(一)诊断要点

1.临床表现

梗阻症状、全身症状、特殊体位、腹部及全身体征。

2.辅助检查

X线造影、动脉造影等检查均可提供诊断依据。

(二)临床类型

十二指肠血管压迫综合征发生的原因可能是多方面的,或是综合性局部解剖因素所致。肠系膜上动脉与腹主动脉之间角度过小,可以使肠系膜上动脉将十二指肠横段和上升段压迫于椎体或腹主动脉上而造成肠腔狭窄和梗阻。若十二指肠空肠悬韧带过短,将十二指肠上升段悬吊固定于较高位置,或肠系膜上动脉起源于腹主动脉的位置过低,都可以使十二指肠横段接近肠系膜上动脉和腹主动脉成角间隙最小的根部,更容易受压。腰椎前凸畸形,或长期仰卧于背部过度后伸的体位,可以缩小脊椎与肠系膜上动脉之间的间隙,也使十二指肠易于受压。在近期显著消瘦的患者,十二指肠与肠系膜上动脉之间的脂肪垫消失,尤其是伴有内脏下垂、腹壁松弛时,压迫更容易发生。动脉硬化也被认为是易于引起压迫性梗阻的因素。

(三)鉴别诊断要点

鉴别诊断包括引起十二指肠横段或上升段排空障碍的其他病变,如癌肿、结核、节段性肠炎等,但这些病变的钡餐检查所见与肠系膜上动脉压迫的X线征明显不同。需要鉴别诊断的尚有先天性巨十二指肠症、硬皮症伴有十二指肠扩张,这些疾病的排空障碍是动力性的,不存在机械梗阻,临床上也不多见。

【治疗对策】

(一)治疗原则

急性发作期应采用非手术疗法,若治疗效果不显著,应施行手术恢复胃肠道通畅。

(二)术前准备

(1)手术置鼻胃管行胃肠减压或洗胃。

(2)注意纠正水、电解质和酸碱平衡紊乱,纠正贫血、黄疸、营养不良。

(3)具体术式需根据术中探查决定。

(三)治疗方案

1.非手术治疗

急性发作期应采用非手术疗法,予以禁食、鼻胃管减压、抗痉挛药物、静脉补充营养。症状缓解滞留减轻后,可予多次少量流质饮食,食后采取左侧卧位、伏卧位或胸膝位,并将床脚抬高。如无症状复发,可逐渐增加饮食,减少餐数。下床活动时可用围腰或腹带防止内脏下垂,并改善营养,加强腹肌锻炼,校正脊柱前凸。

如上述治疗效果不显著,应施行手术恢复胃肠道通畅。

2.手术治疗

(1)手术指征:若非手术治疗效果不显著,应施行手术恢复胃肠道通畅。

(2)手术方法:最有效的手术方法是十二指肠空肠吻合术,吻合口应尽可能靠近梗阻部位,一般可在横结肠系膜下将空肠吻合于十二指肠降段与横段交界处,因为此处显露较容易,而且是十二指肠最低位置。至于手术方式,端侧与侧侧吻合均可。不应做胃空肠吻合术,因为吻合口距离梗阻部位较远,吻合口远侧仍留下较长盲袢,不能有效地解决十二指肠滞留,因而手术后症状不能完全缓解。在肠系膜上动脉处切断十二指肠重新吻合于动脉前的方法,比单纯十二指肠空肠吻合术复杂,而且疗效也不肯定。也有人主张切断十二指肠空肠悬韧带,使十二指肠位置下移,以减轻压迫。如十二指肠悬韧带过短是造成外压的原因,这是简单而易行的手术方法。

【事后观察及处理】

(一)一般处理

(1)胃肠减压,注意观察腹腔引流液量及性状,及时发现吻合口瘘。

(2)肠外和(或)肠内营养。

(3)预防性使用抗生素。

(4)预防肺部并发症。

(二)并发症的观察及处理

1.切口感染

术后应严密观察切口是否有感染征象,给予抗生素及理疗,一旦切口化脓应及早切开引流,保持引流通畅,防止感染扩散。

2.腹腔内感染

术后腹胀、发热、白细胞升高。B超及CT可明确诊断,视积液部位及量进行B超引导穿刺或引流,行穿刺液培养。应用抗菌药物。

3.吻合口瘘

严密观察引流管引流情况,确定吻合口瘘时应及时通畅引流,生长抑素减少消化液分泌,肠内和(或)肠外营养加强支持治疗。

【疗效判断及处理】

十二指肠空肠吻合术是最有效的手术方法。至于手术方式,端侧与侧侧吻合均可。

【出院后随访】

随访术前症状是否减轻或消失,是否出现术后并发症。

十、胃憩室

【概述】

胃憩室是比较少见的疾病,胃是胃肠道中最少发生憩室的部位。胃憩室是先天形成,憩室壁包括胃壁各层。根据报道每600~2500次常规胃肠钡餐X线检查中可发现一例。绝大多数胃憩室为单发性,可位于胃的不同部位,但约75%在胃后壁小弯邻近贲门,约15%在幽门前区,10%在胃体或底部。憩室可大可小,直径大多不超过6cm。

【诊断步骤】

(一)病史特点

胃憩室多见于30~60岁者,无性别的差异。大多无症状,有症状者不及30%,症状无特异性,与一般胃疾病的症状类似,主要为上腹中部或下胸部疼痛,呈间歇性,饭后和平卧时加重。食物滞留和所致的黏膜炎症可能是产生症状的原因。少数患者可出现出血、穿孔、息肉和癌变等并发症。

(二)体格检查

1.一般情况

发育、营养、体重、精神、血压和脉搏。

2.腹部检查

特别仔细地进行腹部检查,应注意局部有无压痛、包块;直肠指检。

3.全身检查

不可忽视全身体格检查,应注意心肺情况,有无贫血。

(三)辅助检查

1.实验室检查

(1)血常规:憩室并出血时血红蛋白可下降,并发感染、穿孔时白细胞可升高;

(2)血生化、肝功了解有无电解质紊乱,低蛋白血症。

2.X线检查

(1)腹平片:憩室并穿孔时可见膈下游离气体。

(2)全胸片:可发现老年慢性支气管炎、肺气肿等改变。

(四)进一步检查项目

1.X线钡餐

在钡餐检查时,邻近贲门的胃憩室有一定的特征,除典型的位置外,憩室呈2~4cm大小的圆形光滑存钡区,颈部较窄,形状可随体位而改变,可见胃黏膜皱襞经颈部进入憩室内。其他部位的憩室则无典型的特征,常需与溃疡、癌肿等鉴别。

2.胃镜

胃镜检查对确诊有很大帮助,憩室口呈边缘清楚的圆洞形,大小可因节律性收缩而改变,憩室内可见正常胃黏膜皱襞,或呈明显的炎症。

【诊断对策】

(一)诊断要点

1.病史及临床表现

胃憩室多见于30～60岁者,无性别的差异。大多无症状,有症状者不及30%,症状无特异性,与一般胃疾病的症状类似,主要为上腹中部或下胸部疼痛,呈间歇性,饭后和平卧时加重。

2.辅助检查

X线钡餐和胃镜对确诊有很大帮助。

3.手术

可为确诊提供证据。

(二)临床类型

胃憩室是先天形成,憩室壁包括胃壁各层,即真性憩室。需与后天由于粘连牵引等原因所形成的憩室鉴别。绝大多数胃憩室为单发性,可位于胃的不同部位,但约75%在胃后壁小弯邻近贲门,约15%在幽门前区,10%在胃体或底部。

(三)鉴别诊断要点

X线钡餐和胃镜检查可鉴别是否真性憩室及发现息肉、癌变等并发症。

【治疗对策】

(一)治疗原则

如症状明显,内科治疗不满意,而且未发现其他可以解释症状的病灶,即有外科手术治疗的指征。手术方法为单纯憩室切除。如有出血、穿孔、癌变等并发症,则必须施行手术治疗。

(二)术前准备

(1)全身情况及营养状况差的患者应在手术前改善全身情况,纠正营养不良、贫血及低蛋白血症。应给予高蛋白及足量维生素的饮食,必要时输血提高血红蛋白。

(2)有脱水及电解质紊乱的患者应在术前适当补液及补充电解质,纠正水、电解质和酸碱平衡紊乱。

(3)手术当日晨禁食,插鼻胃管。

(三)治疗方案

1.非手术治疗

对症治疗,制酸、消炎等。

2.手术治疗

(1)手术指征:如症状明显,内科治疗不满意,而且未发现其他可以解释症状的病灶,即有外科手术治疗的指征。如有出血、穿孔、癌变等并发症,则必须施行手术治疗。

(2)手术方式:手术方法为单纯憩室切除;如有癌变则需按胃癌治疗。

【术后观察及处理】

（一）一般处理

（1）禁食并持续胃肠减压 2～3 天。

（2）维持水、电解质平衡。

（3）预防性使用抗生素。

（4）预防肺部并发症。

（二）并发症的观察及处理

1.切口感染

术后应严密观察切口是否有感染征象，给予抗生素及理疗，一旦切口化脓应及早切开引流，保持引流通畅，防止感染扩散。

2.腹腔内感染

术后腹胀、发热、白细胞升高。B 超及 CT 可明确诊断，视积液部位及量进行 B 超引导穿刺或引流，行穿刺液培养。应用抗菌药物。

3.吻合口瘘

单纯憩室切除吻合口瘘发生率低。术后发生腹腔积液、感染，可行消化道造影明确是否存在吻合口瘘。如发生吻合口瘘则需行腹腔引流、胃肠减压、抑制胃液分泌、肠内和(或)肠外营养。

【疗效判断及处理】

手术后术前症状消失表明术前症状为憩室所致，若术后仍无减轻则需另找原因。

【出院后随访】

随访术前症状是否减轻或消失，是否出现术后并发症。

十一、胃良性肿瘤

Ⅰ.总论

【概述】

胃良性肿瘤在临床上较为少见。确诊为胃良性肿瘤的病例在所有的胃肿瘤中仅占 7%。按其组织发生来源不同可分为胃良性上皮性肿瘤和胃良性间叶组织肿瘤。胃良性肿瘤的分类见表 6-1，其中以息肉和平滑肌瘤较为常见，各占 40% 左右，其余肿瘤均较罕见。

表 6-1　**胃良性肿瘤**

息肉	壁内肿瘤
增生性腺瘤样息肉	平滑肌瘤
乳头状息肉	其他中胚层肿瘤（起源于脂肪、纤维、神经或血管）
炎性纤维样息肉	异位胰腺
家族性息肉病	Brunner 腺腺瘤
Peutz-Jeghers 综合征	腺肌瘤

胃良性肿瘤具有共同的临床特征，以中年发病占大多数，息肉病变以男性居多，平滑肌瘤则无性别差异。胃良性肿瘤好发于胃窦部和胃体部，胃底部不常见，贲门或幽门区域较罕见。

【诊断步骤】

(一)病史采集要点

常表现为非特异的消化系统不适:

(1)上腹疼性质,疼痛有无规律,与饮食关系,药物治疗后疼痛能否缓解。

(2)餐后有无上腹饱胀、嗳气、恶心及呕吐,有无呕血和柏油样黑便史,有无乏力、消瘦、体重减轻。

(3)症状持续的时间 若肿瘤较小,一般无临床症状,或可能有上腹部不适或腹胀感。稍大的肿瘤可使胃黏膜表面产生溃疡,较表浅的黏膜糜烂或溃疡所致的隐性出血可引起缺铁性贫血,常伴有相应的临床症状。胃壁内肿瘤所致的胃黏膜较深溃疡可导致较大的出血,并有疼痛,常与消化性溃疡所致的腹痛等临床表现相混淆,且不易鉴别。故胃溃疡病经正规的内科治疗后无好转,应警惕此病存在的可能,须做进一步的检查,以明确诊断,及时治疗。如胃良性肿瘤位于贲门或幽门附近,临床上可早期出现不完全梗阻的症状,进而可致完全性的梗阻。位于幽门部的带蒂肿瘤,可以脱出幽门口形成球瓣型作用而引起间歇性梗阻。起源于中胚层的胃良性肿瘤长大到一定程度,可在腹部检查时扪及肿块。

(二)体格检查要点

1.一般情况

精神、营养状况,有无贫血貌,尤其注意皮肤黏膜情况。

2.局部检查

腹部是否有压痛,有无包块,包块大小、质地、活动度、有无移动性浊音。

3.全身检查

胃良性肿瘤的患者全身检查多无明显阳性体征,但是应该注意以下几点可和胃癌鉴别:

(1)锁骨上淋巴结是否有异常。

(2)直肠指检在直肠膀胱陷凹处是否能触及肿块。

(三)辅助检查要点

(1)放射影像学(X线钡剂造影或CT):可提示占位病变。

(2)纤维胃镜:通过黏膜活检确诊来源于黏膜病变的性质。

(3)超声内镜:对于非黏膜层肿瘤的性质,X线检查及胃镜均无法明确。超声内镜在观察腔内改变的同时,可了解肿物的来源层次。

【诊断对策】

(一)诊断要点

1.病史

反复上腹疼痛、饱胀、嗳气、恶心及呕吐,呕血和柏油样黑便史。

2.临床表现

上腹不适、腹痛、腹胀、消化道出血、消化道梗阻、腹部肿物。

3.辅助检查

X线钡剂造影,CT,纤维胃镜,超声内镜。

（二）鉴别诊断要点

1.胃溃疡

（1）多见于青壮年,病程缓慢。

（2）有反复发作史,长期典型的溃疡疼痛,用制酸剂可缓解。

（3）体格检查:一般情况良好,如无出血、幽门梗阻等并发症,全身情况改变不大。无腹部包块。

（4）X线钡剂造影和纤维胃镜可明确鉴别。

2.胃癌

（1）多见于40岁以上,病程呈进行性持续存在。

（2）疼痛无节律性,抗酸治疗无缓解,进行性消瘦伴出血。晚期可出现恶病质。

（3）体格检查:体征早期不明显,上腹部触诊可有轻度肌抵抗感;晚期可发现淋巴结转移、腹部包块、腹水、直肠前窝肿物、脐部肿块。

（4）X线检查:胃癌表现为突向胃腔的不规则充盈缺损,则可能是肿块性癌;如发现龛影,其边缘不整齐,周围黏膜皱襞有中断现象,说明是溃疡性癌;如发现胃壁僵硬,蠕动消失,胃腔狭窄,黏膜皱襞消失,钡剂排空较快,则可能是浸润性癌。如整个胃受累,则出现"革囊胃"。

（5）内镜检查:内镜检查是确诊胃癌的重要手段,除了直接观察外,还可以对病变进行活体组织病理检查。近年来把超声和内镜结合产生超声内镜,对不伴溃疡的胃癌诊断准确率提高到99%。

（6）肿瘤抗原检测:CEA、CA19-9、CA125等消化道肿瘤抗原指标的检测,对于诊断胃癌并提供预后信息有可靠的价值。

3.胃肉瘤（以胃恶性淋巴瘤最为常见,其次为胃平滑肌肉瘤）

（1）平均发病年龄50岁左右,病程呈进行性持续存在。

（2）和胃癌类似,疼痛无节律性,抗酸治疗无缓解,进行性消瘦伴出血。晚期可出现恶病质。

（3）体格检查:体征早期不明显,上腹部触诊可有轻度肌抵抗感;晚期可发现淋巴结转移、腹部包块、腹水、直肠前窝肿物、脐部肿块。

（4）X线钡餐表现为边缘整齐的圆形充盈缺损,有时在充盈缺损中存在典型的"脐样"溃疡龛影。

（5）纤维胃镜活检可鉴别。

4.胃间质瘤（GIST）

所有的GIsT均有潜在恶性倾向。在手术前胃良性肿瘤和GIST难以鉴别。两者的鉴别有赖术后对肿瘤KIT基因或CD117的检测。

【治疗对策】

（一）治疗原则

胃良性肿瘤的治疗原则是摘除肿瘤,达到消除肿瘤和明确诊断的目的。

（二）术前准备

（1）如果因梗阻或出血出现营养不良时,术前应输血补液,纠正水、电解质紊乱,补充营养,改善全身状况。

(2)若梗阻严重,术前应禁食、洗胃及留置胃管减压。

(3)手术前 8～10 小时禁食,留置胃管。

(三)治疗方案

1.手术指征

(1)有腹痛、出血或出现梗阻的良性肿瘤。

(2)直径大于 2cm、无蒂或蒂粗短,或带蒂息肉不能确定为良性者。

(3)内镜无法完全切除,且高度怀疑恶变者。

2.手术方法

见各论。

【术中注意要点】

(1)局部切除的病变一定要做病理检查,以明确病变的良恶性。

(2)胃小弯侧的平滑肌瘤切除时,勿损伤迷走神经。

(3)切缘应足够,必要时应冷冻切片以保证切缘无肿瘤细胞。

【术后观察及处理】

(1)禁食水并持续胃肠减压 2～3 天,待胃肠蠕动恢复后可拔除胃管。

(2)维持水、电解质、酸碱平衡。

(3)术后预防性应用抗生素。

(4)良性肿瘤经内镜切除后,应每年进行一次胃镜检查;如为多发息肉,应每 6 个月进行一次胃镜检查。

【预后】

胃良性肿瘤一般预后良好。

Ⅱ.各论

以下对较常见的胃良性肿瘤的病理特征和治疗分别进行讨论。

一、胃息肉

【概述】

息肉是指任何来自黏膜的肿瘤和非肿瘤性的新生物。胃息肉使用的专有名词较混乱,至今分类也不完全统一。根据其病理特征有肿瘤性、炎性、增生性和错构瘤性(Peutz-Jeghers)等。目前公认的种类有增生腺瘤样息肉、乳头状(绒毛状)腺瘤、炎性纤维样息肉、家族性息肉病和 Peutz-Jeghers 综合征等。在这些胃良性上皮性病变中,以增生性腺瘤样息肉和乳头状腺瘤最常见。由于取材方法不同,以及种族和地理因素各有差异,发病率各家报道不一。欧美国家的发病率为 0.25％～0.8％,日本为 0.1％～1.66％,内镜检出率为 1.9％～10％,约 1/3 伴有慢性萎缩性胃炎。

【诊断对策】

造影检查可检查出较大的息肉,表现为突出于胃腔的隆起性病变,但诊断率较低,气钡双重对比造影也仅能发现直径 0.5cm 以上的息肉。可靠的手段是胃镜。内镜下所见到的息肉均应常规活检,可确定病变的性质。

【病理分类】

胃肠道息肉病的病理分类见表 6-2。

表 6-2 胃肠道息肉病的病理分类

单发和多发性息肉	息肉病综合征
肿瘤性息肉	家族性腺瘤性息肉病
管状腺瘤	Gardner 综合征
绒毛状腺瘤(乳头状腺瘤)	Turcot 综合征
管状绒毛状腺瘤	幼年性息肉病
非肿瘤性息肉	Peutz-Jeghers 综合征
增生性(化生性)息肉	Cronkhite-Canada 综合征
幼年性息肉	淋巴性息肉病(结节性淋巴组织增生)
Peutz-jegheIs 息肉	Cowden 综合征(多发性错构瘤)
炎性息肉	肠节细胞性神经纤维瘤病
淋巴性息肉	增生性息肉等

(一)管状腺瘤(腺瘤性息肉)

为结肠良性上皮的增生病变,以增生的腺体为主,构成管状结构,息肉直径一般在 1cm 以下,呈圆形或卵圆形,表现不规则,多数有蒂,暗红色,大约 30% 为广基底,无蒂。病理可见致密的腺管状,呈乳头状突起,固有腺及黏膜、肌板常位于息肉以内,腺上皮常呈复层,核较大,黏液分泌减少,胞质嗜碱性,常伴有不典型增生,男性较多,临床常有出血,其癌变率因肿瘤大小而异,74% 的息肉在 1cm 以下,直径在 1cm 以下时,手术切除标本,癌变率为 1.0%。而直径在 2cm 以上时,其癌变率达 35%,同时癌变率也因数量不同而异,息肉多则癌变率增高。

(二)乳头状腺瘤

胃乳头状腺瘤(papillary adenoma)又称绒毛状腺瘤(villous adenoma),甚少见,是一种肿瘤性息肉。

肉眼上呈乳头状或绒毛状,与结肠的乳头状腺瘤相似,息肉直径一般在 1cm 以下,呈圆形或卵圆形,表面不规则,约 70% 带蒂。镜下以增生的腺体为主,由柱状上皮细胞被覆分支状血管的结缔组织索心组成,后者常含有慢性炎性细胞浸润。

在部分胃乳头状腺瘤病例,特别是较大的息肉常可见腺体异形性增生,表现为腺上皮由高柱状变为低柱状,乃至立方形,黏液分泌减少,嗜酸性胞质增多、核增大、染色质增多,核排列较乱,核分裂象增加。

乳头状腺瘤最常发生于萎缩性胃炎、胃黏膜肠上皮化生伴不同程度异形增生的胃酸缺乏患者。腺瘤常为广基无蒂,或蒂粗短,由多发的叶状突组成。这类腺瘤恶变率较高,尤其是直径大于 2cm 时,恶变率更高。Ming 和 Goldman 的报告为 20%,有的则更高些,即这类息肉患者胃内同时并存或后发胃癌的可能性较增生性腺瘤样息肉患者要高。值得关注的是这种息肉与结肠绒毛状腺瘤现行的概念相类似。在临床实际中,也往往有多种类型息肉并存的现象。

(三)管状绒毛状腺瘤

为腺瘤的混合型或称中间型,肉眼观察与腺瘤性息肉或绒毛状腺瘤相似,可有蒂或无蒂,表面光滑或不规则,它的癌变率较管状腺瘤为多,有的报道22.4%。

(四)增生性腺瘤样息肉

增生性腺瘤样息肉占所有胃良性肿瘤的1/3~1/2,约为胃良性息肉的90%。它可发生于胃黏膜的各个部位,但最常见(约半数)的部位是幽门区。增生性腺瘤样息肉常单发,亦可多发(约占1/3),大多数为广基无蒂,有时可带蒂。如果有较多的息肉分布于整个胃黏膜则称为胃息肉病。watanabe(1972)报告108个胃腺瘤,其中96个呈息肉灶,且86个均为无蒂。增生性腺瘤样息肉体积一般较小,直径约数毫米至2cm,少数较大,直径达7cm。带蒂者多见于较大的息肉。

增生性腺瘤样息肉的镜下病理组织学特征,其结构主要由腺体组成,一般排列较规则,偶见腺体扩张形成囊状的退行变区。腺体被覆单层柱状上皮,细胞排列紧密。在腺体中,常见的肠上皮细胞(杯状细胞、纹状缘细胞、潘氏细胞和嗜银细胞)均可见到,但以杯状细胞常见。腺体间质由富含血管的纤维组织构成,其中可见大小不等的浆细胞、淋巴细胞浸润和少量平滑肌纤维。

关于增生性腺瘤样息肉恶变的问题最为令人关注,且尚有争论。在萎缩性胃炎、恶性贫血及胃黏膜肠上皮化生的病例中,常合并有增生性腺瘤样息肉,且90%以上的患者胃酸缺乏。同样亦有观察表明增生性腺瘤样息肉患者的胃内同时有浸润癌的病变存在。增生性息肉的癌变,往往是继腺瘤(肠型良性异形上皮)乃至发育异常(胃型良性异形上皮)而来的。因此,有理由认为萎缩性胃炎伴胃黏膜肠上皮化生、胃酸缺乏患者的黏膜既是癌又是增生性腺瘤样息肉容易滋长的土壤,即是二者共同的病理基础。这与胃酸缺乏的患者中胃癌的发生率高是相一致的。但目前对这种看法尚有分歧。Ming观察49例息肉患者,39例为增生性息肉,息肉数共76个,均未见有癌变。Monaco等在153例腺瘤样息肉中发现10%患者的息肉尖端有灶性非典型病变,其中1例证实为微小浸润癌。日本中村卓次报道Ⅰ型息肉(Ming的增生性息肉)癌变率为2.1%。因此,对诊断患有胃增生性腺瘤样息肉的患者,应该对其并存或后发腺癌的可能性予以高度重视。鉴于增生性息肉的恶变倾向,有学者认为直径在10mm以上的息肉是行息肉切除术的适应证。

(五)炎性纤维样息肉

炎性纤维样息肉被认为可能是嗜酸性胃炎的一种局限形式。息肉可单发或多发,以胃窦部多见,息肉一般无蒂或短蒂。

炎性纤维样息肉的病理组织学特征是镜下可见息肉有纤维组织、壁薄的血管以及嗜酸性粒细胞、淋巴细胞、组织细胞和浆细胞等慢性炎性细胞的浸润。病变位于黏膜下层占多数,向胃腔内突出。

炎性纤维样息肉的发病机制并不清楚,但这一疾病的名称本身表明为一炎性病变过程,亦无依据说明炎性纤维样息肉的形成与过敏性的原因有关,它与弥漫性嗜酸1生胃炎不同,后者可能有过敏的基础,常致血象中嗜酸性粒细胞增多,两者可据此鉴别。

炎性纤维样息肉有时可合并有恶性贫血,但不能证实二者有明显关系。

（六）息肉综合征

Peutz.Jeghers(PJ)息肉它是错构瘤型病变,多发生于胃、小肠及结肠。PJ息肉又称PIl综合征(PJS),是一种少见的家族遗传性疾病,1921年Peutz报告一家7人中有5人患此病,1949年Jeghers综合报道31例而此定名。它具有典型的色素沉着(尤其口唇周围,也可见于口腔黏膜、眼睑及肠黏膜等处),胃肠道多发性息肉及遗传因素三大特征,有明显家族史者占30%～63%。

PJ息肉的色素斑点多在儿童时发现,皮肤色斑随年龄增长而加深、增多。成人时逐渐减少或消退,但黏膜色素斑一般不消退,斑点可由针尖到黄豆大小不等,呈圆形、椭圆形或不规则形,偶有较大的呈斑块状,通常面部数量多,足底、手掌面积大,斑点边缘清楚,不高出,皮肤呈黑褐色、棕色、蓝色或灰色。组织学可见鳞状上皮基底细胞内黑色素母细胞增多。PJ息肉的另一个特征是64%～96%发生在小肠,但胃、结肠均可发生,有时可见于食管和泌尿生殖道,分布广泛,常多处同时受累,单发者很少。

二、胃息肉与幽门螺杆菌感染的研究

目前研究显示,胃癌的发生与Hp感染相关,而对胃息肉与Hp感染相关性的研究较少。

非肿瘤性息肉:熊枝繁等对114例胃息肉患者进行Hp检测,显示增生性、炎性息肉Hp感染率为85.00%,比腺瘤性息肉的52.94%明显升高,认为Hp感染可能为增生性及炎性息肉的病因之一。同时对其中59例Hp感染阳性病例进行根除Hp治疗,有11例15颗息肉消失,占10.28%0,虽然比例不高,但亦有力支持Hp感染可能为胃息肉的始动因素之一。杜文礼等通过对278例胃息肉患者进行Hp检测,约53.90%存在Hp感染。他们将增生性息肉分为小凹上皮型和胃体腺型并进行研究,得出小凹上皮型息肉Hp感染率高达73.1%,且常伴明显炎症及黏膜萎缩和化生,而胃体腺型Hp感染率为7.4%。Sakai等也证实胃体腺型Hp感染率较低。可见临床上正确区分这两种息肉对判断胃息肉的生物学特性及胃癌的防治等方面可能有重要意义。

肿瘤性息肉:赵继红等通过免疫组化研究显示,肿瘤性息肉Hp感染者中性粒细胞核抗原(PCNA)阳性表达大于未感染者。有2例重度异性增生的乳头状腺瘤p53表达阳性,随访10～23个月,再次活检病理证实均发生癌变。提示肿瘤性息肉中Hp感染可促使上皮逐步向癌肿转化。因此根治Hp感染,减轻胃黏膜炎症,可能是预防肿瘤性息肉恶变的措施之一。

【治疗对策】

并不是所有的胃息肉均须外科手术治疗。对于无临床症状、直径小于2cm的单发息肉可以观察,定期随访;但此前须确定息肉无恶变,亦无并存胃癌。内镜技术的发展有利于胃息肉的诊断和治疗,对于单发带蒂息肉,仅限于黏膜下层且肿瘤的蒂或基底部直径小于2cm者,可通过内镜应用圈套器加以电灼将其完整切除,并作病理学检查,若蒂部切缘有恶变迹象则应进一步手术治疗。但凡纤维内镜检查的禁忌证及凝血功能障碍或患有出血性疾病者均为此治疗方式的禁忌证。

胃息肉的外科治疗指征是:①有腹痛、出血等临床症状的息肉;②直径大于2cm、无蒂或蒂粗短,或带蒂不能确定为良性,内镜无法达到有效治疗,且高度怀疑恶变的息肉;③经内镜活检或胃黏膜脱落细胞检验证实含恶性细胞的息肉。

胃息肉的手术治疗方法应根据具体情况决定。单发无蒂的息肉最好沿肿瘤边缘并带蒂部分胃壁作楔形切除,标本须送冷冻切片做病理检查,若病理报告为良性则作罢;如为恶性,则以胃癌根治术原则治疗。多发性息肉累及胃体或胃窦者,可作远侧胃大部切除术或胃次全切除术。弥漫性息肉累及胃底或全胃时,则可行全胃切除。进一步的治疗须根据病理学的结果决定。

三、胃平滑肌瘤

【概述】

胃平滑肌瘤(gastric leiomyoma)是最常见的胃良性间叶组织肿瘤,占这些肿瘤的90%以上。男女发病比例基本相等。其发生率在尸检中和临床上的发现各不相同。Meissner在一组尸检的病理中确定为胃平滑肌瘤者占45%,绝大多数的平滑肌瘤的直径小于1cm。因为3cm以下的平滑肌瘤很少产生临床症状,故起源于平滑肌而需手术切除的很少超过2%。

胃平滑肌瘤多为单发,最常见于胃体部(约为40%),其次为胃窦部(约为25%),其余依次为胃底、幽门和贲门。可起源于固有肌层、黏膜肌层甚至胃壁血管平滑肌组织。肿瘤多位于黏膜下层,常呈膨胀型生长,为边界清楚、表面光滑的圆形肿块,但无真正的包膜;可呈分叶状,常无蒂,但有时可成为带蒂的肿块。平滑肌瘤亦可位于浆膜下,肿瘤分别向胃腔和浆膜生长形成哑铃状或不规则形态。肿瘤大小不一,一般直径为数厘米,小的可在1cm以内,位于肌层内而不易发现。肿瘤切面呈灰红色,可见编织状肌纤维束。其间亦可见变性、坏死、出血或囊性变。约半数以上的平滑肌瘤表面黏膜有继发溃疡。镜下,瘤细胞排列成束,呈编织状。分化好的瘤细胞像平滑肌细胞,呈长梭形,胞质嗜伊红染色,核棒状而两端钝圆,一般无或极少见核分裂。在瘤细胞之间含少量胶原纤维。病程较长的胃平滑肌瘤内,瘤细胞显著减少,间质胶原纤维增多,常见黏液变性和玻璃样变,故应注意与完整包膜的神经纤维瘤或纤维瘤鉴别。

胃平滑肌瘤的良恶性判别问题,通常认为核分裂象的多少是判别平滑肌病良恶性的重要指标,若核分裂象多,则为恶性。Golgen和Stout认为:"如果在每一个高倍镜视野下见到有2个以上的有丝分裂,则更有把握地预示为恶性。"但有人认为核分裂象的多少并不能作为明确区分平滑肌瘤良恶性的唯一标准。决定恶性的唯一结论性证据应是肿瘤的转移或胃内浸润性生长方式,这在术中或术后病理演变中能观察到。亦有人建议对体积较大的平滑肌瘤(直径≥4cm)必须按恶性肿瘤处理,除非最后能确定其真正的性质。也有学者把仅有核分裂象而无明显浸润转移倾向的平滑肌瘤称为恶性平滑肌瘤,而不归属平滑肌肉瘤。

胃平滑肌瘤恶性变可侵及邻近器官,但较少直接侵犯淋巴结,可种植于腹腔,也可以经血行转移至肝或肺。因此,所有平滑肌瘤应按恶性肿瘤视之,直至时间和肿瘤的生物学行为提供了相反的证据。

胃平滑肌瘤和胃间质瘤的关系:20世纪80年代以前认为胃间质瘤(GIST)等同于平滑肌肿瘤。直至1998年Hirota等发现GIST的c-kit基因获得性功能突变,才明确了GIST与肌源性和神经源性肿瘤的区别。GIST是一组起源于胃肠道Cajal细胞(intestinal cell of Cajal, ICC),以KIT或PDGFRA基因突变为主要发病机制,大部分细胞表达KIT(85%~95%)的梭形、上皮样或混合细胞类型的间叶源性肿瘤,是最常见的消化道间叶源性肿瘤。约有85%~95%的GIST免疫组化染色表达KIT(CD 117),因此可以认为KIT是GIST诊断中的特征性标记物。胃肠道间质瘤最常发生于胃（60％～70％），体积较小的 GIST（直径≤2cm）常无症状，通常是体检或作为伴发疾病而被发现。随着瘤体的增大，出现的临床症状也是非特异性的。约有 11％～47％的 GIsT 在首诊时已经有转移，转移主要在肝和腹膜表面，其次是肺和骨转移，淋巴结转移少见，即使在很晚期的患者也不例外。GIST 是一种侵袭性的肿瘤，其生物学行为很难预测。从目前研究显示，许多学者认为尚无真正良性的 GIST。因为即使细微的病灶（直径＜2cm）以及细胞分裂并不活跃的 GIST 也可出现远处转移。应该认为，所有的 GIST 都具有远处转移的危险。手术完整切除为主，联合伊马替尼化疗是目前 GIST 的主要治疗策略。

【诊断对策】

胃平滑肌瘤的诊断可 X 线钡剂造影、CT 或纤维胃镜确定。较大的胃平滑肌瘤常伴有腹胀不适、腹部隐痛或呕血、黑便等上消化道出血症状。出血是因为肿瘤表面的胃黏膜产生溃疡所致，但这种溃疡似乎不全是由于肿瘤生长过快超过了其血液供应而引起的坏死。溃疡亦可能发生于小的平滑肌肿瘤，而很大的肿瘤可无溃疡。肿瘤内部可坏死成腔，可经窦道与胃腔相通，也可破入腹腔。巨大的胃腔外平滑肌瘤患者可在腹部触及一包块。有的肿瘤还可产生局灶性钙化。较小的肿瘤可有症状，也可无症状，病变通常也不易由放射影像学或内镜方法查出，若反复出血而又无明显溃疡发现，应警惕本病存在。

【治疗策略】

胃平滑肌瘤外科治疗的原则是及时手术切除。手术方法和范围应视具体情况决定。通常不采用单纯的肿瘤摘除，而应采用包括肿瘤及其周边 2～3cm 的胃壁部分切除术。若肿瘤巨大而且位于贲门附近则宜行全胃切除。切除标本均须送冷冻快速切片检查，以确定进一步治疗的措施。术后石蜡切片常规行 CDll7 和 CD34 免疫组化检查，和 GIST 鉴别。区域淋巴结的切除被认为是不必要的，即使肿瘤为恶性，也很少有淋巴结的转移。

四、其他胃良性肿瘤

其他来源于胃神经、脂肪、纤维脂肪组织等的非上皮性肿瘤，临床上很少见。国内仅有少量个案报道。一般生长缓慢，病史可达 10 年或几十年。早期临床上多无症状。当肿瘤增大或产生并发症时，可出现上腹部疼痛、呕血或黑便、腹部肿块三大主要症状。由于产生上述症状的原因很多，较少想到胃部少见的良性肿瘤，往往造成诊断上的困难。所以，对于不明原因的上消化道出血，伴贫血、胃部症状和腹部不适，除想到常见原因外，应特别注意胃部少见良性肿瘤。一旦确诊，宜行肿瘤局部切除或胃部分切除术，一般预后良好。

（一）胃的异位胰腺

【概述】

异位胰腺系内胚层异向分化的结果，异位胰腺是胰腺组织在解剖异常的部位形成的先天性畸形，缺乏血管、神经和胰腺成分的解剖连续性。异位胰腺确切的发病机制目前尚不清楚，可能的机制有：①胰腺胚胎发育异常。胚胎时期背侧和腹侧胰始基随着原肠上段旋转融合过程中，一个或几个胰始基带走，胰始基伸入到胰外器官，就在该器官中出现胰腺组织，形成异位胰腺。②胰腺发育过程中信号调节异常。Hedgehog 家族的成员 Sonic hedgehog（Shh）抑制胰腺发育，在胰腺十二指肠同源异形盒基因 1（pdxl）调控下 Shh 异常表达，导致胰腺形态和细胞分化紊乱，胰腺中胚层转化成肠间叶细胞，胰岛构建未受影响，内分泌发育未完全抑制，干扰胰腺外形的形成。有文献报道阻断鸡胚层 hedgehog 信号转导,可以导致胃、十二指肠异位胰腺。

异位胰腺在胃内多为单发,偶见多发。常位于黏膜下层,可累及肌层、浆膜层或胃壁全层。大体上呈半球形的肿块。显微镜下可见胰腺结构呈腺泡分叶,腺泡腔较小,偶见腺管扩张及囊泡形成。一般可分为三型:Ⅰ型系腺泡及导管组成,胰岛少见;Ⅱ型系胰导管与平滑肌组成;Ⅲ型为混合型,较少见。

【诊断对策】

异位胰腺的诊断缺乏特异性检查手段,因以消化道多见,应以 X 线消化道钡剂造影和内镜检查作为首选。X 线钡餐检查加压片下应认真寻找在充盈缺损中显示的小钡斑,颇似溃疡龛影,称为脐样征或导管征,为其特征性的表现。如特征性改变不明显,应注意与胃息肉、胃间质瘤相鉴别,有充盈缺损时,应根据边缘是否光滑,黏膜是否完整进行鉴别诊断。X 线消化道钡剂造影检查多误诊为胃十二指肠溃疡、胃息肉、胃肠道肿瘤等,文献报道 X 线钡餐检查的正确率为 5.5%～71.4%。内镜检查发现胃壁内肿物而黏膜面正常,与胃壁的良性肿物相鉴别困难,内镜下活体组织检查的阳性率为 12.5%,这可能与异位胰腺多在黏膜下,活检不易取到有关。

【治疗策略】

手术切除是本病的外科治疗方法。手术方式视胰腺异位位置和病变程度而定。无症状的胃肠道异位胰腺组织常在其他手术过程中偶然发现,在不影响原定手术及切除异位胰腺不困难的情况下尽可能予以同时切除。异位胰腺出现症状时,应根据其所在的部位选择适当术式进行外科治疗,一般以局部切除术为宜。胃体的异位胰腺可行胃壁局部切除术,胃窦部、十二指肠球部的异位胰腺可行十二指肠球部切除、毕Ⅱ式胃空肠吻合术,如异位胰腺体积较小,亦可行局部切除或加行幽门成形术,十二指肠球部异位胰腺行异位胰腺切除加胃窦部切除、胃空肠吻合术;壶腹周围的异位胰腺如体积较小,与 Vater 壶腹有明显分界,可行局部切除加胆胰管成形术,如与 Vater 壶腹关系紧密,常需行胰十二指肠切除术,十二指肠水平部、升部、空、回肠异位胰腺行病变肠段切除、吻合即可。本组 18 例患者均行手术治疗,全部术后痊愈出院,无手术并发症发生,临床疗效满意。因异位胰腺容易引起症状,且比正常胰腺更易癌变,为了提高确诊率,建议术中应常规行快速冷冻切片病理检查,如为恶性则行根治性切除术。

(二)胃假性淋巴瘤

【概述】

胃假性淋巴瘤(pseudolymphoma)是由淋巴网状细胞增生而引起的胃良性病变。在临床上、内镜下及 X 线造影时易误诊为恶性淋巴瘤或胃癌。

不少学者报告胃假性淋巴瘤与恶性淋巴瘤共存,并观察到由前者发展为后者存在移行过程。该病变浸润范围广,有时可累及大部分胃,可有黏膜下结节形成及胃壁广泛增厚,皱襞粗大。组织学上可见病灶中有明确的反应性生发中心,多种炎性细胞浸润及血管增生,而局部淋巴结无肉瘤样改变,此点可与胃恶性淋巴瘤相鉴别。

【诊断对策】

该病临床表现无特异性,患者多有腹痛、呕血黑便及腹部包块等。最后确诊需依靠病理检查。

【治疗策略】

手术切除是本病治疗的主要方法。文献报告胃假性淋巴瘤术后残胃有发展为恶性淋巴瘤者,因此手术应力求彻底,术中切缘送冷冻切片以确定有无病变残留。如病变广泛,切除范围不够,术后应定期随访化疗或放疗。

(三)胃神经纤维瘤

【概述】

胃神经纤维瘤较为罕见,国内仅有少量个案报道。日本全国非癌性胃肿瘤1484例调查分析,胃神经源性肿瘤占27例(1.8%)。另有学者统计,神经纤维瘤病中约25%累及胃肠道,其中以神经鞘瘤最多,神经纤维瘤次之,胃神经纤维瘤病最少。

【诊断对策】

胃神经纤维瘤一般无明显症状,大多在体格检查时发现。腹部包块、慢性腹痛及消化道出血为三大主要症状。胃神经纤维瘤80%左右位于黏膜下层且以胃体部最多,小弯侧比大弯侧多。直径10mm以下,恶变为神经纤维肉瘤率为2%～10%,术前定性极为困难。

【治疗策略】

手术治疗是本病的主要治疗方法。胃神经纤维瘤一般不转移到区域淋巴结,所以应强调局部的彻底切除。一般预后较佳。

(四)胃浆细胞性肉芽肿

【概述】

病因不明,以青年女性居多,临床表现隐匿。早期主要呈慢性胃炎症状,常为患者及医生忽视,晚期、可有出血、腹块、梗阻、恶病质等,易误诊为胃癌或贲门癌。X线检查多呈皮革胃。病理上以肉芽组织为基本结构,纤维束之间有大量成熟型浆细胞浸润,胞质内外可见拉塞尔小体。

【诊断对策】

由于本病早期无特异症状,晚期又难与胃癌区别,故诊断较为困难,常可发生严重并发症如出血、穿孔及梗阻等,危及生命。

【治疗策略】

手术诊断是有效的诊断方法,但术中切缘最好做冷冻切片,以便有足够的切除范围,避免复发。一般预后较佳。

(五)胃脂肪瘤

【概述】

以高龄者多见。多位于胃窦后壁,多为单发,有蒂或无蒂。黏膜下层及浆膜层均可发生,而以黏膜下层者为主。

【诊断对策】

如在胃镜下见胃息肉体积较大,表面有糜烂及溃疡形成,活检钳触之有海绵样感觉,均要考虑本病可能。用活检钳所钳取组织因较表浅,难以明确诊断。

【治疗策略】

应用圈套电切息肉组织,可达确诊目的,切缘送病理,如无肿瘤组织残留,即可避免开腹手术。胃镜随访即可。一般预后佳。

第二节 胃恶性肿瘤

一、胃肉瘤

【概述】

胃肉瘤是指起源于间叶组织的胃恶性肿瘤,远较胃癌少见,约占胃原发恶性肿瘤的 2%。其中以恶性淋巴瘤最常见,其次是平滑肌肉瘤,其他肉瘤则极为罕见。Burgess 等报道 270 例胃肉瘤,其中恶性淋巴瘤占 218 例,平滑肌肉瘤 52 例。胃肉瘤,尤其是恶性淋巴瘤,其临床表现及 X 线检查等方面有时与胃癌极难鉴别,某些病例术前诊断为胃癌,而术后病理报告则为恶性淋巴瘤。恶性淋巴瘤对放射治疗敏感,手术后辅以放疗或化疗预后较好;胃平滑肌肉瘤在临床上常以巨大肿块的形式出现,且对放疗或化疗不敏感,仍以手术治疗为主。

二、胃淋巴瘤

【概述】

胃淋巴瘤(gastric lymphoma)一般分为原发性和继发性两种。原发性胃淋巴瘤的病变通常局限于胃的淋巴组织,而继发性胃淋巴瘤则是作为全身性恶性淋巴瘤的一部分。全身性淋巴瘤尸检报告显示,继发性胃受累者约占 30%,一般认为继发性病变约为原发性胃淋巴瘤的10 倍。原发性胃淋巴瘤起源于胃壁内的淋巴滤泡,约占胃肉瘤的 60%。原发性胃淋巴瘤的转移途径与胃癌相似,可直接蔓延,亦可经淋巴道或血行播散。其淋巴结转移通常较腺癌为早。在确定原发性胃淋巴瘤的诊断后,应进一步做适当检查以排除全身性淋巴瘤继发累及胃的可能性,因为外科手术有彻底切除原发性胃淋巴瘤的可能,使之痊愈;而对继发性的病变仅能取得姑息性疗效。

流行病学及病因:据资料分析,原发性胃淋巴瘤具有某些地理特征。在中东国家、北非的阿拉伯人及犹太人较常见,但生活在欧洲的犹太人较少见。在我国,以海南省的发病率最高。

原发性胃淋巴瘤的平均发病年龄为 56 岁。男性多见,男女比例约为 2:1。上述 Burgess等报告的 218 例中,男性 148 例,女性 70 例;年龄 12~83 岁,有 28 例在 40 岁以下。

原发性胃淋巴瘤的病因尚不清楚。有学者认为可能与某些病毒的感染有关;恶性淋巴瘤患者被发现有细胞免疫功能的低下,故推测可能在某些病毒的感染下,出现细胞免疫功能的紊乱和失调而导致发病。另外,胃淋巴瘤起源于黏膜下或黏膜固有层的淋巴组织,该处组织不暴露于胃腔,不直接与食物中的致癌物质接触,因此其发病原因与胃癌不同,因而更可能与全身性因素引起胃局部淋巴组织的异形性增生有关。

近年来原发性胃淋巴瘤与幽门螺杆菌(Hp)感染的关系受到广泛关注。Par-sonnet 等发现原发性胃淋巴瘤,包括胃黏膜相关性淋巴样组织(mucosa-associatedlymphoid tissue,MALT)患者其 Hp 感染率为 85%,而对照组仅为 55%。提示 Hp 感染与胃淋巴瘤的发生相关。临床微生物学与组织病理学研究表明胃黏膜 MALT 的获得是由于 Hp 感染后机体免疫反应的结果。Hp 的慢性感染状态刺激了黏膜内淋巴细胞聚集,由此而引发的一系列自身免疫反应激活免疫细胞及其活性因子如 IL-2 等,造成了胃黏膜内淋巴滤泡的增生,为胃淋巴瘤的发生奠定了基础。MALT 的发生与 Hp 感染有关,而根除 Hp 的治疗能使 MALT 消退,引起了人们的关注。有学者报告对 33 例同时有原发性低度恶性 MALT 淋巴瘤的 Hp 胃炎患者进行了根治 Hp 的治疗,结果发现 80% 以上的患者在根除 Hp 感染后,肿瘤可完全消失。而进展期肿瘤或向高度恶性移行的肿瘤对治愈旧感染无反应,进而提示原发性低度恶性 MALT 淋巴瘤的发展可能与 Hp 慢性感染有关。但单纯根除 Hp 治疗对于胃 MALT 淋巴瘤的远期疗效尚待长期随访研究。

关于胃酸低下或缺乏与胃淋巴瘤的关系仍不确定。

【诊断步骤】

(一)病史采集要点

常表现为非特异的消化系统不适:

(1)腹痛、厌食、恶心、呕吐、消瘦、呕血、黑便等。

(2)上腹疼痛性质,疼痛有无规律,与饮食关系,药物治疗后疼痛能否缓解。

(3)症状发生和持续的时间。

原发性胃淋巴瘤之症状,极似胃癌,明确诊断非常困难。在各种症状中以腹痛最为常见,约占所有病例的 70%~80%,腹痛常位于上腹部或脐周围,有的类似于溃疡病性疼痛,饥饿时加重,进食或服用抗酸药后缓解,因而不少患者被延误诊断。对上腹疼痛并不因进食或服用抗酸药物而减轻,或按溃疡治疗虽症状有好转,但体重仍持续下降的患者应警惕胃淋巴瘤的可能。其次,体重减轻为另一常见的症状,中度消瘦者多见,有的可明显消瘦,病程越长,体重下降越明显。半数患者伴有厌食、恶心、呕吐;若肿瘤位于贲门部可致吞咽困难,但幽门梗阻者较少见。约 10% 的患者因胃肠道出血而有呕血与黑便;偶见肿瘤自发性穿孔引起严重的腹膜炎症状。也有形成胃—结肠内瘘者。

胃淋巴瘤的患者,尽管症状已有较长时间,且体重明显下降或上腹部触及巨大肿块,但一般健康状况仍较好。

(二)体格检查要点

1.一般情况

精神、营养状况,有无贫血貌,尤其注意皮肤黏膜情况。

2.局部检查

腹部是否有压痛,有无包块,包块大小、质地、活动度、有无移动性浊音,肝脾是否肿大。

3.全身检查

(1)全身浅表淋巴结是否肿大。

(2)直肠指检在直肠膀胱陷凹处是否能触及肿块。

与胃癌患者比较,原发性胃淋巴瘤患者的全身情况通常良好,且无明显贫血和恶病质征象。约 25% 原发性胃淋巴瘤患者可在上腹部触及较大的肿块,腹部压痛,肝、脾肿大可以分别或同时存在。弥散性淋巴瘤患者,可及巨脾症。

(三)辅助检查要点

1.X 线钡剂检查

诊断胃淋巴瘤的主要方法。虽然 X 线检查常不能提供明确的恶性淋巴瘤诊断,但对于

80％以上的胃部病变,可通过此项检查而被诊断为恶性病变,从而做进一步检查。

胃恶性淋巴瘤在X线钡剂检查下的表现常常是非特异性的。常累及胃的大部分,且呈弥漫型和浸润型生长,多伴有溃疡形成。如X线所见中有多数不规则圆形的充盈缺损,似鹅卵石样改变,则有较肯定的诊断价值。此外,若见到以下迹象也应考虑胃淋巴瘤可能:多发性恶性溃疡;位于胃后壁、小弯侧大而浅的溃疡;充盈缺损或龛影周围出现十分肥大的黏膜皱襞;胃壁增厚、僵硬,但蠕动尚能通过;肿块较大,胃外形变化不明显,亦不引起梗阻;肿瘤扩展越过幽门并累及十二指肠。

2.内镜及超声内镜检查

内镜检查:为了在术前明确淋巴瘤的诊断,纤维胃镜检查被越来越广泛地应用。胃镜所观察到的胃淋巴瘤的大体类型常与胃癌相似,因而不易从这些肿瘤的大体表现做出诊断,确诊仍须依靠活组织检查。如果是黏膜下病变,就难于从黏膜下方的肿瘤获得阳性的组织标本,故其活检的阳性率常不如胃癌高。胃镜下可见胃恶性淋巴瘤有黏膜皱襞肥大及水肿或多发性表浅的溃疡,须与肥厚性胃炎及凹陷性早期胃癌相鉴别。有时某些溃疡型的恶性淋巴瘤可暂时愈合而与胃溃疡病难以区别。如恶性淋巴瘤表现为溃疡性病变,则可通过直视下的细胞刷法或直接钳取肿瘤组织做活检获得确诊。

内镜超声检查(endoscopic ultrasonography):通过超声内镜可清楚显示胃壁各层组织,从而可见胃淋巴瘤之浸润情况,该技术对上消化道恶性肿瘤之检查可达83％的敏感率及87％的阳性率。同时可明确胃周淋巴结转移情况。

3.CT检查及超声检查

可见胃壁呈结节状增厚,可确定病变的部位、范围以及对治疗的反应。表现为腹部肿块的胃淋巴瘤,超声检查可助诊断。

【诊断对策】

(一)诊断要点

1.病史

病程较长,但一般情况良好。

2.临床表现

上腹不适、腹痛、消化道出血、消化道梗阻、腹部肿物。

3.辅助检查

X线钡剂造影、CT、纤维胃镜、超声内镜、超声检查等。

原发性胃淋巴瘤由于较少见,其病史和症状又缺乏特征性,因此诊断颇为困难,一旦诊断明确时病变常已较大。原发性胃淋巴瘤患者从发病到诊断明确的时间通常较长,有文献报告约50％的患者超过6个月,约25NN～12个月。虽然诊断较困难,只要通过仔细地检查和分析,还是有可能及时做出正确的诊断。

确诊为淋巴瘤后,尚须判断是原发性还是继发性。传统的观念认为原发性胃恶性淋巴瘤的治疗和预后与继发性淋巴瘤有很大不同,外科手术治疗是原发性胃淋巴瘤的首选治疗方法,能使原发性胃淋巴瘤治愈,而继发性胃淋巴瘤患者,手术处于次要地位,只能做姑息治疗。

诊断原发性胃淋巴瘤的 Dawson 标准有:

(1)无浅表淋巴结肿大;

(2)血白细胞总数及分类正常;

(3)胸片中无纵隔淋巴结肿大;

(4)除胃及区域淋巴结受累外,无肠系膜淋巴结或其他组织受侵犯;

(5)肿瘤不累及肝脾。

(二)鉴别诊断

(1)继发性淋巴瘤;(2)胃癌;(3)胃溃疡;(4)假性淋巴瘤。

胃淋巴瘤的临床症状常与胃癌或胃溃疡相似,须注意鉴别诊断。除病理以外,临床上胃淋巴瘤与胃癌的鉴别确有一定的困难,但胃淋巴瘤的主要特点为:①平均发病年龄较胃癌轻;②病程较长而全身情况尚好;③梗阻、贫血和恶病质较少见;④肿瘤质地较软,切面偏红;⑤肿瘤表面黏膜完整或未完全破坏。

另外,组织学上应注意与良性的假性淋巴瘤区别,二者的临床症状、X线表现均极为相似。在组织学上,淋巴网状细胞的肿块中呈现一混合的感染浸润,成熟的淋巴细胞及其他各种感染细胞同时出现在滤泡组织内,并且与普遍存在的瘢痕组织交错混合在一起。仔细寻找真正的生发中心有重要意义,常可借此与淋巴细胞肉瘤区别。

(三)病理分型

原发性胃淋巴瘤可发生于胃的各个部位,多见于胃体和胃窦部、小弯侧和后壁。病变通常较大,有时可呈多中心性。开始常局限于黏膜或黏膜下层,可以逐步向两侧扩展至十二指肠或食管,亦可逐渐向深层累及胃壁全层并侵及邻近的周围脏器,并常伴胃周淋巴结转移,因反应性增生可以有明显的区域性淋巴结肿大。

1.大体形态特征

其肉眼所见与胃癌不易区别。Friedman把原发性胃淋巴瘤的大体形态分为以下几种:

(1)溃疡型:最为常见,此型有时与溃疡型胃癌难以区别,淋巴瘤可以呈多发溃疡,但胃癌通常为单个溃疡。淋巴瘤所致的溃疡较表浅,直径数厘米至十余厘米不等。溃疡底部不平,可有灰黄色坏死物覆盖,边缘凸起且较硬,周围皱襞增厚变粗,呈放射状。

(2)浸润型:与胃硬癌相似。胃壁表现胃局限性或弥漫性的浸润肥厚,皱襞变粗隆起,胃小凹增大呈颗粒状。黏膜和黏膜下层极度增厚,成为灰白色,肌层常被浸润分离,甚至破坏,浆膜下层亦常被累及。

(3)结节型:胃黏膜内有多数散在的小结节,直径半厘米至数厘米。其黏膜面通常有浅表或较深的溃疡产生。结节间的胃黏膜皱襞常增厚,结节位于黏膜和黏膜下层,常扩展至浆膜面,呈灰白色,境界不清、变粗,甚至可形成巨大皱襞。

(4)息肉型:较少见。在胃黏膜下形成局限性肿块,向胃腔内突起呈息肉状或覃状。有的则呈扁盘状,病变质地较软。其黏膜常有溃疡形成。

(5)混合型:在一个病例标本中,同时有以上2~3种类型的病变形式存在。

2.组织学特征

(1)高分化淋巴细胞型:成熟的淋巴细胞增生,通常不具有恶性细胞的组织学特征。

(2)低分化淋巴细胞型:淋巴细胞显示不同程度的未成熟性,这种类型大致相当于原先属于大细胞或淋巴母细胞性的淋巴肉瘤。

（3）混合细胞型：含有淋巴细胞和组织细胞而不以哪一种细胞为主的肿瘤增生，这些肿瘤通常呈结节状。

（4）组织细胞型：有组织细胞不同时期的成熟与分化的肿瘤增生。

（5）未分化型：没有按组织细胞或淋巴细胞系统明显分化的原始网织细胞的肿瘤增生。

3.病理组织学分类

胃恶性淋巴瘤治疗方案的选择和对疾病预后的估计都与分类和临床分期密切相关，目前尚无一种完全理想的能被普遍接受的组织学分类方法。

（1）组织学分类：国际上一致反恶性淋巴瘤分为霍奇金病（Hodgkin's dis-ease，HD）和非霍奇金淋巴瘤（non-Hodgkin's lymphoma，NHL）两大类。1966 年 Rappaport 提出的分类法已被广泛应用。1976 年世界卫生组织（WHO）制订了"肿瘤国际组织学分类法"将恶性淋巴瘤分为 7 个类型。1986 年美国国立癌症研究所（National Cancer Institute，NCI）召开的一次会议上提出了把非霍奇金淋巴瘤分成低度恶性、中度恶性和高度恶性三个亚组，即工作分类（workingformulation），见表 6-3。非霍奇金淋巴瘤 Rappaport 分类和工作分类的对照见表 6-4。

表 6-3　美国国立癌症研究所非霍奇金淋巴瘤的工作分类

低度恶性淋巴瘤	中度恶性淋巴瘤	高度恶性淋巴瘤
1.小淋巴细胞性浆细胞型	4.滤泡性大细胞型	8.免疫母细胞大细胞型
2.滤泡性小裂细胞型	5.弥漫性小裂细胞型	9.淋巴母细胞大细胞型
3.滤泡性混合细胞型	6.弥漫性混合细胞及大细胞型	10.小无裂细胞型
	7.弥漫性大细胞型	

表 6-4　工作分类与 Rappaport 分类对照

	工作分类	Rappaport
低恶性	1.小淋巴细胞型	高分化淋巴细胞型（弥漫性）
	2.滤泡性小裂细胞型	低分化淋巴细胞型（结节性）
	3.滤泡性小裂与大裂细胞混合型	结节性淋巴细胞-组织细胞混合型
中恶性	4.滤泡性大细胞型	结节性组织细胞型
	5.弥漫性小裂细胞型	弥漫性低分化淋巴细胞型
	6.弥漫性小裂细胞-大细胞混合细胞型	弥漫性淋巴细胞-组织细胞混合型
	7.弥漫性大细胞型	弥漫性组织细胞型
高恶性	8.大细胞性免疫母细胞型	弥漫性组织细胞型
	9.淋巴母细胞型（大细胞）	淋巴母细胞型
	10.小无裂细胞型	弥漫性未分化型

（2）免疫学分类（lukes and collins）：根据 T 细胞和 B 细胞的免疫学特性，将恶性淋巴瘤分

为 U 细胞型（非 B 非 T 细胞，即未定型细胞）、T 细胞型、B 细胞型、M 细胞型（单核细胞、组织细胞）。这种分类有一定的应用价值，可以清楚地识别大部分非霍奇金淋巴瘤属 B 细胞型，大多数低度恶性的非霍奇金淋巴瘤也属 B 细胞型；T 细胞型多为高度恶性，且具很强的侵犯性，霍奇金病多属此型；U 细胞型则恶性程度更高，对化疗不敏感。

4.其他

胃恶性淋巴瘤的临床分期确定胃恶性淋巴瘤的Ⅱ临床分期对于选择治疗方案及预测患者的预后有重要意义。为准确了解病变范围、肿瘤与周围组织和器官的关系，须做纤维胃镜、B超、CT 或 MRI 等检查，以了解肿瘤对胃、邻近腹腔脏器及淋巴结等浸润情况。目前最普遍地采用 Ann Arbor 分期法或其他改良方法。（表 6-5）。

表 6-5　胃恶性淋巴瘤的临床分期

I_E 期	病变局限于胃，无淋巴结的侵犯
II_E 期	病变除胃外，伴有淋巴结的侵犯（II_{1E}指病变侵犯邻近区域淋巴结，II_{2E}指病变侵犯膈肌下非邻近区域淋巴结）
III_E 期	病变侵犯膈肌两侧的淋巴结区或伴一个淋巴结外器官或部位的局限性侵犯
Ⅳ期	病变广泛侵犯器官和组织

在Ⅲ$_E$和Ⅳ期病变中，要区分原发性胃淋巴瘤与继发性胃淋巴瘤往往是不可能的，因为急性非霍奇金淋巴瘤患者胃部受侵犯的百分率相当高。

【治疗对策】

（一）治疗原则

原发性胃淋巴瘤的手术切除率和术后 5 年生存率均优于胃癌，并且对放射治疗和化学治疗均有良好的反应，故对原发性胃淋巴瘤应采用以手术切除为主的综合治疗。

外科手术一直是原发性胃淋巴瘤的主要治疗手段，20 世纪 80 年代后期，单纯使用化疗取得了很好的长期生存效果。单纯使用化疗或联合放疗能否取代外科手术，目前仍存在争论。原发性胃淋巴瘤治疗最近出现由外科手术向单纯依靠化疗转变的趋势。

主张原发性胃淋巴瘤单纯依靠化疗的研究者认为，单用化疗就可以取得良好的生存率，而且可提高患者的生活质量。前瞻性的研究报道 18 例Ⅰ～Ⅳ期原发性胃淋巴瘤经过外科手术切除病灶后再加用化疗，取得了 82.6％的长期无瘤生存率，但是 salles G 报道 91 例原发性胃淋巴瘤给予强化的化疗，也取得了 85％的 4 年无瘤生存率。化疗已经明显提高了原发性胃淋巴瘤的无瘤生存及治疗效果。Ⅰ～Ⅱ期原发性胃淋巴瘤采用化疗，无论手术切除与否，生存率及无瘤生存率是相似的，换言之，省略了外科手术切除对生存率无明显影响，而且可提高患者的生活质量。内镜技术和免疫组化的进步使原发性胃淋巴瘤的诊断对外科手术的依赖性已经明显降低，近年来化疗、放疗技术的发展使得原发性胃淋巴瘤的治疗效果明显改善，一些学者认为，应该避免将外科手术作为原发性胃淋巴瘤的一线治疗。有报道显示手术切除与非手术切除均可取得 70％的长期生存率，两组间 10 年生存率及无瘤生存率无明显差别。对于胃淋巴瘤，虽然外科手术切除肿瘤可能提高了治疗效果，但全胃切除及胃大部切除术相关的并发症和死亡率还是比较高的,而未行手术的患者进行化疗可以取得比较好的预后。在澳大利亚,37 例高度恶性 B 细胞淋巴瘤患者经过 3 个疗程的 CHOP,86％(34 例)取得了完全的消退;在丹麦 63％的患者取得了 5 年生存率,手术对患者的预后没有明显影响;在法国,原发性胃淋巴瘤患者的治疗与结节硬化性非霍奇金淋巴瘤治疗相同,不进行手术,也取得了很好的治疗效果。幽门螺杆菌感染与胃 MALT 淋巴瘤的发展有关,根治幽门螺杆菌感染可以使胃 MALT 淋巴瘤逆转。对于胃 MALT 淋巴瘤患者应该首选幽门螺杆菌根治治疗。有报道显示胃 MALT 淋巴瘤伴有幽门螺杆菌感染患者接受了幽门螺杆菌根治治疗,6 例中的 3 例获得了完全消退,2 例获得了部分消退,但是所有对抗菌治疗有反应的 5 例患者 1 年内均出现复发,需要加用化疗,加用化疗后获得经久的消退。因此,早期的胃 MALT 淋巴瘤伴幽门螺杆菌感染的患者,应该先进行抗菌治疗,并仔细注意观察有无原发性胃淋巴瘤复发,必要时加用化疗。对于胃肠道其他部位的 MALT 淋巴瘤,幽门螺杆菌根治治疗是否有效还没有得到一致的共识,但是有报道指出幽门螺杆菌根治治疗可以使十二指肠和结肠 MALT 淋巴瘤消退,当然也有相反的报道。

主张外科手术仍然应该作为 PGL 一线治疗的研究者认为,外科手术必要的原因主要有三方面:①正确的诊断需要肿瘤组织标本,虽然胃镜、结肠镜检查可以诊断 PGL,但小块的组织很难得到准确的组织学分型,而开腹手术可以使医生获得足够大的组织块进行病理分析,同时可了解腹部淋巴结及肝脏组织受侵的情况,以便于准确临床分期。大部分小肠淋巴瘤病例仍然需要外科手术取得组织标本以供诊断。②PGL 的大块病变有可能发生出血、穿孔,13％～25％的患者会发生此类并发症,因此对于有明显出血和穿孔倾向的患者外科手术是十分必要的。另外,在化疗期间也会出现的消化道出血或穿孔,穿孔的发生率为 1％～28％。③如果 PGL 有可能通过手术根治,手术还是应该作为第一选择,其他微小转移病灶可以通过化疗或放疗而得到有效治疗,根治性手术辅以化疗似乎有更好的效果。对只能行减瘤手术的患者,外科手术不改善预后而且手术的风险大,化疗是这类患者的首选治疗。在香港特别行政区,72％～78％的患者行手术切除原发病灶,大部分患者进行联合化疗,通常是 COPP,CHOP,BACOP,术后还有 1/3 的患者加用放疗。Ⅰ、Ⅱ期患者在手术后通常进行 3 个疗程化疗,没有手术的至少要 6 个疗程。在胃淋巴瘤患者中,只行根治性切除就可治愈 30％～60％的患者,如果辅以化疗或放疗,治疗成功率可达 90％。2/3 的 PGL 复发发生在腹腔外,化疗成为这些复发 PGL 患者的首选。

尽管存在争论,一般认为对于胃淋巴瘤,国内绝大部分的医疗机构还是采取外科手术为主的综合治疗方案。如果是早期黏膜性病变,治疗以幽门螺杆菌根治治疗为主,必要时加用化疗,不需要手术;如果是中晚期肿块型,治疗以化疗为主,可以考虑加用外科手术;如果伴有溃疡出血、穿孔、梗阻,治疗以手术为主,继之给予化疗。通过进一步的大样本多中心前瞻性临床研究,有望确立新的治疗方案。

(二)治疗方案

以手术为主的综合治疗方案。

1.手术指征

(1)原发性胃恶性淋巴瘤(除外早期黏膜病变)。

(2)伴出血、梗阻或出现梗阻等并发症。

2.术前准备

(1)严重贫血者,术前应纠正贫血。

(2)手术前8~10小时禁食,留置胃管。

(3)胃出口梗阻者,应于术前3~5天开始禁食,每晚用生理盐水洗胃,梗阻特别严重者,还应经胃管持续减压,并纠正水、电解质失衡,术前数天给予胃肠外营养。

(4)伴大出血者,应先抗休克。

(5)伴急性穿孔者,应该先放置胃管,纠正水、电解质失衡和使用抗生素。

3.手术方法

(1)手术原则基本上与胃癌相似。

(2)胃淋巴瘤的胃切除范围应根据病变大小、部位、大体形态特征而定。一般对局限于胃壁的息肉或结节状肿块,行胃次全切除术。有时局限的淋巴瘤的边界可能难于辨认,因此需要术中将切除标本的远端和近端边缘做冷冻切片检查,如活检有肿瘤,则需做更广泛的切除。若肿瘤浸润或扩展范围过广,边界不清或胃壁内有多个病灶时,应行全胃切除术。

胃恶性淋巴瘤可引起较严重的并发症,如梗阻、出血及穿孔等,若不能根治切除,也应争取做姑息性切除;对不能根治病例的姑息性切除成功率约为50%。姑息性切除术不但有助于防止或解除并发症,而且其残留的转移瘤有自然消退的可能。亦有报告在姑息性切除术后辅以放疗,部分病例仍可获长期生存,因此对胃恶性淋巴瘤的姑息切除手术较胃癌更为积极。对已不能施行姑息切除的病例,术中可将肿瘤定位后,予以术后放疗,也常可获一定的疗效。

(3)淋巴结清除范围:淋巴结转移是胃淋巴瘤的主要转移途径,约占50%。因此在根治手术中应注意对应区域淋巴结的清除。

4.放射治疗

鉴于淋巴瘤对放射的敏感性,通常将放疗作为手术切除后的辅助治疗或作为对晚期病变不能切除时的治疗。关于手术后放射治疗的价值,人们意见不一,有些学者主张放射治疗只限于不能切除的病变及术后残留或复发的肿瘤。而另一些学者则坚持认为不论肿瘤或淋巴结转移与否都应接受术后放射治疗,理由是外科医生术中不可能正确估计淋巴结有无转移或淋巴结转移的程度。总之,放疗成功的前提是需要精确的病灶定位及分期。一般照射剂量为40~45Gy,肿瘤侵犯的邻近区域剂量为30~40Gy。

5.化学治疗

原发性胃淋巴瘤有别于胃癌,其化疗之敏感性已众所周知。化学治疗可作为术后辅助治疗的一种手段,以进一步巩固和提高疗效。通常对恶性淋巴瘤采用联合化疗的方法。较常用且有效的联合化疗有 MOPP、COPP 及 CHOP 等方案。近年来,临床或临床实验性治疗所启用的联合化疗方案亦相当多,除 MOPP 等方案外,主要有 ABVD、CVB、SCAB、VABCD、M-BACOD 等。据报道均获较高的5年生存率。

化疗前,应在全面了解分析疾病的病理类型、临床分期、病变的侵犯范围及全身状况等基础上,制订一个合理的治疗方案,以增加疗效,延长缓解期和无瘤生存期。

MOPP 方案的给药方法为:氮芥 $6mg/m^2$ 及长春新碱 $1.4mg/m^2$ 第1、第8天静脉给药,丙卡巴肼 100mg/m² 及泼尼松龙 40mg/m²,第 1～14 天,每天口服给药。每 28 天为一个周期,连用 6 个周期以上。泼尼松龙仅在第 1、第 3、第 5 周期给予。CCOPP 方案的给药方法为:环磷酰胺 650mg/m² 及长春新碱 1.4mg/m²,静脉给药,第 1、第 8 天;口服丙卡巴肼 100mg/m² 及泼尼松龙 30mg/m²,连续 14 天,每 28 天为 1 个周期,共 6 个周期。CHOP 方案的给药方法为:环磷酰胺 500mg/m²、阿霉素 40mg/m² 及长春新碱 1.4mg/m²,第 1 天静脉给药;第 1～5 天口服泼尼松龙 30mg/m²,每 21 天为 1 个周期,共 6 个周期。

【术中注意要点】

(1)术前或术中怀疑恶性淋巴瘤时,即使瘤体较大或周围有粘连,也不应该轻易放弃手术,可在术中做活组织检查,如确系恶性淋巴瘤则应力争切除,因不仅在技术上是可能的,而且常可获得较好的疗效。甚至肿瘤较大须做全胃切除的,术后 5 年生存率仍可达 50%。

(2)切缘应足够,必要时应冷冻切片以保证切缘无肿瘤细胞。

【带后观察及处理】

(1)禁食水并持续胃肠减压 2～3 天,待胃肠蠕动恢复后可拔除胃管,术后 1 周左右可进半流饮食。

(2)维持水、电解质、酸碱平衡。

(3)术后预防性应用抗生素。

(4)术后短期内注意生命体征,胃管引流液的性质和量。

【预后】

胃恶性淋巴瘤的预后与肿瘤的临床分期(即具体包括肿瘤的大小、浸润范围、淋巴结转移程度、有无远处转移)、肿瘤的病理组织类型以及治疗方式等有关。

通常,肿瘤的临床分期与预后的关系较肿瘤的组织类型更为密切。Ⅰ E 期患者的 5 年生存率在 75% 以上,Ⅱ E 期为 50% 左右,Ⅲ E 期约 31%,Ⅳ期约 27%。

胃恶性淋巴瘤体积的大小与预后也有关,肿瘤直径为 5～8cm 者,有 80% 可治愈,瘤体越大,治愈率就越低,直径大于 12cm 者仅 37% 治愈率。

尽管有报告认为胃恶性淋巴瘤有淋巴转移者手术后的 5 年生存率可达 40%～50%,但一般认为以无淋巴转移的疗效显著,其 5 年生存率较有淋巴转移者约高 2 倍。

三、胃平滑肌肉瘤

【概述】

胃平滑肌肉瘤(gastric leiomyosarcoma)是起源于胃壁平滑肌组织的恶性肿瘤。其发病率仅次于胃恶性淋巴瘤,约占胃肉瘤的 20%,多数为原发性,也可由良性的平滑肌瘤恶变而来。发病年龄为 9～78 岁,平均约为 54 岁,与胃淋巴瘤相似,一般男多于女,但也有女性略多于男性的报道。胃平滑肌肉瘤大多位于胃近侧的 1/2,即贲门、胃底区域;其次是胃体部,巨大的平滑肌肉瘤有时可累及全胃。平滑肌肉瘤的扩散方式以血行转移为主,转移多见于肝,其次为肺和脑。也可种植播散,淋巴转移较少见。

【诊断步骤】

(一)病史采集要点

同胃淋巴瘤。

最为突出的是上消化道出血,可为首发症状,甚至有时急性大出血需输血或做急诊手术治疗。

（二）体格检查要点

同胃淋巴瘤。

（三）辅助检查要点

同胃淋巴瘤。

X线钡剂造影可见胃内有边缘整齐的圆形充盈缺损,有时在充盈缺损中间可出现典型的脐样溃疡龛影。如肿瘤为胃外形,则可见胃受压及移位现象,须注意观察胃黏膜有无拉平现象,有助于诊断。

胃镜检查可见黏膜下肿块的特征:肿瘤表面的黏膜呈半透明状,中央可出现脐样溃疡。如肿瘤较大,肿物周围的桥形皱襞不及良性平滑肌瘤明显,肿块边界不清楚,出现粗大皱襞甚至胃壁僵硬。胃镜活检时应尽可能向黏膜深部钳取,以获得较高的阳性诊断率。

【诊断对策】

（一）诊断要点

1.临床表现

上腹不适、腹痛、腹胀、消化道出血、消化道梗阻、腹部肿物。

2.辅助检查

X线钡剂造影、CT、纤维胃镜、超声内镜。

（二）病理分级

shiu等根据软组织肉瘤的形态学标准将平滑肌肉瘤和表皮样平滑肌肉瘤再分成高度恶性和低度恶性两种,此种病理分级能较准确地反映患者的预后。

（三）鉴别诊断

（1）胃淋巴瘤;

（2）胃癌;

（3）胃溃疡;

（4）胃良性肿瘤。

上述诊断可由活检或手术后病理鉴别、证实。

【治疗对策】

（一）治疗原则

胃平滑肌肉瘤对化疗、放疗均不敏感,主要依靠手术治疗。

（二）术前准备

同胃淋巴瘤。

（三）治疗方案

1.手术指征

诊断明确或消化道出血、穿孔、梗阻等并发症表现。

2.手术方法

由于胃平滑肌肉瘤手术切除后常有局部复发,故手术时力求彻底。该类肿瘤很少通过淋巴结转移,因此手术时不需像胃癌那样做正规的区域淋巴结清除。

手术方法和切除范围应根据肿瘤的部位、大小和胃外侵犯程度等决定。较小的平滑肌肉瘤可做胃次全切除;位于贲门和胃底的肿瘤或病变较大者可做全胃切除。甚至认为发现有肝转移者,则也应同时行肝转移灶的切除,以取得姑息治疗的疗效。亦有学者认为肿瘤已侵犯邻近脏器或组织,只需切除足够的原发病灶,过于扩大手术切除范围并不会取得预期的效果。

【术中注意要点】

切缘应足够,必要时应冷冻切片以保证切缘无肿瘤细胞。

【术后观察及处理】

同胃淋巴瘤。

【预后】

一般认为,胃平滑肌肉瘤的手术治疗效果较好,术后的 5 年生存率为 50% 左右。Shiu 对胃平滑肌肉瘤的自然病程和预后因素作了研究,指出肿瘤的恶性程度分级、大小及有无邻近组织脏器浸润三者与患者的预后关系密切。这些因素能客观反映肿瘤的生物学行为,并据此将胃平滑肌肉瘤分为三期(表 6-6)。在三个因素中,除病理分级需经病理检查后确定,另两项则可通过手术探查做出判断。因此,该分期有助于治疗方案的选择和对预后做出评价,目前为一些学者所采用。

表 6-6 胃平滑肌肉瘤分期与 5 年生存率的关系

分期	组织病理分级	肿瘤大小	侵犯邻近脏器	5 年生存率(%)
0	低度恶性	小	无	100
无不利因素	低度恶性	大	无	
I	低度恶性	小	有	77
一个不利因素	高度恶性	小	无	
II	高度恶性	大	无	19
两个不利因素	高度恶性	小	有	

注 小:直径≤5cm;大:直径>5cm

四、胃癌

【概述】

胃癌是威胁人类健康的主要疾病,是我国首位恶性肿瘤死亡原因,在世界范围内位居第二。近年来,胃癌发病率在亚洲有下降趋势,在欧美虽下降明显,但是患者生存率无明显改善,总体 5 年生存率仍在 36% 左右。因缺乏有效的早期诊断措施,胃癌早期诊断率低,在我国约占 5%。外科手术是胃癌的主要治疗措施,也是目前唯一能治愈胃癌的方法。早期发现、早期明确诊断和根治性手术治疗是改善预后的关键。

【诊断步骤】

(一)病史采集要点

(1)年龄 40 岁以上,尤其男性,近期出现食欲减退、恶心、呕吐、反酸、嗳气、上腹痛、腹泻、呕血、黑便等消化道症状;

(2)若有上腹痛、呕吐等症状,需询问近期有无症状加重或规律性改变或疼痛有无向腰背部放射等;

(3)有无明显体重减轻;

(4)有无慢性胃炎、消化性溃疡、胃息肉等病史;

(5)有无胃切除手术史;

(6)有无消化道肿瘤家族史;

(7)有无经常食用腌、熏制食品习惯。

(二)体格检查要点

1.一般情况

发育、营养、体重、精神、血压和脉搏。

2.局部检查

特别仔细地进行局部检查,应注意以下内容:

(1)是否有上腹部肿块,肿块的大小、形状、质地;

(2)是否有腹胀、胃型,上腹部有无深压痛及肌抵抗感;

(3)能否闻及肠鸣音亢进及气过水声,是否存在移动性浊音;腹壁是否有手术瘢痕;

(4)空腹胃有无振水音;

(5)直肠指检是否触及直肠前窝肿块或盆底结节。

3.全身检查

不可忽视全身体格检查,应注意:

(1)脐周有无结节、锁骨上淋巴结有无肿大;

(2)肝脏是否增大、是否可触及结节或肿块;是否有耻骨上压痛、肾区叩击痛,肾脏是否肿大;

(3)有无老年慢性支气管炎及肺气肿体征,如杵状指、桶状胸、呼吸音粗糙或过轻音;有无循环系统体征。

(三)辅助检查要点

1.实验室检查

(1)血常规:有无贫血;

(2)肝功能:有无低蛋白血征;

(3)血清肿瘤标志物检测:CEA、CA19-9、CA125、CA72-4、AFP 等有无升高。

2.X 线检查

X 线钡餐检查是早期诊断胃癌的主要手段之一,诊断能确定肿瘤的位置、大小、黏膜侵犯程度,确诊率达 86.2%,对肿瘤性质的分析,估计手术的可能性及预后等均有重要的意义。

(1)胃钡餐造影:胃癌的征象主要有龛影、充盈缺损、黏膜皱襞改变及蠕动异常及梗阻性改变等。贲门胃底癌常可见食管壁有黏膜破坏、胃底充盈缺损等;胃体癌常可见胃体部充盈缺损,边缘不规则,中心见龛影等;胃窦癌常呈环形生长,形成局部狭窄,局部充盈缺损、蠕动消失,钡剂滞留等;幽门癌可见局部胃壁僵硬,蠕动消失,早期常不造成钡剂滞留;全胃癌广泛浸润,胃壁丧失弹性,胃体缩小,边缘僵直,黏膜消失,最突出的征象是钡剂依靠其重力而通过,蠕动消失。

（2）胃气钡双重造影：能清楚显示胃黏膜的细微结构，对胃癌特别是早期胃癌的诊断有独特的效果。可见胃腔内边缘不规则的充盈缺损、胃腔狭窄、胃壁僵硬；有时可见龛影如半月综合征；龛影位于胃的轮廓之内、边缘不规则、尖角、结节状，龛影周围有环堤或指状压迹；或黏膜皱襞破坏消失、癌瘤区蠕动消失；或仅表现为胃角区融合。

（3）全胸片：可发现有无肺部转移结节及老年慢性支气管炎、肺气肿等改变。

（四）进一步检查项目

1.胃镜检查

胃镜检查是诊断早期胃癌的有效方法，与细胞学检查、病理检查联合应用可大大提高诊断阳性率，采用刚果红及亚甲蓝染色技术有助于提高微小胃癌和小胃癌的诊断率。早期胃癌指病变仅侵及黏膜或黏膜下层，无论有无淋巴结转移。病灶最大直径＜5mm 为微小胃癌（micro-gastric cancer）、病灶最大直径在 5～10mm 为小胃癌（small-gastric cancer）。小胃癌和微小胃癌均是早期胃癌的特殊类型，以表浅平坦型多见，分化较好，微小胃癌约占早期胃癌的 2.9％～10％，小胃癌约占 6.8％～21％。"一点癌"（超微小癌）是微小胃癌的特殊类型，指胃镜黏膜活检证实为癌，但是手术切除的胃标本经系列取材也未能找到癌细胞的病例。这些分类提高临床医师胃镜下识别微小胃癌的技能，提高了早期胃癌的早期诊断率。

2.CT 检查

胃癌 CT 图像表现为胃壁增厚、不规则增强等。CT 对判断肿瘤有无侵犯周围器官组织、肝脏有无转移、腹腔和腹膜后有无肿大淋巴结起重要作用。CT 对判断淋巴结转移的准确率为 25％～50％。

3.超声波检查

随着水充盈胃腔法及胃超声显像液的普及应用，超声对胃癌的诊断研究已受临床的高度重视。本方法可实时显示胃壁蠕动情况，不仅可显示肿瘤的大小、形态、内部结构、生长方式、癌变范围，同时还可显示肿瘤在壁内浸润的深度及向壁外浸润、转移状况，弥补了 X 线及内镜的不足。对临床疑诊胃癌，但因种种原因不能施行内镜检查者，已成为一种筛查手段。超声在不能切除的胃癌患者的保守治疗效果的观察随诊，以及胃癌切除后复发、转移的评价方面也被广泛应用。

（1）腹部 B 超：体表超声对判断胃癌浸润深度的准确率，在早期胃癌为 30％～55％，在进展期胃癌为 83％～94％。术中超声对早期胃癌浸润深度的诊断正确率达 70％，对手术切除断端有无癌浸润的诊断准确率达 90％。声像图典型时超声可诊断直径 1cm 肝转移灶，文献报道肝转移癌的诊断率可达 90％，尤其是近年来开展的超声造影技术明显提高了肝脏转移癌的诊断准确率。

（2）超声胃镜（EUS）：不仅可用于观察内镜原有图像，而且能观察到胃黏膜以下各层次和胃周围邻近器官的超声图像。Yasuda K 于 1995 年报道 641 例胃癌术前内镜超声的诊断正确率为 79.6％，其中早期胃癌的诊断正确率为 84.9％，而对转移的区域淋巴结的检出率为 55％，认为应用 EUs 检查，可有助于决定对早期胃癌是否施行内镜下切除术。目前报道，超声胃镜对胃癌 T 分期的准确率为 80％～90％，判断区域淋巴结转移的准确率为 50％～87％。

【诊断对策】

（一）诊断要点

胃癌的诊断分为术前诊断、术中诊断和术后病理诊断。术前诊断主要根据病史、临床表现、体格检查和辅助检查。术中诊断是在术前诊断的基础上结合术中探查、术中辅助检查和病理检查等做出进一步诊断。术前诊断和术中诊断是决定治疗方案和手术方式的依据。术后病理诊断是根据术中诊断和术后病理检查结果，作为术后辅助治疗、预后分析、随访和复查的依据。

1.病史

慢性胃炎和胃溃疡是胃癌常见的两个癌前病变，采集病史时要注意询问有无相关的表现以及有无家族史。

2.临床表现

胃癌早期常无特异的症状和体征。较为多见的症状有胃部痛、食欲减退、消瘦、乏力、恶心、呕吐、出血和黑便。值得注意的体征是上腹部深压痛。上腹部肿块、直肠前触及肿物、脐部肿块、锁骨上淋巴结肿大等均是胃癌晚期或已出现转移的体征。

3.辅助检查

血清肿瘤标志物、X线钡餐、胃镜、超声、CT等检查均可提供诊断依据，胃镜下活检可提供病理诊断，是确诊胃癌最常用的方法。

4.手术

胃癌手术包括根治性、姑息性和对症性手术三种，可为确诊及分期提供证据。为了提高术后分期的准确性，多数学者主张根治性手术中淋巴结清扫范围应 D_2 以上或数目在15个以上。

（二）临床类型

1.按大体形态和肿瘤浸润深度可分为

(1)早期胃癌：是指病变仅侵及黏膜或黏膜下的胃癌，无论有无淋巴结转移，早期胃癌淋巴结转移率3%～6.9%，其肉眼形态可分为三型：

1)隆起型（Ⅰ型）：病变不规则隆起，突起超过5mm，边界清楚，表面呈结节状，该型约占早期胃癌的10%。

2)平坦型（Ⅱ型）：病变较平坦（Ⅱb），可稍隆起（Ⅱa）或浅凹（Ⅱc），但不超过5mm，早期胃癌以此型最常见，且常与其他型合并存在。

3)凹陷型（Ⅲ型）：病变不规则，有明显的浅凹陷，凹陷深度超过5mm，表面经常有出血和覆盖污秽的渗出物，该型约占25%。

(2)进展期胃癌：是指病变深度已超越黏膜下层的胃癌，因生长方式不同，致使其大体形态各异，按 Borrmann 分类分为四个类型：

Ⅰ型：息肉样型或结节型，肿瘤主要向胃腔内生长，隆起明显，呈息肉状，基底较宽，境界较清楚，溃疡少见，在进展期胃癌中这是最少见的类型，占3%～5%。

Ⅱ型：限局溃疡型，肿瘤有较大溃疡形成，边缘隆起明显，基底与正常胃组织所成角度不大于90，境界较清楚，向周围浸润不明显。该型占30%～40%。

Ⅲ型：浸润溃疡型，肿瘤有较大溃疡形成，其边缘部分隆起，部分被浸润破坏，境界不清，向周围浸润较明显,癌组织在黏膜下的浸润范围超过肉眼所见的肿瘤边界。这是最为多见的一个类型,占 50%。

Ⅳ型:弥漫浸润型,呈弥漫性浸润生长,触摸时难以确定肿瘤边界。由于癌细胞的弥漫浸润及纤维组织增生,可导致胃壁增厚、僵硬,即所谓"革囊胃",若肿瘤局限于胃窦部,则形成极度的环形狭窄。该型占 10%。

2.组织学类型

胃癌的组织学分型方法较多,欧美较多采用 Lauren 分型,亚洲和世界大部分地区采用 WHO 分型。

(1)Lauren 分型

1965 年 Lauren 根据胃癌的组织结构和生物学行为,将胃癌分为肠型和弥漫型,后来被称为 Lauren 分型。Lauren 分型不仅反映肿瘤的生物学行为,而且体现其病因、发病机制和流行特征。肠型胃癌一般具有明显的腺管结构,瘤细胞呈柱状或立方形,可见刷状缘、炎症细胞浸润和肠上皮化生,结构类似肠癌;以膨胀式生长。肠型胃癌病程较长,发病率较高,多见于老年、男性,预后较好,常被认为继发于慢性萎缩性胃炎。弥漫型胃癌癌细胞弥漫生长,缺乏细胞连接,一般不形成腺管,分化较差。与肠型胃癌比较,弥漫型胃癌受环境影响较小,多见于年轻、女性,易出现淋巴结转移和远处转移,预后较差。近来研究表明,部分弥漫型胃癌有家族聚集和遗传性。对于预后的判断,尽管弥漫型胃癌预后较差,但是 Lauren 分型作为独立预防因素仍有争议。Lauren 分型简明有效,常被西方国家采用。但是,有 10%~20%的病例,兼有肠型和弥漫型的特征,难以归入其中任何一种,而称为混合型。

(2)日本胃癌分型

日本胃癌研究会成立于 1961 年,成立之初制订了《胃癌外科病理处理规约》,作为胃癌临床及病理检查记录和分类等的全国统一标准。此规约几经修改,不断完善。在最新的 1997 年制定的第 13 版胃癌规约中,日本胃癌研究会将胃癌分为一般型和特殊型。一般型包括乳头状腺癌、管状腺癌(高分化型、中分化型)、低分化腺癌(实性型、非实性型)、印戒细胞癌和黏液腺癌。特殊类型包括鳞腺癌、鳞癌、未分化癌和其他不能分类的癌。第 13 版规约将未分化癌伴少量腺癌细胞的胃癌划分为低分化腺癌,而第 12 版规约与 WHO 分型一样,将未分化癌单独作为一型。总体上,日本胃癌协会的分类与 WHO 分类差别不大,目前我国也多采用此分类。根据临床病理特点和流行病学研究,与 Lauren 分型相比,乳头状腺癌和管状腺癌相当于肠型胃癌(分化型),低分化腺癌和印戒细胞癌相当于弥漫型胃癌(未分化型),而黏液腺癌根据其主要成分而定。

(3)WHO 分型

世界卫生组织(WHO)于 1979 年由 Outa 和 Sobiin 倡导并提出以组织来源及其异形性为基础的国际分型。该系统将胃癌分为腺癌(乳头状腺癌、管状腺癌、黏液腺癌、印戒细胞癌)、腺鳞癌、鳞状细胞癌、类癌、未分化癌和不能分类的癌。当两种组织并存时,根据占优势的组织分型,同时注明次要组织型。对腺癌按其分化程度(分化程度最低的部分)分为高分化型、中分化型和低分化腺癌。1990 年 WHO 对胃癌组织分型进行修改,新的标准将胃癌分为上皮性肿瘤和类癌两类,上皮性肿瘤包括腺癌(乳头状腺癌、管状腺癌、低分化腺癌、黏液腺癌、印戒细胞癌)、鳞腺癌、未分化癌和不能分类的癌。

各种组织类型肿瘤显微镜下结构各异。①管状腺癌,癌组织呈腺管样或腺泡状结构。根据其细胞分化程度,可分为高、中分化两种。②乳头状腺癌,癌细胞排列组成粗细不等的乳头状结构,并按其分化程度,癌细胞可呈高柱状,低柱状和介于两者之间的柱状。③低分化腺癌,癌细胞矮柱状或不定形,呈小巢状或条索状排列;基本无腺管结构。根据间质多少分为实性型和非实性型。④黏液腺癌,其特点为癌细胞形成管腔,分泌大量黏液,由于大量黏液物质积聚,使许多腺腔扩展或破裂,黏液物质浸润间质,即形成"黏液湖"。⑤印戒细胞癌,为癌细胞分泌大量黏液,黏液位于细胞内,将核推于细胞一侧周边,整个细胞呈印戒状。恶性程度较细胞外黏液者更高。⑥腺鳞癌,又称腺棘细胞癌,是一种腺癌与鳞癌并存的肿瘤。腺癌部分细胞分化较好,而鳞癌部分细胞分化则多较差。⑦鳞状细胞癌,其细胞分化多为中度至低度,呈典型鳞癌结构,累及食管末端者,应考虑为食管原发性鳞癌扩展所致。⑧未分化癌,癌细胞弥散成片状或团块状,不形成管状结构或其他组织结构。细胞体积小,异形性明显,在组织形态和功能上均缺乏分特征。⑨类癌,为来自消化道腺体底部嗜银细胞的一种低度恶性肿瘤,癌细胞较小但大小均一,排列密集,银染色可见胞质内有黑褐色嗜银颗粒。

3.胃癌的 TNM 分期

准确的分期,对制订合理的治疗方案、判断预后、评价疗效及开展协作研究甚为重要。长期以来,胃癌的分期实际上有三种不同的分期方法,即国际抗癌联盟(UICC)公布的 TNM 分期、美国癌症联合会(AJCC)的 TNM 分期及 Et 本胃癌研究会(JRs)的胃癌分期。三种方法中,T 肿瘤浸润深度的分期相同:T1——浸润至黏膜或黏膜下;T2——浸润至肌层或浆膜下;T3——穿透浆膜层;T4——侵及邻近结构或腔内扩展至食管、十二指肠;Tx—浸润深度不明确。关于 N 分期,争议最大。1987 年 UICC 以淋巴结转移离肿瘤边缘的距离来分期(N1 即距肿瘤边缘 3cm 以内的淋巴结转移;N2 即距肿瘤边缘 3cm 以外的胃周淋巴结转移,包括胃左、肝总、脾及腹腔动脉周围淋巴结转移)。日本 JRS 胃癌规约以胃周淋巴结转移站别来分期,该分期尽管精细准确,但是难以实施。随着对淋巴结清扫的重视和其对分期和预后影响的认识加深,UICC 于 1997 年修订 TNM 分期,确立了以淋巴结转移数目为依据的 pN 分期,指出至少清扫 15 枚淋巴结送病理检查。与此对应,日本胃癌协会也于 1999 年制定了新版胃癌规约,将区域淋巴结中第四站归为远处转移(相应的 D4 根治术式也取消)。UICC 胃癌 pTNM 分期,方法简便、实用、科学,便于推广和应用,使用较普遍。

1997 年 UICC 胃癌 pTNM 分期中,pN 分期规定:N0——无淋巴结转移、N1——1~6 个淋巴结转移、N2——7~15 个淋巴结转移、N3——15 个以上淋巴结转移;pM 分期规定:MO——无远处转移、M1——有远处转移,包括第 12、第 13、第 14、第 16 组淋巴结转移。根据上述定义,UICC 胃癌 pTNM 分期各期的划分如下表 6-7。2002 年 UICC 又将 T2 分为 T2a 和 T2b。T2a 表示肿瘤侵犯固有肌层,T2b 表示肿瘤侵犯浆膜下。

表 6-7　1997 年 UICC 胃癌 pTNM 分期各期

	N0	N1	N2	N3
T1	Ia	Ib	Ⅱ	Ⅳ
T2	Ib	Ⅱ	Ⅲa	Ⅳ
T₃	Ⅱ	Ⅲa	Ⅲb	Ⅳ
T₄	Ⅲa	Ⅳ	Ⅳ	Ⅳ

1999 年日本胃癌学会(JGRS)制订的第 13 版胃癌规约。该规约以淋巴结解剖位置转移与否作为 N 分期依据,N0——无淋巴结转移、N1——淋巴结转移限于第一站、N2——淋巴结转移达第二站、N3——淋巴结转移达第三站。M 分期规定,肝脏转移分为 H0、H1、Hx;腹膜转移分为 P0、P1、Px;其他远隔转移指区域以外的淋巴结、皮肤、肺、脑、骨、胸膜等分为 M0、M1、Mx。还有对腹腔脱落癌细胞的检测,分为 CY0、CY1、CYx。JGRS 胃癌 pTNM 分期各期的划分如下表 6-8。

表 6-8　JGRS 胃癌 pTNM 分期

	N0	N1	N2	N3
T1	Ia	Ib	Ⅱ	Ⅳ
T2	Ib	Ⅱ	Ⅲa	Ⅳ
T₃	Ⅱ	Ⅲa	Ⅲb	Ⅳ
T₄	Ⅲa	Ⅲb	Ⅳ	Ⅳ
H1P1CY1M1	Ⅳ	Ⅳ	Ⅳ	Ⅳ

(三)鉴别诊断要点

1.早期胃癌

(1)隆起性早期胃癌:需要鉴别的病变有:

1)黏膜的良性病变,主要为息肉。息肉形态可呈球形、半球形、伴窄颈球形与带蒂者。良性息肉直径多小于 2.0cm,为形状规整、表明光滑或呈均匀细颗粒状。

2)黏膜下肿瘤,隆起物表面覆盖完整的黏膜,可见桥形皱襞。但胃肠间质瘤有时伴有顶部坏死、溃疡。

(2)凹陷性早期胃癌:需要鉴别的病变有多种,但经常遇到的,需做出鉴别的是胃的良性溃疡与恶性溃疡。

(3)平坦型早期胃癌:需鉴别的病变有萎缩性胃炎伴肠上皮化生,有时需依靠钳取活检行病理学检查鉴别。另外,胃底腺—幽门腺交界区胃角前壁及小弯处黏膜可粗糙,照明所致的斑影有时亦可误认为Ⅱb 型胃癌。

2.进展期胃癌

进展期胃癌的鉴别诊断相对较早期胃癌容易,依靠胃镜加活检一般可确诊。若胃镜诊断为进展期胃癌,但活检组织学诊断为良性病变,此时在回顾、分析活检技术和取材部位的同时,应想到恶性淋巴瘤的可能,因胃恶性淋巴瘤行胃镜检查往往诊断为癌,其活检正确诊断率仅占1/3。

对 X 线及胃镜诊断为良性病变的病例,如不典型增生、胃溃疡、糜烂病变、胃息肉等,均应行胃组织活检,并随访,从这些病例中发现早期癌者占 1.5%～2.0%。

【治疗对策】

(一)治疗原则

胃癌的治疗包括非手术治疗和手术治疗,手术治疗是胃癌的基本方法与主要疗法,是目前唯一能治愈胃癌的方法。手术应按照胃癌的分期及个体化原则制订治疗方案,争取及早手术,把手术建立在胃癌生物学、现代解剖学与免疫学基础上,遵循肿瘤治疗的根治性、安全性、功能性 3 项基本原则。目前早期胃癌趋向缩小切除术,进展期胃癌趋向于扩大根治术。对于中晚期胃癌,因有较高的复发率和转移率,必须积极地辅以术前、术后的化疗、放疗及免疫治疗等综合治疗以提高疗效;如病期较晚不能根治性切除时,应争取做原发灶的姑息性切除;对无法切除的晚期胃癌,应积极采取综合治疗。

(二)术前准备

(1)术前应有良好的心肺功能,控制好基础疾病及注意纠正水、电解质和酸碱平衡紊乱。

(2)手术前一天流质饮食,术前禁食 8～10 小时。

(3)术前需灌肠 1～2 次,排空肠道。

(4)若无梗阻表现,术前一天可口服泻药提高胃肠道清洁度。但最近有学者提出术前无须禁食及清洁肠道,并提倡术前口服碳水化合物。

(5)术前一天予口服抗革兰阴性杆菌及抗厌氧菌的抗生素。

(6)术前应纠正贫血(血红蛋白达 80g/L 以上)、改善营养(血浆白蛋白达 30g/L 以上),增强患者免疫功能,并注重对心、肺、肝、肾功能不全及糖尿病等患者进行监测与治疗。

(三)治疗方案

1.非手术治疗

(1)胃癌的化学疗法:化疗对胃癌是否有肯定的效果目前尚缺乏有力的证据支持。

1)胃癌化疗的指征

适应证:早期胃癌根治切除后一般不行辅助化疗(Ⅱa+Ⅱc 型除外)。Ⅱ、Ⅲ期胃癌根治切除术后是辅助化疗的良好适应证,有研究显示可提高 20%左右的 5 年生存率。Ⅳ期胃癌切除术后与姑息切除术后辅助化疗亦可延长一定生存时间。未切除的晚期胃癌,如仅行一般化疗,效果不佳或无效。

禁忌证:Karnofsky 计分<50,有严重并发疾病,胃肠道有梗阻、穿孔、大出血或严重黄疸,明显感染,严重贫血,白细胞、血小板降低(WBC<3×10⁹/L,血小板<50×10⁹/L),有出血倾向。有上述任何一项者均不宜化疗。

停药指征:全身状态恶化,Karnofsky 计分降至 50 以下,不良反应严重,如呕吐或腹泻 1日 5 次以上,因感染发热,体温>38℃;wBc<3×10⁹/L 或血小板<50×10⁹/L;重要脏器出现毒性反应,如心肌损害、中毒性肝炎、严重肾损害、中毒性脑病等;治疗过程中发生严重并发症

如出血、穿孔、梗阻等。

2)胃癌常用的化疗方案：鉴于对胃癌化疗意见的不统一，胃癌的化疗方案亦繁多，常用的有 5-Fu 类加铂类药物，如 5-Fu＋DDP、5-Fu＋MMC、卡培他滨（xelo-da）＋奥沙利铂等，或再与 CF、Ara-C、ADM、Toyomycine 等组成三联或四联方案。

（2）胃癌的免疫治疗如香菇多糖、左旋咪唑、溶链菌、白介素-2、LAK 细胞等免疫调节剂，免疫治疗被誉为肿瘤的第四治疗程式，可惜因胃癌的抗原性弱，胃癌的免疫治疗疗效不明显或难以确定，疗效低于化学治疗，而且药物价格较昂贵，应用甚少。

2.手术治疗

（1）手术指征与手术时机

近年来由于手术技术、麻醉和围手术期处理的进步，根治性胃部分切除术和全胃切除术的手术死亡率降至 5％以下，并发症已见减少，5 年生存率也已明显提高。胃癌根治术切除范围及术式已 Et 趋标准化。手术适应证也日益明确。根据全国胃癌协作组参照日本胃癌规约，把胃癌根治术分为根治Ⅰ式（D1）、根治Ⅱ式（D2）和根治Ⅲ式（D3）三种基本术式。对某些早期胃癌，即病变局限于黏膜层，做 D1 手术，清除胃周第 1 站淋巴结即可达到治疗要求。对于一般进行期胃癌，D2 手术可作为基本术式，须清除第 2 站淋巴结。对某些已有第 3 站淋巴结转移的胃癌，应施 D3 根治术以争取相对性治愈切除。所谓胃癌根治术，其根治性亦是相对而言的。胃癌根治程度（curability）分为 A 级（D＞N，切缘 1cm 无癌细胞浸润）、B 级（D—N，切缘 1cm 有癌细胞浸润）、C 级（非根治性切除手术），其效果取决于胃癌的分期、病变部位、淋巴结转移、生物学特性等因素。因此手术方式的选择也以此为据。早期胃癌，直径小于 2cm、无溃疡、组织分化好时可以考虑内镜下黏膜切除术，由于缺乏判断淋巴结转移的有效措施，国内倾向于 D1 手术。根据近年来国内外报道，扩大根治术获得了更好的疗效，因而以 D3 为基础的根治性全胃切除术或联合脏器切除术，已日益引起人们的重视。腹腔镜下胃癌根治术是近年来国内外的新进展，其价值有待深入研究。

（2）手术方法

1)麻醉：胃癌根治术，须全面地探查腹腔，手术切除范围广泛，因而要求腹肌松弛和手术野有良好的显露，一般可采用全麻或硬脊膜外麻醉。

2)切口和探查：取上腹正中切口为宜。全胃切除也可经此切口，如肋弓较窄，必要时可切除剑突以增加显露。腹腔探查按由远及近的原则进行，依次探查肝、盆底腹膜、横结肠系膜根部及主动脉旁淋巴结有无转移，然后再探查胃的原发癌肿。位于胃后壁的癌肿需要切开胃结肠系膜，在网膜囊内探查胰腺有无浸润。如腹腔内远处已有转移、胰头已受浸润、横结肠系膜根部或肝十二指肠韧带已有片状浸润，则不应做根治性切除术。

3)根治性切除：先沿横结肠的右侧端将大网膜连同横结肠系膜前叶向上锐剥离，包括胰腺前腹膜直至胰腺上缘。肝胃网膜在近肝缘处离断，连同肝十二指肠韧带前叶向下剥离。分别在胃网膜左右和胃右动脉的根部切断结扎，使伴随动脉的淋巴结群包括在手术切除的标本内。在幽门远侧 3cm 切断十二指肠，提起胃断端，在胰腺上缘继续做后腹膜剥离，显露腹腔动脉及其分支，清楚其周围淋巴和结缔组织，切断胃左动脉根部，向上清除贲门右淋巴结，于小弯侧近贲门处、大弯侧近脾门平面将胃切断。断端距离癌肿边缘至少 5cm。

　　若行胃癌联合左上腹部器官切除时，可在肝十二指肠韧带外侧剥离，向下翻起十二指肠以清除肝十二指肠韧带和胰十二指肠后淋巴结。在显露腹腔动脉及其分支后，分别在脾和胃左动脉根部切断。然后将胰腺翻起，于其深面切断结扎脾静脉，切断胰腺颈部或体部，最后游离脾、胰体或尾部、胃底部和食管下端，切断双侧胃迷走神经，即可将胃全部连同脾、胰体尾部及其浅、深组淋巴结一并整块切除。

　　4）胃肠道重建：胃大部分切除时，可行 Billroth Ⅱ 式胃空肠吻合或 Roux-en-Y 胃空肠吻合，吻合口应无张力且保持良好血运。胃全切术后如做食管十二指肠吻合，易发生反流性食管炎，故以做各种形式的食管空肠吻合为宜。较满意的重建术是做食管空肠端侧吻合，同时做空肠袢的侧侧吻合；也可做 Y 型吻合。全胃切除术后吻合口瘘是一常见而严重的并发症，吻合器应用后发生率有所下降。若手工缝合其预防的关键在于每针缝线必须确实可靠，也可将吻合口套入远侧的肠腔内，或用邻近的空肠袢以"围脖式"加固吻合口。如吻合不够满意，则可在吻合口附近腹腔内放置乳胶引流管或双腔思华龙引流，也可考虑在吻合口远侧 15～30cm 处做一空肠造口，逆行插入一导管直至吻合口处，予以持续吸引减压，同时将部分横结肠系膜折叠缝合覆盖于脾动脉和胃左动脉残端，以防治一旦发生吻合口瘘或腹腔感染将导致的血管残端破裂，避免发生极为严重的大出血。

　　（3）手术方法评估

　　手术是治疗胃癌的主要方法，也是目前能治愈胃癌的唯一方法。长期来，由于胃癌住院患者病期偏晚，胃癌外科治疗疗效也就不够满意，国内胃癌根治术后的 5 年生存率一直保持在30％左右。与国际上胃癌疗效较好的日本相比尚存在较大差距。据日本胃癌研究会资料，胃癌的平均 5 年生存率到 1990 年已达 70％，其中Ⅲ A、ⅢB 及Ⅳ期病例的 5 年生存率也分别达59％,35％及 11％。

　　（4）手术方案的选择

　　1）胃切除范围的选择：胃切除 2/3 以上、淋巴结 D2（欧美认为 D0 或 D1）清除的胃癌根治术，定名为标准胃癌根治术；小于或大于此范围的手术，分别叫作缩小与扩大切除术。彻底切除胃癌原发灶、转移淋巴结及受浸润的组织是胃癌根治手术的基本要求，也是目前可能达到治愈目的的主要手段。可是目前对切除范围，尚存在不同的见解。主要的分歧在于胃切除的范围及淋巴结清除的范围。胃切除术式有根治性胃次全切除和根治性全胃切除及联合脏器切除。关于胃切除的范围近年来意见已趋向一致，即胃切断线要求离肿瘤肉眼边缘不得少于5cm，远侧部癌应切除十二指肠第一部 3～4cm，近侧部癌应切除食管下端 3～4cm。

　　胃癌根治的胃切除术式根据肿瘤的位置、分期等有近端胃切除（含下段食管切除）、远端胃切除（含部分十二指肠切除）及全胃切除。对于全胃癌（包括皮革胃）、胃多发癌、胃中部（胃体）癌及残胃癌选择全胃切除目前已达成共识。对于胃下部（远端）癌的切除范围选择，经历了从全胃切除到近来趋向的远端胃次全切除。对于胃上部（近端）癌的切除范围采用全胃切除还是近端胃切除目前尚存在争议，一般主张上部胃癌距食管较近，如早期胃癌肿瘤上缘距食管在 2Cm 以内、浸润型胃癌在 6cm 以内、局限型胃癌在 4cm 以内者都应行全胃切除术。

　　东方多数学者认为对于胃上部癌的切除范围应选择全胃切除。理由主要有：①胃上部癌的患者往往就诊较晚，近端胃切除往往达不到根治的目的；②近端胃切除吻合口瘘致死率高，术后并未改善生活质量;③随着手术技巧与仪器设备先进性的提高,并发症率逐渐降低。我国詹文华认为胃上部癌除外早期小胃癌和局限型癌直径在 2～3cm 以内且无淋巴结转移者可做近端胃切除,其余均应行全胃切除。有报告称,对于Ⅰ、Ⅱ期的贲门腺癌,行扩大全胃切除术后的 5 年生存率为 83％,而近端胃切除术只有 16％。

2)淋巴结清除的选择:日本胃癌协会早在 1962 年就提出胃癌淋巴结清扫概念,并根据淋巴结清扫范围将胃癌手术分为 5 种,即 D0～D4。淋巴结转移是影响肿瘤治疗和预后的重要因素,是患者预后的独立影响因素和预测指标,因此,一旦明确有淋巴结转移,就必须清扫,否则就有癌细胞残留。但是,淋巴结清扫是否改善患者预后,是否因扩大手术增加创伤,甚至降低机体免疫力、增加手术并发症和围手术期死亡率等而降低 5 年生存率,一直是争议的焦点。尽管日本大宗回顾性资料表明,标准 D2 淋巴结清扫有利于改善进展期胃癌患者的预后,但是由于缺乏前瞻性随机对照研究,因此证据可信程度不高。欧洲开展了两个前瞻性多中心随机对照研究,其早期研究结果提示 D2 淋巴结清扫手术不仅未能改善预后,反而增加了并发症。11 年之后,意大利 Marubini 的 RCT 研究结果显示 N2 期胃癌 D2 淋巴结清扫对提高生存率有明显的正面作用,D2 根治术可以明显改善Ⅱ及ⅢA 期胃癌患者预后。近年来越来越多西方学者支持 D2 作为进展期胃癌标准根治术,他们发现,手术并发症主要与术者相关,且随着术者经验积累而逐步下降。2005 年,世界上首个前瞻性随机对照研究发现,D3 手术较 D1 手术可以显著改善胃癌患者的预后,这为扩大淋巴结清扫术的开展奠定了坚实的基础。因此,绝大部分学者认为淋巴结清扫是合理和必须的。但是,由于目前术前和术中缺乏明确诊断 N 分期的措施,因此,对于进展期胃癌宜采取标准 D2 清扫术,部分淋巴结转移较多者采取 D3 或扩大淋巴结清扫术。

【术后观察及处理】

(一)一般处理

除与一般腹部大手术后常规处理相同外,尚需注意:

(1)胃癌患者多较衰弱,麻醉、手术时间长,淋巴区域清除创面大,渗血多,要注意检测中心静脉压,维持有效的循环血容量。

(2)置胃管持续减压 2～3 日,待排气后拔除。留置腹腔引流管,负压吸引,观察引流量和颜色。

(3)应用抗生素和生长抑素,检测腹腔引流液和血液淀粉酶含量。

(4)术后 24～48 h 内可以开始从空肠营养管内给予肠内营养,营养和能量不足部分通过静脉途径补充。营养较差的患者应输血及肌内注射维生素 B、维生素 C、维生素 K。

(5)术后拔除胃管后,可开始经口饮食。开始第 1 日进清流饮食,开始每 2 小时 1 次,每次 20～50ml,第 2 日进流质饮食,逐日递增,至第 7 日每次量可给 200ml,第 10 日后可进半流质饮食,2 周后进胃病 5 次餐。

(6)预防肺部并发症:术后如发生上呼吸道感染、气管炎、肺炎等,将因咳嗽而增加腹内压,使切口部疼痛并影响愈合。术后应注意保暖,常规给予喷喉和化痰药,及时控制炎症,及早拔除胃管极为重要。

（二）并发症的观察及处理

1.营养不良和贫血

胃大部切除术后胃容积减少,致食物不能与消化酶充分混合,而导致消化吸收不良,其术后体内维生素 B_{12}、叶酸、铁蛋白、内因子含量长期低于正常,含量分别为正常的 53%、46%、40% 和 37%,其贫血发生率平均为 33%。胃大部切除术后胃酸严重缺乏,造成 Fe^{2+} 和拓扑铁蛋白结合成铁蛋白贮存在肠黏膜细胞中的数量明显减少,导致机体缺铁。内因子对维生素 B_{12} 结合有重要影响,胃大部切除术后因子明显下降,使内因子维生素 B_{12} 结合物大量减少,从而发生维生素 B_{12} 代谢障碍,使其在回肠中的吸收显著下降,这是导致巨幼红细胞性贫血的主要原因。所以胃切除术后远期发生的贫血常为混合性贫血,可补充含铁量高的食物、维生素 B_{12}、口服铁剂或肌内注射右旋糖酐铁注射液,如为巨幼红细胞性贫血,可注射维生素 B_{12}、叶酸制剂和维生素。预防方法可尽量采用保留部分胃壁组织的近全胃切除术或代胃术。

2.吻合口瘘

是腹部手术中较为严重的并发症,多发生在术后 7 日左右,表现为术后腹痛高热,腹部压痛,白细胞升高等腹膜炎体征和全身感染症状。可以在置管口放入亚甲蓝,注意引流管的颜色变蓝,亦可行 B 超或消化道钡剂检查予以证实。术中严格的无菌技术,细致的操作,保证吻合口通畅和良好的血液供应,以及术前、术后充分的营养补充,是预防吻合口瘘的关键。处理原则是及时行腹腔引流,控制感染,禁食和静脉补充营养。经过及时处理后,一般多能自行愈合。此类患者禁食时间较长,大部分患者要进行全消化道外营养(TPN),应注意水、电解质及酸碱平衡,以及人体所必需的各种营养要素的充分供给,缺点是费用昂贵,且并发症较多。术中放置预防性空肠造瘘管,不仅可以术后早期开始肠内营养支持,而且对于吻合口瘘患者可以较长时间内维持机体营养物质和能量的供给。

3.腹腔感染

腹腔感染主要表现为腹腔脓肿和腹膜炎,其发生率为 2% 左右,这是腹部手术的主要并发症。重症患者可继发多器官功能衰竭而危及生命,主要为吻合口瘘所致。术后表现发热、腹痛,引流管有脓性液体引出。B 超可发现脓肿大小,可 B 超定位下穿刺抽脓,保持引流通畅是治疗的关键,同时可给予敏感的抗生素治疗。预防措施包括:术中注意吻合口张力和血运、减少腹腔污染;术后保持引流通畅;给予营养支持和有效循环血容量,避免营养不良而影响吻合口的愈合。

4.切口感染裂开

胃切除手术切口为Ⅱ类切口,手术创伤大,手术时间长,加上中、晚期患者营养不良,易发生切口感染、裂开。主要表现为术后 3～5 天出现切口红、肿、热、痛,并有脓性液体渗出发热,白细胞升高。术中严格无菌操作原则,保护切口,减少切口污染的机会,严密止血,注意缝合方法;术后加强营养,纠正贫血、低蛋白血症,促进切口愈合,避免一切影响切口愈合的因素。

5.反流性食管炎

这是由于碱性肠液、胆液和胰液逆流至食管下端引起的炎性反应,表现为胸骨后烧灼痛和不能进食。处理方法以解痉止痛、胃黏膜保护剂及减少体液分泌为主。空肠输入和输出襻侧侧吻合或空肠代胃术,也可预防这一并发症。

6.吻合口狭窄

多发生在食管下端吻合口,除了操作技术上的原因外,还与反流性食管炎有关。轻度狭窄可以施行扩张治疗;严重狭窄者应再次手术,切除狭窄部,重新吻合,同时去除消化液反流的因素。

7.术后肠梗阻

患者主要表现为腹胀、腹痛,肛门未排气,呕吐,腹部平片提示肠腔胀气明显,有以下几种可能:吻合口狭窄;吻合口炎性水肿,相对狭窄;系膜未缝闭形成内疝;消化道重建时方向未理顺、扭转。术中避免吻合口过小,缝闭系膜,重建消化道,注意肠管的方向。保守治疗不能缓解者,要考虑手术。

8.胃切除术后胃排空障碍

表现为胃切除术后10天,仍不能常规进食,出现胃潴留,反复呕吐。其治疗是综合治疗:(1)心理治疗,帮助患者认识此病,树立战胜疾病的信心,时间是最好的等待。(2)对高危因素患者,尤其是合并多种高危因素,术者要意识术后胃排空障碍可能,术中行预防性空肠造瘘。(3)术后并发症要积极处理,加强抗感染治疗。(4)少数患者经过4~6周治疗后,胃排空障碍无改善或患者要求,可行全胃切除。

9.倾倒综合征

倾倒综合征是胃大部和全胃切除术和各式迷走神经切断术附加引流手术后常见的并发症,由于判断倾倒综合征的标准不一,各家所报告的发生率亦相距很远。随着内科治疗溃疡病的进展,因良性胃疾病所做的胃大部切除术近20年来已明显。另外人们对术后并发症越加关注,倾倒综合征的防治亦引起临床医师的重视。一般治疗包括体位和饮食。体位:餐后适当平卧休息,减少活动,避免因重力作用使食物过快从残胃进入小肠。饮食:注意饮食的调节,逐渐增加食量,给予多次少量的高脂、低糖、含水分少的半固体食物,以增加食物的黏滞度,避免流质及含糖、含盐较多的饮食。同时养成餐后半小时方饮水的习惯,每餐给予10~15g果糖可防止出现低血糖症状,果糖的凝胶特性可增加肠内容的黏滞度而延缓糖的吸收。支持疗法:对病情严重者加强支持疗法。根据血生化结果,维持患者水、电解质及酸碱平衡,必要时酌情应用复方氨基酸、脂肪乳剂、血浆制品等,以利于患者机体的康复。心理治疗:神经精神因素对倾倒综合征的发生是很重要的,倾倒综合征患者术前精神状态多属于兴奋型或紧张型。有必要对患者进行耐心的病情解释工作,使患者能正确认识自己所患的疾病,树立信心与医生配合治疗,适当的心理暗示治疗或许亦有意想不到的效果,应当注意,对情感不稳定型胃癌患者,选择手术治疗时应从严掌握。

【疗效判断及处理】

从治疗情况看,胃癌首选是手术切除;手术切除疗效最好的是根治性切除。确实达不到根治性切除,也要尽可能争取姑息性切除。切除胃癌的原发癌灶,除了可以消除出血、穿孔、梗阻的危险性外,肿瘤减体积也为患者进行其他综合治疗创造条件。

【出院后随访】

1.出院时带药

视出院时有无并发症而定。

2.定期检查项目与检查周期

术后第 1 年内每 3 个月复查一次胃镜、胸片、肝脏 B 超、胃肠肿瘤标志物等；术后第 2 年每 6 个月复查一次以上项目；术后第 3 年开始每年复查 1 次以上项目。

3.定期门诊与取药

术后早期开始辅助化疗者，化疗前需在门诊复查血常规、生化和肝功能，正常时方可化疗。

4.出院应当注意的问题

注意补充营养。

第七章　阑尾疾病

第一节　阑尾炎

【概述】

阑尾位于右髂窝部,呈蚯蚓状,长约5～10cm,直径0.5～0.7cm。阑尾起于盲肠根部,附于盲肠后内侧壁,三条结肠带的会合点。因此,沿盲肠的三条结肠带向顶端追踪即可寻到阑尾基底部,这有助于手术中快速找到阑尾。阑尾的体表投影约在脐与右髂前上棘连线中外1/3交界处,称为麦氏点(McBurney点)。麦氏点是选择阑尾手术切口的标记点。阑尾绝大多数属腹膜内器官,其位置多变,可随盲肠位置而变异,但一般以右下腹部为多,认识这一点对阑尾炎的诊断和手术治疗有很大帮助。阑尾是一个淋巴器官,具有一定的免疫功能。

阑尾炎是由于阑尾管腔阻塞引起肠道内的细菌入侵而导致的一种感染性急腹症。急性阑尾炎的病因为:①阑尾管腔阻塞;②胃肠道疾病影响;③细菌入侵,致病菌多为肠道内各种革兰阴性杆菌和厌氧菌。急性阑尾炎是外科常见病,是最多见的急腹症。若不及时手术治疗,急性阑尾炎可能会出现腹腔脓肿、内外瘘形成和门静脉炎等并发症。

【诊断步骤】

(一)病史采集要点

1.腹痛

约70%～80%的急性阑尾炎具有典型的转移性右下腹痛特点,即腹痛发作始于上腹部,逐渐移向脐部,数小时(6～8小时)后转移并局限于右下腹。不同类型的阑尾炎其腹痛也有差异。穿孔性阑尾炎时腹痛弥漫至全腹部。

2.胃肠道症状

常伴恶心、呕吐,可有便秘和腹泻,盆腔位阑尾炎时炎症刺激直肠和膀胱,引起排便里急后重和排尿尿痛症状。

3.全身症状

早期有乏力、头痛,炎症加重时可有出汗、口渴、脉速、发热等全身感染中毒症状。如并发门静脉炎时可出现寒战、高热和轻度黄疸。

4.其他

急性阑尾炎患者应注意就诊前有无进食,了解患者的诊治情况。女性患者应详细询问月经情况,必要时请妇科医师会诊排除妇科疾病。

（二）体格检查要点

1.右下腹压痛

是急性阑尾炎最常见的重要体征。压痛点通常位于麦氏点，可随阑尾位置的变异而改变，但压痛点始终在一个固定的位置上。压痛的程度与病变的程度相关。当阑尾炎穿孔时，疼痛和压痛的范围可涉及全腹，但仍以阑尾所在位置的压痛最明显。

2.腹膜刺激征象

右下腹肌紧张，有明显压痛、反跳痛（Blumberg 征），肠鸣音减弱或消失。但在小儿、老人、孕妇、肥胖、虚弱者或盲肠后位阑尾炎时，腹膜刺激征可不明显。

3.右下腹包块

体检发现右下腹有一压痛性包块，应考虑阑尾周围脓肿。

4.其他体征

①结肠充气试验（Rovsing 征）：患者仰卧位，用右手压迫左下腹，再用左手挤压近侧结肠，结肠内气体可传至盲肠和阑尾，引起右下腹疼痛者为阳性。②腰大肌试验（psoas 征）：患者左侧卧，使右大腿后伸，引起右下腹疼痛者为阳性。说明阑尾位于腰大肌前方，盲肠后位或腹膜后位。③闭孔内肌试验（obtu-rator 征）：患者仰卧位，使右髋和右大腿屈曲，然后被动向内旋转，引起右下腹疼痛者为阳性。说明阑尾靠近闭孔内肌。④直肠指检：在小儿急性阑尾炎时尤为重要。压痛通常在直肠右前方；当阑尾炎穿孔时直肠前壁压痛广泛；并发阑尾周围脓肿时，有时可触及痛性包块。

（三）辅助检查要点

1.实验室检查

大多数急性阑尾炎患者做血常规检查可发现白细胞计数和中性粒细胞比例增高，核左移。尿常规一般无阳性发现，但右输尿管或膀胱受炎症刺激时尿可出现少量红、白细胞；对生育期的妇女在月经停止较长时间时，应检查血清 β-HCG，以排除异位妊娠可能。

2.影像学检查

①X 线检查：胸、腹部透视或胸、腹部照片排除有无右下肺炎、膈下游离气体及肠麻痹征象，是否有盲肠扩张和液气平面，有无钙化的粪石和异物影，这可助诊断。②B 超检查可发现肿大的阑尾或脓肿。③CT 扫描效果类似 B 超检查。④有时也可酌情使用腹腔镜检查，在诊断急性阑尾炎的同时做阑尾切除术。

【诊断对策】

（一）诊断要点

1.病史

约 70％～80％的急性阑尾炎具有典型的转移性右下腹痛特点。因此，详尽询问病史，了解腹痛开始发作的部位和时间，逐渐移行的过程，最后是否局限于右下腹；腹痛是持续性的，还是阵发性的；是剧痛，还是隐痛；是全腹，还是局限性腹痛；有无放射性、牵涉性腹痛。不同病理类型的急性阑尾炎其腹痛性质是不同的。有无伴随恶心、呕吐等胃肠道症状，有无乏力、头痛、发热等全身感染中毒症状。了解患者的诊治经过和治疗效果。既往有无同样腹痛史。

2.临床表现

具有典型的转移性右下腹痛特点,伴随恶心、呕吐等胃肠道症状,出现乏力、头痛、发热等全身感染中毒症状。查体时有右下腹固定压痛,伴局限性腹膜刺激征(若为急性阑尾炎穿孔则出现全腹部腹膜刺激征,但以右下腹压痛最明显),结肠充气试验、腰大肌试验和闭孔内肌试验可阳性;直肠指检在直肠右前方可有触痛。若右下腹发现有一压痛性包块,应考虑阑尾周围脓肿的可能性。

3.辅助检查

血常规检查可发现白细胞计数和中性粒细胞比例增高,核左移。胸腹部 X 线检查、B 超检查或 CT 扫描有助于诊断,必要时酌情做腹腔镜检查。

(二)临床类型

1.根据急性阑尾炎发病过程的病理解剖学变化,分为四种病理类型

(1)急性单纯性阑尾炎属轻型阑尾炎或病变早期。病变多局限于黏膜和黏膜下层。阑尾外观轻度肿胀、浆膜充血并失去正常光泽,表面有少许纤维素性渗出物。镜下阑尾各层均有水肿和中性粒细胞浸润,黏膜表面有小溃疡和出血点。临床症状和体征均较轻,多表现为轻度右下腹隐痛和压痛。

(2)急性化脓性阑尾炎:常由急性单纯性阑尾炎演变而来,也称为急性蜂窝织炎性阑尾炎。阑尾肿胀明显,浆膜高度充血,表面有脓性渗出物附着。镜下阑尾黏膜的溃疡面扩大加深达肌层和浆膜层,管壁各层有小脓肿,阑尾腔内有积脓。临床症状和体征较重,多表现为右下腹阵发性胀痛和剧痛,有发热等全身感染中毒症状,出现明显的右下腹肌紧张、压痛及反跳痛。

(3)坏疽性及穿孔性阑尾炎:是一种重型的阑尾炎。阑尾管壁部分或全部坏死,呈暗紫色或黑色,可发生穿孔,穿孔部位在阑尾根部和尖端。若穿孔未被包裹,则可引起急性弥漫性腹膜炎。临床症状和体征进一步加重。

(4)阑尾周围脓肿:如果坏疽性及穿孔性阑尾炎进展较慢,大网膜可移至右下腹部,将阑尾包裹并形成粘连,发展为炎性包块或阑尾周围脓肿。

2.特殊类型阑尾炎

(1)新生儿急性阑尾炎:①比较少见;②早期的临床表现是非特殊性的,仅有厌食、呕吐、腹痛、脱水等症状,发热及白细胞计数升高均不明显,常被延误诊断;③穿孔率可达 80%,死亡率高;④诊断明确后应早期手术。

(2)小儿急性阑尾炎:①病情发展较快且较重,早期即有高热、呕吐等;②右下腹体征不明显、不典型;③穿孔率可达 30%,并发症及死亡率也高;④诊断明确后应早期手术。

(3)妊娠期急性阑尾炎:①发病常在妊娠前 6 个月;②由于妊娠,阑尾炎体征不够明显;③腹膜炎易扩散;④难诊断,易致流产和早产,威胁母子安全;⑤应及时手术,围手术期加用黄体酮行保胎治疗。

(4)老年人急性阑尾炎:①症状隐蔽;②体征不典型;③临床表现和病理变化常常不一致,很易延误诊治;④穿孔率和并发症也高;⑤常伴发内科疾病;⑥应及时手术。

(5)AIDs/HIV 感染患者的阑尾炎:①其临床症状和体征与免疫功能正常者相似,但不典型,患者白细胞不高,易延误诊断和治疗;②B 超或 CT 检查有助于诊断;③穿孔率较高(占

40%）；④应强调早期诊断并手术治疗，而非阑尾切除术的手术禁忌证。

3.慢性阑尾炎的临床特点

(1)常有典型的急性阑尾炎发作病史；

(2)右下腹经常疼痛，且反复急性发作；

(3)阑尾部位有局限性压痛；

(4)X线钡餐检查可见阑尾不充盈或钡剂排出缓慢，充盈的阑尾位置不易移动等；

(5)诊断明确后应手术切除阑尾。

(三)鉴别诊断要点

临床上常需与其他脏器病变引起的急性腹痛，以及一些非外科急腹症相鉴别：

1.胃十二指肠溃疡穿孔

穿孔溢出的胃内容物可沿升结肠旁沟流至右下腹部，易误认为是急性阑尾炎的转移性右下腹痛。①患者多有溃疡病史，表现为突然发作的剧烈腹痛。②体征除右下腹有压痛外，上腹仍具疼痛和压痛，腹壁板状强直等腹膜刺激征较明显。③胸、腹部 X 线检查如发现有膈下游离气体，则有助于鉴别诊断。

2.右侧输尿管结石

①多呈突然发作的右下腹阵发性剧烈绞痛，可向会阴部、外生殖器放射。②右下腹无压痛，或仅有沿右侧输尿管径路的轻度深压痛。③有血尿，尿中有大量的红细胞。④B超或 X 线检查可发现右侧输尿管走行部位有结石影。

3.妇产科疾病

特别在育龄妇女中要注意。急性盆腔炎和急性输卵管炎的下腹痛是逐渐发生的，可伴腰痛；腹部压痛点较低，直肠指检盆腔有对称性压痛；伴发热和白细胞计数升高，常有脓性白带，阴道后穹隆穿刺可抽出脓液，涂片检查细菌阳性。异位妊娠破裂(宫外孕)表现为突然下腹痛，常有急性失血症状和腹腔内出血的体征，有停经史及阴道不规则出血史；查体有宫颈举痛、附件肿块和阴道后穹隆穿刺有血等。卵巢滤泡或黄体囊肿破裂的临床表现与宫外孕相类似，但病情较轻，多发生于排卵期或月经中期以后。卵巢囊肿蒂扭转有明显的下腹剧痛，腹部或盆腔检查中可扪及有压痛的包块。B超检查均有助于诊断和鉴别诊断。

4.急性肠系膜淋巴结炎

①多见于儿童；②先有上呼吸道感染史，后出现腹痛症状；③腹部压痛部位偏内侧，范围不太固定且较广，并可随体位发生变化。

5.内科疾病

急性胃肠炎时，有不洁饮食史，恶心、呕吐和腹泻等胃肠道症状较重，无右下腹固定压痛及腹膜刺激征。右下肺炎、胸膜炎时可出现反射性右下腹痛，但患者有呼吸系统的症状和体征；胸片检查有助于诊断和鉴别诊断。

6.其他

急性胆囊炎或急性胆管炎时有明显的绞痛、高热、寒战和黄疸，以往有反复右上腹痛史。此外，也需与结肠癌、阑尾肿瘤、小儿肠套叠、肠伤寒穿孔、小肠憩室炎、右侧腹膜后病变等疾病相鉴别。

【治疗对策】

（一）治疗原则

1.急性阑尾炎的治疗原则

急性阑尾炎诊断明确后,应尽早外科手术治疗。对病情较稳定的阑尾周围脓肿采取在密切观察病情变化的基础上行抗生素抗感染的非手术治疗,如果脓肿增大或无局限趋势,全身中毒症状加重,则宜手术切开引流,术中视情形决定是否切除阑尾。

2.特殊类型阑尾炎的治疗原则

包括新生儿急性阑尾炎、小儿急性阑尾炎、妊娠期急性阑尾炎、老年人急性阑尾炎和AIDS/HIV 感染患者的阑尾炎等,均应早期手术治疗。

3.慢性阑尾炎的治疗原则

诊断明确后应手术切除阑尾,并行病理学检查证实诊断。

（二）术前准备

（1）术前应做血常规（包括血型）、尿常规和胸、腹部 X 线检查。手术前备皮,常规禁食。穿孔性阑尾炎并发急性弥漫性腹膜炎时尚需术前停留胃管、尿管。

（2）注意纠正水、电解质和酸碱平衡紊乱,尤其是穿孔性阑尾炎并发急性弥漫性腹膜炎时。

（3）术前应给予抗革兰阴性杆菌及抗厌氧菌的抗生素。

（4）术前 30 分钟肌注术前针 海俄辛 0.3mg 或阿托品 0.5mg,苯巴比妥 0.1g。

（三）治疗方案

不同临床类型急性阑尾炎的手术方法选择亦不同:急性单纯性阑尾炎行阑尾切除术;急性化脓性、或坏疽性及穿孔性阑尾炎行阑尾切除术,如腹腔脓液较多,吸净脓液后视情况决定是否于局部及盆腔放置香烟引流,切口是否置乳胶片做引流,一般不冲洗腹腔;阑尾周围脓肿如脓肿增大或无局限趋势,行切开引流,视术中具体情况决定是否切除阑尾（如阑尾在脓腔内,易于切除可同时做阑尾切除术,否则只做单纯引流）,如脓肿已局限于右下腹,应予抗生素及全身支持疗法,以促进脓液吸收、脓肿消退。阑尾切除术一般可采用硬脊膜外麻醉或局部麻醉,个别可采用全身麻醉。若行腹腔镜下阑尾切除术则需气管内麻醉。

腹腔镜下阑尾切除术与传统阑尾切除术相比,具有创伤小、恢复快、术野宽阔等优点,但需要特殊手术器械,手术费用较高,对医生的手术操作技能要求也较高。

【术后观察及处理】

（一）一般处理

1.术后体位

在麻醉尚未完全恢复时取平卧位,清醒后尽量鼓励患者早期下床活动,以利患者术后胃肠功能恢复并防止肠粘连。

2.切口疼痛

酌情使用镇痛药物止痛,如吗啡或派替啶等药。

3.观察腹部切口

切口感染是急性阑尾炎手术后最常见的并发症,若切口出现红、肿、热、痛及分泌物时应及时拆除缝线引流切口。

4.恢复饮食

在胃肠功能尚未恢复时暂时禁食,补液补充每日生理需要量及额外损失量,同时使用抗生素抗感染。待肛门排气或排便后恢复进食,先流质饮食,再过渡到半流饮食,甚至普食。

5.伤口换药、拆线

一般术后第一天查看伤口并换药,此后若无伤口渗出或分泌物,可隔 2～3 天再换一次药,直至拆线。术后 5～7 天可拆线。

(二)术后并发症的观察及处理

1.切口感染切

口感染为最常见,未穿孔组发生率在 10% 以下,穿孔组可达 20% 以上。切口处出现红肿、胀痛或跳痛,局部有压痛及分泌物时,应剪去缝线,扩大切口,排出脓液,并清除异物、充分引流。

2.腹膜炎、腹腔脓肿

多由阑尾残端结扎不牢,缝线脱落所致。有腹膜刺激征及全身感染中毒症状,需按治疗腹膜炎的原则加以处理。

3.出血

阑尾系膜的结扎线松脱可引起腹腔内大出血。表现为腹痛、腹胀和失血性休克等症状。关键在于预防。一旦发生腹腔内大出血时,需在立即输血补液下紧急再次手术止血。

4.粪瘘

很少见。术后产生粪瘘的原因有多种,如阑尾残端单纯结扎后结扎线脱落;盲肠原为结核、癌肿等;盲肠壁水肿脆弱,术中缝合时裂伤。粪瘘发生时多已局限化,不致发生弥漫性腹膜炎,类似阑尾周围脓肿的临床表现。多数经非手术治疗可闭合自愈。

5.阑尾残株炎

阑尾残端保留过长超过 1cm 时,或粪石残留,术后残株可炎症复发,仍表现为阑尾炎的症状。X 线钡餐检查可明确诊断。症状较重时应再次手术切除阑尾残株。

6.粘连性肠梗阻

多与局部炎症重、手术损伤、切口异物、术后卧床等原因有关。早期手术、术后早期下床活动可预防此并发症。患者有腹痛、呕吐、腹胀和肛门停止排气排便等表现。反复发作、病情重的患者须手术治疗。

【疗效判断及处理】

急性阑尾炎行阑尾切除术的疗效确切,手术创伤也小,但极少数会出现阑尾残株炎,原因与手术医生的水平有很大关系,若症状较重时应再次手术切除阑尾残株。

【出院后随访】

1.出院时带药

急性阑尾炎手术治疗后需使用抗生素 7～10 天,因此,出院时带药包括:①广谱抗生素;②甲硝唑继续抗感染。

2.检查项目与周期

出院 2 周后复查,查看伤口和腹部情况,了解患者术后恢复情况。此后若无不适症状或体征,无须特殊处理。

3.定期门诊检查与取药

无切口感染的患者出院 2 周后复查,此后若无不适症状或体征,无须特殊处理。有切口感染的患者则需视伤口情况而定,每 1~2 天换药查看伤口并换药,直至伤口愈合;以后无不适症状或体征,无须特殊处理。抗生素不宜长期服用。

4.出院后应当注意的问题

①多下床活动预防术后发生粘连性肠梗阻;②术后 3 个月内避免过度劳累或重体力劳动;③若术后尚未拆线便康复出院的患者,需在术后第 5~7 天查看伤口后拆线。

【预后评估】

阑尾炎属良性疾病,阑尾切除术治疗阑尾炎的疗效确切,预后好,一般不需要特殊处理。急性阑尾炎若不及时手术治疗,可能会出现腹腔脓肿、内外瘘形成和门静脉炎等并发症,个别严重者甚至会致死。

第二节 阑尾肿瘤

【概述】

阑尾的良性和恶性肿瘤均少见。大致可以分为四种类型:黏液囊肿、假性黏液瘤、类癌和腺癌。良性肿瘤以阑尾黏液囊肿多见,恶性肿瘤有类癌和腺癌,多见类癌。阑尾腺癌罕见,其治疗原则同结肠腺癌。阑尾黏液囊肿及黏液性肿瘤的诊治均有其特殊性。阑尾黏液性囊肿是一种潴留性囊肿,实际并非肿瘤。阑尾假性黏液瘤是真性肿瘤,可在腹膜种植形成继发的腹膜假性黏液瘤。

【诊断步骤】

阑尾肿瘤常无任何临床表现,少数或可有慢性阑尾炎的症状。术前误诊率高,术中也较难确诊。因此在诊断时必须注意考虑阑尾肿瘤的可能。

(一)病史采集要点

(1)阑尾炎症不典型,有慢性阑尾炎病史或表现为阑尾炎性包块,经治疗后肿块不能完全消失或消失后又复发者。大多有右下腹痛特点,同时还可伴有胃肠道症状,如恶心、呕吐,可有便秘和腹泻,盆腔位阑尾炎时炎症刺激直肠和膀胱,引起排便里急后重和排尿尿痛症状。

(2)阑尾囊肿膨胀性生长过程中,可发生肠梗阻、肠扭转、囊内出血或感染、囊肿破裂及恶变等并发症,临床应重视。

(二)体格检查

1.右下腹压痛

是急性阑尾炎最常见的重要体征。压痛点通常位于麦氏点,可随阑尾位置的变异而改变,但压痛点始终在一个固定的位置上。压痛的程度与病变的程度相关。

2.右下腹包块

体检发现右下腹有一压痛性包块,可活动。

（三）辅助检查要点

（1）钡灌肠发现阑尾不显影或明显充盈缺损，回盲部有明显压迹或受压移位，回肠末端和盲肠内侧间距增宽，或盲肠内侧壁有不规则充盈缺损等 X 线特点。

（2）对于右下腹包块者应行腹部 CT、B 超或血癌胚抗原检查，以提高检出率并与其他腹部肿块相鉴别。

（3）电子结肠镜对阑尾基底部肿瘤有诊断意义。

【诊断对策】

（一）诊断要点

1.病史及临床表现

阑尾炎症不典型，有慢性阑尾炎病史或表现为阑尾炎性包块。阑尾囊肿膨胀性生长过程中，可发生肠梗阻、肠扭转、囊内出血或感染、囊肿破裂及恶变等并发症。可具有右下腹痛特点，伴随恶心、呕吐等胃肠道症状。

2.辅助检查

X 线钡灌肠造影、电子结肠镜检查、B 超、CT 等检查对阑尾肿瘤诊断有一定参考价值，但确诊往往需行病理检查。

（二）临床类型

1.阑尾黏液性囊肿

常无任何临床表现，少数或可有急慢性阑尾炎、阑尾脓肿的症状。故其多半是在阑尾切除或为其他疾病行剖腹探查时才明确诊断。B 超和 X 线钡灌肠造影具有诊断价值。

2.阑尾假性黏液瘤

阑尾假性黏液瘤较小者无症状，较大者可有右下腹不适或诉有局部肿物。伴腹膜假黏液瘤时，可有腹胀和移动性浊音。有时假黏液瘤可引起小肠梗阻症状。X 线钡餐检查可发现盲肠内后方有充盈缺损，末端回肠与盲肠的间隙增宽，但盲肠和回肠的黏膜无破坏。读片时尚需与盲肠壁的脂肪瘤、平滑肌肿瘤及淋巴瘤相鉴别。超声波检查若发现有液体，则对诊断的帮助很大。

3.阑尾类癌

常表现为急慢性阑尾炎，术前做出诊断比较困难。目前绝大多数阑尾类癌是术后病理检查时才发现。

4.阑尾腺癌

临床上少见。阑尾腺癌又称阑尾结肠型腺癌，因其不但在组织结构上与结肠腺癌相似，而且在生物学行为上也与其相似。阑尾腺癌可无症状，或因梗阻而表现为感染症，不少是在做其他手术时发现的。X 线钡餐检查可见盲肠内侧壁呈现不规则充盈缺损，或见末段回肠和盲肠间距增宽。

（三）鉴别诊断要点

1.阑尾黏液性囊肿

因临床表现可以表现为肠梗阻、卵巢囊肿蒂扭转、肠套叠等并发症，目前对于阑尾黏液囊肿的诊断率比较低，因此须注意鉴别。

2.阑尾假性黏液瘤

因有腹胀、肠梗阻等表现,易误诊为腹膜炎或腹腔结核,B超或CT检查有腹水,并分隔成数腔,腹部触诊有结节感,因考虑本病。

3.阑尾类癌

常表现为急慢性阑尾炎,术后组织病理活检才能明确诊断。

4.阑尾腺癌

一般术前很难诊断,术中诊断率约38%,大多在术后病理活检后才能明确诊断。

【治疗对策】

(一)治疗原则

腹部手术中若发现阑尾呈一个实质球状肿块应高度怀疑类癌;术中对阑尾的周围情况应仔细观察,发现阑尾粗大、变形、壁厚、实质感、细节状或区域淋巴结肿大等异常情况,应警惕阑尾类癌可能,必要时延长切口探查肝脏或腹腔有无转移;所有阑尾标本一律做病理检查,对类癌可疑病例均应行术中快速病理检查,明确性质,根据病理报告决定是否行单纯阑尾切除,还是进一步手术处理,行右半结肠切除,以提高患者生存率。

(二)术前准备

(1)术前应做血常规(包括血型)、尿常规和胸、腹部X线检查。手术前备皮,常规禁食。肠梗阻、肠套叠时需术前停留胃管、尿管。

(2)注意纠正水、电解质和酸碱平衡紊乱,尤其是并发肠梗阻、肠套叠时。

(3)术前应给予抗革兰阴性杆菌及抗厌氧菌的抗生素。

(4)术前30分钟肌注术前针海俄辛0.3mg或阿托品0.5mg,苯巴比妥0.1g。

(三)治疗方案

不同临床类型阑尾肿瘤的手术方法选择亦不同。

(1)阑尾黏液性囊肿行阑尾切除术;

(2)阑尾假性黏液瘤必须完整切除阑尾,因为不伴有腹膜假黏液瘤的黏液性囊腺癌与黏液性囊腺瘤或黏液性囊肿难以鉴别,故术中切勿发生囊肿破裂,以免酿成医源性腹膜种植。对已确诊为阑尾黏液性囊腺癌者,应予右半结肠切除术。如有假黏液瘤,必须尽量予以切除,但一般很难彻底。伴有卵巢黏液性囊腺瘤或囊腺癌时,应同时切除卵巢。

(3)单纯阑尾切除术对多数阑尾类癌是足够的治疗。1~2cm类癌因为仍有可能转移,对年轻患者可行较广泛的切除,而对老年人则以局限性切除为妥。但直径>2cm,局部淋巴结发现转移,阑尾切缘有浸润,提示有残留癌组织的或类癌已侵入阑尾根部或盲肠壁已受侵犯的阑尾类癌,需要行右半结肠切除术。阑尾类癌的预后一般比腺癌为好,5年生存率为90%。

(4)阑尾腺癌的治疗主要是手术切除。手术方式有阑尾切除术和右半结肠切除术两种。

【术后观察及处理】

阑尾肿瘤术后处理依据所采取的手术方法而不同,但处理事项基本同阑尾切除术和右半结肠切除术。需要注意的是,对于第一次行阑尾切除术的患者,术后病理报告为阑尾腺癌和阑尾假性黏液性瘤或者符合上述类癌行右半结肠切除术条件的,应考虑进一步手术处理,最好做右半结肠切除,以提高患者生存率。

【疗效判断及处理】

阑尾肿瘤行阑尾切除术和右半结肠切除术的疗效确切,手术创伤根据术式不同而异,但极少数会出现转移。

【出院后随访】

1.出院时带药

阑尾肿瘤手术治疗后需使用抗生素 7～10 天,因此,出院时带药包括:①广谱抗生素;②甲硝唑继续抗感染。

2.检查项目与周期

出院 2 周后复查,查看伤口和腹部情况,了解患者术后恢复情况。

3.定期门诊检查与取药

无切口感染的患者出院 2 周后复查,此后若无不适症状或体征,无须特殊处理。有切口感染的患者则需视伤口情况而定,每 1～2 天换药查看伤口并换药,直至伤口愈合;以后无不适症状或体征,无须特殊处理。抗生素不宜长期服用。

4.出院后应当注意的问题

①多下床活动预防术后发生粘连性肠梗阻。②术后 3 个月内避免过度劳累或重体力劳动。③若术后尚未拆线便康复出院的患者,需在术后第 5～7 天查看伤口后拆线。④对于类癌和假性黏液性瘤等恶性阑尾肿瘤,术后需要进行化疗及放疗。

【预后评估】

阑尾黏液囊肿为良性病变,预后良好,术后一般无须特殊处理。阑尾假性黏液瘤属于真性肿瘤,术中注意避免腹腔种植,预后一般较好;阑尾类癌的 5 年生存率可达 90 9/6 以上;阑尾腺癌行阑尾切除术者,5 年生存率仅 20 9/6,而行右半结肠切除术者,5 年生存率可达 65%,远高于仅行阑尾切除术。总之,阑尾肿瘤在术前难以明确肿瘤性质,多在术中或术后病理报告后才能明确诊断,因此术后病理诊断以及其后的二期手术对于阑尾肿瘤患者的预后极其重要。

第八章　结、直肠及肛管疾病

第一节　结肠癌

【概述】

结肠癌是胃肠道中常见的恶性肿瘤，以41～51岁发病率高。在我国近20年来尤其在大城市，发病率明显上升，且有结肠癌多于直肠癌的趋势。从病因看半数以上来自腺瘤癌变，从形态学上可见到增生、腺瘤及癌变各阶段以及相应的染色体改变。随分子生物学技术的发展，同时存在的分子事件基因表达亦渐被认识，从中明确癌的发生发展是一个多步骤、多阶段及多基因参与的遗传性疾病。

结肠癌病因虽未明确，但其相关的高危险因素渐被认识，如过多的动物脂肪及动物蛋白饮食，缺乏新鲜蔬菜及纤维素食品；缺乏适度的体力活动。遗传易感性在结肠癌的发病中也具有重要地位，如遗传性非息肉性结肠癌的错配修复基因突变携带的家族成员，应视为结肠癌的一组高危人群。有些病如家族性肠息肉病，已被公认为癌前期疾病；结肠腺瘤、溃疡性结肠炎以及结肠血吸虫病肉芽肿，与结肠癌的发生有较密切的关系。

【诊断步骤】

(一)病史采集要点

(1)有无排便习惯与粪便性状的改变，出现时间，血便量及性状。

(2)有无腹痛，有无腹部包块。

(3)有无肠梗阻表现。

(4)有无肠道腺瘤或息肉史，慢性便秘、慢性腹泻史，慢性阑尾炎史，精神创伤史和大肠癌家族史。

(二)体格检查要点

1.一般情况

发育、营养、贫血、黄疸、精神、体温、血压和脉搏。

2.专科检查

(1)腹部检查：是否有腹胀、肠型，是否有包块，包块的位置、大小、形状、质地、活动度，以及是否有压痛；有无肝大；移动性浊音是否阳性；肠鸣音如何、有无气过水声等。

(2)直肠指检：是否触及直肠前凹肿块、直肠肿瘤，前列腺增生及其程度。

3.全身检查

不可忽视全身体格检查，应注意：

(1)是否有贫血、消瘦、黄疸、浮肿、恶病质，有无锁骨上淋巴结肿大。

(2)心肺检查有无异常。

(三)辅助检查要点

1.实验室检查

(1)三大常规：由于慢性失血、癌肿溃烂、感染、毒素吸收等患者可出现贫血、白细胞升高、血便等；侵犯泌尿系统可出现血尿。

(2)血生化、血气分析、肝功能若伴有肠梗阻时，可出现水、电解质及酸碱平衡紊乱；老年人了解肺功能情况；晚期可出现黄疸、低蛋白血症。

(3)肿瘤标志物：血清癌胚抗原(CEA)值约60％的结肠癌患者高于正常，但特异性不高；用于术后判断预后和复发，有一定帮助。

2.X线检查

(1)腹平片：了解有无肠梗阻表现；有无腹部软组织包块影。

(2)全胸片：可发现老年慢性支气管炎、肺气肿等改变；有无肺部转移结节。

3.心电图、肺功能检查

了解心肺功能情况。

(四)进一步检查项目

1.钡剂灌肠或气钡双重对比造影

了解肿瘤部位、性状、有无梗阻、单发还是多发。

2.纤维结肠镜检查

不但可直视下发现肿瘤，还可行活检确诊。

3.超声、CT检查

可了解腹部肿块及其与周围组织器官的关系，发现肿大淋巴结及有无肝内转移。

【诊断对策】

(一)诊断要点

1.病史

结肠癌早期常无特殊症状，详尽询问病史，确切了解发病全过程、治疗史、治疗结果及相关病史如家族史等。

2.临床表现

由于癌肿病理类型和部位的不同，临床表现也有区别。一般右侧结肠癌以全身症状、贫血、腹部包块为主要表现，左侧结肠癌是以肠梗阻、便秘、腹泻、便血等症状为显著。

3.辅助检查

钡剂灌肠、结肠镜、B超、CT均可提供诊断依据。

4.手术

可为确诊提供证据。

(二)临床类型

1.右侧结肠癌

右侧结肠在解剖上具有腔大、壁薄的特征；右侧结肠内的内容物多呈液状。从病理上看右侧结肠以隆起型病变为多见，此类病变恶性程度低，发展缓慢，癌肿向肠腔内发展可生长成较大,易导致肿瘤远端缺血、坏死、溃破、出血和继发感染。临床上常表现为原因不明的贫血、乏力、疲劳、食欲减退、消瘦、消化不良、发热等症状。患者并无肠道症状,偶有腹部隐痛不适。由于早期这些症状缺乏特异性,常不引起患者的注意,而诊治医师亦常不易想到本病的可能,但此时粪便隐血试验多呈阳性,后期在 $60\%\sim70\%$ 患者中右侧腹部可扪及一质硬肿块,这是提示右侧结肠癌可能的一个征象,可惜已不是早期征象。

2.左侧结肠癌

左侧结肠腔较细,肠腔内容物多呈半固体状,而左侧结肠癌以浸润型多见,易导致肠腔狭窄和梗阻。早期临床上可表现为排便习惯改变,可出现腹泻、便秘或腹泻与便秘交替,但严格地说多数患者是便频,不是真正的腹泻,可有黏液血便或便血,血液与粪便相混,多呈暗红色或紫褐色,发生大出血者罕见。当肠腔变细,癌肿浸润浆膜层时,患者常有左侧腹部或下腹部隐痛,并随着肠腔狭窄的发展出现进行性便秘,排便困难,腹胀以及最后发生梗阻。

(三)鉴别诊断要点

结肠癌需与结肠其他肿瘤鉴别

1.恶性淋巴瘤

是除癌肿外结肠中最常见的恶性肿瘤。可以是全身性淋巴瘤的一部分,也可以是原发性,以盲肠为多见。形态学上可表现为息肉型、溃疡型、肿块型和浸润型。肿瘤在细胞类型上以混合型居多,少数可表现为单纯性网状细胞肉瘤和淋巴细胞肉瘤。弥漫性淋巴瘤性息肉病则属罕见,非霍奇金淋巴瘤和 Kaposi 肉瘤则是两种与 AIDS 病相关的癌。Kaposi 肉瘤可无肠道或全身症状,临床上这些患者主要表现为腹痛、乏力、消瘦、腹块、排便习惯改变等。气钡灌肠双重对比造影和纤维结肠镜中极难与癌肿鉴别,诊断主要依靠活组织检查。

2.平滑肌瘤和平滑肌肉瘤

平滑肌瘤可向肠腔内生长,亦可向肠外生长,或双向发展形成哑铃状。不论何种生长方式,因其原发部位来自肠壁肌层,故肠腔黏膜完整,内镜可无异常,早期临床上可无症状,肿瘤较大时腹部可扪及肿块,偶因肠腔狭窄或肠套叠可出现腹痛,黏膜溃破后可出现消化道出血。

【治疗对策】

(一)治疗原则

以手术切除为主的综合治疗。

(二)术前准备

1.患者心理准备

精神上鼓励患者,使其明确手术与各种治疗措施的必要性,去除恐惧心理,树立战胜疾病的信心和对医生的信任,更好地配合治疗。

2.注意纠正水、电解质和酸碱平衡紊乱

尤其是伴有肠梗阻症状时;控制血糖,纠正贫血、营养不良等;注意心、肺、肝、肾功能和凝血机制。

3.肠道准备

包括机械性肠道清洁与抗生素准备两部分,一般于术前一天给予导泻及口服抗生素,伴梗阻症状者须慎用导泻剂,可予灌肠行肠道清洁;现国内外也有主张不行肠道准备,尚需临床大

宗病例对照研究检验何优何劣。

(三)治疗方案

1.结肠癌根治性切除术

结肠癌根治性切除的范围应包括病变肠段及其系膜和供应血管及引流淋巴区。就癌肿本身而言,切除近远端各5～10cm肠管已经足够,无须切除过多的肠段,但为了清除系膜血管根部淋巴结,在结扎切断主要系膜血管后,其供应的肠段也就不得不随之切除。根据手术时的具体情况,可采用如下几种术式:

(1)右半结肠切除术:主要适用于盲肠、升结肠和结肠肝曲癌肿。切除范围应包括大网膜、15cm末端回肠、盲肠、升结肠、肝曲和右侧横结肠及其系膜血管和淋巴结。

(2)横结肠切除术:主要适用于横结肠中部癌肿。切除范围为全部大网膜、横结肠包括肝曲、脾曲及其系膜和淋巴结。

(3)左半结肠切除术:适用于结肠脾曲和降结肠癌肿。切除范围为全部大网膜、横结肠左半、脾曲和降结肠及其系膜和淋巴结。乙状结肠是否切除需视癌肿部位而定。

(4)乙状结肠切除术:适用于乙状结肠癌。切除范围包括乙状结肠及其系膜和淋巴结。

2.梗阻性结肠癌的手术治疗

癌肿导致梗阻是结肠癌最常见的一种并发症,也可以是一部分患者最早的临床表现或做出诊断时的状况。鉴于结肠梗阻形成一个闭锁肠袢,肠腔极度扩张,肠壁血运易发生障碍而导致缺血、坏死和穿孔。癌肿部位越近回盲瓣,闭锁肠袢越短,发生穿孔的危险性越大。因此对结肠梗阻患者宜取积极态度,在胃肠减压、补充血容量、纠正水电解质紊乱和酸碱平衡失调后,宜早期进行手术。盲肠癌如引起梗阻时,临床上常表现为低位小肠梗阻的征象。虽然发生坏死穿孔的危险性似乎较小,但梗阻趋向完全性,无自行缓解的可能,故亦以早期手术为宜。在手术处理上可遵循下列原则:(1)右侧结肠癌并发急性梗阻时应尽量争取做右半结肠切除一期吻合术。(2)对右侧结肠癌局部却已无法切除时,可选做末端回肠与横结肠侧侧吻合术。(3)盲肠造口术由于减压效果不佳,目前已基本被废弃。(4)左侧结肠癌引起的急性梗阻在条件许可时应尽量一期切除肿瘤。

有三种选择,一是结肠次全切除,回肠乙状结肠或回肠直肠吻合术;二是左半结肠切除,一期吻合、近端结肠行造口术,二期造口关闭;三是左半结肠切除,近远端结肠造口或近端造口,远端关闭,二期吻合。(5)对肿瘤已无法切除的左侧结肠癌可选做捷径手术或横结肠造口术。

3.结肠癌穿孔的处理

结肠癌并发穿孔大多发生在急性梗阻后,少数亦可发生在癌肿穿透肠壁后溃破。不论其发生的机制属于哪一种都是极其严重的临床情况,急性梗阻时发生的穿孔大多发生在盲肠,由于肠腔内压力过高导致局部肠壁缺血、坏死而穿孔。此时将有大量粪性肠内容物进入腹腔,产生弥漫性腹膜炎,并迅速出现中毒性休克。因此感染和中毒将成为威胁患者生命的两大因素。至于癌肿溃破性穿孔则除粪汁污染腹腔外,尚有大量癌细胞的腹腔播散、种植、因此,即使闯过感染和中毒关,预后仍然不佳。在处理上首先强调一旦明确诊断即应急诊手术,同时加强全身支持和抗生素治疗。手术原则为不论哪一类穿孔,都应争取一期切除癌肿,右侧结肠癌引起的穿孔者可一期吻合,左侧结肠癌并发穿孔者切除后,宜近侧端造口。对癌肿溃破而不做切除的病例,结肠造口宜尽量选在肿瘤近端,并清除造口远端肠腔内粪汁,以免术后粪汁随肠蠕动不断进入腹腔。

4.肝转移的同步切除

在切除结肠原发灶的同时切除肝转移灶是合理的。若在原发结肠切除时发现有限的肝转移灶,则应尽量在结肠切除的同时行肝转移灶切除。遇到以下几种情况可进行转移灶切除:

(1)结肠切除术中最少的失血或污染;

(2)患者情况允许实施联合切除;

(3)可以完整切除且肿瘤距离切缘至少 1cm;

(4)切口适宜肝切除;

(5)术者可很方便地实施肝脏手术。为确保切除后的肝脏没有残余病灶存在,切除前应对转移范围进行评估。多种回顾性研究表明:这种同时性病灶切除是安全的,且 5 年生存率可达 25%～40%;做广泛的切除并不意味着有任何益处。

5.结肠癌的辅助治疗

(1)化疗:已证明术后全身的辅助化疗对于第Ⅲ期结肠癌患者是有益的,对某些高危Ⅱ期患者可能有益。结肠癌治疗的失败最常发生于肝脏、腹膜腔及其他多发远处转移。真正的局部治疗失败是很罕见的,因为在腹腔内切除足够范围的肠管并不困难。因此,全身化疗对于切除的结肠癌来说是主要的辅助治疗手段。

(2)免疫治疗:对于结肠癌免疫治疗的价值尚未确定,其使用仅建议在临床试验中进行。

(3)放射治疗:结肠癌放射疗法的作用是有限的。放疗对于腹部脏器的潜在损伤限制了它在结肠癌治疗中的应用。尚未证明放疗是辅助治疗结肠癌的有效方法;尽管放疗已被选择性应用于有肿瘤破溃及阳性切缘的患者,但应用于全腹治疗的可行性仍待临床试验的证明。

【术后观察及处理】

(一)一般处理

(1)术后当日吸氧,取仰卧位,密切观察血压、脉搏、呼吸和体温,待血压、脉搏平稳 24 小时后改半坐卧位。

(2)术后禁食、静脉补液;根据具体情况选择是否胃肠减压;肛门排气后可逐渐恢复饮食。

(3)术后喷喉,促进痰液排出,鼓励患者早期下床活动,预防肺部感染。

(4)早期拔尿管,一般术后 24 小时可拔除。

(5)视术中腹腔污染程度预防使用抗生素。

(6)伤口疼痛于术后 48 小时内最剧烈,可给予适量镇痛剂。

(二)并发症的观察及处理

1.切口感染

术后注意观察伤口情况,若术中污染严重应适当延长预防性使用抗生素时间。发现感染表现应及时处理,若未化脓,可予酒精湿敷;若已化脓,应敞开引流、换药。

2.吻合口瘘

多发生在术后一周左右,主要表现为局部腹膜炎和发热等全身症状,由于右侧的结肠内容物呈液糊状态且富含消化酶,故发生吻合口瘘后其漏出物直接进入腹腔后,患者的腹膜炎症状及全身症状均较严重。对于全身情况严重者,可行吻合口外置;若腹腔内污染不重,全身情况尚可耐受者,可暂行腹腔引流,引流时须保持引流管通畅,若无效可考虑重做吻合或同时做回肠造口。

3.机械性肠梗阻

多与腹腔内感染或小肠与切口缝合部发生粘连以及腹部手术后内疝形成有关。前者一旦发生,先行非手术治疗,无效时则需行粘连松解术。内疝形成者应尽早再次手术解除压迫。

4.输尿管损伤

术中如损伤了输尿管的血运,术后易发生坏死、穿孔。若术中即发现损伤,则应行缝合或吻合,并放置输尿管支架;若在 24 小时后始发现损伤时,因合并炎症、水肿,修补常失败。可先行暂时性肾盂造瘘术,并引流外渗尿液,待 2～3 个月后再做修复术。

5.吻合口狭窄

轻度狭窄不用处理,因粪便有扩张作用,可自行缓解;重度狭窄,则必须手术治疗。

【疗效判断及处理】

结肠癌的预后较好,经根治手术治疗后,Dukes A、B 及 C 期的 5 年生存率约分别可达80%、65％及 30%。合并肝转移行同时性肝转移灶切除 5 年生存率可达 25～40%。结肠癌治疗的失败最常发生于肝脏、腹膜腔及其他多发远处转移。真正的局部治疗失败是很罕见的。若转移灶可手术切除则尽量手术切除,不能切除者可选择化疗或介入治疗,如肝转移灶的射频消融等。

【出院后随访】

(1)视具体情况决定是否化疗,建议术后 4～5 周内开始化疗。

(2)定期随诊,复查血常规、CEA、胸片、腹部 B 超或 CT、结肠镜等了解术后恢复及有无复发转移。

第二节　直肠癌

【概述】

直肠癌包括齿状线至乙状结肠直肠交界之间的癌,是消化道最常见的恶性肿瘤之一。我国直肠癌具有以下特点:①腹膜返折平面以下的低位直肠癌占大多数;②直肠癌以溃疡型病变居多;③青年人(<30 岁)直肠癌的发病率远较国外多见。由于直肠癌位置较低,易被直肠指诊及乙状结肠镜检查发现,容易诊断;但由于其深入盆腔,手术困难,不如结肠癌易得到彻底根治,术后局部复发率高。中、下段癌与肛管括约肌接近,不易保留肛门,也是手术上一难题。由于消化道吻合器的应用,使许多原来需要做肠造口的直肠癌患者免去了人工肛门的苦恼,提高了患者的生活质量。

直肠癌的发病原因尚不清楚,其可能的相关因素包括:饮食及致癌物质,直肠慢性炎症。遗传易感性,以及癌前期病变如家族性肠息肉病、直肠腺瘤,尤其是绒毛状腺瘤。

直肠癌可以在一个肿瘤中出现两种或两种以上的组织类型,且分化程度并非完全一致。

扩散及转移途径包括直接浸润、淋巴转移、血行转移和种植转移。

【诊断步骤】

(一)病史采集要点

(1)有无直肠刺激症状,如便意频繁、排便习惯改变、便前肛门有下坠感、里急后重、排便不尽感,晚期有下腹痛。

(2)有无肠腔狭窄症状,如大便变形、变细,当造成肠管部分梗阻后,有腹痛、腹胀、肠鸣音亢进等肠梗阻表现。

(3)有无癌肿破溃感染症状,如大便表面带血及黏液,甚至脓血便。

(4)有无局部浸润表现,如侵犯前列腺、膀胱,可出现尿频、尿痛、血尿;侵犯骶前神经可出现骶尾部剧烈持续疼痛。

(5)有无远处转移表现,如肝转移可有腹水、肝大、黄疸;肺转移可有咳嗽、胸痛、咯血等。

(6)有无肠道腺瘤或息肉史、大肠癌家族史。

(二)体格检查要点

1.一般情况

发育、营养、贫血、黄疸、精神、体温、血压和脉搏。

2.专科检查

(1)腹部检查:是否有腹胀、肠型,是否有包块,包块的位置、大小、形状、质地、活动度,以及是否有压痛;有无肝大;移动性浊音是否阳性;肠鸣音如何、有无气过水声等。

(2)直肠指检:是否触及直肠肿瘤、癌肿部位、距肛缘距离、癌肿的大小、范围、固定程度、与周围脏器的关系;直肠前凹有无结节;前列腺增生及其程度。

(3)已婚女性患者应行阴道及双合诊检查。

3.全身检查

不可忽视全身体格检查,应注意:

(1)是否有贫血、消瘦、黄疸、浮肿、恶病质,有无腹股沟淋巴结肿大。

(2)心肺检查有无异常。

(三)辅助检查要点

1.实验室检查

(1)三大常规:由于慢性失血、癌肿溃烂、感染、毒素吸收等患者可出现贫血、白细胞升高、血便等;侵犯泌尿系统可出现血尿。

(2)血生化、血气分析、肝功能若伴有肠梗阻时,可出现水、电解质及酸碱平衡紊乱;老年人了解肺功能情况;晚期可出现黄疸、低蛋白血症。

(3)肿瘤标志物:血清癌胚抗原(CEA)作为早期直肠癌的诊断尚缺乏价值,主要用于术后判断预后和复发。

2.X线检查

(1)腹平片:了解有无肠梗阻表现;有无腹部软组织包块影。

(2)全胸片:可发现老年慢性支气管炎、肺气肿等改变;有无肺部转移结节。

3.心电图、肺功能检查

了解心肺功能情况。

(四)进一步检查项目

1.钡剂灌肠或气钡双重对比造影

了解肿瘤部位、性状、有无梗阻、单发还是多发，有无并发结肠病变。

2.肛门镜、纤维结肠镜检查

不但可直视下发现肿瘤，还可行活检确诊；明确有无多发瘤。

3.超声、CT、MRI检查

可了解腹部肿块及其与周围组织器官的关系，发现肿大淋巴结及有无肝内转移。

4.直肠内超声

对判断直肠癌的浸润深度很有价值，对手术方式的选择很有帮助。

5.其他

男性患者必要时应行膀胱镜检查。

【诊断对策】

(一)诊断要点

1.病史

结肠癌早期出现便血、大便习惯改变常被患者及医生忽视，详尽询问病史，确切了解发病全过程、治疗史、治疗结果及相关病史如家族史等。

2.临床表现

直肠癌早期无明显症状，癌肿破溃形成溃疡或感染时才出现症状；直肠指检是诊断直肠癌的最重要的方法，中国人近 75% 为低位直肠癌，能在直肠指检时触及。

3.辅助检查

钡剂灌肠、肛门镜、结肠镜、B 超、CT、MRI、直肠内超声均可提供诊断依据。

4.其他

手术可为确诊提供证据。

(二)临床类型

从外科治疗的角度，临床上将直肠癌分为低位直肠癌(距齿状线 5cm 以内)；中位直肠癌(距齿状线 5~10cm)；高位直肠癌(距齿状线 10cm 以上)。这种分类对直肠癌根治手术方式的选择有重要的参考价值。

(三)鉴别诊断要点

结肠癌需与下列疾病鉴别：

1.内痔

临床上常将直肠癌误诊为内痔而延误治疗，主要原因是凭症状及大便化验而诊断，未进行肛门指检和直肠镜检查。直肠癌在直肠指检时可扪及高低不平的硬块；而痔为暗红色圆形柔软的血管团。

2.直肠息肉

直肠息肉可并发出血，直肠癌误诊的主要原因也是未行肛门指检。息肉为圆形、实质性、多数有带蒂、可活动。可疑时可行肠镜检查。

3.肠炎、痢疾

有大便性状、频次改变,可有里急后重等症状,误诊原因为仅凭症状及大便化验而诊断,未行肛门指检。可疑时可行肠镜检查。

【治疗对策】

(一)治疗原则

以手术切除为主的综合治疗。

(二)术前准备

1.患者心理准备

精神上鼓励患者,使其明确手术与各种治疗措施的必要性,去除恐惧心理,树立战胜疾病的信心和对医生的信任,更好地配合治疗;特别是需要行人工肛门时更要解除患者的心理负担。

2.注意纠正水、电解质和酸碱平衡紊乱

尤其是伴有肠梗阻症状时;控制血糖,纠正贫血、营养不良等;注意心、肺、肝、肾功能和凝血机制。

3.肠道准备

包括机械性肠道清洁与抗生素准备两部分,一般于术前一天给予导泻及口服抗生素,伴梗阻症状者须慎用导泻剂,可予灌肠行肠道清洁;现国内外也有主张不行肠道准备,尚需临床大宗病例对照研究检验何优何劣。

(三)治疗方案

手术切除仍然是直肠癌的主要治疗方法。术前的放疗和化疗可一定程度地提高手术疗效。凡能切除的直肠癌如无手术禁忌证,都应尽早施行直肠癌根治术,如不能进行根治性切除时,亦应进行姑息性切除,使症状得到缓解。如伴发能切除的肝转移癌应同时切除肝转移癌。

1.直肠癌根治性切除术

手术方式的选择根据癌肿所在部位、大小、活动度、细胞分化程度以及术前的排便控制能力等因素综合判断。可采用如下几种术式:

(1)局部切除术:直肠癌局部切除是有选择性治疗淋巴结转移可能性很小的直肠癌患者合适的替代方法,这取决于肿瘤浸润的深度(T 分期)、分化程度和淋巴血管的受侵情况。与经腹会阴切除的比较研究支持对 T1 期、分化好、直径小于 3cm、肿瘤占肠壁周径小于 40% 的直肠癌行根治性经肛局部切除。手术方式主要有:①经肛局部切除术;②骶后径路局部切除术。

(2)经腹会阴联合直肠癌根治术(Miles 手术):原则上适用于腹膜返折以下的直肠癌。切除范围包括乙状结肠远端、全部直肠、肠系膜下动脉及其区域淋巴结、全直肠系膜、肛提肌、坐骨直肠窝内脂肪、肛管及肛门周围约 3~5cm 的皮肤、皮下组织及全部肛门括约肌,于左下腹行永久性乙状结肠单腔造口。

(3)经腹直肠癌根治术(直肠低位前切除术,Dixon 手术):是目前应用最多的直肠癌根治术,适用于距齿状线 5cm 以上的直肠癌,亦有更近距离直肠癌行该术式的报道。但原则上是以根治切除为前提,要求远端切缘距肿瘤下缘 2cm 以上。吻合器的使用及改进大大扩大了该术式的适应范围。由于吻合口位于齿状线附近,在术后的一段时期内患者出现便次增多,排便控制功能较差。近年来有人采用 J 形结肠袋与直肠下段或肛管吻合,近期内可以改善控便功能,减少排便次数。

（4）经腹直肠癌切除、近端造口、远端封闭手术（Hartmann 手术）:适用于因全身情况很差,不能耐受 Miles 手术的患者。

2.梗阻性直肠癌的手术治疗

癌肿导致梗阻是直肠癌最常见的一种并发症。鉴于结肠梗阻形成一个闭锁肠袢,肠腔极度扩张,肠壁血运易发生障碍而导致缺血、坏死和穿孔。因此对梗阻患者宜取积极态度,在胃肠减压,补充血容量、纠正水电解质紊乱和酸碱平衡失调后,宜早期进行手术。在条件许可时应尽量一期切除肿瘤。有三种选择,一是行根治性 Miles 或 Dixon 手术;二是行 Dixon 手术,近端结肠失功性造口术,二期造口关闭;三是 Hartmann 手术,二期吻合。对肿瘤已无法切除的直肠癌可选作近端结肠造口术,一般选择乙状结肠造口。

3.直肠癌并穿孔

直肠癌穿孔的治疗就是切除病灶、大量的腹腔冲洗、盆腔引流和乙状结肠端式造口。直肠癌并发穿孔大多发生在急性梗阻后,少数亦可发生在癌肿穿透肠壁后溃破。不论其发生的机制属于哪一种都是极其严重的临床情况。急性梗阻时发生的穿孔大多发生在盲肠,由于肠腔内压力过高导致局部肠壁缺血、坏死而穿孔。此时将有大量粪性肠内容物进入腹腔,产生弥漫性腹膜炎,并迅速出现中毒性休克。因此感染和中毒将成为威胁患者生命的两大因素。至于癌肿溃破性穿孔则除粪汁污染腹腔（返折以上）或直肠周围间隙（返折以下）,尚有大量癌细胞的腹腔或局部播散、种植。因此,即使闯过感染和中毒关,预后仍然不佳。在处理上首先强调一旦明确诊断即应急诊手术,同时加强全身支持和抗生素治疗。手术原则为不论哪一类穿孔,都应争取一期切除癌肿。对癌肿溃破而不作切除的病例,行结肠造口并溃破处周围引流。

4.肝转移的同步切除

在切除直肠原发灶的同时切除肝转移灶是合理的。若在原发直肠癌切除时发现有限的肝转移灶,则应尽量在直肠癌切除的同时行肝转移灶切除。遇到以下几种情况可进行转移灶切除:（1）直肠切除术中最少的失血或污染;（2）患者情况允许实施联合切除;（3）可以完整切除且肿瘤距离切缘至少 1cm;（4）切口适宜肝切除;（5）术者可很方便地实施肝脏手术。为确保切除后的肝脏没有残余病灶存在,切除前应对转移范围进行评估。多种回顾性研究表明:这种同时Ｉ生病灶切除是安全的,且 5 年生存率可达 25％～40％;做广泛的切除并不意味着有任何益处。

5.直肠癌的辅助治疗

Ⅱ期和Ⅲ期直肠癌患者应给予辅助放化疗。Ⅱ期和Ⅲ期直肠癌患者应予辅助或新辅助化疗和盆腔放疗,多项研究显示这些患者如单独行手术治疗,局部复发和远处转移的危险性很高。文献报道术前和术后辅助治疗能改善其生存率。术后辅助治疗是局部进展期可切除直肠癌的治疗标准。初步研究验证了术后单独放疗可作为辅助治疗。结直肠癌协作组 Meat 分析比较了手术加术后放疗和单独手术治疗两组患者的疗效,表明术后放疗降低局部复发率近1/3,但总的生存率未改变,第 2 项 Meta 分析共分析了 8 项研究,也报道了同样的结果。

几项随机对照研究进行了术后单独化疗的应用研究。GITSG 7175 比较了术后辅助化疗和单独直肠癌切除手术,应用化疗没有明显改善无癌生存率。NSABP R-01 研究包括 555 例患者,比较术后化疗和单纯手术或术后单纯放疗的效果,发现应用化疗能显著改善患者的无瘤生存率和总的生存率。这些研究和日本研究的 Meta 分析认为,化疗能明显改善患者的生存率,但局部复发与之比较没有差异。第 2 项 Meta 分析包括了 3 项随机研究,共 4960 例结直肠癌患者,比较了术后辅助口服氟尿嘧啶(5-Fu)、替加氟和卡莫氟化疗与单纯手术的疗效,在一组 2 310 例直肠癌患者中,接受术后辅助口服化疗的患者改善了病死率和无瘤生存率。最后,sakmoLo 和同事进行的一项 Meta 分析包括 3 项研究,比较了术后口服卡莫氟和单纯手术两组患者的疗效,证明术后辅助口服化疗对改善 Duakes C 期直肠癌患者的无瘤生存率和总生存率有明显效果。

NSABP R-02 研究对 694 例Ⅱ期和Ⅲ期患者进行随机分组,一组接受术后单纯化疗,一组接受术后化疗加放疗,尽管增加放疗没有改善无瘤生存率和总的生存率,但能减少局部区域性复发。因为单纯化疗不能减少局部复发,所以化疗的单纯应用不是直肠癌的标准治疗。两项研究比较了术后综合放化疗和单纯手术治疗Ⅱ期和Ⅲ期直肠癌,单纯手术组的局部复发率分别为 20% 和 30%,表明术后综合放化疗显著减少了局部复发率,改善了总的生存率。Krook 等将 204 例高危直肠癌患者随机分组,一组接受术后单纯放疗,一组接受综合放化疗,综合放化疗组的复发率低,因癌死亡和其他原因死亡率也显著降低。术后辅助治疗会引起明显的并发症,在丹麦、荷兰和 MRC 术后辅助治疗研究中,20% 以上的患者因并发症或拒绝不能完成治疗,而且术后综合放化疗会损害患者的一些器官功能。两项 NSABP 研究中发现,患者会出现严重腹泻,特别是前切除的患者。其他急性不良反应包括膀胱炎、皮肤反应和疲劳。Ooi 等强调了急性和慢性不良反应,包括放射性肠炎、小肠梗阻和直肠狭窄。

术前或新辅助治疗是替代术后辅助治疗的有效方法,在理论上和实践上有很多优点。术前给予短疗程放疗(2500cGy,5d)或长疗程放疗(5040cGy,42d)加化疗。3 项 Meta 分析比较了术前辅助放疗和单纯手术治疗可切除直肠癌,其中两项分析发现,总的死亡率明显下降;将 3 项 Meta 分析综合起来,术前辅助放疗与单纯手术相比,局部复发率减少近 50%,生存率增加 15%,局部复发绝对减少 8.6%,5 年死亡率减少 3.5%。尽管术前单纯辅助放疗对局部复发有明显的效果,但在改善生存率方面没有术后放化疗效果好。因此,如果术前应用短疗程放疗,术后应追加化疗,至少是三期病变。

Meta 分析包含的很多研究报道,单纯手术组的局部复发率要远高于 1ME 手术。问题是完成理想的手术后是否需要辅助治疗。一项近期的随机试验比较了实施 TME 手术结合术前 5d 短疗程放疗和单纯行 1ME 手术者,表明术前放疗能降低理想手术后的局部复发率,平均随访 2 年患者总生存率比较没有显著差异。但术前放疗对周边切缘阳性的一组患者没有益处。尽管对降低局部复发率有一定效果,但不能改善生存率,还需更多成熟的随访数据。一项随机研究比较了短疗程的术前放疗和有选择的术后放疗治疗Ⅱ期和Ⅲ期患者,术前放疗组的局部复发率明显低于术后放疗组(u% vs 22%)。术前放疗组的并发症发生率也低于术后放疗组,可能是由于高危患者接受高剂量的术后放疗所致。

几项成熟的研究比较了术前和术后的放化疗疗效。CAO/ARO/AIO-94 研究比较了术前和术后综合放化疗,共 800 多例。早期结果发现,术后并发症发生率或急性毒性反应两组间没有差异,但术前放化疗组的保肛率较高。最近的研究结果显示,术前放化疗能显著降低局部复发率。另外,低位直肠癌患者术前放化疗后出现吻合口狭窄者少,能更好地保留肛门。波兰结直肠协作组最近完成了一项研究,比较了 TME 手术前辅助长疗程放疗(50.4Gy)加化疗(5-FU/LV)和术前短疗程放疗(5d 内 25Gy)早期结果显示,术前长疗程综合放化疗急性毒性反应更常见且严重。术前综合放化疗能明显缩小肿瘤,但保肛率与术前短疗程放疗者比较没有差异。NSABPR03 研究也比较了术前和术后的综合放化疗,化疗方案可能会延迟手术 7 个月。证据表明,术前综合放化疗的患者能达到局部降期,肿瘤病理完全反应率 8%。早期结果认为,接受术前放化疗的大量患者施行了保肛手术,但患者的毒性反应重。这 3 项研究还将有更多成熟的数据。

【术后观察及处理】

一、腹会阴联合直肠癌根治术

(一)一般处理

(1)手术较大,失血较多,术后应严密观察生命体征,注意有无休克的发生和电解质的失调,维持稳定的血压和尿量,必要时可以输血。

(2)平卧 5 天以上,因盆底空虚,过早坐位,内脏下移,对盆底腹膜压力增大,易引起盆疝。

(3)持续胃肠减压待肠蠕动恢复后,拔除胃管,并逐步恢复饮食。

(4)预防使用抗生素,一般不超过 24 小时,若术中腹腔污染严重可适当延长使用抗生素时间。

(5)术后应留置尿管 5 天以上,拔管前先夹闭 1～2 天,每 4 小时开放一次,以恢复膀胱的排尿功能。

(6)盆腔引流管引流 3～5 天,连续 48 小时无吸出液即可拔除引流管。

(7)会阴部切口术后要更换外层已经渗透的敷料,如果切口愈合良好,术后 14 天可以拆除缝线。

(8)严密观察造口,及时发现和处理并发症,如出血、坏死、内陷、狭窄等;培训患者及家属人工肛护理,更换人工肛袋等。

(二)并发症的观察及处理

1.术后出血

多由于术中止血不彻底或结扎线滑脱所致,骶前静脉丛损伤的病例更易发生。出血量少时可予止血药、输注新鲜血浆、输血等保守治疗,出血量大时,须行手术止血。

2.切口感染

术后注意观察伤口情况,若术中污染严重应适当延长预防性抗生素时间。发现感染表现应及时处理,若未化脓,可予酒精湿敷;若已化脓,应敞开引流、换药。

3.会阴部创口延迟愈合

创面感染、缝线等异物残留以及引流不畅是其主要原因。因此术中应尽量用电刀止血,减少异物存留。经过换药创口不愈且窦道较深者,可进行适当的清创,除去坏死组织、异物和不健康的肉芽组织。残留较多的癌组织,也可以引起癌性窦道,经久不愈。

4.尿潴留

排尿功能障碍是 Miles 术后最常见的并发症之一,据统计发生率达 50% 左右,只是潴留的程度不一,排尿功能障碍的发生除了与术中损伤膀胱肌层及供应它的神经纤维、盆腔神经丛的损伤外,尚有直肠切除后,盆腔脏器向后移位有关。此外,年老体弱及前列腺肥大亦是排尿功能障碍的因素。一旦出现尿潴留,应测定残余尿量,如果超过 50ml,应留置导尿管并进行膀胱功能恢复的训练,多数患者在术后 2～4 周内可自行恢复排尿功能。

5.性功能障碍

性功能障碍是 Miles 术后一个主要并发症,其发生率在 50%～100%,包括阳痿、勃起不全和射精功能障碍。性功能障碍导致直肠癌术后患者生活质量的降低。盆腔自主神经的保护术在临床上的应用,降低了性功能障碍的发生。盆腔神经丛的损伤导致了术后患者出现勃起功能不全或阳痿。下腹下神经亦称射精神经,神经的损伤和盆丛副交感神经的损伤引起患者射精量减少或射精不能。神经损伤是无法恢复的,减少性功能障碍的发生,关键在于预防,术者要熟悉盆腔神经的解剖走行,神经显露后要加以保护,尽可能避免损伤。

6.急性肠梗阻

常见原因有:①造口肠祥与侧腹膜封闭不完善或未封闭,引起内疝;②盆底腹膜缝合处裂开,小肠脱出;③小肠粘连。如果发生可先予保守治疗,一旦发生腹膜炎体征应行手术治疗。盆底、腹膜裂开形成内疝常常引起严重的后果,往往需急诊手术探查。

7.输尿管损伤

术中如损伤了输尿管的血运,术后易发生坏死、穿孔。若术中即发现损伤,则应行缝合或吻合,并放置输尿管支架;若在 24 小时后始发现损伤时,因合并炎症、水肿,修补常失败。可先作暂时性肾盂造瘘术,并引流外渗尿液,待 2～3 个月后再做修复术。

8.结肠造口的并发症

术后一周内应每天观察人工肛门有无坏死和内陷,其后应注意排便是否通畅,排便时有无疼痛、便秘或腹泻,黏膜有无水肿、出血及脱出等。排便不畅及排便时疼痛,可能为人工肛门狭窄,应每天用戴有胶皮指套的食指进行扩张,每次 20 分钟左右。如有便秘,可向人工肛门内注入甘油 20ml。对黏膜水肿、出血或脱出,可用 5% 或 10% 高渗温盐水纱布湿敷。如出现皮炎,可用氧化锌油膏涂擦局部并覆盖凡士林纱布。

二、经腹直肠癌切除术(直肠低位前切除术或 Dixon 手术)

(一)一般处理

(1)术后当日吸氧,取仰卧位,密切观察血压、脉搏、呼吸和体温,待血压、脉搏平稳 24 小时后改半卧位;若直肠癌位置较低,考虑盆底腹膜疝的可能可延长平卧时间 4～5 天。

(2)术后禁食、静脉补液,维持水电解质平衡;根据具体情况选择是否胃肠减压;肛门排气后可逐渐恢复饮食。

(3)术后喷喉,促进痰液排出,鼓励患者早期下床活动,预防肺部感染。

(4)早期拔尿管,一般术后 24 小时可拔除;若直肠癌位置较低,考虑盆底腹膜疝的可能可延长至术后 4～5 天。

(5)视术中腹腔污染程度预防使用抗生素。

（6）伤口疼痛于术后 48 小时内最剧烈，可给予适量镇痛剂；也可留置硬脊膜外腔置管持续镇痛。

（7）盆腔引流管根据具体情况尽早拔除，一般日引流量小于 30ml 可拔除，但若担心吻合口瘘，则需待进食排便后再拔。

（8）术后便频和便稀者，可口服止泻剂，如复方地芬诺酯、洛哌丁胺等，同时可给予肠道活菌制剂。

（二）并发症的观察及处理

1.切口感染

术后注意观察伤口情况，若术中污染严重应适当延长预防性抗生素时间。发现感染表现应及时处理，若未化脓，可予酒精湿敷；若已化脓，应敞开引流、换药。

2.吻合口瘘

吻合口瘘是直肠前切除的最主要并发症，发生率在 4％～25％之间，低位吻合术后瘘的发生率高于高位吻合术。吻合口瘘常见原因是吻合口血供不良，张力过大，吻合技术有缺陷及肠道准备欠佳和全身营养状况不良等。凡对吻合口有疑虑时，可行暂时性横结肠失功能造口，保证吻合口愈合。术后引流管出现粪样液体但无全身症状者，可给予保守治疗，包括抗生素的应用，营养支持及充分引流。如果出现明显的腹膜炎体征，则应行剖腹探查，腹腔引流及近端横结肠造口处理。

3.吻合口狭窄

吻合口狭窄是直肠癌低位前切除术后的另一并发症，其发生率约在 0～22％左右。常见原因包括应用的吻合器管径较细、吻合口瘘后的瘢痕收缩引起狭窄，以及吻合口内夹入周围的血管脂肪组织愈合后引起的狭窄。超低位吻合后，因肛管括约肌的收缩，亦可引起狭窄。吻合口狭窄如能早期发现，通过扩张治疗几乎均能治愈，如果就诊较晚，瘢痕狭窄较重，扩张治疗困难，可切开狭窄的瘢痕再行扩张治疗。

4.机械性肠梗阻

多与腹腔内感染或小肠与切口缝合部发生粘连以及腹部手术后内疝形成（盆底腹膜破裂）有关。前者一旦发生，先行非手术治疗，无效时则需做粘连松解术。内疝形成者应尽早再次手术解除压迫。

5.输尿管损伤

见腹会阴联合直肠癌根治术。

6.术后出血

见腹会阴联合直肠癌根治术。

7.排尿功能和性功能障碍

见腹会阴联合直肠癌根治术。

【疗效判断及处理】

接受根治性手术的直肠癌患者的预后，Dukes A 期的 5 年生存率为 90％以上，Dkues B 期的 5 年生存率为 60％～80％，DLtkes C 期为 20％～50％。而 Dukes D 期患者的 5 年生存率不到 5％。合并肝转移行同时性肝转移灶切除 5 年生存率可达 25％～40％。直肠癌治疗的失败最常发生于肝脏、肺、腹膜腔及其他多发远隔转移及局部复发。若转移灶可手术切除则尽量手术切除,不能切除者可选择化疗或介入治疗,如肝转移灶的射频消融等;局部复发可根据情况选择化疗、放疗及手术的不同组合。

外科医师技术水平是与并发症、保肛率和局部复发有关的关键因素。Phillips 发现不同的外科医师报道的局部复发率小于 5%～15%。一项苏格兰研究认为,不同的外科医师行根治手术后的手术死亡率和 10 年生存率分别为 0～20% 和 20%～63%。适当的培训和外科手术量都是重要的因素。这些数据强调了直肠癌手术的技术因素和外科手术的标准化。

【出院后随访】

(1)视具体情况决定是否放化疗,建议术后 4～5 周内开始化疗。

(2)定期随诊,复查血常规、CEA、胸片、腹部 B 超或 CT、结肠镜等了解术后恢复及有无复发转移。

第三节 内、外痔

【概述】

痔是最常见和多发的肛肠良性疾病。痔是肛垫病理性肥大、移位及肛周皮下血管丛血流瘀滞或组织增生形成的团块。近年来,肛垫学说已被国内外多数学者所认同,是目前治疗痔的病理生理学基础。中华医学会外科学分会肛肠外科学组于 2004 年制定的《痔临床诊治指南(草案)》中将痔分为内痔、外痔和混合痔,内痔又分为 4 度。

内痔是肛垫的支持结构、血管丛及动静脉吻合发生的病理性改变和(或)异常。内痔的主要临床表现是出血和脱出,可并发血栓、嵌顿、绞窄及排便困难。内痔根据其症状的严重程度分为 4 度。Ⅰ度:便时带血、滴血,便后出血可自行停止;无痔脱出。Ⅱ度:常有便血或喷射状出血;排便时有痔脱出,便后可自行还纳。Ⅲ度:可有便血;排便或久站及咳嗽、劳累、负重时有痔脱出,需用手还纳。Ⅳ度:可有便血;痔持续脱出或还纳后易脱出。

外痔是齿状线远侧皮下血管丛扩张、血流瘀滞、血栓形成或组织增生。外痔主要临床表现为肛门部软组织团块,肛门不适、潮湿瘙痒、异物感,如发生血栓及炎症可有疼痛。

混合痔是内痔和相应部位的外痔血管丛的相互融合,主要临床表现是内痔和外痔的症状同时存在,严重时表现为环状痔脱出。

【诊断步骤】

(一)病史采集要点

1.排便时出血

内痔或混合痔最常见的症状是便时出血。其特点是无痛、血色鲜红、便时出现,可滴血。出血常为间歇性。出血量一般不大,但有时也可大量出血,严重者可导致贫血,便后出血多自行停止。

2.注意痔出血的诱因

便秘、粪便干硬、大便次数增多、饮酒及进食刺激性食物等为痔出血的常见诱因。

3.痔块脱出或肛门部软组织团块

内痔或混合痔发展到一定程度（Ⅱ度和Ⅲ度）即可脱出肛门外，应注意痔块脱出后能否自行回复或需用手回纳到肛门内，有无伴肛门疼痛。外痔主要临床表现为肛门部软组织团块，如发生血栓及炎症可有肛门疼痛。

4.肛门疼痛、排便困难

单纯性痔常无肛门疼痛症状。内痔或混合痔若因表浅黏膜或皮肤受损后感染或血栓形成而有疼痛感觉，但疼痛常与大便不尽感同时存在。内痔或混合痔脱出嵌顿时也可出现肛门疼痛，甚至是剧痛。局部疼痛是血栓性外痔的特点，排便、坐、走、咳嗽等均能加重疼痛而坐立不安、不敢排便。

5.肛周瘙痒

由于痔块脱出及括约肌松弛，黏液流出肛门外而刺激周围皮肤，可引起瘙痒甚至皮肤湿疹。

6.其他

以往痔的治疗情况。

（二）体格检查要点

1.皮肤黏膜

注意有无皮肤黏膜苍白等贫血表现。

2.局部检查

肛门直肠指检和肛门镜检查是主要的检查方法。应先后按下列三部曲进行局部检查：

（1）肛门视诊：内痔除Ⅰ度外，Ⅱ度、Ⅲ度、Ⅳ度都可在肛门视诊下见到痔块，尚应观察有无肛周血污、瘙痒抓痕、湿疹、静脉曲张性外痔、血栓性外痔及皮赘等。血栓性外痔表现为肛周暗紫色长条圆形肿物，表面皮肤水肿、质硬、压痛明显。对有脱垂者，最好在蹲位排便后立即观察，此时痔块颜色、大小、数目、部位及有无出血、痔黏膜有无糜烂和溃疡清晰可见。

（2）肛门直肠指检：指检虽不能扪出痔块，对痔诊断意义不大，但可排除其他病变，如直肠癌、直肠息肉等，因此在做肛门镜检查前一定要做直肠指检。

（3）肛门镜检查：不仅可见到齿状线上下痔块的情况，还可观察到直肠黏膜有无充血、水肿、溃疡和肿块等。

3.全身检查

不可忽视全身体格检查，应注意：

（1）是否有肝硬化腹水。

（2）是否有妊娠及子宫增大，妊娠期容易发生内痔。

（3）有无前列腺肥大或尿道狭窄。

（4）有无合并直肠癌、直肠息肉、直肠脱垂。

（三）辅助检查要点

1.实验室检查

一般情况下无须做实验室检查，但当痔出血量大而急时可致贫血，做血常规检查可发现红细胞计数降低、血红蛋白下降。大便隐血试验是排除全消化道肿瘤的常用筛查手段。

2.电子肠镜检查

若患者年纪大伴有便血时,应做肠镜检查排除结直肠癌的可能性。

3.盆底功能检查指征

对有排便功能障碍或括约肌损伤的患者应行肛管直肠压力测定和盆底肌电图检查。

【诊断对策】

(一)诊断要点

1.病史

习惯性便秘、腹内压力增高、直肠下端和肛管的慢性感染、长期饮酒、喜食大量辛辣刺激性食物等可能是痔病发生的病因。因此,详尽询问病史,了解发病全过程、治疗史、治疗效果及相关病史是痔病诊断的重要内容。

2.临床表现

内痔或混合痔最常见的症状是便时出血,其特点是间歇性无痛、颜色鲜红、便时出现。同时注意是否伴痔块脱出。肛门视诊、肛门直肠指检和肛门镜检查是痔病主要的检查方法。

3.辅助检查

酌情做血常规、电子肠镜等检查。

(二)临床类型

中华医学会外科学分会肛肠外科学组于 2004 年制定的《痔临床诊治指南(草案)》中将痔分为内痔、外痔和混合痔,内痔又分为 4 度即Ⅰ度、Ⅱ度、Ⅲ度和Ⅳ度。

(三)鉴别诊断要点

(1)直肠癌:若不进行肛门直肠指检和肛门镜检,而单凭症状则容易误诊。

(2)肛裂:肛裂在便时与便后均有肛周剧烈疼痛,这与痔明显不同。检查时在肛管后正中部位见到裂口可肯定诊断。

(3)直肠息肉:息肉呈圆形、实质性、有蒂、可活动,肛门直肠指检和肛门镜检可相鉴别。

(4)直肠脱垂:易误诊为环状痔脱出,但直肠脱垂黏膜呈环形,表面平滑,括约肌松弛;而环状痔黏膜呈梅花瓣状,括约肌不松弛。

(5)溃疡性结肠炎、直肠炎有便血、便秘或排便次数增加等病史,直肠镜或结肠镜检查有助于诊断和鉴别诊断。

【治疗对策】

(一)痔的治疗原则

痔的治疗原则:①无症状的痔无须治疗;②有症状的痔重在消除、减轻其主要症状,而非根治;③以保守治疗为主;④遵循个体化治疗原则。解除痔的症状应视为治疗效果的标准。医生应根据患者情况、本人经验和设备条件采用相应的非手术或手术治疗。

(二)术前准备

(1)术前应做常规必要的物理和实验室检查,注意有无妊娠、门静脉高压症、腹腔内肿瘤或直肠癌,局部检查应注意括约肌功能有无异常、痔的局部情况及有无动脉搏动等。

(2)手术前一天低渣饮食并做好肠道准备,可以口服泻药或清洁洗肠。

(3)一般不主张术前预防性使用抗生素,但对体弱、高龄、肛管有炎症、手术创面较大及获得性免疫缺陷综合征和器官移植手术后的患者,建议预防性使用抗生素。

(4)备太宁栓或化痔栓等局部用药,以便手术结束时放置于肛管直肠内,可起到润滑和消炎双重作用。

(三)治疗方案

1.非手术治疗

(1)一般治疗:改善饮食,保持大便通畅,注意肛门会阴部清洁,热水坐浴等对各类痔的治疗都是必要的,可使局部血流疏通,防止继发感染。高膳食纤维饮食应作为痔的初期治疗。

(2)药物治疗:痔的药物治疗可用于任何痔患者,是Ⅰ、Ⅱ度内痔患者的首选疗法。中医中药辨证与辨病相结合,可促进创面愈合、改善痔急性发作,如出血、疼痛、水肿、瘙痒等。

1)局部药物治疗:中药常用药的成分主要有:五倍子、芒硝、冰片、明矾、大黄、黄连、黄芩、黄檗、苦参、三七、珍珠、荆芥、无花果叶等。含有黏膜保护和润滑成分的复方角菜酸脂栓或膏等对急性发作的内痔具有治疗作用。

2)全身药物治疗:中医主要根据患者的症状辨证论治。西药包括静脉增强剂、抗炎镇痛药。常用的静脉增强剂有:微粒化纯化的黄酮成分、草木樨流浸液片、银杏叶萃取物等,可减轻内痔急性期症状,但数种静脉增强剂合用无明显优越性;抗炎镇痛药能有效缓解内痔或血栓性外痔所导致的疼痛。

(3)器械治疗:器械治疗对痔出血和轻度脱垂的近期疗效均较好,各治疗手段之间无明显差异。如患者以出血为主,可首选注射法;如患者以轻度脱垂为主,可首选胶圈套扎法。此外,还需根据患者的年龄、主诉、治疗需求等情况选择个性化治疗方案。目前尚缺乏各器械治疗对Ⅰ、Ⅱ期内痔的多中心疗效评价。

1)痔的胶圈套扎疗法:适用于各度内痔和混合痔的内痔部分,尤其是Ⅱ、Ⅲ度内痔伴有出血和/或脱出者,不适用于有并发症的内痔和肛乳头肥大。套扎部位在齿状线上区域,并发症有直肠不适与坠胀感、疼痛、胶圈滑脱、迟发性出血、肛门皮肤水肿、血栓性外痔、溃疡形成、盆腔感染等。

2)痔的硬化剂注射疗法:适用于有出血的Ⅰ、Ⅱ度内痔。该疗法的并发症有疼痛、肛门部烧灼感、组织坏死溃疡或肛门狭窄、内(混合)痔血栓形成、肛周或直肠黏膜下脓肿、直肠阴道瘘、严重的盆腔或者泌尿生殖系统化脓性感染。外痔、内痔血栓、妊娠期痔禁用。

3)痔的物理治疗:主要适应证为Ⅰ、Ⅱ、Ⅲ度内痔。禁忌证是血栓性内痔和外痔。物理疗法包括激光治疗、直流电疗法和铜离子电化学疗法、微波热凝疗法、红外线凝固治疗、冷冻疗法等。

4)多普勒引导下的痔动脉结扎术:本方法利用多普勒专用探头,于齿线上方2~3cm探测到供应痔的动脉直接进行痔动脉结扎,痔的血液供应被阻断,致痔逐渐萎缩,以此达到治疗的目的。适用于Ⅱ~Ⅳ度内痔。

2.手术治疗

手术治疗适用于非手术治疗无效且无手术禁忌证者。按照痔的手术方式分为痔切除术和痔上黏膜环切钉合术(PPH)等。

(1)痔单纯切除术:主要适用于Ⅱ、Ⅲ度内痔和混合痔的治疗。包括创面开放式

(MilligaN-Morgan)手术,创面半开放式(Parks)手术或创面闭合式(Ferguson)手术。目前多采用(Milligan-Morgan)手术或其改良术。经随机多中心比较 Milli-gail — Morgan 和 Ferguson 手术,两者均安全、经济、满意率较高,远期疗效无差异。其改良式式可将肛内创面部分缝合,肛外创面部分开放,注意合理保留皮肤桥、黏膜桥的部位及数量可缩短创面愈合时间,适用于较大的孤立的出血性内痔。

(2)痔上黏膜环切钉合术(PPH):本手术用吻合器经肛门环形切除部分直肠黏膜和痔组织。适用于Ⅱ、Ⅲ度内痔、环状痔和部分Ⅳ度内痔,可发生吻合口大出血、肛旁甚至盆腔感染、直肠阴道瘘等严重并发症,还可发生肛门坠胀、肛管狭窄、疼痛、尿潴留等轻度并发症,术后 6 个月内复发率为 2%。

(3)血栓性外痔剥离术:用于治疗血栓性外痔。

(4)其他:对存在内括约肌处于高张力状态的痔病患者,可采用针对肛门内括约肌的手术方式,包括手法或借助球囊扩肛、肛门内括约肌后位或侧位切开术。主要适用于Ⅰ、Ⅱ度出血性内痔伴内括约肌处于高张力状态的痔病患者,并发症主要有肛管黏膜撕裂、黏膜脱垂、肛门失禁。

3.特殊患者的处理

(1)痔急性嵌顿:嵌顿痔是痔的急症,早期可在局麻下采用手法复位同时应用药物治疗。对嵌顿痔手法复位失败、嵌顿时间长而出现绞窄坏死者,应采取手术治疗以解除嵌顿、去除坏死组织、预防感染。

(2)妊娠和产后早期的痔:可采用中药坐浴和外用,还可外用黏膜保护剂和口服静脉增强剂,禁用硬化剂注射。对痔的严重并发症和药物治疗无效的患者,应选择简单有效的手术方式。

(3)痔并发贫血:应注意排除导致贫血的其他疾病,对痔导致的贫血首先考虑手术治疗。

(4)痔合并免疫缺陷:免疫缺陷的存在(艾滋病、骨髓抑制等)是硬化剂注射和胶圈套扎的禁忌证。在手术治疗时,建议预防性使用抗生素。

【术后观察及处理】

(一)一般处理

1.术后体位

在麻醉完全恢复后鼓励患者早期下床活动,以利术后恢复。

2.饮食限制

为了避免术后大便排出时对痔伤口的影响,术后 3 天内应低渣流质或半流饮食,此后才恢复正常饮食。

3.伤口疼痛处理

酌情使用镇痛药物止痛,如吗啡或派替啶等药。

4.保持大便通畅

可使用一些缓泻药,如果导片、液状石蜡等。

5.局部用药

太宁栓或化痔栓等局部塞肛用药,每天 1～2 次,每次 1 粒。

6.热水坐浴

高锰酸钾粉冲稀后热水坐浴,每天 2 次,可使肛周局部血流疏通,防止继发感染。

7.其他

短期使用肠道抗生素预防感染。

(二)术后并发症的观察及处理

1.出血

各种痔手术都有发生出血的可能,应注意手术中严密止血和术后观察。痔结扎术后 7～10 天可发生迟发性出血。如出血量多,需在麻醉下探查止血。

2.排尿障碍

术前排尿、手术结束时避免在肛管内留置敷料、严格控制输液量和输液速度(尽量控制在 1 L 以内)、减少吗啡和丁哌卡因等麻醉药的应用可减少术后排尿障碍,可采用针刺关元、三阴交、至阴穴,还可用耳压、中药内服的方法治疗。阴部神经阻滞麻醉较脊髓麻醉降低痔术后尿潴留发生率。若出现尿潴留者当天应留置尿管引流。

3.疼痛

术后创面局部使用复方利多卡因、复方薄荷脑、解热镇痛栓剂、硝酸甘油膏、黏膜保护剂、自控性镇痛泵等措施具有减轻疼痛的效果。中药熏洗可活血消肿止痛、还可采用针刺龈交、二白、白环俞或肛周电刺激治疗。随机、双盲、安慰剂对照的前瞻性研究钙离子通道阻滞剂油膏外用于痔切除术后的镇痛及安全性研究表明可显著减轻术后因内括约肌痉挛所致的疼痛,未增加药物使用相关并发症的发生率,避免了部分患者因使用硝酸甘油制剂发生头痛的副作用。随机、双盲、安慰剂对照研究肉毒杆菌毒素注射对于痔切除术后伤口愈合的影响表明肉毒杆菌毒素痔切除术后注射入内括约肌中可有效缓解术后疼痛、伤口愈合时间;使用安全,无并发症和副作用。随机、对照、前瞻性研究经皮电刺激神经缓解痔术后疼痛表明安全、有效、适合于门诊痔切除术后患者使用。

4.肛门失禁

过度扩肛、肛管括约肌损伤、内括约肌切开等治疗易于发生肛门失禁。患者原有肛管功能不良、肠易激综合征、产科创伤、神经疾患等疾病可增加肛门失禁发生的危险。处理:选择肛管松弛效果较好的麻醉方法,推荐首选腰麻,适度扩肛,正确掌握 PPH 荷包缝合的深度和高度,低压灌肠通便。

5.肛门狭窄

多个痔切除手术、注射疗法、痔环形切除、痔上黏膜环切钉合术等有导致术后肛门狭窄的可能。肛门狭窄的治疗措施包括扩肛、肛管成形术。

6.其他并发症

包括伤口愈合迟缓、便秘、直肠黏膜外翻、肛周湿疹、肛周皮赘等,需注意防治。

【疗效判断及处理】

痔所有的治疗措施都是非根治性治疗,多数患者以非手术治疗为主(其中注射疗法和胶圈套扎疗法成为痔的主要治疗方法),而且其疗效满意。因此,若痔经治疗后症状消失,则无须特殊处理。

PPH 治疗痔疮是一种新方法,与通常的外科痔疮手术切除相比具有安全、有效、手术时间及住院时间短、无复发和恢复快等优点,有望替代传统手术治疗方法。但缺点是 PPH 器械不能重复使用,且价格昂贵。

【出院后随访】

1.出院时带药

多数痔病的手术治疗患者并不需要住院观察,但若行痔上黏膜环切钉合术(PPH)时最好住院留观,便于术后并发症的观察及处理。出院时带药包括:①太宁栓或化痔栓等局部塞肛用药,每天 1～2 次,每次 1 粒;②保持大便通畅的药物;③高锰酸钾粉冲稀后热水坐浴,可使肛周局部血流疏通,防止继发感染。

2.检查项目与周期

痔病经手术治疗后无不适症状或体征,患者可继续观察,无须特殊处理。若伤口感染愈合后,应及时扩张肛管,以免狭窄。

3.定期门诊检查与取药

痔术后无不适症状,患者可在术后 1 个月复查一次,若无明显体征则无须特殊处理;若术后经过较长时间后仍有出血或痔块脱出,考虑痔术后复发则按上述情况做相应处理。而经非手术治疗的痔若症状消失,在大便保持通畅情况下则无须特殊处理;若仍有出血或痔块脱出,则继续按上述情况做相应处理,必要时手术治疗。

4.应当注意的问题

①保持大便通畅;②戒酒、避免进食大量辛辣刺激性食物;③妊娠期痔随着胎儿的分娩,痔的症状或体征会随之改善;④对反复出现便血的中、老年人应注意排除结直肠癌的可能性。

【预后评估】

有症状的痔才需要治疗,而无症状的痔并不需要治疗,所有的治疗措施都是非根治性治疗。因此,若痔经治疗后症状消失,则无须特殊处理。

第四节　肛瘘

【概述】

肛瘘是指肛门周围的肉芽肿性管道,由内口、瘘管和外口三部分组成。内口常位于直肠下部或肛管,多为一个;外口在肛周皮肤上,可为一个或多个,经久不愈或间歇性反复发作,是常见的直肠肛管疾病之一,任何年龄都可发病,多见于青壮年男性。

大部分肛瘘由直肠肛管周围脓肿引起,因此内口多在齿状线上肛窦处,脓肿自行破溃或切开引流处形成外口,位于肛周皮肤上。由于外口生长较快,脓肿常假性愈合,导致脓肿反复破溃或切开,形成多个瘘管和外口,使单纯性肛瘘成为复杂性肛瘘。瘘管由反应性的致密纤维组织包绕,近管腔处为炎性肉芽组织,后期腔内可上皮化。结核、溃疡性结肠炎和 Crohn 病等炎症、恶性肿瘤和肛管外伤感染也可引起肛瘘,但较少见。

【诊断步骤】

（一）病史采集要点

1.瘘外口分泌物流出

肛瘘主要症状为肛门周围的瘘外口可流出少量脓性、血性或黏液性分泌物。较大的高位肛瘘，因瘘管位于括约肌外，不受控制，常有粪便及气体排出。

2.肛门部潮湿、瘙痒

由于瘘外口分泌物的刺激，使肛门部潮湿、瘙痒，有时形成湿疹。

3.直肠肛管周围脓肿症状

当瘘外口愈合时，瘘管内脓液不能排出就可形成脓肿，患者可感到局部明显红肿、疼痛，同时可伴有发热、寒战、乏力等全身感染症状，脓肿自行穿破或切开引流后，症状缓解。这种由于引流不通畅形成脓肿往往反复出现，反复发作上述症状是肛瘘的临床特点。

4.既往史

既往是否有直肠肛管周围部位的红、肿、热、痛等直肠肛管周围脓肿症状，并反复发作现象，了解其相应的治疗情况。既往是否有肺或肠结核、克罗恩病、溃疡性结肠炎病史。

5.个人史

是否有肛门疾病或会阴部手术史，有无长期吸烟、酗酒史。

6.家族史

询问家庭成员中是否有肠道或肛旁疾病或手术史。

（二）体格检查要点

1.一般检查

多数患者全身情况良好，少数患者合并有直肠肛管周围脓肿时可有局部红肿、触痛及波动感。

2.局部情况

肛管周围皮肤可见一个甚至数个肛瘘外口，呈红色乳头状肉芽组织突起，挤压外口可有脓液或脓血性分泌物排出。外口的数目及与肛缘位置关系对诊断肛瘘很有帮助：外口数目越多，距离肛缘位置越远，肛瘘越复杂。根据 Goodsall 定律，在肛门中间画一横线，若外口在线后方，瘘管常是弯型，且内口常在肛管后正中处；若外口在线前方，瘘管常是直型，内口常在附近的肛窦上。外口在肛缘附近，一般为括约肌间瘘；距离肛缘较远，则为经括约肌瘘。若瘘管位置较低，自外口向肛门方向可触及索条样瘘管。

确定内口位置对明确肛瘘诊断非常重要。肛门指检可触及皮下条索状瘘管，瘘管质地较硬，也可触及肛管内肛腺部位的瘘管内口，表现为炎性结节改变。高位肛瘘因位置深可能触及不到瘘管。

（三）辅助检查要点

1.肛门镜检查

应仔细检查齿状线上、下方，可发现肛瘘内口的位置及脓液自内口排出情况，对可疑存在的内口可用探针探查以明确诊断。

2.探针检查

可用探针探查瘘管的行径、方向和深浅。此项检查应选用细而软的探针,从外口插入后沿管道轻轻探入,不可用力,以免探针穿破瘘管壁引起感染或假道。对于浅表直瘘管有意义,但对弯曲及有支瘘管的复杂肛瘘瘘管意义不大。

3.染色检查

将干纱布放入直肠内,将 5%亚甲蓝溶液由外口注入,然后拉出纱布,如有亚甲蓝染色,即证明有内口存在并判断其位置。对于复杂性肛瘘及管道或内口已经闭死的病例无效。

4.X 线造影检查

向瘘管内注入 30%～40%的碘甘油或者复方泛影葡胺,X 线摄片对于确定复杂性深部肛瘘,了解瘘管及内口的位置有一定意义,但检查前必须做碘过敏试验。

5.直肠腔内 B 超

能较准确地了解肛周组织与括约肌的状况,检查到瘘管及感染腔隙的位置及大小,分辨出一般肛肠检查容易漏诊的病变。直肠腔内多普勒超声检查对于确定肛门括约肌的完整性起重要作用。

6.MRI 检查

对于复杂性肛瘘、蹄铁形肛瘘和手术处理困难的病例,MRI 有其优势且准确率高。临床正确使用 MRI 尚可提高手术成功率并有效检测复杂性肛瘘的治疗效果。但由于价钱昂贵,难以推广。

【诊断对策】

(一)诊断要点

1.病史

详尽询问病史,了解原发疾病的发病过程,既往史、个人史、家族史等。

2.临床表现

瘘外口流出少量脓性、脓血性或黏液性分泌物为其主要症状。较大的高位肛瘘,因瘘管位于括约肌外,不受控制,常有粪便及气体排出。由于分泌物的刺激,使肛门部潮湿,瘙痒,有时形成湿疹。当外口愈合,瘘管中有脓肿形成时,可感到明显疼痛,同时可伴有发热、寒战、乏力等全身感染症状,脓肿穿破或切开引流后,症状缓解。上述症状的反复发作。

体格检查:在肛周皮肤上可见到单个或多个外口,呈红色乳头状隆起,挤压时有脓液或脓血性分泌物排出。若瘘管位置较低,自外口向肛门方向可触及索条样瘘管。

肛门指检时在内口处有轻度压痛,有时可扪到硬结样内口及索条样瘘管。肛镜下可发现肛瘘内口的位置及脓液自内口排出情况。以上方法不能肯定内口时,还可自外口注入亚甲蓝溶液 1～2ml,观察肛管及直肠下端的白湿纱布条的染色部位,以判断内口位置;碘油瘘管造影是临床常规检查方法。

3.辅助检查

对于复杂,多次手术的,病因不明的肛瘘患者,应做钡灌肠或结肠镜检查以排除 Cronh 病,溃疡性结肠炎等疾病的存在。

（二）临床类型

肛瘘的分类方法很多,简单介绍下面两种：

1.按肛瘘位置高低分类

（1）低位肛瘘：瘘管位于外括约肌深部以下。可分为低位单纯性肛瘘（只有一个瘘管）和低位复杂性肛瘘（有多个瘘管和瘘口）。

（2）高位肛瘘：瘘管位于外括约肌深部以上。可分为高位单纯性肛瘘（只有一个瘘管）和高位复杂性肛瘘（有多个瘘管和瘘口）。

2.按瘘管和括约肌的关系分类

（1）肛管括约肌间型：约占肛瘘的70％,多为肛管周围脓肿引起。瘘管位于内外括约肌之间,内口在齿状线附近,外口大多在肛缘附近,为低位肛瘘。

（2）经肛管括约肌型：约占25％,多因坐骨肛管间隙脓肿引起,可为高位或低位肛瘘。瘘管穿过外括约肌,坐骨直肠间隙,开口于肛周皮肤上。

（3）肛管括约肌上型：为高位肛瘘,较少见,约占4％,瘘管在括约肌之间向上延伸,越过耻骨直肠肌,向下经坐骨直肠间隙穿透肛周皮肤。

（4）肛管括约肌外形：最少见,仅1％。多为骨盆直肠间隙脓肿合并坐骨肛管间隙脓肿的后果。瘘管自会阴部皮肤向上经坐骨直肠间隙和肛提肌,然后穿入盆腔和直肠。这类肛瘘常因外伤、肠道恶性肿瘤、Crohn病引起,治疗较为困难。

总之,肛瘘诊断可以概括为："三要素,一关系"。三要素指：肛瘘内口、外口和瘘管管道；一关系是：瘘管与肛门括约肌关系。

【治疗对策】

肛瘘不能自愈。不治疗会反复发作直肠肛管周围脓肿,因此必须手术治疗。治疗原则是将肛管切开,形成敞开的创面,促使愈合。手术方式很多,手术应根据内口的位置高低,瘘管与肛门括约肌的关系来选择。手术的关键是尽量减少肛门括约肌的损伤,防止肛门失禁,同时避免肛瘘的复发。

一、瘘管切开术（fistulotomy）

是将瘘管全部切开开放,靠肉芽组织生长使伤口愈合的方法。

1.手术适应证

适用于低位肛瘘、婴幼儿肛瘘。因肛瘘在外括约肌以下,切开后只损伤外括约肌皮下部和浅部,不会出现术后肛门失禁。

2.术前准备

（1）肛周备皮：术前灌肠一次,排尽宿便。

（2）器械：圆头探针、肛镜各一个,注射器2个,手术刀,手术剪、持针钳、刮匙各一把,肛门拉钩一对,止血钳4把,丝线数根及缝合针1根。

（3）药物：0.5％碘附棉球,2％亚甲蓝一支,2％利多卡因,注射用水数支,0.1％肾上腺素。

3.麻醉与体位

手术在骶管麻醉或局麻下进行,患者侧卧位或截石位。

4.手术方法

首先由外口注入亚甲蓝溶液,确定内口位置,再用探针从外口插入瘘管内,了解瘘管的走行情况及与括约肌的关系。在探针的引导下,切开探针上的表层组织,直到内口。刮去瘘管内的肉芽组织及坏死组织,修剪皮缘,使伤口呈内小外大的 V 型创面,创口内填入油纱布,以保证创面由底向外生长。

二、挂线疗法(seton division)

是利用橡皮筋或有腐蚀作用的药物的机械性压迫作用,缓慢切开肛瘘的方法。它的最大优点是不会造成肛门失禁。被结扎肌肉组织发生血运障碍,逐渐坏死,断开,但因为炎症坏死引起的纤维化使切断的肌肉和周围组织粘连,肌肉不会收缩过多且逐渐愈合,从而可防止被切断的肛管直肠环回缩引起的肛门失禁。挂线同时亦能引流瘘管,排除瘘管内的渗液,防止急性感染的发生。此法还具有操作简单,出血少,换药方便,在橡皮筋脱落前不会发生皮肤切口黏合等优点。

1.手术适应证

适用于距离肛门 3～5cm 内,有内外口低位或高位单纯性肛瘘,或作为复杂性肛瘘切开切除的辅助治疗。

2.术前准备

备两条消毒橡皮筋,双叶肛瘘一具,其余准备同瘘管切开术。

3.麻醉与体位

同瘘管切开术。

4.手术方法

将探针自外口插入后,循瘘管走向由内口穿出,在内口处探针上缚一消毒的橡皮筋或粗丝线,引导穿过整个瘘管,将内外口之间的皮肤切开后扎紧挂线。术后要每日坐浴及便后坐浴使局部清洁。若结扎组织较多,在 3～5 天后再次扎紧挂线。一般术后 10～14 天被扎组织自行断裂。

三、肛瘘切除术(fistulectomy)

1.手术适应证

适用于低位单纯性肛瘘。

2.术前准备

术前晚可给予轻泻剂,术晨清洁灌肠,其余同瘘管切开术。

3.麻醉与体位

同瘘管切开术。

4.手术方法

切开瘘管并将瘘管壁全部切除至健康组织,创面不予以缝合;若创面较大,可部分缝合,部分敞开,填入油纱布,使创面由底向外生长至愈合。

【术后观察及处理】

(1)术后当天少渣饮食,控制大便,防止创面出血等。

(2)便后用高锰酸钾温水坐浴,并及时更换伤口敷料,保持伤口清洁。挂线疗法则应注意橡皮筋,一般 10 天左右橡皮筋自行脱落,术后半月不能脱落者要再次紧线,或直接切开。

【疗效判断及处理】

1.痊愈

创面愈合,症状消失。

2.好转

治疗后症状明显改善,注意复诊,避免复发。

3.无效

症状及形态与治疗前无变化,需二次手术,应及早切开引流,并辅以抗生素治疗。

【出院后随访】

1.出院带药

高锰酸钾溶液、缓泻剂和抗生素。

2.出院医嘱

由于患者往往提前出院,出院时伤口尚未完全愈合,嘱患者按时复诊换药,出院 1 周内换药 1 次/天,出院 1 周后隔天换药 1 次,直至创面愈合。及时清除不良肉芽组织和残余窦道,处理过早愈合的假道形成和伤口内翻,以保持良好引流,缩短疗程,保证伤口尽快愈合。

3.出院后应当注意的问题

嘱患者多食纤维素较多的食物,以保持大便通畅,养成定时排便的习惯,便时不要过度用力、久蹲。保持肛门部清洁,养成良好的排便习惯。

【预后评估】

肛瘘可使用有效的抗菌药物,并切开引流或者挂线,这些治疗效果好,预后佳,复发率低。但是存在一定并发症,如肛门不全失禁、创面大、出血多等。因此,应该密切观察病情变化,以便进行及时有效的处理。

第五节　直肠肛管周围脓肿

【概述】

直肠肛管周围脓肿(perianorectal abscess)是指直肠肛管周围软组织内或其周围间隙发生的急性化脓性感染,并形成脓肿。脓肿破溃或切开后常形成肛瘘。脓肿是肛管直肠周围炎症的急性期表现,而肛瘘则为其慢性表现。

病因和病理:绝大部分直肠肛管周围脓肿由肛腺感染引起。肛腺开口于肛窦,多位于内外括约肌之间。因肛窦开口向上,腹泻、便秘时易引起肛窦炎,感染延及肛腺后首先易发生括约肌间感染。直肠肛管周围间隙为疏松结缔组织,感染极易蔓延扩散,感染向上可达直肠周围形成高位肌间脓肿或骨盆直肠间隙脓肿;向下达肛周皮下,形成肛门周围脓肿;向外穿过外括约肌,形成坐骨肛管间隙脓肿;向后可形成肛管后间隙脓肿或直肠后间隙脓肿。以肛提肌为界将肛管直肠周围脓肿分为肛提肌下部脓肿和肛提肌上部脓肿:前者包括肛门周围脓肿、坐骨直肠间隙脓肿;后者包括骨盆直肠间隙脓肿、直肠后间隙脓肿、高位肌间脓肿。

直肠肛管周围脓肿也可继发于肛周皮肤感染、损伤、肛裂、内痔、药物注射和骶尾骨骨髓炎等。

Crohn 病、溃疡性结肠炎及血液病患者易并发直肠肛管周围脓肿。

【诊断步骤】

（一）病史采集要点

1.现病史

（1）肛门疼痛：是否有肛门疼痛。是持续性还是间断性，是否有肛门坠胀感，疼痛在行走或排便时是否加剧，是否有排尿困难、里急后重感。

（2）肛旁肿块：肛旁是否有肿块，是否有压痛，肿块是否曾经破裂流脓。

（3）全身症状：是否有发热、寒战、乏力、食欲不振等。

2.过去史

有无肛周皮肤感染病史，有无糖尿病、Crohn 病、溃疡性结肠炎及血液病病史。

3.个人史

是否有吸烟、酗酒史。

4.家族史

家族成员中是否有类似病史。

（二）体格检查要点

1.一般情况

脓肿位置较浅时以局部症状为主，一般全身无明显症状，位置较深的脓肿如坐骨肛管间隙脓肿、骨盆直肠间隙脓肿等可伴有发热、脉快等。

2.局部检查

浅部肛周脓肿肛旁皮肤有明显红肿，伴硬结和触痛，有时有波动感。深部脓肿肛门指检可有直肠内压痛，亦可触到波动。

（三）辅助检查要点

1.血常规

深部脓肿常有白细胞升高。

2.肛门镜检

脓肿侧直肠黏膜局部充血，可有脓性分泌物。

3.B 超或 CT

对深部脓肿的定位有帮助。

4.肛周脓肿

可抽出脓液，即可明确诊断。

【诊断对策】

（一）诊断要点

（1）肛周疼痛，坠胀感，伴或不伴发热。

（2）肛旁皮肤有明显红肿，伴硬结和触痛。

（3）B 超或 CT，以及肛周脓肿穿刺可明确诊断。

（二）临床类型

1.肛门周围脓肿

肛门周围皮下脓肿最常见，多由肛腺感染经外括约肌皮下部向外扩散而成。常位于肛门后方或侧方皮下部，一般不大。主要症状是肛周持续性跳动性疼痛，行动不便，坐卧不安，全身感染症状不明显。病变处明显红肿，有硬结和压痛，脓肿形成可有波动感，穿刺时抽出脓液。

2.坐骨肛管间隙脓肿

又称坐骨直肠窝脓肿，也比较常见。多由肛腺感染经外括约肌向外扩散到坐骨直肠间隙而形成，也可由肛管直肠间隙周围脓肿扩散而形成。由于坐骨直肠间隙较大，形成的脓肿亦较大而深，容量约为 60~90ml。发病时患侧出现持续性胀痛，逐渐加重，继而为持续性跳痛，坐立不安，排便或行走时疼痛加剧，可有排尿困难和里急后重；全身感染症状明显，如头痛、乏力、发热、食欲不振、恶心、寒战等。早期局部体征不明显，以后出现肛门患侧红肿，双臀不对称；局部触诊或肛门指检时患侧有深压痛，甚至波动感。如不及时切开，脓肿多向下穿入肛管周围间隙，再由皮肤穿出，形成肛瘘。

3.骨盆直肠间隙脓肿

又称骨盆直肠窝脓肿，较为少见，但很重要。多由肛腺脓肿或坐骨直肠间隙脓肿向上穿破肛提肌进入骨盆直肠间隙引起，也可由直肠炎、直肠溃疡、直肠外伤所引起。由于此间隙位置较深，空间较大，引起的全身症状较重而局部症状不明显。早期就有全身中毒症状，如发热、寒战、全身疲倦不适。局部表现为直肠坠胀感，便意不尽，排便时尤感不适，常伴排尿困难。会阴部检查多无异常，直肠指检可在直肠壁上触及肿块隆起，有压痛和波动感。诊断主要靠穿刺抽脓，经直肠以手指定位，从肛门周围皮肤进针。必要时做肛管超声检查或 CT 检查证实。

4.其他

有肛门括约肌间隙脓肿，直肠后间隙脓肿，高位肌间脓肿，直肠壁内脓肿（黏膜下脓肿）。由于位置较深，局部症状大多不明显，主要表现为会阴，直肠部坠胀感，排便时疼痛加重，患者同时有不同程度的全身感染症状。直肠指检可触及痛性包块。

【治疗对策】

（一）非手术治疗

1.抗生素治疗

选用对革兰阴性杆菌有效的抗生素。

2.温水坐浴

3.局部理疗

4.口服缓泻剂或液状石蜡

以减轻排便时疼痛。

（二）手术治疗

1.手术适应证

脓肿切开引流是治疗直肠肛管周围脓肿的主要方法，一旦诊断明确，即应切开引流，方可有效控制感染及减少肛瘘形成。

2.术前准备

除全身抗感染治疗外,如有发热等全身症状者,应给予静脉补液,局部不需要特殊准备。

3.麻醉及手术方式

手术方式因脓肿的部位不同而异。肛门周围脓肿在局麻下就可进行,在波动最明显的部位做十字形切口,剪去周围皮肤使切口呈椭圆形,无须填塞以保证引流通畅。坐骨肛管间隙脓肿要在腰麻或骶麻下进行,在压痛最明显处用粗针头先做穿刺,抽出脓液后,在该处做一平行于肛缘的弧形切口,切口要够长,可用手指探查脓腔。切口应距离肛缘3~5厘米,以免损伤括约肌。应置管或放置油纱布条引流。骨盆直肠间隙脓肿要在腰麻或全麻下进行,切开部位因脓肿来源而不同:(1)源于括约肌间的脓肿,应在肛镜下行相应部位直肠壁切开引流。切缘用肠线缝扎止血;若经坐骨直肠间隙引流,日后易发生肛管括约肌外瘘。(2)源于经肛管括约肌肛瘘感染的,引流方式与坐骨直肠间隙脓肿相同,若经直肠壁切开引流,易导致难以治疗的肛管括约肌上瘘。其他部位的脓肿,若位置较低,在肛周皮肤上直接切开引流;若位置较高,则应在肛镜下切开直肠壁引流。

【术后观察及处理】

(一)一般处理

术后注意卧床休息,必要时可给予镇痛药;术后少渣饮食,保持大便通畅;给予抗生素控制感染,全身状况不佳者,可给予全身支持疗法;保持引流通畅。去除引流物后,用1/5000高锰酸钾温水坐浴,每天2~3次(包括大便后坐浴)。

(二)术后并发症的观察及处理

1.术后创面出血

常由术中出血不注意止血或创面感染引起,可用碘仿纱条填塞止血,加压包扎。不能止血者,需重新打开创面缝扎止血。

2.因感染扩散

引起菌血症或败血症,可用抗生素控制。

3.术后注意

肛门失禁及形成肛管直肠周围瘘。

【出院后随访】

1.出院带药

高锰酸钾溶液、缓泻剂和抗生素。

2.出院医嘱

由于患者往往提前出院,出院时伤口尚未完全愈合,嘱患者按时复诊换药,出院1周内换药1次/天,出院1周后隔天换药1次,直至创面愈合。及时清除不良肉芽组织,保持良好引流,缩短疗程,保证伤口尽快愈合。门诊复查,检查治疗情况,防止瘘管形成。如已形成瘘管,应确定进一步的治疗方案。

3.出院后应当注意的问题

嘱患者多食纤维素较多的食物,忌辛辣烟酒,多食蔬菜水果,以保持大便通畅,养成定时排便的习惯,便时不要过度用力、久蹲。保持肛门部清洁,养成良好的排便习惯。

【预后评估】

多数直肠肛管周围脓肿经保守治疗只能延缓脓肿形成,脓肿一旦形成,进行积极有效的手术,大部分直肠肛管周围脓肿都能治愈,预后良好,但也有少部分人不能完全治愈,尤其是深部脓肿引流不畅,造成脓肿扩大,形成肛瘘等。因此,应该密切观察病情变化,以便进行及时有效的处理。

第九章 肝脏疾病

第一节 肝外伤

【概述】

肝脏是腹腔内最大的实质性脏器,血运丰富。尽管有胸廓保护,但在交通事故、枪击等情况下肝外伤仍有较高的发生率。而肝外伤伤情往往较重,易发生失血性休克和胆源性腹膜炎,死亡率较高。单纯性肝外伤死亡率约为9%,合并多个脏器损伤和复杂性肝外伤的死亡率可高达50%。

按致病原因分类:开放性肝外伤、闭合性肝外伤。根据包膜的完整性可分为撕裂伤、包膜下血肿或实质内血肿等。

【诊断】

一般都有明确的右下胸或右上腹外伤史,可发现有右下胸部或右上腹部局部损伤、刀枪伤的痕迹、皮肤挫伤、皮下血肿、肋骨骨折等;如出现胆源性腹膜炎,则有腹痛及腹膜炎征,腹胀、腹肌紧张、腹部压痛和反跳痛等,腹痛的程度比其他实质性脏器更重;还可有全身失血表现,面色苍白、低血压、休克等;如有肝包膜下血肿或肝深部血肿,主要表现为肝区疼痛、肝大或上腹部包块等;若血肿与胆道相通,可出现呕血、便血、黄疸等胆道出血表现;如出现肝内血肿或腹腔内积血可继发感染,可出现寒战、高热、白细胞升高、核左移等。

有右下胸及右上腹的外伤史,右侧肋骨骨折或胸部挫伤体征,脉搏增快、血压下降伴有不同程度的腹膜刺激征等,都应考虑到肝脏外伤可能,但确诊常需要采用一些诊断措施,尤其是合并其他脏器损伤或者多发性损伤的情况下。

诊断性腹腔穿刺和腹腔灌洗:如果抽出不凝固血液外还含有胆汁,说明存在肝脏的损伤。当一次穿刺为阴性时,应在腹部不同象限重复穿刺。肝包膜下血肿及中央型的肝内血肿,腹腔内可无积血,腹腔穿刺为阴性。

B超为肝外伤的首选检查方法。可显示肝脏的裂伤、肝内血肿、包膜下血肿、腹腔内积血以及估计失血量等,准确性可达90%以上。亦可在B超引导下行腹腔穿刺,提高腹腔穿刺的阳性率。

CT和MR可清楚地显示肝脏的形态和解剖情况,对诊断肝实质或包膜裂伤准确性高。但是,对于病情重、血流动力学不稳定的患者应慎用。

肝外伤的诊断还需注意肝外伤的严重程度和大致分级。

目前,对肝外伤程度的评估,较常用是根据血肿的大小、损伤的深度、有无合并血管损伤作为指标将肝外伤分为6级,其中Ⅲ级以上的损伤为严重肝外伤。

【治疗】

（一）非手术治疗

大部分的单纯肝外伤可采用非手术治疗，前提是对肝外伤的程度有较准确的估计。一般认为腹腔内积血少于 500ml 的肝外伤可采取非手术治疗，但如何确定腹腔积血量是比较困难的。下列情况可考虑非手术治疗：①确诊为单纯肝脏外伤；②患者血流动力学稳定、无休克；③有失血症状经输血治疗后病情稳定，无持续失血表现；④经影像学检查证实肝实质损伤深度少于 3cm。治疗措施包括：①输血、输液维持血流动力学稳定，保持血红蛋白不低于 100g/L，血细胞压积不低于 30%；②卧床休息，控制饮食，监测和观察患者的生命体征、腹部体征，及时发现继续出血、再出血及血肿压迫、胆道出血、胆漏、肝脓肿等并发症；③防治局部和全身感染。

（二）手术治疗

对于非手术治疗不能维持血流动力学稳定即经液体复苏血压仍不稳定或需大量输血（＞2000ml）才能维持血压、合并有其他脏器损伤、经各种检查诊断为Ⅲ级以上的肝外伤者，应及时采取手术治疗。手术的目的是止血、清除失活的肝组织和充分引流及防止胆瘘。

1. 选择正确的切口

仅有肝脏损伤者，可采用右肋缘下切口；不能明确者，仍应经正中切口开腹，必要时改为右侧胸腹联合切口。对于怀疑有肝静脉或下腔静脉损伤的患者，可沿中线切开达胸骨，甚至做胸骨切开，以便更好地暴露肝上方的下腔静脉。

2. 控制出血

手术治疗的首要步骤是控制肝脏受伤部位的出血而不是匆忙探查受伤的部位和程度。如果开腹后急于探查，往往可造成更大的损伤和出血。如果开腹后出现破裂大出血，可用纱垫压迫创面暂时止血。同时做肝十二指肠韧带的阻断（Pringle 法），对于无肝硬化的肝脏，肝门一次阻断时间可达 30～45 分钟，如有肝硬化者应注意间歇阻断，每 15 分钟开放 5 分钟。肝门阻断后出血不止，必须警惕肝静脉和下腔静脉的损伤。止血是处理肝外伤的关键，能否有效地控制出血直接影响肝外伤的死亡率。

3. 缝合

肝包膜破裂或深度小于 3cm、边缘整齐的肝裂伤可作间断普通缝合或褥式缝合，并常规放置引流。深在的裂伤必须认真探查，缝扎损伤的血管和胆管，然后穿过底部缝合、引流。必要时于创口深处置管引流。创缘有失活组织者，需先行清除。注意打结不宜过紧，否则容易撕裂肝组织和术后肝组织坏死。

4. 填塞止血

分为肝内填塞和肝周填塞。肝内填塞可能由于填塞物的压迫，导致损伤加重和出血。肝周填塞只是暂时的处理方法，填塞前用手尽量压迫、闭合裂口缘，然后逐层填塞纱布。纱布填塞后尽快关腹，将纱布一个卷头留于切口外，填塞的纱布宜在止血后尽快移去，避免发生感染。凡需填入大量纱布才能控制的出血，一般宜行肝动脉结扎或肝切除。

5. 选择性肝动脉结扎

当缝合或填塞不能止血又排除源于门静脉、肝静脉的出血时，可根据受伤的部位实行选择性肝动脉结扎。结扎肝总动脉最安全，但止血效果有时不满意。结扎左肝或右肝动脉可引起肝功能波动。动脉结扎术后 1 周内宜禁食,同时加强支持治疗。

6.肝切除

当肝组织严重碎裂、创伤造成大片失活组织,无法控制的出血时可施行肝切除术。但由于在严重创伤条件下施行肝切除术风险大,不应轻易施行。而且一般施行的是不规则性切除,同时腹腔引流须充分。

7.合并血管或胆管损伤的处理

Pringle 法阻断肝门不能止血或者出现休克时,应考虑合并肝静脉或者下腔静脉的损伤。应迅速将肝上、肝下下腔静脉及肝门阻断后用无损伤缝线修补血管损伤破裂处。亦可应用肝移植中的静脉转流术,在稳定的血流动力学情况下从容进行静脉修补。如果肝静脉破损并肝脏损伤较重,可考虑肝切除。小胆管的损伤经缝合后一般能自行愈合,较大胆管损伤修补缝合后应留置支撑引流管。如无法修补的胆管损伤,应做胆肠吻合术或者受累侧肝脏切除。

8.术后并发症

①感染:最常见,须彻底清除失活组织和血凝块、充分引流、加强抗生素和全身支持治疗。②术后再出血:原因包括遗漏肝后下腔静脉损伤出血、肝内血肿感染、肝包膜下血肿迟发破裂、缝合组织坏死出血、肝内血肿增大再从缝合部位渗出、凝血功能障碍等,除凝血功能障碍外其他情况只要在输血后不能纠正都应考虑再手术治疗。③胆瘘:细小胆管的胆瘘一般能自行愈合,如果有梗阻或者异物存在,可通过造影了解胆管情况后行手术治疗。不少患者可通过加强引流治愈,长期不愈的胆瘘可行手术肝切除、胆瘘修补、胆管空肠吻合术治疗。④胆道出血:多因局部坏死、液化或感染造成血管与胆管的沟通。可行肝动脉结扎或肝切除。选择性动脉栓塞效果确切,有条件时可作为首选方案。⑤其他并发症包括:肝功能衰竭、多器官功能障碍、应激性溃疡、急性胆囊炎、胸腔积液等。

第二节　肝脓肿

【概述】

肝脏受到感染后,因未及时处理而形成脓肿,称为肝脓肿。临床上常见的有细菌性肝脓肿和阿米巴性肝脓肿,其他尚有一些特殊的感染,如肝结核等。

细菌性肝脓肿系指由化脓性细菌引起的肝内化脓性感染。其病因包括胆道感染、腹腔感染经门脉系统侵入肝脏、肝外伤后继发感染等。最常见的致病菌是大肠埃希菌和金黄色葡萄球菌。

阿米巴性肝脓肿由溶组织阿米巴引起,肠阿米巴病为最常见的并发症。

【诊断】

细菌性肝脓肿临床表现可见寒战、高热、乏力、纳差、肝区疼痛等,体温可超过 40℃,严重时还可有黄疸。体检可见肝大、压痛,肝区可有叩击痛。实验室检查:白细胞及中性粒细胞明显增高,ALT、AST 以及碱性磷酸酶等升高,肝脏有广泛损害者可出现胆红素升高、白蛋白下降。伴败血症者血细菌培养可为阳性。X 线检查可见肝脏阴影增大、右膈肌抬高和活动受限。

B 型超声显像示边界不清的低回声区,脓肿形成后为液性暗区,能分辨肝内 2cm 的脓肿病灶,可作为首选的检查方法。CT 为低密度区,其密度介于囊肿和肿瘤之间。MRI 及肝动脉造影对多发性肝脓肿的诊断帮助较大,在其他方法仍不能确诊时,可考虑使用。

除根据症状、体征、B 超或 CT 表现等之外,穿刺抽出脓液即可确诊。穿刺脓液应做细菌涂片检查、培养及抗生素敏感试验。细菌性肝脓肿需与阿米巴性肝脓肿、原发性肝癌、肝囊肿合并感染等相鉴别。

阿米巴性肝脓肿病程较为缓慢,主要为发热,常为弛张热,38～39℃;伴肝区疼痛、腹胀、纳差、消瘦、贫血等。合并细菌感染者则有高热、寒战。体检肝大有压痛。当阿米巴性肝脓肿穿入膈下、胸腔等部位时,可有膈下脓肿、胸水等表现。实验室检查可见白细胞升高、贫血等。血清阿米巴抗体检测及血清补体结合试验有一定帮助。大便寻找阿米巴包囊或滋养体阳性率较低,有时需反复进行。X 线检查与细菌性肝脓肿相似,有时可见到胸膜反应或积液等。B 型超声检查可显示不均质的液性暗区,与周围肝组织分界清楚。

有阿米巴痢疾病史,有长期发热、出汗、乏力、纳差、肝区疼病、肝大等表现,B 超定位下进行肝穿刺,抽出果酱色无臭脓液,则诊断即可成立。阿米巴性肝脓肿需与细菌性肝脓肿、原发性肝癌、膈下脓肿等鉴别。

【治疗】

(一)细菌性肝脓肿

治疗原则为早期抗生素治疗,待脓肿形成后也可通过穿刺抽脓、抗生素局部注入或置管引流。手术治疗主要对脓肿较大、非手术治疗未能控制或有并发症者。

1.非手术治疗

使用大剂量抗生素控制感染,同时加强营养支持治疗,纠正营养不良、贫血、低蛋白血症等。可反复多次输入小剂量新鲜全血和血浆。在抗生素选用种类上,应根据细菌培养及药敏结果来选择。未有细菌培养结果时,可根据感染源分析选用抗生素。感染源未明时,联合应用针对革兰阴性菌、革兰阳性菌感染的抗生素及控制厌氧菌感染的药物。非手术治疗适用于尚未局限的肝脓肿和多发性小的肝脓肿。注意抗生素治疗也不能替代必要的外科手术治疗。待脓肿形成后可在 B 超或 CT 的定位引导下经皮肝脓肿穿刺,抽净脓液后,用生理盐水反复冲洗脓腔,然后注入有效抗生素。如果病人全身状况好,超声检查提示脓腔缩小,可重复穿刺吸脓。脓腔较大者可置入导管,持续引流加上间断冲洗。肝多发性脓肿亦可一次同时多处穿刺置管引流。对深在部位者穿刺抽脓存在一定危险性。有时因脓液黏稠或导管难以置入脓腔底部导致引流不彻底。

2.手术治疗

(1)脓肿切开引流术

1)经腹腔切开外引流术:经右肋缘下或正中切口进入腹腔,探查肝脏,确定脓肿部位。然后用穿刺针吸得脓液后,用血管钳插入脓腔,排出脓液。再用手指伸进脓腔,轻轻分离腔内间隔组织,用生理盐水冲洗脓腔,脓腔低位置管引流。

2)经腹前壁切开引流:适用肝右叶前方肝脓肿和左肝外叶脓肿、前腹膜粘连或十分表浅靠近腹膜者。右肋缘下或右腹直肌切口,在腹膜外向上钝性达脓肿部位,穿刺证实后,再切开脓肿壁,排出脓液。脓腔处理方法及引流同前所述。

3)后侧脓肿切开引流:适用于肝右叶膈顶部和后侧脓肿。左侧卧位,沿右第12肋稍偏外侧切口,切除一段肋骨,在第四腰椎棘突水平的肋骨床横行切开,显露膈肌,沿腹膜后间隙直达脓肿,穿刺针抽得脓液后血管钳顺穿刺方向插入脓腔,引出脓液。扩大引流口,脓腔处理方法及引流同前所述。注意避免损伤胸膜。

(2)肝叶切除术:适应证为慢性厚壁肝脓肿、局限性肝脓肿,多应用于左肝内胆管结石或肝胆管狭窄合并肝左内叶及左外叶脓肿者;肝脓肿切开引流术后无效腔形成,创口长期不愈及窦道形成者;各种原因造成慢性发展、肝周围组织萎缩者;外伤后肝脓肿、其他原因致肝缺血坏死后肝脓肿,不能形成完整的脓腔壁或因感染有出血危险者;并发支气管瘘或形成胆管支气管瘘,难以修补者;营养不良状况得到改善,可耐受手术者。

(3)腹腔镜引流:适用于肝脏表面利于腹腔镜操作的巨大肝脓肿。

(二)阿米巴性肝脓肿

治疗原则主要为药物加穿刺抽脓治疗,仅少数需手术治疗。

1.非手术治疗

抗阿米巴药物可分两大类:①对肝肺等肠外阿米巴感染有效的药物,如灭滴灵、氯喹等。②对肠内阿米巴感染有效的药物,如双碘喹啉、卡巴砷、甲硝唑、依米丁、氯碘喹、双碘喹等。治疗阿米巴肝炎和肝脓肿,应当同时消灭肝内和肠内的阿米巴原虫,才能彻底治愈防止复发。其中甲硝唑作为治疗阿米巴病的首选药物。

对脓肿较大,或病情较重者,应在抗阿米巴药物治疗下行肝穿刺吸脓。以压痛较明显处或在B超定位引导下,行穿刺抽液将脓液吸净,反复多次抽液直至脓液转稀薄且不易吸得、B超检查脓腔很小、体温下降至正常。

2.手术治疗

(1)肝脓肿切开引流术:手术引流的适应证包括①经抗阿米巴治疗及穿刺吸脓,而脓肿未见缩小、高热不退者;②肝脓肿伴继发细菌感染,经综合治疗不能控制者;③脓肿已穿破入胸腹腔或邻近器官者;④脓肿位于左外叶,有穿破入心包的危险,穿刺抽脓又易误伤腹腔脏器或污染腹腔者。

(2)肝叶切除术:适应证为慢性厚壁脓肿,药物治疗效果不佳,切开引流腔壁不易塌陷者;脓肿切开引流后形成难以治愈的残留无效腔或窦道者。

(3)腹腔镜引流适用于位置较为表浅的脓肿。

第三节　肝囊肿

【概述】

肝囊肿分为非寄生性和寄生性,前者又可分为先天性、创伤性、炎症性和腺瘤性囊肿。临床上以先天性肝囊肿多见,其又可分为单发性和多发性两种,后者又称多囊肝。先天性肝囊肿一般认为起源于肝内迷走胆管或因肝内胆管和淋巴管在胚胎期发育障碍所致。多数患者无明显症状,仅在体检、腹部其他手术或尸检时发现。

单发性肝囊肿比较少见,以20~50岁多见,其中以女性多见。发病部位以右叶为多,多数为单房性,囊肿有完整的包膜,囊液多呈清亮透明或染有胆汁,有囊内出血者囊液呈棕色。囊肿可以很大也可很小,小者囊液仅数毫升,大者含液量常在500ml以上,甚至整个肝叶。囊外的胆管和肝实质均无异常。

多发性肝囊肿有两种,一为散在肝实质内的小囊肿,另一种为多囊肝,比单发性多见,且大多数合并多囊肾,本病多见于40~60岁女性,囊肿大小不等,可分布于全肝。

【诊断】

大多数先天性肝囊肿无明显症状,肝囊肿逐渐增大压迫周围器官可出现相应临床症状,上腹不适、胀痛等。当压迫下腔静脉时可出现下肢水肿。压迫肝门可出现黄疸。当合并囊肿内出血或破裂时可出现急腹症表现。如合并感染则出现发热、疼痛等炎性表现。多数患者查体正常,巨大囊肿可扪及无痛性囊性肿块,随呼吸上下移动。实验室检查大多数正常。

B超对于先天性肝囊肿的诊断最有价值,可检出直径小于1.0cm的囊肿,且能肯定囊肿的部位、大小、数目、累及肝脏范围,为诊断本病的首选方法。B超呈无回声液性暗区,边界清楚,边缘光滑;有包膜呈完整的环状中等强回声,其后伴回声增强。多发性肝囊肿则出现多个大小不等的液性暗区。彩超检查囊肿壁或边缘可有血流,但囊腔内无血流。

CT扫描可发现直径1~2cm的肝囊肿。典型的CT表现为边缘光滑锐利、圆形或椭圆形的低密度影,多呈单房性,静脉内注射造影剂增强扫描时囊腔内未见充盈。CT可确定囊肿与肝内大血管及胆管关系、肝脏的形态学改变及囊肿与周围脏器关系等。磁共振显像肝囊肿表现为边缘光滑、信号均匀的圆形病变,T_1加权表现为低信号,T_2加权为高信号。

X线检查因囊肿所在位置不同而表现不一,如肝区明显增大、膈肌抬高或胃肠道受压移位等征象,囊壁有时出现钙化影像。

先天性肝囊肿常无特异性临床表现,确诊依靠各种影像学诊断。孤立性肝囊肿应与肝包虫病、胰腺囊肿、肾囊肿、肾上腺囊肿、胆囊积液、肠系膜囊肿、肝脓肿、肝平滑肌肉瘤及卵巢囊肿鉴别,多囊肝应与肝海绵状血管瘤、先天性胆总管囊肿、多发性肝癌鉴别。多发性肝囊肿在诊断过程中还应注意肾、肺以及其他脏器有无囊肿或先天性畸形存在,如发现有多囊肾则对确诊本病有很大帮助。

【治疗】

肝囊肿的主要治疗方法是手术。对于体积较小而无临床症状的囊肿一般无须处理。单发性小囊肿直径小于5cm,如无任何症状,且可明确与其他囊性病变相鉴别,一般不需手术,但要观察,最好每半年复查B超一次。直径在5~10.m单发囊肿若有上腹部慢性疼痛及上腹部压迫症状,可考虑手术,对于无任何症状者,可继续观察。直径大于10cm,有上腹部压迫症状,且可扪及腹块;怀疑囊肿恶性变;带蒂囊肿扭转;囊肿致梗阻性黄疸;囊肿感染或合并有胆管炎时亦应手术治疗。对小而散在的囊肿且无症状者不需特殊处理,但对大而表现压迫症状者,如门静脉高压,应予手术治疗。

手术方法包括囊肿切除术、囊肿开窗术、囊肿开窗加肝叶切除术、囊肿内引流术、腹腔镜下肝囊肿开窗术等。

（1）囊肿切除术：适用于容易剥离的较表浅的单发性囊肿且周围无重要血管胆管需结扎者。在分离过程中，应防止损伤血管及胆管，引起出血及胆汁漏。

（2）囊肿开窗术：主要用于治疗无感染、囊肿与胆管不相通的单发囊肿和多发囊肿。先行穿刺，证明囊液为非胆汁性、脓性、寄生虫性，将囊壁部分切除，吸净囊液后囊腔于腹腔内开放引流，再将残留的囊壁边缘和周边组织行连续锁边缝合。或用氢气刀电凝烧灼，防止出血和胆漏。多发性囊肿则通过切开的浅部囊肿底壁探及深部囊肿，再在深浅囊肿之间开窗，使深、浅部囊肿相通，间接向腹腔引流。大网膜血液循环丰富，有较好的粘连、吸收、抗感染作用。可在生理盐水冲洗囊腔后游离血运良好的带蒂大网膜，部分或大部分填塞于囊腔内，以吸收囊液。

（3）囊肿开窗加肝叶切除术：适用于多发性肝囊肿，局限于一叶或者囊肿并发感染、出血、癌变者。

（4）囊肿内引流术：当囊液有感染或为胆汁者，可采用囊肿空肠 Y 形吻合，但吻合口应足够大，且囊肿输入袢空肠长度应大于 60cm，预防发生逆行感染。

（5）腹腔镜下肝囊肿开窗术：适应证为单发性囊肿或大囊肿主要位于肝脏表面的多发性肝囊肿。手术创伤小、恢复快、下床活动早、无肠粘连等并发症。但术中遇有大出血、胆汁漏、囊肿位置深、合并感染或粘连严重等情况时需中转开腹手术。

第四节　肝脏肿瘤

一、肝脏良性肿瘤

【概述】

肝脏良性肿瘤根据肝组织的胚胎来源不同分为上皮组织肿瘤、间叶组织肿瘤以及其他肝肿瘤。临床上少见，发病率低于肝的恶性肿瘤。肿瘤小时无任何表现，多在剖腹探查、尸检时偶然发现。增大后，因压迫邻近脏器才出现临床症状或体征。近年来由于影像学方面的发展，肝脏良性肿瘤的发现逐渐增多。

肝脏良性肿瘤中比较多见的是肝海绵状血管瘤和肝腺瘤。

（一）肝海绵状血管瘤

肝血管瘤是肝脏最常见的良性肿瘤，通常为海绵状血管瘤。肝海绵状血管瘤多认为起源于肝内的胚胎性血管错构芽，因此是一种错构瘤。以女性为多，30～50 岁多见。生长较缓慢，呈膨胀性生长。一般为单发，但也有多发。左、右半肝的发生率相仿。肿瘤大小不一，多数小于 4cm，最大可达 60cm。

本病发展缓慢，大多数患者没有症状，仅在剖腹手术或尸检时发现。肿瘤逐渐增大，严重者可占据大半个腹腔，肿瘤超过 4cm 以上者常有症状出现。常为压迫性症状，根据肿瘤部位、大小、增长速度、肝实质受累程度及邻近器官受压情况不同有上腹部不适、腹胀、腹痛、食欲减退、恶心、暖气、黄疸等。如肿瘤发生破裂出血，可引起急腹症症状或内出血症状。体检主要以上腹部包块为主。肿瘤无压痛，表面光滑，软硬不一，可随呼吸上下移动，有的部位有囊性感。

实验室检查一般正常。部分患者可出现全血细胞减少。

辅助检查：

B超可有多种表现：①高回声型：大多为此型，声像图与边界清晰，一般为圆形或椭圆形。一致回声病灶，无低回声晕影为血管瘤的特征。②低回声型：血管瘤的回声强度低于肝实质，边界清楚、形态规则。周边常可见一圈增强的细回声光带，呈花环状。由于囊状扩张的血窦丰富，在其后方常伴有增强效应。③混合型：边界清楚但往往不规则，声像图表现为典型的蜂窝状网络结构，实质为血窦壁与血液的多个反射所致，这一型多为大的血管瘤。

CT：表现为球形或卵圆形边界清楚、低密度团块，常难与其他孤立性良性或恶性肿块区别。增强扫描时，其典型表现为早期边缘性增强，进行性向病灶中心增强，30～60分钟内病灶完全呈等密度。这种强烈的周围性强化和一致的高密度填充，是肝血管瘤的典型CT表现。

MRI：特点是在 T_1 相上为稍低信号，在 T_2 相上为极高信号，呈很亮的白色灯泡，即所谓亮灯征。

血管造影：整个毛细血管期和静脉期持续被染；并在扩张浓染的肝脏窦状隙，造影剂充盈快，排出慢——"早出晚归征"。

通过临床表现、B型超声、肝动脉造影、CT或MRI等可做出诊断，需与原发性肝癌相鉴别。

肝海绵状血管瘤病程较长，对全身影响小，全身情况好。HBsAg及AFP多阴性。CT增强后病变区缩小。

【治疗】

无症状的海绵状血管瘤可不予治疗，有症状的较大血管瘤，一般予手术治疗。肝切除术是治疗肝海绵状血管瘤最有效的方法。尤其为血管瘤局限于一叶时。手术过程中充分暴露手术野，游离肝脏，切肝前可先结扎患侧肝动脉或阻断第一肝门。必要时可行全肝血流阻断后切肝。切肝时应尽量靠近瘤体，但不能损伤瘤体。对瘤体太大或多发性血管瘤侵犯大部分肝组织，或巨大血管瘤靠近大血管无法切除者，可行肝动脉结扎与栓塞。也可先行肝动脉结扎使瘤体缩小，再行Ⅱ期切除。

（二）肝腺瘤

肝腺瘤临床上十分少见，其发生的真正原因不明。有研究显示与胚胎期发育异常、口服避孕药等有关。

肝腺瘤发展缓慢，临床表现随肿瘤大小、部位及有无并发症而不同，通常为压迫邻近器官引起，如上腹部胀痛，食欲减退等。发生瘤内出血时则可出现右上腹疼痛、上腹压痛、白细胞计数增高等。

肝腺瘤术前诊断较难，需要和肝癌鉴别，病程长、症状轻微、患者全身情况较好、肝功能正常、AFP阴性，B超、CT、肝动脉造影结果可作为诊断依据。有些病例要靠活检才能做出诊断。

肝腺瘤治疗主要以手术治疗为主。根据肿瘤大小、位置行局部、肝叶或半肝切除。无法切除时可行肝动脉结扎或加肝动脉栓塞术。治疗同时需停服避孕药。

肝腺瘤预后良好。

二、原发性肝癌

【概述】

原发性肝癌是我国最常见的恶性肿瘤之一，据 1995 年卫生部的统计，我国肝癌年死亡率为 20.40/10 万人，占肿瘤死亡率的第二位。肝癌高发于东南沿海地区，如著名的肝癌高发区江苏启东、广西扶绥等。我国肝癌患者的中位年龄为 40~50 岁，其中男性比例较高，男女比约 3∶1。通常，发病率越高的地区，肝癌患者的中位年龄越低。

肝癌的主要病因包括病毒性肝炎（主要为乙型和丙型）、肝硬化、化学致癌物（主要为黄曲霉素）、我国农村饮水污染、化学因素等。

乙型病毒性肝炎及丙型病毒性肝炎与肝癌关系密切。肝癌患者常有急性肝炎—慢性肝炎—肝硬化—肝癌的病史。我国肝癌患者乙肝表面抗原阳性者达 90G 左右。而 HCV 发生率比较低（约 10% 左右）。日本以及南欧则以丙型肝炎感染为主。

原发性肝癌合并肝硬化的发生率比较高，尤以肝细胞癌合并肝硬化的发生率最高，原发性肝癌合并肝硬化的类型以结节型多见，特别是与大结节型肝硬化有密切关系。血吸虫性、胆汁性和淤血性肝硬化极少合并肝癌。

黄曲霉毒素摄入量与肝癌死亡率呈正相关。肝癌相对高发地区粮食被黄曲霉菌及其毒素污染的程度高于其他地区。而且已经有证据证实黄曲霉毒素可以诱发动物产生肝癌。

我国某些农村地区肝癌发病率与饮水污染有密切关系。如饮用塘水者肝癌死亡率高，饮用深井水者则肝癌死亡率低等。

亚硝胺、偶氮类、碳氢类物质及有机氯杀虫剂等在动物试验中能诱发肝癌，但与人类肝癌间的关系尚需进一步研究。

其他如烟酒、遗传等均可能与人类肝癌有关。肝癌是多因素多阶段作用的结果。

肝癌的病理形态可分为巨块型、结节型和弥漫型。

巨块型常为单发，也可由多数结节汇集而成，癌块直径一般在 10cm 以上，邻近有小的散在癌结节，中心区因供血不足，易发生坏死、出血，甚至发生肝癌破裂和腹腔内出血等并发症。此型一般较少伴有肝硬化或硬化程度较轻，手术切除率较高。

结节型较多见，可为单个或大小不等多个结节散在肝内，可能是癌细胞经门静脉播散或癌组织多中心发生的结果。与周围组织分界不清，此型多伴有肝硬化，恶性程度很高。

弥漫型少见，结节一般都很小，大小相差不多，布散全肝，伴有肝硬化，有时与肝硬化结节很难区别，病情发展快，预后极差。

1979 年全国肝癌病理协会根据肝癌大小和分布分为 4 型：①块状型：＞5cm（大肝癌）或＞10cm（巨大肝癌）。重量可达 1000~3000g，多位于右肝，呈单块、多块、融合块状，占 78% 以上。②结节型：≤5cm，呈单结节、多结节、融合结节状，占 20%。③弥漫型：癌灶小，散布于全肝，占＜2%。④小肝癌：单结节＜3cm，结节最多 2 个，总直径≤3cm，占 2%。

原发性肝癌按组织分型可分为肝细胞癌、胆管细胞癌和混合型三类，其中肝细胞癌最多见。根据癌细胞的分化程度可分为四级：Ⅰ级为高度分化，Ⅱ、Ⅲ级为中度分化，Ⅳ级为低度分化，一般以中度分化多见。混合型肝癌少见，癌块内含有肝细胞和胆管细胞两种成分。

原发性肝癌的转移途径包括肝内转移、血行转移、淋巴转移、种植转移以及直接侵犯等。肝细胞癌侵犯门静脉分支，形成门静脉癌栓，引起肝内转移。也可以通过血液和淋巴途径向肝外转移到肺、骨、肾、脑等,以转移至肺多见。癌细胞脱落植入腹腔,发生腹膜癌瘤及血性腹水,腹水中可找到癌细胞。癌细胞可直接侵犯膈肌及胸腔,形成血性胸水。

根据肝癌的临床表现及生物特性,我国肝癌防治研究协作会议(1977年)把肝癌临床分为3型3期:

(1)分型

1)单纯型:临床和化验无明显肝硬化表现。

2)硬化型:有明显肝硬化的临床和化验表现。

3)炎症型:病情发展快,有持续性癌热或sGPT升高1倍以上。

(2)分期

1)以症状体征分:Ⅰ期(亚临床期):无明显症状与体征,单癌灶<5cm。Ⅱ期(中期):症状轻,癌灶局限于一叶(Ⅱ甲)或半肝(Ⅱ乙)。Ⅲ期(晚期):有黄疸、腹水、远处转移或恶病质。

2)以肝功能和体征分:Ⅰ期:无腹水,无门静脉高压和体重下降,总胆红素(TBil)<34.2μmol/L;Ⅱ期:有腹水,中等度体重下降,无门静脉高压,总胆红素<34.2μmol/L;Ⅲ期:体重严重下降,有门静脉高压,总胆红素>34.2μmol/L。

TNM的分期标准方案(表9-1)

表9-1 日本肝癌研究会的分期标准

Ⅰ期	T_1	N_0	M_0
Ⅱ期	T_2	N_0	M_0
Ⅲ期	T_3	N_0	M_0
	$T_{1\sim3}$	N_1	M_0
ⅣA期	T_4	任何一项N	M_0
ⅣB期	任何一项T	任何一项N	M_1

T:原发肝癌;N:区域(肝十二指肠韧带)淋巴结;M:远处转移。

T_x:原发肝癌不明。

T_0:无原发肝癌证据。

T_1:单个癌灶,≤2cm,无血管浸润。

T_2:单个癌灶,≤2cm,伴血管浸润;或单个癌灶,>2cm,无血管浸润;或多个癌灶限于一叶,≤2cm,无血管浸润。

T_3:单个癌灶,>2cm,伴血管浸润;或多个癌灶限于一叶,伴血管浸润;或多个癌灶限于一叶,>2cm,伴或不伴血管浸润。

T_4:多个癌灶,超出一叶;或癌灶侵犯门静脉或肝静脉主干。

N_x:区域淋巴结不明。

N_0:无区域淋巴结转移。

N_1:有区域淋巴结转移。

M_x:远处转移不明。

M_0:无远处转移。

M_1:有远处转移。

(一)临床表现

早期症状不明显,但病程发展较一般癌肿迅速。原发性肝癌常见的临床表现有肝区疼痛、消化道症状如腹胀、纳差、乏力、消瘦等,部分患者有低热、黄疸、腹泻、消化道出血等;肝癌破裂后出现急腹症症状等;也有症状不明显或仅表现为转移灶的症状。体查可有进行性肝大或上腹部肿块等。

肝区疼痛为最常见及主要症状。疼痛多为持续性隐痛、胀痛或刺痛,以夜间或劳累后加重。疼痛系因癌肿迅速生长使肝包膜紧张所致。肝区疼痛部位与病变部位有密切关系,如病变位于右肝,可表现为右上腹和右季肋部疼痛;位于左肝则常表现胃痛;位于膈顶靠后,疼痛可放射至肩胛或腰背部。如肝癌结节破裂,则可能突然发生剧烈腹痛并伴腹膜刺激征和休克。消化道症状包括食欲减退、腹胀、恶心、呕吐、腹泻等,大多缺乏特征性,伴肝脏进行性肿大时,须应警惕肝癌可能。肝癌发热多为低热,呈弛张型,37~38℃,少数合并感染可有高热。抗生素往往无效,吲哚美辛、激素可有效。发热可能与癌组织出血坏死毒素吸收或癌肿压迫胆管发生胆管炎有关。肝癌可有腹泻,多为不消化食物残渣,常无脓血、黏液。门静脉或肝静脉有癌栓时,常有腹胀、顽固性腹水、黄疸等。肝癌晚期还常会有乏力、消瘦甚至恶病质。当肝癌发生肝外转移时,可出现相关症状如咳嗽、咯血、呼吸困难等。不少患者还会出现低血糖、红细胞增多症、高血钙、高胆固醇血症、皮肤卟啉症、女性化、类癌综合征、肥大性骨关节病、高血压和甲状腺功能亢进等癌旁综合征。

肝大为肝癌最常见的主要体征,多于中、晚期出现,早期小肝癌肝大不明显。肝大常不对称,表面有明显结节,质硬有压痛,可随呼吸上下移动。当癌肿侵犯肝内主要胆管,或肝门外转移淋巴结压迫肝外胆管时,可出现黄疸。多见于弥漫型肝癌或胆管细胞癌。一般已属晚期。癌肿广泛破坏肝脏可引起肝细胞性黄疸。腹膜受浸润、门静脉受压、门静脉或肝静脉内的癌栓形成以及合并肝硬化等时可出现腹水,多呈草黄色或血性,癌肿破裂可引起腹腔积血。合并肝硬化者常有肝掌、蜘蛛痣、男性乳房增大、脾大、腹壁静脉扩张以及食管胃底静脉曲张等。发生门静脉、肝静脉癌栓时,也可引起门静脉高压、腹水、下肢浮肿。发生肝外转移可出现各转移部位相应的体征。

(二)实验室检查

血清 AFP 检测是当前诊断原发性肝癌常用而又重要的方法,对原发性肝细胞癌有相对的专一性。AFP 阳性亦见于孕妇、睾丸或卵巢胚胎性肿瘤,诊断时应予以鉴别。肝炎肝硬化患者有时也出现 AFP 低浓度阳性,可通过其动态观察和肝功能变化进行分析,多能做出可靠判断。AFP 通常正常值为 $20\mu g/L$ 以下。凡 AFP$>500\mu g/L$ 持续 1 个月或 AFP$>200\mu g/L$ 持续 2 个月而无肝病活动证据,可排除妊娠和生殖腺胚胎瘤者,高度怀疑肝癌。但尚有 10%~20% 的肝癌患者 AFP 为阴性,需辅以血清酶学或其他方法才能做出诊断。若同时检测 AFP 和 AFP 异质体则可使肝癌的阳性率提高至 92%,从而提高了肝癌的早期诊断率。

肝癌患者可有不同程度的肝功能改变,但对肝癌的诊断帮助不大,但对了解肝功能损害程度有些帮助。

各种血清酶学检查对原发性肝癌的诊断都缺乏专一性或特异性,能作为肝癌诊断的辅助方法。某些血清酶的同工酶如 γ-谷氨酸转肽酶同工酶(γ-GT-Ⅱ)，异常凝血酶原(APT)，α_1 抗胰蛋白酶(AAT)、醛缩酶同工酶(ALD-A)等，对肝癌的辅助诊断是有一定帮助的，如能结合 AFP 进行分析，则可大大提高肝癌的确诊率。

（三）辅助检查

1.B 超

可显示肿瘤的大小、形态、所在肝脏的部位以及肝静脉或门静脉有无癌栓，可引导穿刺活检、瘤内无水酒精注射、门静脉分支栓塞、电化学治疗等。且具有无创伤、方便快捷、价格低等优点，是诊断及高发人群中普查的重要工具，特别对早期肝癌的定位诊断帮助更大。显像低限 2cm，无和轻度肝硬化者阳性率高。肝硬化严重时误诊率较高。

2.CT

能明确显示肿瘤的位置、数目、大小及与周围脏器和重要血管的关系，对判断能否手术切除很有价值。特别是应用动态增强扫描对肿瘤显示更清晰并对鉴别肝癌或血管瘤有较大价值。通常平扫下肝癌多为低密度占位，边缘有清晰或模糊的不同表现，部分有晕圈征，大肝癌常有中央坏死液化。显像低限为 1cm 左右。CT 被认为是诊断肝癌常规检查方法之一。

3.磁共振成像(MRI)

能获得横断面、冠状面和矢状面三种图像对软组织的分辨率优于 CT，能了解肝癌包膜、下腔静脉、胆管等的信息以及血管受侵情况。对良、恶性肝内占位，尤其与血管瘤的鉴别可能优于 CT。分辨低限为 1.5cm。通常肝癌结节在 T1 加权像呈低信号强度，在 T2 加权像示高信号强度。肝癌有包膜者在 T1 加权像示肿瘤周围有一低信号强度环，而血管瘤、继发性肝癌则无此现象。

4.选择性肝血管造影

肝血管造影是诊断肝癌的重要手段，用肝动脉造影以诊断肝癌，它可确定病变部位、大小、数目和分布范围，从而可估计手术的可能性和选择最合适的手术方法，特别对小肝癌的定位诊断是目前各种方法中最优者。此法的阳性符合率可达 90% 以上。特别是采用超选择性肝动脉造影或滴注法肝血管造影或数字减影肝血管造影(DSA)，可以提高小肝癌的诊断率，最小肿瘤仅 0.5cm。肝癌的肝动脉造影像主要特征是显示增生的肿瘤血管团、肿瘤染色、阴影缺损、动脉变形、移位、扩张以及动静脉瘘等。

5.放射性核素肝扫描

表现为肝大，失去正常的形态，在占位性病变处表现为放射性稀疏或缺损区，对临床型肝癌的定位诊断上是一种比较好的方法。但解剖变异、肝硬化、胆囊增大、肝左外叶小或肝脏其他疾病而误诊为肝癌，弥漫型和小肝癌的诊断阳性率则较低。分辨低限为 3cm。传统的放射性核素扫描仪空间分辨率低、速度慢，只是静态显像，鉴别占位病变性质困难，目前正逐渐被 B 型超声、CT、MRI 等所取代。近年发展起来的动态显像和放射性核素断层扫描(ECT)等新技术，对肝癌的定位诊断符合率可达 90%~95%。用 [169]Yb 枸橼酸做阳性肝扫描，对肝癌阳性诊断率为 90.9%，但对小肝癌的诊断尚存在问题。

6.肝穿刺活检与肝穿刺细胞学检查

在 B 超引导下进行，可直接获得病理材料，对确定诊断有一定帮助。特别对中、晚期患者或体检时扪到肿块者，穿刺的阳性率更高。因其创伤性和有并发出血、误穿、针道种植的可能，不作为常规使用，仅对 AFP 阴性、各种定位检查可疑癌灶者有一定价值。

7.X 线检查

可发现右膈肌抬高，运动受限或局部隆起。行胃肠钡餐检查还可以显示有无胃或结肠肝曲被推压，食管静脉曲张和肺、骨等转移灶。

8.剖腹探查

经各种检查仍不能排除肝癌的诊断，而又有切除可能者，在患者情况许可时，应及早采取剖腹探查，及时治疗。

9.腹腔镜检查

本法能窥视的肝脏部位非常局限，且又可能带来一定并发症，故实际诊断价值受到很大限制。

对已有临床症状和体征中晚期肝癌，结合 AFP、B 超、CT 等主要辅助检查，诊断并无困难。有肝癌临床表现，AFP、B 超、CT 阳性或有肝癌临床表现，远处有转移灶（肺、骨、淋巴结等）、血性胸腹水，并从胸腹水中查到癌细胞即可做出诊断。无临床症状和体征的亚临床肝癌与小肝癌，诊断主要依赖 AFP 和 B 超。无肝癌临床表现和其他检查证据，AFP＞500μg/L，持续 1 个月以上，或 AFP＞200μg/L，持续 2 个月以上，并能排除妊娠、慢性活动性肝炎、畸胎瘤等，可做出诊断。对 40 岁以上、有慢性肝炎、HBsAg 阳性、肝硬化病史等的高危人群，可进行普查。

（四）鉴别诊断

原发性肝癌应与继发性肝癌、肝硬化、肝脓肿、肝脏良性肿瘤以及邻近肝区的肝外肿瘤等相鉴别。

1.继发性肝癌

肝脏亦为转移性癌肿好发器官，因此继发性肝癌并不少见，AFP 检测一般为阴性，多无肝炎病史或肝硬化表现。除肝脏病变症状外，多有原发病灶的相应症状。B 超或 CT 上可显示为多个病灶。找到肝脏以外器官原发癌肿病灶即可确诊。

2.肝硬化

通常肝硬化患者病史较长，多有肝炎史，有肝硬化的体征表现，如脾大、食管胃底静脉曲张、蜘蛛痣、肝掌等，AFP 为阴性或低浓度阳性，放射性核素肝扫描、B 型超声检查、肝动脉造影或 CT 检查等均有助于鉴别诊断。但如遇肝脏较大、质硬有结节时，或因肝萎缩畸形，放射性核素肝扫描出现假阳性，或 AFP 低浓度阳性或小肝癌合并严重肝硬化时，鉴别较困难。此时密切观察 AFP 的动态变化和 AFP 与肝功能的关系（肝硬化患者出现 AFP 阳性时，多有肝功能改变），做 AAT、ALD-A 和 AFP 异质体检查，并反复做 B 型超声检查，必要时做 CT 或肝动脉造影，一般是可以鉴别的。

3.肝脓肿

急性肝脓肿一般较易鉴别，而慢性肝脓肿有时比较困难，但肝脓肿多有阿米巴或细菌感染史以及相应的临床表现。B 型超声检查为液性暗区，肝穿刺吸脓常能最后确诊。

4.肝脏良性肿瘤

通常病情发展慢,病程长,患者全身情况好,多不伴有肝硬化,AFP 为阴性,常见的有肝海绵状血管瘤、肝腺瘤等。借助 AFP 检查、B 型超声、CT、肝血池扫描以及肝动脉造影可以鉴别。

5.邻近肝区的肝外肿瘤

腹膜后软组织肿瘤来自右肾、右肾上腺、胰腺、胃、胆囊等器官的肿瘤,可在上腹部出现肿块,特别是右腹膜后肿瘤可将右肝推向前方,扪诊时误为肝大,肝受压变薄区在放射性核素肝扫描时可出现假阳性,鉴别起来比较困难,常需借助 AFP 检测、超声检查以及其他特殊检查(如静脉肾盂造影、胃肠钡餐检查、气腹造影、选择性腹腔动脉造影或 CT 等)。必要时行剖腹探查,才能明确诊断。

【治疗】

原发性肝癌的治疗是以手术治疗为主,辅以其他疗法的综合治疗。不能手术切除的中晚期患者应采用化疗、放疗、中医中药、免疫治疗和其他支持疗法或对症处理等综合措施。

(一)手术治疗

原发性肝癌的手术疗法主要包括癌肿切除和其他手术治疗,如肝动脉插管化疗、肝动脉结扎或栓塞术、局部注射无水酒精、冷冻治疗和微波治疗等。手术切除是目前治疗肝癌的最有效方法。手术切除主要适用于患者全身情况良好,无心、肺、肾功能严重损害,肿瘤局限于肝的一叶或半肝以内而无严重肝硬化或第一、第二肝门及下腔静脉等未受侵犯的患者。临床上有明显黄疸、腹水、下肢浮肿或肝外癌转移或患者全身情况不能耐受手术者,应为手术禁忌。术后用 AFP 及 B 超检查定期随访观察,对术后复发者,只要患者全身情况好,癌肿小而局限或仅有肝外孤立性转移灶,也可以进行再手术切除,以提高疗效。对不能切除的大肝癌可经各种方法治疗肿瘤缩小后行二期切除。常用的方法有肝动脉结扎或术中肝动脉栓塞,或二者同时应用,或在术前作超选择性肝动脉插管注射碘油和抗癌药物,或其他各种方法,以阻断肿瘤的动脉供血,达到缓解临床症状、缩小瘤体的目的,为二期切除做准备,这又是一个能提高手术疗效的重要发展。肝癌的手术切除方法有肝叶切除、半肝切除、中肝叶切除、肝三叶切除或局部肝切除等。如癌肿局限于一个肝叶内,可做肝叶切除;已累及一叶或刚及邻近肝叶者,可做半肝切除;如已累及半肝,但没有肝硬化者,可考虑做肝三叶切除;如肿瘤位于肝边缘区或瘤体比较小,可根据肝硬化情况选用肝段切除、次肝段切除或局部切除。肝脏组织正常时,可以切除 70%～80% 的肝组织而仍能维持正常生理功能,但对有肝硬化者,肝切除量不宜超过全肝的 50%,特别右半肝切除更应慎重。对伴有肝硬化的小肝癌可距肿瘤 2cm 以外行根治性局部肝切除术。

手术术前须做全身详细检查,包括心、肺、肝、肾功能及凝血功能,积极纠正贫血及血浆蛋白降低情况,给予适当的护肝药物及维生素 B 族和维生素 K。合并糖尿病者还须控制血糖。传统的肝储备功能分析以 Child-Pugh 分级法为主,其对评估肝脏的代偿能力以及对手术方式的选择有很大帮助。

肝切除术常用右肋缘下切口,如肿瘤较大,可向左肋缘下延长,呈人字形切口。逐步切开腹壁后先游离和离断拟切除侧的韧带,控制进肝与出肝的血流,根据肿瘤位置、肝硬化的有无和轻重,以及切端如何闭合等,决定切除的范围和切线的走向,用电刀在拟切肝处作一切线的印子。然后边切肝边切断、结扎肝内管道。重要的血管和肝管应双重结扎或缝扎。肝切除术的关键是控制出血，常用的方法有在肝门区分离结扎血管切肝法和常温下间歇阻断肝门切肝法。前者是在肝门区解剖出通向病侧肝脏的血管和胆管，予以结扎切断，然后将病变肝组织切除；后者是在肝门区将肝十二指肠韧带（包括肝动脉、门静脉和胆管）暂时阻断，每次阻断时间10～20 分钟，间歇 3～5 分钟，在阻断肝门血管下，按解剖直接切肝，出血少，操作方便。也有用特制肝钳行肝叶切除，还有采用低温或常温无血切肝法。低温无血切肝法是先将肝动脉、门静脉、肝上和肝下的下腔静脉完全阻断，然后在门静脉和肝动脉内灌注冷溶液，使肝脏降温后再切除病变的肝组织。常温无血切肝法是在常温下将上述血管完全阻断的同时，再将腹主动脉阻断，使肝脏处于完全无血状态再切除癌肿。阻断时间可达 30 分钟。可以切除位于靠近大血管的癌肿，扩大了手术切除的可能性。无血切肝术虽然出血少，但对患有严重肝硬化、心血管疾病或肾功能不全者不宜采用。充分的引流对减少出血等并发症有重要意义。术后除给抗生素外，必须加强护肝治疗，特别对伴有肝硬化和切除半肝以上者，尤应注意护肝治疗，给予足够的蛋白质、葡萄糖、维生素等。术后 2 周到 1 个月开始有计划地辅以其他综合治疗，可以提高手术疗效。对不能切除的肝癌的外科治疗，可根据具体情况，采用肝动脉结扎或肝动脉栓塞、液氮冷冻、激光气化、微波治疗等都有一定的疗效。特别对肝动脉结扎或肝动脉栓塞术，可使肿瘤缩小，部分患者可获得二期手术切除，提高手术疗效。也可以经股动脉插管，在选择肝动脉造影定位下进行有选择的肝动脉栓塞或化疗。此法可反复多次进行治疗，进一步提高疗效。

（二）放射治疗

对一般情况较好，肝功能尚好，不伴有肝硬化、无黄疸、腹水，无脾功能亢进和食管静脉曲张，肿瘤较小而局限、尚无远处转移而又不能手术切除，或手术切除后肝断面有残癌或手术切除后复发者，可采用放射治疗为主的综合治疗。常用为 ^{60}Co、深部 X 线或其他高能射线外照射，每天剂量为 1～1.5Gy。一个疗程的总剂量为 40～60Gy。在放疗期间结合中药治疗，可以减少放疗反应，提高疗效。

（三）化学药物治疗

分全身化疗和肝动脉插管化疗。全身化疗常用 5-氟尿嘧啶 250mg 溶于 5％葡萄糖溶液，每日 1 次或 500mg 每周 2～3 次，静脉滴注，疗程总量为 6～10g；亦可口服替加氟（FT207），100mg 每日 3 次；噻替哌，每日或隔日静脉推注或肌内注射 10mg，疗程总量 200～300mg；也可用丝裂霉素，每次 4～6mg，每周 2 次，静脉滴注或推注，疗程总量 40～60mg；这些药常与 5-氟尿嘧啶合并应用，但疗程总量应酌减。此外，还有甲氨蝶呤（MTX）、5-氟尿嘧啶脱氧核苷（5-FUDR）、阿霉素、喜树碱等。对经剖腹探查发现癌肿不能切除者，也可采用肝动脉插管化疗，即用塑料管经胃网膜右动脉或胃右动脉或胃十二指肠动脉做肝动脉插管；也可经脐静脉扩张后插至门静脉左支。常用 5-氟尿嘧啶、噻替哌等药，每日或隔日经导管给药 1 次，一般在给药前先推注 0.5％普鲁卡因溶液 5ml 以减轻动脉痉挛和疼痛；注射后用 1mg/ml 肝素溶液或 2.5％枸橼酸钠溶液 5ml 充满塑料管，以防止血液凝固而堵塞。肝动脉插管化疗也可与肝动脉结扎配合使用，可以提高疗效。此外，也可以将导管连接于微型注射泵上，做连续微量灌注，也有用皮下埋藏式微泵连接肝动脉插管，可长期持续注入化疗药物，此法不仅使导管不易堵塞而长期保留,疗效也有所提高。目前更多采用放射介入治疗,即经股动脉达肝动脉做超选择肝动脉插管,经导管注入栓塞剂(如 lipiodo1)和抗癌药物,每 1～3 个月重复 1 次,使疗效进一步提高。

(四)免疫疗法

临床上常用的制剂有卡介苗、自体或异体瘤苗、转移因子、免疫核糖核酸、左旋咪唑、干扰素和肿瘤坏死因子等。免疫疗法作为一种原发性肝癌的辅助治疗方法其疗效有限,有人报告将免疫疗法和化疗联合应用,可降低术后复发率、延长生存期,并已在临床治疗试验中收到较好的效果。近年来,过继性免疫治疗(LAK、TIL 和 CTL 细胞等)受到肝癌临床治疗的重视,虽然 LAK 细胞已很少使用,但是,TIL 和 CTL 细胞的临床应用研究正不断深入,可望成为原发性肝癌治疗中的重要方法之一。

(五)局部注射无水酒精或抗癌药物疗法

在 B 型超声引导下经皮穿刺肿瘤内注射无水酒精或抗癌药物已应用多年。此法适用于瘤体较小而又不能或不宜手术切除者。其优点是这种疗法安全简便、费用低、不需剖腹手术。瘤内注射无水酒精后可即刻产生癌组织脱水、凝固、继而坏死、纤维化和微血管闭塞,以达到肿瘤坏死,提高疗效的目的。此外亦可选用 5-氟尿嘧啶、阿霉素、丝裂霉素等注入肿瘤内,也可达到同样疗效。

(六)中医中药治疗

我国已普遍应用中医中药治疗肝癌,临床上多与其他疗法配合应用,对保护或改善肝功能,减轻不良反应,提高机体抵抗力起到一定作用。如单独应用中药时,常以攻补兼施为原则的辨证论治。

(七)并发症的处理

1.肝癌结节破裂出血

多由于肝癌病情发展或经治疗后发生坏死软化而致,也可因外力打击、腹内压增高(如剧烈咳嗽、用力排便等)甚至体检后。巨块型肝癌多见。肝癌小破裂而致的小量内出血,多可自行止血。巨块型肝癌发生破裂时可引起急腹症和失血性休克,常常导致患者的死亡。肝癌结节破裂出血需急诊手术切除。在手术中如发现癌肿较小而局限,最好切除肿瘤,如条件不许可,也可做肝动脉结扎或肝动脉栓塞术,局部用止血剂或纱布填塞压迫止血。晚期不能手术者,宜采用内科治疗,包括输血、补液、止痛、止血剂以及其他支持疗法,但预后极差。

2.肝性昏迷

早期肝癌肝性昏迷少见。多在终末期出现,尤其合并肝硬化更常见。肝癌合并肝昏迷较一般肝昏迷更严重更难处理,仅能采用中西医结合治疗,加强护肝治疗。门静脉癌栓所引起的腹水或血性腹水的治疗效果较差。肝癌患者常有发热,对这些患者单纯应用抗生素往往无效,吲哚美辛和保泰松之类药物常有明显疗效,一般吲哚美辛每日 3 次,每次 25mg;保泰松每日 3 次,每次 100～200mg。必要时也可用泼尼松龙,并辅以清热解毒的中药,常能起到良好效果。

3.上消化道出血

多见于肝癌合并肝硬化或门静脉内癌栓导致门静脉高压,出现食管胃底静脉曲张时,易致肝昏迷和失血性休克而死亡。如出血量少时,可采用卧床休息、禁食、应用止血药物等处理,一般多能止血。对出血量多时,除补充血容量外,可用双气囊三腔管压迫止血或手术止血。如患者已有黄疸或腹水时,则不宜手术,应以非手术治疗,但预后极差。

肝癌的并发症还包括感染,恶病质,发生转移时出现的胸水,腹水等。而肝性昏迷、肝癌破裂出血、全身衰竭、上消化道出血是导致原发性肝癌死亡的主要原因。

原发性肝癌是一种进展比较快的恶性肿瘤,一般症状出现至死亡时间平均 3~6 个月,少数患者在出现症状后不到 3 个月死亡,也有个别患者生存 1 年以上。其预后与临床病型和病理类型有直接关系,一般临床病型中单纯型预后较好,硬化型次之,炎症型最差。临床有明显肝硬化者预后较差,如肝功能有严重损害者预后更差。癌细胞分化程度越好,其预后也较好。单结节、小肝癌、包膜完整、无癌栓或癌周围有大量淋巴细胞浸润者,预后较好。行根治性切除、术后 AFP 降至正常值者,可获长期生存。由此可见,决定肝癌预后的主要因素是肿瘤的生物学特性和宿主的抗病能力,这两方面因素均随着病程的发展而有所变化。因此,如能对原发性肝癌进行早期发现、早期诊断和早期治疗,一定会进一步改善肝癌的预后。

三、继发性肝癌

【概述】

人体其他脏器的癌肿转移至肝脏者称之为转移性肝癌,又称为继发性肝癌(MLC)。肝脏血供丰富,故肝脏是恶性肝瘤转移最常见的靶器官。全身各种组织器官的恶性肿瘤均可通过血道、淋巴或直接浸润而转移至肝。来自消化道肿瘤者最多见,其次为造血系、胸部、泌尿系、女性生殖系、头颈部、乳腺、软组织肿瘤。

转移途径包括门静脉,肝动脉,淋巴,直接蔓延,血管蔓延等。

经门静脉:为主要之转移途径。消化道及盆腔部位的癌肿多经此转移。

经动脉:肺、乳腺、甲状腺、睾丸、皮肤、食管、鼻咽癌等均血行播散,从肝动脉入肝脏。

经淋巴:胃、肠、胰、子宫、卵巢等处癌肿可通过肝门部淋巴管入肝。

直接蔓延:常见于肝脏邻近的器官,如胃、胆囊、右肾的癌肿可直接侵犯肝脏。

血管蔓延:其他脏器之癌肿,由于直接入侵肝脏血管(门静脉、肝动脉、肝静脉)入肝。

转移性肝癌可为单个结节,但常为多个结节,大小不等弥散于全肝。癌结节外现呈灰白色,质硬,与周围正常组织之间分界清楚,结节中央出血、坏死、数个结节可融合而成一个大团块,因中央坏死而呈现脐凹征。

【诊断】

早期常无明显症状及体征,一般仅以原发癌的临床表现为主,如原发癌来自大肠,患者可能同时有黑粪、大便带血、腹部肿块;如原发癌来自肺,可出现咳嗽、痰中带血等。如原发癌来自胰腺,可能出现背痛、腹块、黄疸等。转移性肝癌发展速度比较慢,临床表现也较轻,但随着转移灶增大则后期可出现与原发性肝癌类似的临床表现,如肝区疼痛不适、消瘦、乏力、肿块等,晚期可出现黄疸、腹水、恶病质、肝功能衰竭等表现。体检有时可在上腹部扣及肿大的肝脏,或质地坚硬有触痛的癌结节,有时可扪到"脐凹"。

实验室检查:多无肝病背景,肝炎病毒标记物常阴性。早期肝功能检查大多正常,晚期可出现胆红素增高,γ-谷氨酰转氨酶也常升高。甲胎蛋白 AFP 检查常阴性,少数消化道癌如胃癌、胰腺癌等可低浓度升高。CEA 和 CA19-9 等应作为常规检查。

辅助检查:B超通常可检出1cm左右的肝转移癌。转移性肝癌在B超显像中常表现为散在多发的类圆形病灶。多为高回声灶,有时可见中心为低回声,称"牛眼症"。

转移性肝癌在CT上常表现为多发散在类圆形低密度灶。注射造影剂后,病灶增强远不如原发性肝癌明显,有时仅见病灶周围略增强。

MRI亦在诊断中常用。

转移性肝癌的诊断主要在于查出原发癌灶,如发现肝区疼痛、肝内占位,同时查到其他脏器有原发性癌灶存在,诊断即可成立。如发现无症状的肝脏占位性病变,高度怀疑转移性肝癌时应进一步检查,B超、CT、MRI等影像学检查有助于诊断,转移性肝癌肝功能检查一般无明显异常,除睾丸或卵巢的胚胎性肿瘤或个别胃癌等肝转移外,血清AFP检测多为阴性。转移性肝癌早期常无明显症状,待症状出现时,多属晚期,故在亚临床诊断十分关键:①有肝外原发癌的病史;②现有肝区癌肿的临床表现;③原发癌手术中发现有肝转移灶;经腹腔镜或肝穿刺证实;④具有上述的特殊表现;⑤出现上述酶学上的改变。亚临床期MLC的诊断较原发性肝癌HCC的诊断困难,因为AFP在MLC的患者中绝大部分是阴性。

转移性肝癌主要是与原发性肝癌相鉴别:①原发性肝癌一般有肝炎、肝硬化的病史。②病程短,病情重、发展快。③AFP多呈阳性。④并发症较多,可见门静脉癌栓,常出现自发性破裂,上消化道出血等门脉高压症状。B超、CT等有其特殊表现。

【治疗】

一般认为仍以手术切除为最佳方法,其他还包括化疗、肝动脉灌注化疗和生物治疗。

手术切除:指征为孤立的转移性肝癌或癌肿局限于肝的一叶,原发癌可切除者;原发癌已切除后出现的转移肝癌,无他处转移,而患者一般情况尚可,可耐受手术者。手术切除亦包括根治性与姑息性切除。

肝动脉灌注化疗:对于不能手术切除的转移性肝癌或不能耐受手术者,为延长患者生命,提高生活质量,可行肝动脉灌注化疗,或皮下埋藏式动脉泵行肝动脉持续灌注抗癌药或栓塞剂。

其他方法:全身情况好,病变较局限者行姑息性放疗＋中医中药治疗,也可取得较满意的结果,肿瘤小而不能手术者,也可行B超引导下向瘤内注射无水酒精或抗癌药,也能起一定的作用。

身体其他部位的肿瘤转移至肝已属晚期,因此转移性肝癌预后较差。

四、肝脏少见的恶性肿瘤

【概述】

在肝脏的恶性肿瘤中,来源于上皮组织的除肝细胞癌还包括胆管细胞癌、混合细胞癌、肝母细胞癌等。来源于间皮组织的包括血管(内皮)肉瘤、平滑肌肉瘤、纤维肉瘤等。

(一)肝脏肉瘤

肝的原发性肉瘤罕见,其中最常见的是血管肉瘤。肝内所有的间叶性成分均可发生恶性肿瘤。

1.肝血管肉瘤

亦称肝血管内皮肉瘤,是国外各种原发性肝肉瘤中最常见的一种。发生与致癌物有关,如长期与氯乙烯、二氧化钍、砷等接触史或有服用合成类固醇、雌激素、口服避孕药史,但与乙肝病毒无关。

肿瘤大体可分为弥漫性微结节型、多结节型、巨块型或多结节和巨块混合型。多见于成人。无特异性临床表现,主要为发热、右上腹部疼痛、腹胀伴虚弱、乏力、体重减轻、进行性肝大、贫血等常见。晚期可有黄疸、恶病质、碱性磷酸酶和 ALT 升高。

其恶性程度极高,早期出现肺等远处转移,发展快,预后差。治疗以手术为首选,但切除率低,预后差。放疗效果不佳,化疗可能有一定的作用,可以延长患者生命。

2.未分化胚胎肉瘤

也称原发性肉瘤。是儿童罕见肿瘤,多见于 6～10 岁,男女发病率相等。一般起病急,可有上腹痛、腹块、消瘦等。肝功能多正常,影像学见占位性病变。短期内表现全身衰弱,若不治疗迅速死亡。但无论手术、化疗或放疗,效果均差。

3.少见的间质肿瘤

原发性恶性横纹肌瘤、原发性胚胎横纹肌肉瘤、平滑肌肉瘤、卵黄囊肿瘤,均较罕见。

(二)肝母细胞瘤

肝母细胞瘤又名胚胎性肝肿瘤,为儿童最常见的肝脏恶性肿瘤,主要发生于 6 岁以下儿童,多见于 3 岁以内婴儿,男女之比为 1.5∶1。其发病可能与胎儿在母体内受致癌物质作用有关。常以上腹部无痛性进行性增大包块为主诉就诊。临床表现还包括食欲不振、恶心呕吐、腹泻、体重不增加等,部分有性早熟。肿瘤增大压迫胆管可出现黄疸、陶土样大便。血 AFP 值升高。

治疗主要为手术切除。对于不能切除可在术前给予化疗,待肿瘤缩小后再进行二期手术。

第十章 门脉高压症

【概述】

在门静脉未加阻断情况下所测得的压力,正常值约在 $1.27\sim2.35$ kPa($13\sim24$ cmH$_2$O)之间,平均为 1.76 kPa(18 cmH$_2$O)左右。如果压力高于此界限,就定义为门脉高压症。

门脉高压症有三大特点:一是以门静脉系统血流动力学异常变化为主要特点;二是外科所能解决的并非原发病。三是外科治疗手术方式繁多,都有一定疗效,又各有不足。肝移植使得去除原发病成为现实。

【诊断步骤】

(一)病史采集要点

(1)是否有肝炎、血吸虫、嗜酒、腹部手术或腹痛等病史。

(2)是否有乏力、嗜睡、厌食、呕血、便血等病史。

(二)体格检查要点

(1)一般情况 发育、营养、体重、精神、血压和脉搏。

(2)皮肤、黏膜是否有黄染和出血点;腹部是否可见曲张静脉;双下肢是否有凹陷性水肿;是否有慢性肝病的其他表现,如蜘蛛痣、肝掌、男性乳房发育、睾丸萎缩等。

(3)腹部触诊是否可以摸到脾脏,是否触及质地较硬、边缘较钝而不规则的肝脏;叩诊是否有移动性浊音;听诊是否有肠鸣音减弱。

(三)辅助检查要点

1.实验室检查

(1)血象:脾功能亢进时,血细胞计数减少,以白细胞计数降至 3×10^9/L 以下和血小板计数减少至($70\sim80$)$\times10^9$/L 以下最为明显。

(2)肝功能检查:常反映在血浆清蛋白降低而球蛋白增高,清、球蛋白比例倒置;凝血酶原时间延长;天冬氨酸转氨酶和丙氨酸转氨酶超过正常值的 3 倍表示有明显肝细胞坏死;碱性磷酸酶和 γ-谷氨酰转肽酶显著升高表示有淤胆。在没有输血因素影响的情况下,血清总胆红素超过 $51\mu mol$/L(3mg/dl),血浆清蛋白低于 30g/L,说明肝功能严重失代偿。

还应做乙型肝炎病原免疫学和甲胎蛋白检查。

(四)进一步检查项目

1.腹部超声检查

可以显示腹水、肝密度及质地异常、门静脉扩张;多普勒超声可以显示血管开放情况,测定血流量,但对于肠系膜上静脉和脾静脉的诊断精确性稍差。

2.食管吞钡 X 线检查

在食管为钡剂充盈时,曲张的静脉使食管的轮廓呈虫蚀状改变;排空时,曲张的静脉表现为蚯蚓样或串珠状负影,但这在内镜检查时更为明显。

【诊断对策】

(二)诊断要点

根据病史(肝炎或血吸虫病)和三个主要临床表现:脾肿大和脾功能亢进、呕血或便血、腹水,一般诊断并不困难。但是由于个体差异和病程的不同,实验室检查和其他辅助检查有助于确定诊断。当急性大出血时,应与胃十二指肠溃疡大出血等鉴别。

(二)临床类型

按阻力增加的部位,可将门静脉高压症分为肝前、肝内和肝后三型。肝内型门静脉高压症又可分为窦前、窦后和窦型。在我国,肝炎后肝硬化是引起窦后和窦型阻塞性门静脉高压的常见病因。由于增生的纤维索和再生的肝细胞结节挤压肝小叶内的肝窦,使其变窄或闭塞,导致门静脉血流受阻,门静脉压力也就随之升高。其次是由于位于肝小叶间汇管区的肝动脉小分支和门静脉小分支之间的交通支平时不开放,而在肝窦受压和阻塞时即大量开放,以至压力高8～10倍的肝动脉血流返注入压力较低的门静脉小分支,使门静脉压力更加增加。常见的肝内窦前阻塞型病因是血吸虫病。

肝前型门静脉高压症的常见病因是肝外门静脉血栓形成(脐炎、腹腔内感染如急性阑尾炎和胰腺炎、创伤等)、先天性畸形(闭锁、狭窄或海绵样变等)和外在压迫(转移癌、胰腺炎等)。单纯脾静脉栓塞多继发于胰腺炎症或肿瘤,此时肠系膜上静脉和门静脉压力正常,左侧胃网膜静脉成为主要侧支血管,胃底静脉曲张较食管下段静脉曲张显著,这是一个特殊类型的门静脉高压症(左侧门静脉高压症)。这种肝外门静脉阻塞的患者,肝功能多正常或轻度损害,预后较肝内型好。

肝后型门静脉高压症的常见病因包括 Budd-Chiari 综合征、缩窄性心包炎、严重右心衰竭等。肝静脉或肝段下腔静脉阻塞引起的一组症状及体征称为 Budd-Chiari 综合征。肝静脉流出道阻塞属肝型窦后门静脉高压,典型表现为右上腹疼痛、肝大和腹水。肝上下腔静脉阻塞属肝后型门静脉高压症,伴有下腔静脉高压时,还可出现躯干浅静脉曲张、下肢静脉曲张和下肢水肿等。在欧美多数是由于肝静脉栓塞,在亚洲多数是由于肝上下腔静脉和肝静脉隔膜形成、狭窄、闭锁,肿瘤或感染性病变也可侵犯或压迫肝静脉或肝段下腔静脉。

(三)鉴别诊断要点

根据病史(肝炎或血吸虫病)和三个主要临床表现:脾肿大和脾功能亢进、呕血或便血、腹水,一般诊断并不困难。但是需要明确门脉高压的病因,在出现上消化道出血时,还要和消化性溃疡引起的出血、胆道出血、胃癌引起的出血等进行鉴别。另外,还要明确是否合并肝脏占位性病变。

【治疗对策】

(一)治疗原则

外科治疗门静脉高压症,主要是针对门静脉高压症的并发症进行治疗。

(二)术前准备

(1)完善必要检查,明确门静脉高压症的病因、肝功能储备、门静脉系统血管可利用情况,根据当地的技术和经验确定治疗方案。评价肝功能储备,可预测手术的结果和非手术患者的长期预后。目前常用 Child 分级来评价肝功能储备。Child A 级、B 级和 C 级患者的手术死亡率分别为 0～5%、10%～15% 和超过 25%。

（2）积极采取措施，改善肝功能状况，提高肝功能储备，为手术治疗提供有利条件。补充血容量、输血、补液，尽量输入新鲜全血，适当输入血浆，维持血压在 12kPa（90mmHg）以上水平。对肝硬化低蛋白血症患者，适时补充人体白蛋白。应用抗酸剂西咪替丁、奥美拉唑、氢氧化铝等药物以降低胃酸，减少对食管胃黏膜的侵蚀，口服卡那霉素 1 克，每日 4 次，以抑制肠道菌群，减少术后肝昏迷的发生。

（3）出血患者先应用非手术疗法（见下），选择时机手术治疗。

（4）Budd-Chiari 综合征患者尚需了解心肺功能。

（三）治疗方案

1.食管胃底曲张静脉破裂出血

（1）非手术治疗：食管胃底曲张静脉破裂出血，尤其是肝功能储备 Child c 级患者尽可能采用非手术治疗。

1）初步处理：输血、补液、防治休克。临床表现有低血容量休克时，应迅速建立两条静脉通路，其中一条最好是通过颈内静脉或锁骨下静脉途径，以便监测中心静脉压。先滴注平衡盐溶液，同时进行血型鉴定，交叉配血，备够可能需要的全血或袋装红细胞。留置尿管观察每小时尿量。每 15～30 分钟测定血压、脉搏，结合尿量的观察和中心静脉压的监测，可作为补液、输液速度和量较可靠的指标。如果在 45～60 分钟内输入平衡盐液 1500～2000ml，血压、脉率仍不稳定，说明失血量很大或继续出血。此时，除继续用电解质溶液外，还应输入以全血为主的胶体溶液（如血浆、5%清蛋白等）。临床应用的电解质溶液与胶体溶液量的比例以（3～4）：1 为宜。大量输入平衡盐溶液使血液稀释，有利于改善微循环，但要维持血细胞比容不低于 0.30。

2）血管加压素：可使内脏小动脉收缩，门静脉血流量减少。常用剂量：每分钟 0.2～0.4U 持续静脉滴注，出血停止后减至每分钟 0.1U，维持 24 小时。使门静脉压力下降约 35%，一半以上的患者可以控制出血。与硝酸甘油联合应用可以减轻血管加压素的副作用。生长抑素收缩内脏血管，减少门静脉血流，对控制曲张静脉破裂出血与血管加压素效果相似，但后者无对心血管系统的副作用。

3）内镜治疗：经纤维内镜将硬化剂（国内多选用鱼肝油酸钠）直接注射到曲张静脉腔内，使曲张静脉闭塞，其黏膜下组织硬化，以治疗食管曲张静脉出血和预防再出血。对于急性出血的疗效与药物治疗相似，长期疗效优于血管加压素和生长抑素。主要并发症是食管溃疡、狭窄或穿孔。食管穿孔是最严重的并发症，虽然发生率仅 1%，但死亡率却高达 50%。比硬化剂注射疗法操作相对简单和安全的是经内镜食管曲张静脉套扎术。方法是经内镜将要套扎的曲张静脉吸入到结扎器中，用橡皮圈套扎在曲张静脉基底部。硬化剂注射疗法和套扎术对胃底曲张静脉破裂出血无效。

4）三腔管压迫止血：原理是利用充气的气囊分别压迫胃底和食管下段的曲张静脉，以达到止血目的。通常用于对血管加压素或内镜治疗食管胃底静脉曲张出血无效的患者。该管有三腔，一通圆形气囊，充气后压迫胃底；一通椭圆形气囊，充气后压迫食管下段；一通胃腔，经此腔可行吸引、冲洗和注入止血药。

用法:先向两个气囊充气约 150ml,气囊充盈后,应是膨胀均匀,弹性良好。将气囊置于水下,证实无漏气后,即抽空气囊,涂上液状石蜡,从患者鼻孔缓慢把管送入胃内,边插边让患者做吞咽动作,直至管已插入 50~60cm,抽得胃内容物为止。先向胃气囊充气 150~200ml 后,将管向外拉提,感到管子不能再被拉出并有轻度弹力时予以固定,或利用滑轮装置,在管端悬一重量约 0.5 kg 的物品,做牵拉压迫。接着观察止血效果,如仍有出血,再向食管气囊注气 100~150ml(压力 10~40mmHg)。放置三腔管后,应抽除胃内容物,并用生理盐水反复灌洗,观察胃内有无鲜血吸出。如无鲜血,同时脉搏、血压暂趋稳定,说明出血已经基本稳定。

三腔管压迫可使 80%食管胃底曲张静脉出血得到控制,但约一半的患者排空气囊后又立即出血。再者,即使技术熟练的医师使用气囊压迫装置,其并发症的发生率也有 10%~20%,并发症包括吸入性肺炎、食管破裂及窒息。故应用三腔管压迫止血的患者,应放在监护室里进行监护,要注意下列事项:患者应头部侧转,便于吐出唾液,吸尽患者咽喉部分泌物,以防发生吸入性肺炎;要严密观察,慎防气囊上滑堵塞咽喉引起窒息;三腔管一般放置 24 小时,如确已停止,可先排空食管气囊,后排空胃气囊,再观察 12~24 小时,如确已止血,才将管慢慢拉出。放置三腔管的时间不宜超过 3~5 天,否则可使食管或胃底黏膜因受压迫太久而发生溃烂、坏死、食管破裂。因此,每隔 12 小时,应将气囊放空 10~20 分钟;如有出血即再充气压迫。

5)经颈静脉肝内门体分流术(TIPS):是采用介入放射方法,经颈静脉途径在肝内肝静脉与门静脉主要分支间建立通道,置入支架以实现门体分流,展开后的支架口径通常为 7~10mm。TIPS 实际上与门静脉一下腔静脉侧一侧吻合术相似,只是操作较后者更容易、更安全。TIPS 适用于食管胃底曲张静脉破裂出血经药物和内镜治疗无效,肝功能失代偿(Child C级)不宜行急诊门体分流手术的患者。主要并发症包括肝性脑病和支架狭窄或闭塞。由于 TIPS 一年内支架狭窄和闭塞发生率高达 50%,因此限制了其在预防再出血中的应用。

(2)手术治疗:可在食管胃底曲张破裂出血时急诊施行,也可为预防再出血择期手术。手术治疗可分两类:通过各种不同的分流手术降低门静脉压力;阻断门奇静脉间的反常血流,从而达到止血目的。

1)门体分流术可分为非选择性分流、选择性分流(包括限制性分流)两类。

非选择性门体分流术:是将入肝的门静脉血完全转流入体循环,代表术式是门静脉与下腔静脉端侧分流术:将门静脉肝端结扎,防止发生离肝门静脉血流;门静脉与下腔静脉侧侧分流:离肝门静脉一并转流入下腔静脉,减低肝窦压力,有利于控制腹水形成。非选择性门体分流术治疗食管胃底曲张静脉破裂出血效果好,但肝性脑病发生率高达 30%~50%,易引起肝衰竭。由于破坏了第一肝门的结构,为日后肝移植造成了困难。

选择性门体分流术:旨在保存门静脉的入肝血流,同时降低食管胃底曲张静脉的压力。代表术式是远端脾-肾静脉分流术,即将脾静脉远端与肾静脉进行端侧吻合,同时离断门奇静脉侧支,包括胃冠状静脉和胃网膜静脉。该术式的优点是肝性脑病发生率低。但有大量腹水及脾静脉口径较小的患者,一般不选择这一术式。

限制性门体分流的目的是充分降低门静脉压力,制止食管胃底曲张静脉出血,同时保证部分入肝血流。代表术式是限制性门-腔静脉分流(侧侧吻合口控制在 10mm)和门一腔静脉桥式分流(桥式人造血管口径为 8~10mm)。前者随着时间的延长,吻合口径可扩大,如同非选择性门体分流术;后者可能形成血栓,需要取出血栓或溶栓治疗。

2)断流手术方式很多,阻断部位和范围也各不相同,其中以贲门周围血管离断术最为有效,不仅离断了食管胃底的静脉侧支,还保存了门静脉入肝血流。这一术式还适用于门静脉循环中没有可供与体静脉吻合的通畅静脉,肝功能差(Child C 级),既往分流手术和其他非手术疗法失败而又不适合分流手术的患者。在施行此手术时,了解贲门周围血管的局部解剖十分重要。贲门周围血管可分成四组:①冠状静脉:包括胃支、食管支及高位食管支。②胃短静脉:一般分为 3~4 支,伴行着胃短动脉,分布于胃底的前后壁,注入脾静脉。③胃后静脉:起始于胃底后壁,伴着同名静脉下行,注入脾静脉。④左膈下静脉:可单支或分支进入胃底或食管下段左侧肌层。

门静脉高压症时,上述静脉都显著扩张,高位食管支的直径常达 0.6~1.0cm。彻底切断上述静脉,包括高位食管支或同时存在的异位高位食管支,同时结扎切断与静脉伴行的同名动脉,才能彻底阻断门奇静脉间的反常血流,这种断流术称为贲门周围血管离断术。

肝移植是治疗终末期肝病并发门静脉高压食管胃底曲张静脉出血患者的理想方法,既替换了病肝,又使门静脉系统血流动力学恢复正常。供肝短缺,终身服用免疫抑制剂的危险,手术风险,以及费用昂贵等限制了该方法的临床应用。

(2)严重脾肿大,合并明显的脾功能亢进,最多见于晚期血吸虫病,也见于脾静脉栓塞引起的左侧门静脉高压症。对于这类患者单纯行脾切除术效果良好。

(3)对于肝硬化引起的顽固性腹水,有效的治疗方法是肝移植。其他疗法包括 TIPS 和腹腔-静脉转流术。放置腹腔-静脉转流管,有窗孔的一端插入腹腔,通过一个单向瓣膜,使腹腔内的液体向静脉循环单一方向流动,管的另一端插入上腔静脉。尽管放置腹腔-静脉转流管并不复杂,然而有报道手术后的死亡率高达 20%。放置腹腔-静脉转流管后腹水再次出现说明分流闭塞。如果出现弥漫性血管内凝血、曲张静脉破裂出血或肝功能衰竭,就应停止转流。

(4)治疗 Budd-Chiari 综合征,采用抗凝剂和溶栓治疗只适用于肝静脉尚未完全闭塞的患者。采用介入放射方法,穿破膈膜,以球囊扩张和放置内支架管的长期疗效有待进一步观察。有效的外科治疗包括门体分流(下腔静脉狭窄时可行肠系膜上静脉-右心房人工血管转流术)、切开下腔静脉直视下根治性清除病灶(切膜、取栓、切除肿瘤等)和肝移植(适用于肝病已到晚期和上述疗法失败者)。

【带后观察及处理】

(一)一般处理

(1)放掉三腔管气囊内气体,进行持续胃肠减压,观察有无继续出血,如无继续出血,24 小时后拔除三腔管,拔管前口服少许液状石蜡,以减少拔管时损伤食管黏膜。

(2)加强全身支持疗法,继续补液,输新鲜全血、血浆及人体白蛋白,加强保肝治疗,防止肝硬化大出血及手术创伤后并发肝功能不全。

(3)继续应用止血药物,应用抗酸剂及保护胃黏膜药物,如西咪替丁、奥美拉唑、氢氧化铝等,防止手术后黏膜病变及再出血。

(4)胃肠功能恢复后开始进流质饮食,以后酌情增加。如术后并发胃潴留,则需继续禁食、胃肠减压及全身支持疗法。

(二)并发症的观察及处理

1.分流术后并发症

(1)术后早期并发症

1)急性胃黏膜损害:多见于术后胃出血,最有价值的诊断方法为纤维胃镜检查。给予前列腺素改善胃黏膜血流,加强胃黏膜屏障作用;给予制酸剂和外分泌抑制剂等;应用各种止血药物、输血及止血措施。无效时考虑手术治疗。

2)食管曲张静脉复发破裂出血:一旦发生,应视出血量多少及时开放静脉,补液、输血维持有效循环的稳定。必要时应用升压药物,同时注意保护肝肾功能。使用三腔二囊管是一种有效的止血手段。一般情况稳定后,考虑经食管静脉曲张注射硬化剂或延期手术治疗。

3)感染:门脉高压症患者自身抵抗力低下,感染发生率相对较高,以肺部和腹水感染多见。应用抗生素、做细菌培养及局部引流可有效预防治疗术后感染。

4)营养障碍:术前饮食不佳、肝功能障碍、手术创伤等因素可导致患者术后营养不良,胃肠内外营养可改善这种状况。患者出院时也要仔细安排饮食。

5)脾床出血:为术后腹腔内出血原因之一。肝硬化门静脉高压患者脾床有大量曲张的侧支血管。术中处理不当可出现术后出血,甚至死亡。因此,一旦发生,应积极给予止血药物、补液、输血,必要时手术探查。

6)腹水:术后腹水的形成是多种因素综合作用的结果。其中主要有门静脉压力增高、淋巴回流受阻以及血浆胶体渗透压降低等。另外,与肝功能障碍导致抗利尿激素、醛固酮等分泌增多、灭活减少导致水钠潴留也有关。手术后早期肝功能损害加重也可出现腹水。一旦出现,饮食控制钠盐摄入,给予高碳水化合物、高蛋白补充。液体输入尽量控制在2000ml左右。必要时给予血浆或人体白蛋白。给予利尿剂,同时注意补钾。放腹水应慎重,必要时手术治疗,常用术式腹膜颈静脉转流术。

7)脾热:指脾切除后没有明显感染存在,而经常有38℃左右的弛张热,经久不退。原因不明。常规使用活血化瘀药物,该症发生率明显减少。

8)下肢深静脉血栓形成:是一种严重的并发症,可导致肺栓塞。术后一周发病危险性很大,保守治疗效果较好。

(2)晚期并发症

1)肝性脑病和肝性脊髓病:为分流术后最严重的并发症,直接影响到患者的生存质量。若患者肝功能尚好,通过限制蛋白摄入和利用肠道抗生素等,脑病常可得到控制。肝性脊髓病是一种肝硬化门静脉高压发展到一定程度,由于自然形成的广泛门体静脉侧支循环或门体静脉分流术后出现的以脊髓病变为主要症状的综合征。临床上表现为隐匿起病的对称性下肢痉挛性瘫痪,进行性加重。该病的出现往往标志着肝硬化已经发展到了晚期。通过适当治疗(如应用保肝、降氨、限制分流量以及结肠旷置术等)可使病情得到缓解。

2)肝功能衰竭:是指与手术有关原因引起的严重肝损害,常伴有意识障碍。为肝硬化食管静脉曲张出血患者中最常见的死亡原因,基本病理改变为肝细胞坏死。对其治疗无特殊方法,应以预防为主。

3)肝肾综合征:指由于肝脏失代偿引起的自发性肾功能衰竭,其特点是缺少常见的致肾功能不全的病因,而出现氮质血症和少尿等肾功能衰竭的征象,属继发性功能性障碍。真正治本的方法是肝移植。

4)吻合口血栓形成:分流术后早期吻合口血栓形成,通常表现为食管胃底曲张静脉复发出血。晚期血栓形成的表现形式有多种。如脾大、门体性脑病加重、腹水加重等。血管造影可明确诊断。治疗可采用溶栓等方法。

2.断流术后并发症

(1)术后早期并发症

1)出血性胃炎:断流术后发生率约占上消化道出血病例的60%以上。内镜检查不仅可以明确出血部位,还有利于鉴别食管静脉曲张破裂出血。临床上多首先采用止血和抑酸药物治疗,以及应用可以降低门静脉压力的药物。此外,还应注意胃肠道减压的负压不可过大,以免加重胃黏膜损伤。上述治疗无效,考虑手术治疗。常用的手术方式为门体分流术。

2)门静脉栓塞:是一种非常严重的并发症。一旦发生,可引起广泛小肠坏死或严重的肝功能衰竭,导致患者死亡。此症的治疗重点应是预防。术中仔细操作,术后监测血小板,必要时应用抗血小板药物。

3)吻合口瘘:离断部位吻合瘘是食管离断术特有的并发症。其原因是,在手术过程中,离断部位的血运被广泛阻断,使得吻合口部位血运明显减少;此外,此类患者多有低蛋白血症、糖尿病等不利因素。另外,也与手术人员操作技术有关。因此,手术中应该注意吻合口两端完善止血,细致吻合,防止吻合口周围出现血肿形成非常重要。若是经胸断流,还应注意严密缝合切开的胸膜。即使是术后出现吻合口瘘,也可减少脓胸的发生。术后注意持续吸氧,改善组织供养,给予静脉营养支持以及有效的胃肠减压。吻合口瘘多发生在术后7~10天,可以通过上消化道造影发现。治疗上,禁食、持续胃肠减压,给予TPN支持。一般情况下,1~3周可以治愈。出现脓肿者,考虑手术引流和空肠造瘘。

(2)术后晚期并发症

1)食管曲张静脉复发破裂出血:断流手术未能彻底阻断食管下段静脉,以及术后新生侧支循环的建立使食管胃底静脉再次出血。因此,预防食管胃底周围静脉曲张复发出血的关键是手术中的处理。一旦出现复发出血,先保守治疗(见上)。药物治疗无效者,考虑门体分流术。

2)吻合口狭窄:对于因广泛血行阻断和迷走神经切断造成的吻合口器质性狭窄或食管痉挛,可以采取积极的饮食疗法。通过医师对患者加强强制下咽的指导,多数患者自觉症状可以在术后4周左右消失。必要时使用食管探子或经内镜进行扩张治疗。

3)迷走神经切断的并发症:在门脉高压症时,手术中要彻底切断门奇静脉之间的关系,损伤迷走神经几乎是不可避免的。随之而来的就是该神经受损的后果,表现为胃蠕动减慢、幽门功能失常、胆囊收缩力减弱、胆汁淤积,严重时可发生结石。重在预防,必要时药物治疗。

4)肝性脑病:断流术后肝性脑病发生率明显低于分流术。对其处理见分流术并发症。

【疗效判断及处理】

是否出现再出血,是否出现腹水,是否出现血栓形成。

【出院后随访】

随访方法：最初每个月来院复诊一次，3 次后改为 3 个月一次，以此类推，每复诊 3 次，时间延长一倍。也可以电话随访或短信息随访。

随访内容：饮食、体力情况，有无远期并发症的出现。

第十一章　胆道疾病

第一节　先天性胆道疾病

一、先天性胆道闭锁

【概述】

胆道闭锁(Biliary Atresia BA)是新生儿期阻塞性黄疸的常见病因之一，其发病率约占出生存活婴儿的 0.7～12.5/10 万。在我国并非少见。该病的临床症状往往在出生后 1 周到数周才开始出现，在新生儿生理性黄疸消退后，再出现黄疸，提示该病。本病并非是先天性畸形，而是出生后的一种获得性疾病。

胆道闭锁是婴儿时期许多难处理的疾病之一。在病因方面有诸多学说，如先天性发育不良学说、运动障碍学说、病毒学说、炎症学说、胰管胆道合流异常学说、胆汁酸代谢异常学说以及免疫学说等，众说纷纭，至今尚无定论。但一致认为疾病发生于胎儿末期及生后早期、新生儿期的一种进行性病变，由于某种原因导致肝外胆管的闭塞使胆汁排泄通路梗阻。多数学者认为是一种炎症病变所致，与病毒感染关系密切。

【诊断步骤】

（一）病史采集要点

由于胆道闭塞的时期不同，临床表现亦有所不同。出生前胆道闭塞者，症状出现较早。但大多数病例，初期为黄色便，生后 30 天转为淡黄色。黄疸亦是一度消退后，又复现持续性的黄疸。

最初 3 个月患儿营养发育、身高和体重无明显变化。3 个月后发育减缓，营养欠佳，精神萎靡，贫血。5～6 个月后因胆道梗阻，脂肪吸收障碍，脂溶性维生素缺乏，全身状态迅速恶化。维生素 A 缺乏引起眼干、指甲畸形、皮肤干燥缺乏弹性；维生素 D 缺乏引起佝偻病、抽搐；维生素 K 缺乏，血清凝血酶减少，出现皮下淤血及出鼻血等现象。

（二）体格检查要点

体检可见腹部膨胀，肝脏肿大，表面光滑，质地坚硬，边缘钝，2 月龄时肝大已平脐；晚期肝内淤胆、肝纤维变性、胆汁性肝硬化，可出现脾肿大、腹壁静脉曲张和腹水等门脉高压症状，最后导致肝功能衰竭。

（三）辅助检查

1.B 超

BA 患儿缺乏肝外胆管，在肝门处为一略呈三角形的纤维结缔组织块，B 超下呈索条状高回声图像，有经验的 B 超医生对仅 30 天的 BA 患儿，也能观察到纤维块的存在，其诊断准确率达 90％。胆囊在 B 超下未见或呈瘪小的影像表现。此方法无创伤,可多次重复检查。

2.肝胆核素动态检查

用 ^{99m}Tc IDA 显像剂经血液到肝脏后被多角细胞吸收,通过胆汁排出,使肝、胆、肠道显像的特点,了解胆道有无阻塞,连续观察 24 小时,肠道仍无放射性物质出现,考虑 BA 可能性大。

3.腹腔镜检查

利用微型腹腔镜,可以清楚观察到肝脏淤胆及肝外胆道、胆囊发育情况,若肝脏呈绿色,淤胆严重,胆囊瘪小或仅胆囊痕迹,肝十二指肠韧带及肝门无胆管,则 BA 诊断可成立,继而中转手术治疗。此法准确,可迅速做出诊断及治疗。随着小儿腹腔镜应用的普及,在经济条件许可时,不失为一快速鉴别诊断的好方法。

【诊断对策】

(一)诊断要点

本病的早期诊断非常重要。由于肝内或肝外胆道闭锁、胆汁淤积、胆汁性肝硬化出现早,病情呈进行性发展。日龄超过 90 天,肝脏病变不可逆转。有报告:手术(Kasai 手术)日龄在 60 天以内者,82％～90％术后可获胆汁引流,黄疸消退率达 55％～66％。随着手术日龄增加,手术成功率下降,超过 120 天尚无长期存活报告,因此早期诊断、早期治疗对预后有重要意义。早期诊断的含义是要求在生后 30～40 天内做出诊断,争取 60 天完成手术。

(二)临床分型

先天性胆道闭锁极少合并其他部位畸形。

闭锁的胆道组织学上符合炎症改变,由少许细胞浸润的结缔组织组成,其内面覆盖肉芽组织,在肉芽组织里可见到很多圆形细胞浸润和吞噬胆色素的组织细胞,而具有内腔的胆总管见不到上述病理改变,组织学结构正常,其内衬以圆柱形上皮。肝脏胆汁郁积、肝细胞索扭曲,发生局灶性坏死、巨细胞形成,小叶间纤维化、炎症过程亦累及肝内胆道系统。

胆道闭锁这种炎症样改变与新生儿肝炎的病理改变极为相似。如门脉区炎症细胞浸润,肝小叶局限性坏死,闭锁胆管是肉芽组织引起。

胆道闭锁绝大部分为肝外形。肝外形分为:

Ⅰ型:胆总管闭锁

　　ⅠA:胆总管下端闭锁

　　ⅠB:胆总管高位闭锁

Ⅱ型:肝管闭锁

　　ⅡA:胆囊至十二指肠间的胆管开放,肝管完全缺损或呈纤维条索状

　　ⅡB:肝外胆管完全闭锁

　　ⅡC:肝管闭锁,胆总管缺如

Ⅲ型:肝门区胆管闭锁

　　ⅢA:肝管扩张型

　　ⅢB:微细肝管型

　　ⅢC:胆湖状肝管型

　　ⅢD:索状肝管型

ⅢE:块状结缔组织肝管型

ⅢF:肝管缺如型

临床实用分型是 Gross 将 BA 分为可手术型(5%)和不可手术型(95%),可手术型是指肝门部有扩张的胆管作十二指肠或空肠吻合,但绝大部分为不可手术型。长期以来对不可手术型的 BA 治疗持悲观的态度,自从 1959 年日本 Kasai 成功实施第 1 例肝门空肠吻合术以来,人们对不可手术型有了更深的认识:肝门纤维组织块中残留有胆管,其管径粗细可分为三型:A型,残留胆管直径≥150μm;B 型,直径<150μm;C 型,无开放的胆管,胆管中心已纤维化。一组报道,A 型术后胆汁引流成功率高达 90%,B 型大部分病例可成功,而在 C 型中术后很少有胆汁流出。一般认为胆道闭锁是进行性疾病,当年龄大于 3 个月时,肝门部纤维块中残留的胆管已完全闭锁。

(三)鉴别诊断要点

在新生儿期阻塞性黄疸,常见疾病为:BA 和淤胆性新生儿肝炎(NH)。早期二者临床表现相似,鉴别困难。治疗和预后又截然不同,BA 须早期手术,才有生存希望,NH 多数通过药物治疗而愈,仅少数需外科行胆道冲洗术。以下诊断方法简便实用,介绍如下。

1.大便颜色

BA 患儿早期大便可为黄色,以后转为淡黄色,最后呈陶土色或灰白色,有些生后即排白色大便。白色大便持续 2 周以上,应考虑 BA。NH 患儿排黄色或淡黄色大便,偶尔有数次白色大便。

2.体征

肝脏肿大。BA 早期即表现明显肝脏肿大、质地硬,边缘钝,60 日龄时肝大已平脐,常伴有脐疝和斜疝,NH 肝质地偏软,常在肋下 2~3cm。

3.B 超

重点观察肝门纤维块及胆囊形态。NH 有正常肝管。因此,B 超时在肝门部可见管状结构,胆囊形态大小正常,进餐后胆囊缩小率达 50% 以上。BA 患儿缺乏肝外胆管,在肝门处为一略呈三角形的纤维结缔组织块,B 超下呈索条状高回声图像,有经验的 B 超医生对仅 30 天的 BA 患儿,也能观察到纤维块的存在,其诊断准确率达 90%。胆囊在 B 超下未见或呈瘪小的影像表现。此方法无创伤,可多次重复检查。

4.肝胆核素动态检查

用 ^{99m}Tc IDA 显像剂经血液到肝脏后被多角细胞吸收,通过胆汁排出,使肝、胆、肠道显像的特点,了解胆道有无阻塞,连续观察 24 小时,肠道仍无放射性物质出现,考虑 BA 可能性大。NH 时由于胆汁稠厚或炎症水肿,肠道显像可延迟,或表现阻塞的假象,此时要根据临床表现及其他检查结果分析判断。

5.腹腔镜检查

利用微型腹腔镜,可以清楚观察到肝脏淤胆及肝外胆道、胆囊发育情况,若肝脏呈绿色,淤胆严重,胆囊瘪小或仅胆囊痕迹,肝十二指肠韧带及肝门无胆管,则 BA 诊断可成立,继而中转手术治疗。若淤胆性肝炎,可以腹腔镜下穿刺胆囊,做胆道冲洗术。此法准确,可迅速做出诊断及治疗。

【治疗对策】

(一)治疗原则

在没有肝移植以前,Kasai 手术是不可手术型患儿的唯一选择。但由于 Kasai 手术是将肝门部纤维组织直接作吻合用,而非黏膜对黏膜吻合,术后胆管炎的发生不可避免,反复胆管炎使胆汁引流受到严重影响甚至中断,这是手术疗效不高的主要原因;在晚期并发症中门脉高压的发生也相当高。不过 Kasai 手术的疗效不低,最近日本顺天堂大学报告 10 年生存 38/263例(14.4%),20 年生存 9/171(5.3%)。

当今世界上肝移植技术日臻成熟,新的免疫抑制剂应用,尤其是活体部分肝移植的开展,缓解了供肝不足的矛盾,婴幼儿肝移植比例日渐增多。在小儿肝移植中胆道闭锁约占 45%～58%,因此肝移植在胆道闭锁治疗中的重要作用越来越受到重视。在我国,小儿肝移植起步晚,肝移植技术和术后管理经验不足,加上昂贵的治疗费用,使肝移植的广泛开展受到一定的限制。因而目前对.BA 的治疗仍还是首选.Kasai 手术。李桂生等认为选择肝移植和 Kasai 手术标准(1)日龄<60 天需行肝门空肠吻合术,>90 天考虑肝移植;(2)伴有多脾综合征的患儿,无论年龄大小,应选肝移植;(3)肝门空肠吻合术后,无胆汁排出,量少,或胆汁流量中断,应改行肝移植;(4)肝门空肠吻合术后出现晚期肝病,行肝移植。

(二)术前准备

(1)凡有水电解质、酸碱平衡失调、低蛋白血症的患者,术前均以纠正。

(2)胃肠道准备肠道给药一般从术前 48 小时开始,口服灭滴灵 400mg tid 与口服庆大霉素 8 万 U tid。

(3)合理应用抗生素。

(三)治疗方案

1.手术指征及时机

确诊本病后,日龄 90 天内手术,最佳手术时间为 60 天内。当胆道闭锁与婴儿肝炎综合征无法鉴别时,6～8 周内剖腹探查。

2.手术方法及评价

Kasai 手术自 1968 年 Kasai 报告应用肝门空肠吻合术治疗肝内型胆道闭锁以来,随着术式、术前、术后的改进和提高,取得良好的治疗成绩,长期生存的病例增加,世界各地普遍应用。基本.Kasai 手术可分Ⅰ式(肝门空肠吻合术)及Ⅱ式(肝门胆囊吻合术),肝门空肠吻合术占绝大多数。手术分二部分:肝门部的解剖纤维块切除和胆道重造术。正确的解剖肝门十分重要,门脉入肝的左右分支交叉部的上方,正常时是左右肝管出肝的部位。BA 患儿此处为一略呈三角形的纤维组织块,内有许多微小胆管,直径 50～200μm,分离纤维块,纵面达门静脉后壁,两侧达左右门静脉入肝处,切除纤维块,仅保留肝实质表面的一层薄的纤维组织。有时,肝门处有一厚壁的小囊亦应一并切除。胆道重建多采用空肠经结肠后提至肝门,完成一层吻合。

Suruga 术式:为防止上行性胆管炎,将升支切断做成空肠皮肤外瘘。有了外瘘对早期发现术后胆管炎有很重要的作用。其缺点是增加了手术次数,护理困难,若日后改行肝移植时,增加移植的难度并影Ⅱ向肝移植的预后。

进一步的改进:Kasai 手术Ⅰ式(肝门空肠吻合术)及Ⅱ式(肝门胆囊吻合术)加做套叠式

防反流瓣、矩形瓣。

3.肝移植

胆道闭锁为受体者术后 1 年生存率 70％～80％,5 年生存率 50％左右。移植后患儿生活质量提高。因此,肝移植治疗胆道闭锁的价值已经明确,但对其最佳移植时期,以及在肝移植时对 Kasai 手术的评价仍有待讨论。目前认为两者是相辅相成的关系,肝门空肠吻合术是胆道闭锁的初期外科处理,如若手术失败,预后因素不良,则宜选择肝移植,1 年生存率 70％～80％。有作者对移植术后生存和死亡的病例进行分析比较,发现对生存有明显不利的因素为:术前多次肝门空肠吻合、开放性的腹壁造瘘、低体重、高胆红素血症、低胆固醇血症和低 γ-谷氨酸转肽酶等;而与肝移植时的年龄、食管静脉曲张、脾肿大、肝内短路等无明显关系,这些资料提示人们正确掌握 Kasai 手术的适应证是必要的。

【甫后观察及处理】

（一）一般处理

（1）维持生命体征的平稳;

（2）维持内环境正常包括水电解质、酸碱平衡;

（3）胃肠减压,只要胃肠功能恢复,应及时拔除;

（4）预防感染。

（二）并发症的观察与处理

文献报道术后胆管炎的发生率达 40％～60％,因肝门空肠吻合时不是黏膜对黏膜,术后早期胆管上皮尚未与肠黏膜上皮愈合,一旦发生炎症,使开放的胆小管水肿、瘢痕形成,最后可闭合,胆流中断。反复发作的胆管炎又导致肝纤维化进一步加重,门脉高压,肝功能衰竭。因此防治胆管炎是术后首要任务。但是,术后胆汁引流满意,亦并不意味着已经治愈,有些病例术后黄疸完全消退,但其肝内的纤维化仍未停止,发展结果是肝硬化和门静脉高压,成为影响长期生存的主要问题。

【预后评估】

对预后有影响的因素可能为:(1)手术日龄;(2)术后胆管炎发作频率及程度;(3)胆道梗阻时间的长短;(4)肝脏的病理改变;(5)胆汁内胆红素含量,排出量＞10mg/d 预后好,＜6mg/d预后差;(6)手术的技巧;(7)肝门纤维块内开放的微小胆管数量及直径。

二、先天性胆管囊状扩张

【概述】

先天性胆管囊状扩张(congenital cystic dilatation of bile duct)是先天性胆道疾病,为肝内或肝外胆管囊状扩张,可并发结石、癌变及胆系感染等疾病。vater 于 1723 年首次报道了胆总管囊肿。Caroli 于 1958 年详细描述了肝内胆管的囊状改变。由于多发于胆总管,以往一般总称为胆总管囊肿。后来发现本病可发生于除胆囊外的肝内、外胆管的任何部位。胆总管囊肿等名称已经不能包括此类病的全部,所以称为先天性胆管囊状扩张为宜。此病多发于亚洲地区,而欧美各国罕见。美国统计住院病例与先天胆管囊性扩张症的比例为 13000：1,日本Kimura(1978)报告为 1000：1,我国与之类似。可见本病在东亚并不属于罕见病。患者多为女性,男女之比为 1：(2～6)。发病年龄多为儿童和青年,约 45％～74％发现在 10 岁以前,尚有一部分发生于成年人,甚至达 80 岁的高龄,因而此症的成人型是属于先天性或是后天获得的问题,仍有不同意见。

【诊断步骤】

(一)病史采集要点

根据患者性别、年龄,可分为婴儿型和成年型。婴儿型:多在出生后 6 个月内发病。多见于胆道完全梗阻,难以与胆道闭锁鉴别。此类病儿有时仅有黄疸,缺乏腹痛、腹部包块等典型"三联征"。成年型:多在 5 岁以后发病,以腹痛、黄疸为常见症状,偶可触及包块,常合并胰腺炎。

(二)体格检查要点

①黄疸:可反复出现。常为儿童诊的主要症状。可在出生后数日即出现,也可延续至数月或数年,因胆管梗阻程度不同而异。

②腹部包块:多位于右上腹部。多见于肝外胆管囊状扩张者。肿块光滑而呈实体感,可左右移动但不能上下推动,可伴有体积的变化。

③疼痛:多位于右上腹,呈持续性钝痛,为胆管炎症或胰腺炎的伴随症状。

(三)辅助检查

1.B 超

此方法无创伤,可多次重复检查,为首选。先天性胆道扩张症的特点是胆总管正常结构消失,于胆囊的后下方近端可见圆形或椭圆形,一般为直径 2～11cm 与胆总管相通的囊性肿块。

2.肝胆核素动态检查

用 ^{99m}Tc IDA 显像剂经血液到肝脏后被多角细胞吸收,通过胆汁排出,使肝、胆、肠道显像的特点,可动态显示肝胆系统的形态与功能。

3.经内镜十二指肠胰胆管造影(ERCP)

可了解胆总管与肝管的管壁和腔内病变,造影可显示胰管、胆管下端及胰胆管合流部的形态情况。

4.CT 扫描

可明确胆总管囊肿的大小、胆总管远端狭窄的情况,以及肝内情况,有助于术式的选择。

5.磁共振胰胆管造影(MRCP)

利用消化液与胆汁的影像差异,了解肝内外胆管形态,具有无创性、不用任何造影剂的优点。

6.经皮肝穿刺胆管造影(PTC)

能了解肝内外胆管、肝门部胆管及左右肝管的形态,但其系有创性检查。

7.术中胆道造影

选择性术中行胆道造影可清晰的了解胆总管远近端及肝内胆管、胰管与胆胰管结合的形态,有助于术中的正确处理。

【诊断对策】

(一)诊断要点

一般根据典型"二联征"及反复发作的胆管炎病史,确诊较易。由于本病可在任何年龄发病,"三联征"俱全者仅占 20%～30%,有时仅有 1～2 个症状,故确诊需借助于其他检查:如 B 超、静脉胆道造影、CT、PTc、ERCP,特别是术中胆道造影,更能全面了解肝内、外胆管情况,有助于治疗。

(二)临床分型

目前尚无统一分型。1959 年 Alonso Lej 首先将胆总管囊肿分为 3 型:Ⅰ型,胆总管囊状扩张;Ⅱ型:胆总管憩室;Ⅲ型:胆总管末端囊肿。Arthur 于 1964 年在此基础上,将合并有肝内胆管扩张列为第Ⅳ型。Flanigan 于 1975 年将肝内胆管有囊性扩张而肝外无扩张者列为第Ⅴ型。

Flanigan 分型是在分析 955 例先天性胆管囊状扩张的基础上所提出的,比较简单而适用:Ⅰ型:胆总管囊状扩张,最常见,占 90% 以上。一般发生在肝管分叉以下和胆总管胰腺段间的胆总管,呈囊形或梭形的扩张。Ⅱ型:胆总管憩室,多起自胆总管的侧壁。Ⅲ型:胆总管末端囊肿,接近胆管及胰管的开口,很少见。Ⅳ型:肝内、外胆管多发囊肿(Caroli 病)或单纯肝外胆管多发囊肿。Ⅴ型:仅肝内胆管囊状扩张(Caroli 病)。

胆总管囊肿是先天胆管囊性扩张症中最常见的一组疾病,包括Ⅰ型、Ⅱ型、Ⅲ型及Ⅳ型里的单纯肝外胆管多发囊肿。

(三)鉴别诊断要点

本病应与传染性肝炎、胆道闭锁、肝包虫囊肿、胰腺囊肿、先天性肝纤维化、Caroli 病等相鉴别。

【治疗对策】

(一)治疗原则

对先天性胆管囊状扩张症仅仅采取保守治疗是徒劳的,只有手术治疗才是根本有效的方法。否则,可反复发作胆管炎,可导致肝硬化或囊肿破裂、癌变等严重并发症。胆管囊肿癌变率 2.5%～17.5%,而正常人胆管癌发生率仅为 0.01%～0.05%,所以胆管囊肿完整的切除是必要的。彻底的手术完整的切除胆管囊肿是评价手术的一个关键指标。另一个评价手术的关键指标是手术后的再次手术率。

(二)术前准备

(1)凡有水电解质、酸碱平衡失调、低蛋白血症的患者,术前均予以纠正。

(2)胃肠道准备肠道给药一般从术前 48 小时开始,口服灭滴灵 400mg tid 与口服庆大霉素 8 万 U tid。

(3)对合并胆道感染者,可术前用抗生素预防感染。

(三)治疗方案

1.手术治疗

(1)手术指征和时机:对先天性胆管囊状扩张症仅仅采取保守治疗是徒劳的,只有手术治疗才是根本有效的方法。本病一经确诊应及时行手术治疗。

(2)手术方法的选择和评估:对于胆总管囊状扩张目前常用的手术有下列几种:

1)外引流术:在全身状态极差情况下,如严重胆管感染、重症黄疸、囊肿破裂并发弥漫性腹膜炎、伴中毒性休克,或者由于其他原因暂不宜行复杂手术时,可酌情以此作为急救术式。长期外引流术后可使患者丧失大量胆汁,发生水、电解质及酸碱平衡失调等,所以待状态改善后还需施行二期手术。

2)内引流术:对于诊断明确症状明显的婴幼儿,体弱病危而不适于行较大手术者可予选用。尤其对于局限于十二指肠后部的胆总管囊肿较为适用。但反流性胆管炎及吻合口狭窄的发生率较高,故应慎重选用。尽管注意到吻合口应位于囊肿最低位、吻合口应足够大、吻合空肠祥应 40cm 以上等问题,仍然存在着引流不畅,反流又使胆道反复感染,5 年后再手术率达40％;囊肿癌变仍然存在,术后至发生癌变的时间平均为内引流术后 4 年(1～22 年)。

3)囊肿切除、胆管重建术:是目前应用较多的一类术式。切除囊肿的优点:①手术死亡率明显下降,统计仅 4％;②术后并发症降低,仅为 8％,而内引流术的术后为 34％;③再次手术率降低,仅 1％～4％,而内引流术为 13％～4％,而内引流术为 13％～40％;④防止囊肿癌变;⑤减少了胆石形成的因素。对于胆总管憩室,手术可行憩室切除,胆管壁修补。胆总管末端囊肿则可行经十二指肠囊肿部分切除,乳头成形术。

【术后观察及处理】

(一)一般处理

(1)维持生命体征的平稳;

(2)维持内环境正常包括水电解质、酸碱平衡,血糖维持于允许的水平;

(3)胃肠减压,只要胃肠功能恢复,应及时拔除;

(4)预防感染,尤其是膈下及肺部感染。

(二)并发症的观察与处理

囊肿切除胆道重建术为本病的主要手术方式,其手术并发症以胆管炎、胰腺炎、胆石、胰石及癌变为主。

【疗效判断及处理】

彻底的手术完整的切除胆管囊肿是评价手术的一个关键指标。另一个评价手术的关键指标是手术后的再次手术率。

【预后】

Lenriot 报道,经过 8.4 年的随访,92％的 Ⅰ 型胆总管囊肿患者治疗后无任何症状出现,而31％的Ⅳ和 Ⅴ 型的患者由于肝内胆管结石常反复出现胆管炎,故对于这类患者应进行长期的随访,定期复查肝功能、B超。

附:先天性肝内囊状扩张症(Caroli 病)

本病于 1958 年 Caroli 首先描述。按临床分型,Ⅳ 型里的肝内、外胆管囊肿及 Ⅴ 型肝内胆管囊状扩张均属于 Caroli 病,是先天性胆管囊状扩张中较特殊和较难处理的一组病例。随着现代影像技术的飞速发展,临床病例的发生率呈上升趋势,对其认识也趋全面及客观。

(一)病理及分型

肝内各级胆管均可发生圆形或梭形囊性扩张,直径为 0.5～5cm 不等,外观串珠状或葡萄状,并与胆道相通。病变可局限于一肝叶或半肝,也可呈弥漫分布。病变可发生于中央,也可分布于肝周围。

囊壁呈慢性炎症改变,可合并胆管结石、肝脓肿和膈下脓肿等。肝实质的病变视胆管炎发作程度及病程长短,年龄越大,反复胆管炎发作,则肝实质硬化、门脉高压多见,而小儿肝实质改变轻微。肝内胆管囊肿癌变发生率高,约 2%~7%,比正常的肝胆管癌发生率高 100 倍,比肝内胆管结石时的癌变率高 10 倍。

先天性肝内囊状扩张症并非一单纯病变,常伴有其他器官先天畸形,如胰腺、肺的纤维化、多囊。肾等。

(二)临床表现

本病无典型症状,确诊较难,特别是老年患者,较易误诊。其常见症状为:①发热:表现为胆道急性炎症感染;②恶心呕吐;③可因囊肿出血而出现黑便或呕血;④有上腹疼痛。大部分患者为右上腹部隐痛或胀疼,疼痛程度与炎症程度有关;⑤肝脾肿大、肝大与病程成正比,仅肝表面光滑,边钝,压痛不明显,质地中等'⑥其他:乏力、消瘦、贫血等也为常见症状。Caroli 病患者中有 55% 合并胆总管囊肿。

(三)诊断与鉴别诊断

本病多发于儿童或青少年。女性略多。既往由于对本病认识不足,检查方法不完善,多需在术前 PTC 或术后"T"管造影方能确诊。

凡不明原因之畏寒、发热,呈反复发作胆管炎者,特别是既往有胆道手术史者,而无胆管狭窄或吻合口狭窄者。应考虑本病,可行 B 超、CT、ERCP、MRI 及同位素扫描等检查,均有助于本病确诊。作者经验:X 线检查为本病的首选检查项目。既可明确诊断又有明确分型。X 线特征:肝内小胆管末端多发性扩张,好像很多棒棒糖挂在树枝上。

(四)治疗

治疗较为复杂及困难,效果亦难以令人满意。本病的治疗原则是尽量切除肝内、外囊肿,解除胆道梗阻建立通畅引流。局限于右肝或左肝表面的扩张胆管,可施行患侧肝叶切除术。两侧、多发的肝内、外囊肿,特别是合并门脉高压者,肝移植是行之有效的方法。

第二节　胆道结石病和胆道感染

一、胆囊结石

【概述】

胆囊结石在我国为多发病、常见病。1989 年以超声成像为手段对几个地区居民进行普查,共普查 10.26 万人,总的胆石症患病率为 6.62%。考虑到其中以胆囊结石为主。据此推算,我国胆囊结石患者数约为 0.6 亿左右。根据其化学成分,胆囊结石可以分为胆固醇结石、胆色素结石及混合结石。其中胆固醇结石占 90%。胆囊胆固醇结石是代谢性疾病,而非由从细菌感染所造成。大部分的胆囊结石为无症状胆囊结石,少数发作胆绞痛,再进而可并发急性胰腺炎、梗阻性黄疸、急性胆囊炎等。由于结石对胆囊黏膜的慢性刺激,还可能导致胆囊癌的发生,有报告胆囊结石并发胆囊癌的发生率可达 1%~2%。

【诊断步骤】

(一)病史采集要点

注意症状出现的时间、持续时间、部位及放射区域及感染、黄疸等并发症。胆囊结石病的症状是指胆绞痛及胆囊结石的并发症(急性胆囊炎、继发胆总管结石及其引起的梗阻性黄疸、急性化脓性胆管炎或急性胰腺炎等)。发作期与间歇期反复交替是胆囊结石患者常见的临床过程。急性症状缓解后,间歇期数周至数年不等。在间歇期,多数患者无症状,少数患者只有轻微症状,即饱胀、嗳气、消化不良或上腹钝痛等非特异性的慢性消化道症状。

(二)体格检查要点

1/3 胆囊结石患者有症状,胆绞痛最普遍,存在于 70%～80% 的有症状的胆囊结石病人中。典型的胆绞痛表现为突发性剧痛,多位于剑突下,也有位于右上腹,疼痛为持续性。胆绞痛多发生在夜间,突然发生并逐渐加重成剧痛,持续数小时。疼痛会放射到肩胛间区或右肩,常伴随有恶心、呕吐等。疼痛随后会减轻或消失。超过 3 小时的疼痛往往提示着胆囊炎。胆绞痛间歇期可以是数周、数月或数年。90% 的急性胆囊炎是由胆囊结石引起的,急性胆囊炎造成局部体征(如右上腹压痛)及全身症状,通常急性胆囊炎造成的疼痛会超过 3 小时,疼痛位于右上腹,咳嗽和喷嚏会加重疼痛,常伴有呕吐及低热。

(三)鉴别诊断要点

有急性发作史的胆囊结石,一般根据临床表现不难做出诊断。但如无急性发作史,诊断则主要依靠辅助检查。B 超检查能正确诊断胆囊结石,显示胆囊内光团及其后方的声影,诊断正确率可达 95%。个别情况可辅以口服胆囊造影或 CT 一般都能下结论。

【诊断对策】

(一)诊断要点

对胆囊结石的诊断有两个层次的要求:一是有无胆囊结石,二是患者的症状与胆囊结石的关系。有急性发作史的胆囊结石,一般根据临床表现不难做出诊断。但如无急性发作史,诊断则主要依靠辅助检查。判断症状与胆囊结石的关系有时较困难。

(二)临床分型

患者从未出现过症状(胆绞痛和胆囊结石的并发症)的胆囊结石病,称为无症状性胆囊结石病。应注意与处于急性发作间隙期的症状性胆囊结石病鉴别。当患者处于间隙期时,没有任何症状,但此时不能称之为无症状性胆囊结石病。

(三)鉴别诊断要点

当急性梗阻并发症发作时,要与各种急腹症相鉴别,结合辅助检查一般不难。

【治疗对策】

(一)治疗原则

由于大部分无症状性胆囊结石病不致给患者造成危害,此时择期切除胆囊风险不大;如果发生胆绞痛在发现结石后的近期,此时再行择期手术,其风险并不比一发现结石就作预防性胆囊切除的风险大。因此对于无症状性胆囊结石一律行胆囊切除是没有必要的,可以定期进行超声检查随访。

(二)术前准备

(1)凡有水电解质、酸碱平衡失调、低蛋白血症的患者,术前均以纠正。

(2)对合并胆道感染者,可术前用抗生素预防感染。

（三）治疗方案

1.非手术治疗

对于无症状性胆囊结石一律行胆囊切除是没有必要的,可以定期进行超声检查随访。

（1）溶石治疗:形成胆囊结石与胆汁理化成分的改变,胆汁酸池的缩小和胆固醇浓度的升高有关。1972 年 Danjinger 首先应用鹅去氧胆酸成功地使 4 例胆囊胆固醇结石溶解消失。但此药对肝脏有一定的毒性反应,如谷丙转氨酶有升高等,并可刺激结肠引起腹泻。目前溶石治疗的药物主要是其衍生物熊去氧胆酸。治疗适应证:①胆囊结石直径在 2cm 以下;②胆囊结石为含钙少的 X 线能透过的结石;③胆囊管通畅,即口服胆囊造影片上能显示有功能的胆囊;④患者的肝脏功能正常;⑤无明显的慢性腹泻史。治疗剂量为每日 15mg/kg,疗程为 6～24个月。溶解结石的有效率一般为 30%～70%。治疗期间每半年作 B 超或口服胆囊造影 1 次,以了解结石的溶解情况。1985 年更有人报告应用经皮肝穿刺胆囊插管注入辛酸甘油单脂或甲基叔丁醚,直接在胆囊内溶石,取得一定的疗效。

（2）体外震波碎石:1984 年 Lauterbach 首先采用体外冲击波治疗胆石症（extracorporeal shock wave-lithotripsy,简称 ESWL）。常用的震波碎石机为 EDAP LT-01 型,该机由镶嵌在一个抛物面圆盘上的 320 枚压电晶体,同步发出震波,形成宽 4mm、长 75mm 的聚集区,声压为 $9×10^7$PZ。一般采用 1.25～2.5 次/秒的冲击频率,100% 的治疗功率,历时 60～75 分钟,胆囊内结石便可粉碎。此外,还采用 B 型超声实时成像,对结石定位,并监控碎石的过程。用震波碎石方法治疗胆囊结石的主要适应证为胆囊内胆固醇结石,口服胆囊造影显示为阴性结石,结石直径在 12～15mm 者不超过 3 枚,直径在 15～20mm 者仅 1 枚,并要求有一个正常的胆囊收缩功能。为提高结石粉碎后的消失率,在震波前后服用熊去氧胆酸（UDCA）8mg/（kg·d）,以达到碎石和溶石的协同作用。结石消失后为巩固疗效,可继续服用半年。但是研究显示保留胆囊的治疗方法原则上没有推广价值。上海胆石症协作组 6 年的研究结果表明:口服药物熊去氧胆酸溶石 9 个月,结石消失率仅 3.9%;试验研究表明:灌注药物甲基叔丁醚、复方甲基丁醚乳剂溶石后,对胆囊黏膜和肺的损伤较重,且操作费时,难以推广;经皮胆镜取石需硬膜外麻醉,且复发率高;体外冲击波碎石结合药物溶石是非侵入法,安全有一定疗效的方法,但患者需严格挑选,疗程较长、复发率高的弊端。采用以上 4 种保守疗法,对结石已消失的 792 例患者进行随访,结石复发率 5 年为 39.3%。

2.手术治疗

（1）手术指征及时机

若出现下列情况者,均应尽早切除胆囊:①口服胆囊造影胆囊不显影或胆囊无功能,无功能胆囊结石发生严重胆道并发症者较有功能胆囊结石高 2 倍;②腹部平片显示胆囊壁有钙化现象;③直径超过 2～3cm 的胆囊结石,因为约 72% 可并发急性胆囊炎,且结石直径大于 3cm者发生胆囊癌的机会要比小于 3cm 者大 10 倍;④有胰腺炎病史者;⑤合并糖尿病患者在糖尿病已控制时;⑥老年人和/或有心肺功能障碍者,这类患者如发生胆道并发症而被迫急症手术时,其危险将远远超过择期手术。

（2）手术方法选择与评估做胆囊切除术,治疗效果良好。由于有同时存在继发性胆管结石的可能,因此有下列指征时应在术中探查胆总管。绝对探查指征:①胆总管内扪及结石。②手术时有胆管炎和黄疸表现。③术中胆管造影显示有胆管结石；胆总管扩张，直径超过 12mm，但有少见患者胆管有扩张而无结石存在。此点在胆总管探查时的阳性率仅 35% 左右。此外，还有一些相对探查指征：①过去有黄疸病史。②胆囊内为小结石。③胆囊呈慢性萎缩性改变。④有慢性复发性胰腺炎病史。

【术后观察及处理】

（一）一般处理

（1）维持生命体征的平稳。

（2）维持内环境正常包括水电解质、酸碱平衡，血糖维持于允许的水平。

（3）预防感染，尤其是膈下及肺部感染。

（二）并发症的观察与处理

开腹胆囊切除术（OC）至今仍然用于临床，主要适用于一些有症状的胆囊结石及继发性病症，腹腔镜胆囊切除术（LC）以其微创性、住院时间短等优点，发展很快，但不能完全替代经典的 OC。胆囊切除术后，尤其是 LC 特别需观察有无并发医源性胆道损伤情况等。

【预后评估】

胆囊结石的自然过程与确诊时患者的症状类型有密切关系。无症状或只有轻微症状或非特异性症状的胆囊结石患者，有 50%～80% 可望在今后 20 年内一直不会有胆绞痛或并发症等症状发作。已有过胆绞痛或并发症发作的患者，90% 以上乃至全部迟早将会有症状复发。体重超重者复发机会更大。胆囊结石合并胆囊癌的可能性在 2% 以下。将近 20% 的胆囊结石患者，服用或不服用溶石药物，其结石的体积也可能自行缩小。不到 2% 的少数病例，其结石甚至可自行消失。

二、急性胆囊炎

【概述】

急性胆囊炎分为结石性和非结石性。急性结石性胆囊炎是胆囊结石常见的并发症，由于胆囊结石嵌顿在胆囊管胆囊颈，造成胆囊内胆汁滞留而引起的急性炎症。急性非结石性胆囊炎，胆囊管常无阻塞。多数患者的病因不清楚。

【诊断步骤】

（一）病史采集要点

注意症状出现的时间、持续时间、部位及放射区域及感染、黄疸、穿孔等并发症。

（二）体格检查要点

1.上腹痛

急性胆囊炎患者的疼痛与胆绞痛相似：中上腹和右上腹的持续钝痛或钻顶样疼痛，并可有右肩胛下区或背部的放射痛。患者不停变换体位来缓解疼痛。但急性胆囊炎患者的疼痛持续时间长，常大于 5 小时，可至数天。实验显示，当用气囊使胆囊壁或胆总管扩张时，就可出现中上腹疼痛，而右上腹疼痛仅出现在当扩张的胆囊接触到腹膜时出现。而恶心呕吐等症状仅出现在胆总管扩张时。结石性胆囊炎常在夜间急性发作，在平卧或侧卧位时，漂浮在胆汁中的结石可以突然堵塞胆囊颈而造成阵发性胆囊强烈收缩。若病变进一步加剧，炎症涉及胆囊的浆膜层或影响到壁腹膜时，除了阵发性绞痛外，患者还可有持续性右上腹部剧痛。疼痛可放射到右肩部或右肩胛下区。

2.寒战高热

急性胆囊炎患者由于细菌和毒素的吸收,发展到一定程度可出现全身性感染,患者体温可高达 40℃,并伴寒战。在感染得到控制,随着疼痛的缓解,寒战和高热也逐渐消失。

3.黄疸

10％～15％患者可有轻度黄疸,黄疸一般不深。出现黄疸的原因是因为肿大的胆囊压迫邻近的胆总管。也可能是胆囊急性感染涉及肝胆系统所造成的。在感染控制和炎症消退后,黄疸自行消退。如果黄疸起因于胆囊颈部结石压迫肝总管,临床上称之为 Mirizzi 综合征。

除上述症状外,急性胆囊炎在发病早期可有上腹部区域性压痛,叩击右上腹部时疼痛加剧。病变加重,由于胆囊周围有炎性渗出而涉及腹膜时,有上腹的压痛范围加大,压痛明显,并可出现反跳痛和肌紧张。右上腹部的按压可使患者的深吸气停止,临床上称之为 Murphy 征阳性。胆囊内有积液或已形成脓肿时,肝下缘可触及边缘不清的压痛性肿块。

(三)辅助检查要点

1.B 超检查

是最常见的诊断方法,B 超能鉴别胆总管及胰腺有无病变,对胆囊穿孔、积脓、脓肿做出诊断方便,在临床上广泛应用。B 超对急性胆囊炎的敏感性为 90％～95％,特异性为 78％～80％。在超声上胆囊结石表现为强回声光团并伴有声影,可显现小的结石或沙砾状结石。B 超检查还能显示胆囊壁增厚,厚度常超过 3mm,这应与低蛋白血症、腹水、充血性心衰以及肿瘤鉴别。胆囊体积较大时由于内含液体较多能清楚地看到胆囊轮廓,并可在液性暗区中找到单个或多个带声影的强回声团,这比没有介质对比的萎缩性胆囊的诊断率明显增高。胆囊炎发展为胆囊脓肿的先兆是在超声图像上围绕胆囊出现低回声带或透声环。局部如已发展为脓肿,则在胆囊区可见多个分层及模糊的边缘。胆囊炎在急性发作期出现肠气的干扰常影响胆囊炎及胆石症的正确诊断。

2.胆道核素扫描

在急性胆囊炎中敏感性为 94％,特异性为 65％～85％。胆囊管是否受阻及胆道是否畅通对诊断急性胆囊炎很重要。胆囊造影或胆管造影用于诊断胆囊炎很难奏效,因为这类检查需要较长的时间,患者难以接受,而且诊断的结论也常不确切。胆道核素扫描是一项较新的检查方法,能准确地判定梗阻部位。注射同位素^{99m}Tc 标记的静脉显影剂后,30 分钟正常胆囊显影,若胆囊管阻塞,1 小时胆囊也未显像,这时使用吗啡可减少假阴性。

【诊断对策】

(一)诊断要点

典型的急性胆囊炎可从临床表现中获得诊断,B 超是诊断急性胆囊炎的好方法。在诊断有疑问时,可应用同位素^{99m}Tc IDA 做胆系扫描和照相,在造影片上常显示胆管,胆囊因胆囊管阻塞而不显示,从而确定急性胆囊炎的诊断。此法正确率可达 95％以上。腹部平片、CT、ERCP 可以起辅助诊断的作用。

急性非结石性胆囊炎的诊断比较困难。诊断的关键在于创伤或腹部手术后出现上述急性胆囊炎的临床表现时,要想到该病的可能性。B 型超声及 CT 对早期诊断均有帮助。而同位素^{99m}Tc HIDA 胆系扫描—吗啡试验的诊断准确率达 96％。即在单纯^{99m}Tc HIDA 扫描的基础上再注射吗啡(0.05～0.1mg/kg)后使 Oddis 括约肌收缩,胆总管内压力增高 lO 倍。能明显提高胆囊的显示率。

(二)临床类型

1.急性结石性胆囊炎

急性结石性胆囊炎是胆囊结石常见的并发症,由于胆囊结石嵌顿在胆囊管胆囊颈,造成胆囊内胆汁滞留而引起的急性炎症,细菌感染是炎症的结果,而不是原因。75％的胆汁的细菌培养结果是阳性。常见的有大肠埃希菌、克雷白杆菌和粪链球菌。本病中年女性最为多见,女性与男性的比例约为(1.2～2)：1。急性结石性胆囊炎是由于结石阻塞胆囊管,造成胆囊内胆汁滞留,高浓度胆盐损害胆囊黏膜而引起急性炎症,并可进一步继发细菌感染。胆囊随着疾病的进展表现四种不同的病理改变:急性单纯性胆囊炎、急性化脓性胆囊炎、坏疽性胆囊炎及胆囊穿孔。胆囊穿孔部位多发生于胆囊底部或结石嵌顿的胆囊壶腹部或者颈部。胆囊穿孔之后,胆囊内容溢入腹腔,30％的病例形成弥漫性腹膜炎,50％被网膜和周围组织包裹,渗液局限于胆囊周围,20％与邻近胃肠道相通,形成胆囊肠道瘘。

2.急性非结石性胆囊炎

急性非结石性胆囊炎的胆囊管常无阻塞。多数患者的病因不清楚。常发生在创伤或与胆系无关的一些腹部手术后,有时也可发生在一些非溶血性贫血的儿童,一般认为手术及创伤后的脱水、禁食、麻醉止痛剂的应用,以及严重的应激反应所致的神经内分泌等因素的影响,导致胆囊收缩功能降低、胆汁滞留和胆囊黏膜抵抗力下降,在此基础上继发细菌感染,最后造成胆囊的急性炎症。也有认为部分病例是胆囊的营养血管发生急性栓塞所引起。此类急性非结石性胆囊炎的病理演变与结石性胆囊炎相似,但病程发展迅速,一般在 24 小时内即发展成坏疽性胆囊炎,并表现为整个胆囊的坏疽。

(三)鉴别诊断要点

一般急性胆囊炎的诊断并不困难,但应与肝脓肿、十二指肠溃疡、结肠肝曲及右上腹部的病变相鉴别。个别位于右膈下阑尾炎的症状常与胆囊炎相混淆,在诊断时应想到此可能。

【治疗对策】

(一)治疗原则

对症状较轻微的急性单纯性胆囊炎,可考虑先用非手术疗法控制炎症,待进一步查明病情后进行择期手术。对较重的急性化脓性或坏疽性胆囊炎或胆囊穿孔,应及时进行手术治疗,但必须做好术前准备。对于急性非结石性胆囊炎患者,由于病情发展较快,一般不采用非手术疗法,宜在做好术前准备后及时进行手术治疗。

(二)术前准备

(1)凡有水电解质、酸碱平衡失调、低蛋白血症的患者,术前均予以纠正。

(2)对合并胆道感染者,可术前用抗生素预防感染。

(三)治疗方案

1.非手术治疗

非手术疗法对大多数(约 80％～85％)早期急性胆囊炎的患者有效。此法包括解痉镇痛,抗生素的应用,纠正水电解质和酸碱平衡失调,以及全身的支持疗法。在非手术疗法治疗期间,必须密切观察病情变化,如症状和体征有发展,应及时改为手术治疗。特别是老年人和糖尿病患者,病情变化较快,更应注意。据统计约 1/4 的急性胆囊炎患者将发展成胆囊坏疽或穿孔。关于急性胆囊炎应用抗生素的问题,由于胆囊管已阻塞,抗生素不能随胆汁进入胆囊,对胆囊内的感染不能起到预期的控制作用,胆囊炎症及并发症的发生与否,并不受抗生素应用的影响。但是抗生素的应用可在血中达到一定的药物治疗浓度,可减少胆囊炎所造成的全身性感染,以及能有效地减少手术后感染性并发症的发生。对发热和白细胞计数较高者,特别是对一些老年人或伴有糖尿病和长期应用免疫抑制剂等有高度感染易感性的患者,全身抗生素的应用仍非常必要。

2.手术治疗

(1)手术指征及时机:目前对于手术时机的选择还存在着争论,一般认为应采用早期手术。早期手术不等于急诊手术,而是患者在入院后经过一段时期的非手术治疗和术前准备,并同时应用 B 超和同位素检查进一步确定诊断后,在发病时间不超过 72 小时的前提下进行手术。早期手术并不增加手术的死亡率和并发症率。对非手术治疗有效的患者可采用延期手术,一般在 6 周之后进行。

(2)手术方法选择及评估:手术方法有两种,一种为胆囊切除术,在急性期胆囊周围组织水肿,解剖关系常不清楚,操作必须细心,此免误伤胆管和邻近重要组织。有条件时,应用术中胆管造影以发现胆管结石和可能存在的胆管畸形。另一种手术为胆囊造口术,主要应用于一些老年患者,一般情况较差或伴有严重的心肺疾病,估计不能耐受胆囊切除手术者,有时在急性期胆囊周围解剖不清而致手术操作困难者,也可先做胆囊造口术。胆囊造口手术可在局麻下进行,其目的是采用简单的方法引流胆囊炎症,使患者度过危险期,待其情况稳定后,一般于胆囊造口术后 3 个月,再做胆囊切除以根治病灶。对胆囊炎并发急性胆管炎者,除做胆囊切除术外,还须同时做胆总管切开探查和 T 管引流。

随着老年人群中胆石症的发病率增加,老年胆囊炎患者数也不断增多,老年人的胆囊炎在其发病中有其特殊性:①临床表现比较模糊,一般化验检查结果常不能确切地反应病变的严重程度,容易发生坏疽和穿孔,常伴有心血管、肺、肝和肾等内脏的疾病;②全身抗病能力与免疫功能低下,对手术耐受性差,手术后并发症与死亡率均较一般人高,特别急诊手术后的死亡率更高,有时可达 6%~7%,故对老年胆囊炎患者的治疗,应首先考虑非手术治疗,如需手术争取感染控制后再做择期性胆囊切除术。但在另一方面,如手术指征明确,仍应积极早期手术,手术内容从简,如胆囊造口术等,以暂时缓解急性情况。

【术后观察及处理】

(一)一般处理

(1)维持生命体征的平稳;

(2)维持内环境正常包括水电解质、酸碱平衡,血糖维持于允许的水平;

(3)预防感染,尤其是膈下及肺部感染。

(二)术后并发症的观察与处理

胆囊切除术技术成熟,但其术后尤其是 LC 特别需观察有无并发医源性胆道损伤情况等。

【预后评估】

手术治疗预后尚佳,约80%的患者可获痊愈,其预后取决于下列因素:年龄的大小、病期的早晚、并发症的有无、术前准备是否充分。

三、慢性胆囊炎

【概述】

慢性胆囊炎是一种多发病,95%慢性胆囊炎伴随胆囊结石。慢性胆囊炎与急性胆囊炎是同一疾病的不同阶段表现,临床上常反复急性发作。绝大多数慢性胆囊炎患者均伴发胆囊结石,除了胆囊结石对胆囊壁形成压迫外,胆囊结石反复并发的急性胆囊炎最终导致了慢性胆囊炎。另外一些代谢紊乱及增生性病变如胆囊内胆固醇、腺肌增生症、胆固醇沉积症等也可导致慢性胆囊炎。胆囊的黏膜及肌层常明显增厚,有时也可因黏膜上皮的萎缩而形成溃疡。大部分慢性胆囊炎在镜下可见胆囊壁各层有明显的结缔组织增生,数量不等的慢性炎症细胞浸润,或血管的减少和变形。病变的胆囊可因纤维性增生而萎缩变小。有的慢性胆囊炎由于结石和感染等刺激,胆囊颈部或胆囊管黏膜遭破坏被结缔组织所替代而出现的胆管完全堵塞,胆流完全停止后,胆囊成了一个与胆管完全隔绝的囊状物,内含白胆汁,称为胆囊积水。

【诊断步骤】

(一)病史采集要点

注意症状出现的时间、持续时间、部位及放射区域及黄疸、内瘘等并发症。

(二)体格检查要点

慢性胆囊炎的临床表现常因是否急性发作,是否出现并发症而不同。慢性胆囊炎在非发作期的症状很不典型。主要表现是胃肠功能紊乱,如上腹部不适、食后上腹部饱胀、压迫感及打嗝、嗳气,有些患者进食油脂较多食物如鸡蛋、肥肉等容易引起以上症状加剧。患者还有右上腹或上中腹部隐痛,或向右肩背部放射。慢性胆囊炎急性发作期的临床表现同急性胆囊炎。其原因多为胆囊结石所致的胆囊颈梗阻。

慢性胆囊炎因结石压迫或感染涉及周围器官时可出现并发症。所受影响的器官不同,出现的临床表现也不尽相同。

Mirizzi综合征:嵌顿在胆囊管的结石所造成的水肿和压迫导致了肝总管的狭窄,从而引起黄疸,这时胆总管内并没有结石。

胆囊胆管瘘:是较少见的并发症,是炎症破坏胆囊壁及肝胆管壁造成的胆囊与肝总管间的内瘘。

胆囊十二指肠(或结肠)瘘:反复的胆囊炎症造成胆囊与邻近的十二指肠(或结肠)发生粘连,在粘连处穿透胆囊壁和十二指肠(或结肠)壁后形成胆囊十二指肠(或结肠)瘘。

(三)辅助检查要点

1.X线检查

胆囊结石X线发现率很低,因为胆囊结石含钙量少,结石显示率仅20%左右。

2.口服胆囊造影

对胆囊疾病诊断的可靠性达95%。它既能显示胆囊,又可了解其功能和有无结石存在。慢性胆囊炎患者由于黏膜长期有炎症存在而影响胆囊的浓缩功能,胆囊管有瘢痕狭窄或水肿时,胆囊显影很淡或不显影。胆囊造影能清楚显示胆囊内的结石负影。显影的胆囊在服用脂肪餐时可看到胆囊收缩功能较差。如常规胆囊造影法造影不满意时应行双倍剂量胆囊造影,如仍未显影则常提示有胆囊萎缩或胆囊管梗阻。

3.B超

B超诊断慢性胆囊炎的效果较好,能显示胆囊结构,显示胆囊萎缩、缺如、积水声像囊壁增厚明显(可达 5～7mm)。伴发胆囊结石时在胆囊内可发现伴有声影的光团。服用脂肪餐后可以了解胆囊的收缩功能。伴发其他增生样变、息肉、肿瘤等疾病时,B超可根据胆囊内病变的回声性质、大小及数量以及病变附着处的黏膜病变等分辨出病变的性质。

【诊断对策】

(一)诊断要点

慢性胆囊炎患者的症状常不典型,多表现为上腹部不适和消化不良。临床诊断主要借助于B型超声、口服胆囊造影、腹部平片等特殊检查。另外上消化道钡餐和纤维胃镜检查有助于鉴别有无消化性溃疡、慢性胃炎,能间接的帮助本病的诊断。

(二)鉴别诊断要点

慢性胆囊炎易误诊为溃疡病或消化功能不良。当疼痛伴发心悸等症状也会被误认为心脏疾病。当伴发溃疡病穿孔、高位阑尾炎、肠梗阻、肾或输尿管结石及下肺炎症等,可能轻率地诊断为慢性胆囊炎急性发作而延误病情。

【治疗对策】

(一)治疗原则

有症状的慢性结石性胆囊炎只有胆囊切除术才是唯一有效的根治办法。慢性无结石性胆囊炎主要表现为消化道症状,腹痛不明显时,抗酸利胆及抗感染治疗对控制症状有一定的帮助。这类患者切除胆囊后常仍有消化道症状存在,治疗效果欠佳,手术治疗应慎重。非结石性慢性胆囊炎若无明显临床症状或症状较轻者,一般不做手术治疗。

(二)术前准备

(1)凡有水电解质、酸碱平衡失调、低蛋白血症的患者,术前均予以纠正;

(2)对合并胆道感染者,可术前用抗生素预防感染。

(三)治疗方案

1.非手术治疗

有症状的慢性结石性胆囊炎经低脂饮食及解痉止痛、消炎利胆等中西药治疗后,有可能使症状缓解。慢性无结石性胆囊炎主要表现为消化道症状,腹痛不明显时,抗酸利胆及抗感染治疗对控制症状有一定的帮助。

2.手术治疗

(1)手术指征及时机。

(2)有症状的慢性结石性胆囊炎的非手术治疗并不能防止胆绞痛和并发症的发生,更不能从根本上治愈本病,只有胆囊切除术才是唯一有效的根治办法。非结石性慢性胆囊炎若无明显临床症状或症状较轻者,一般不做手术治疗。

(3)手术方法评估及选择:开腹胆囊切除术(OC)至今仍然用于临床,主要适用于一些有症状的胆囊炎及继发性病症,腹腔镜胆囊切除术(LC)以其微创性、住院时间短等优点,发展很快,但不能完全替代经典的 OC。

【术后观察及处理】

(一)一般处理

(1)维持生命体征的平稳;

(2)维持内环境正常;

(3)预防感染,尤其是膈下及肺部感染。

(二)并发症的观察与处理

胆囊切除术技术成熟,但其术后尤其是 LC 特别需观察有无并发医源性胆道损伤情况等。

四、肝内胆管结石

【概述】

肝内胆管结石(intrahepatic lithiasis),指原发于肝内胆管系统的以胆红素钙为主的色素性结石,位于左右肝管接合部以上的胆管内。肝胆管结石多见于亚洲,包括中国、日本、中国香港及台湾地区、朝鲜、菲律宾、马来西亚、印度尼西亚等。西方国家肝胆管结石比较少见。1983—1985 年中华外科学会对全国 11342 份胆石症调查分析表明,肝胆管结石平均占胆石症的 16.1%。在北京、上海、华北等地,胆囊结石在胆石症中所占比例较高;而在华南、西南等地胆管结石仍占很大比例。这可能与生活、卫生条件以及当地经济发展水平有关。目前认为:胆道感染、胆道梗阻、胆汁里的黏蛋白、酸性黏多糖、免疫球蛋白等共同参与了肝胆管结石的形成。

【诊断步骤】

(一)病史采集要点

注意症状出现的时间、持续时间、部位、放射区域及感染、黄疸、梗阻等并发症表现,以及急性发作期和间隙期反复交替的特点。

(二)体格检查要点

肝胆管结石可以继发于如胆管狭窄、胆肠吻合术后、先天性胆管囊性扩张症等胆道疾病。从早期的局限于肝段内的结石,至后期的遍及肝内、外胆管系统,甚至并发胆汁性肝硬化、肝萎缩、肝脓肿等,故肝内胆管结石的临床表现可以多方面的,也是十分复杂多变的。胆道感染所引起的临床症状常是突出的表现。患者突发上腹痛及右上腹阵发绞痛、寒战、高热,巩膜皮肤黄染,以及全身感染的毒血症症状和上腹部腹膜刺激征。

(三)辅助检查

1.实验室检查

肝胆管结石合并细菌感染出现急性胆管炎时,实验室检查血白细胞升高;肝功能检查呈明显的损害,主要是血清转氨酶升高,血清胆红素和黄疸指数升高,凡登白反应呈直接阳性反应。

2.B 超

简便、易行、无创。对肝内胆管结石的诊断阳性率为 70% 左右。影像特点是沿肝胆管分布的斑点状或条索状、圆形或不规则的强回声,多数伴有声影,其远端胆管多有不同程度的扩张。不足之处是难以准确了解结石在胆管内的具体位置、数量和胆管系统的变异和病理状况,并易与肝内钙化灶混淆,难以满足外科治疗的要求。

3.CT

检查的敏感性和准确率平均 80% 左右,略高于超声波检查。一般结石密度高于肝组织,对于一些含钙少、散在、不成形的泥沙样胆色素结石可成低密度。在扩张了的胆管内的结石容易被发现,不伴胆管扩张的小结石不易与钙化灶区别。对于伴有肝内胆管明显扩张、肝脏局部增大、缩小、萎缩或并发脓肿甚至癌变者,CT 检查有很高的诊断价值。但不能准确了解肝胆管的变异和结石在肝胆管内的准确位置和分布。

4.ERCP

可了解肝内胆管存在的狭窄、梗阻。但完全梗阻者,梗阻以上胆管不能显示,应结合 PTC 检查。PTC 成功后肝胆管的影像清晰,对肝胆管的狭窄、扩张、结石的诊断准确率达 95% 以上,伴有肝胆管扩张者穿刺成功率 90% 以上、但无胆管扩张者成功率较低,约 70% 左右,此检查有创。平均有 4% 左右较严重的并发症及 0.13% 的手术死亡率。不适于有凝血机制障碍、肝硬化和腹水的病例。ERCP 的成功率在 86%~98% 之间,并发症约 6%,但一般比 PTC 的并发症轻,手术死亡率约 8/10 万。相比之下,ERCP 比 PTC 安全。但若肝门或肝外胆管狭窄者,肝内胆管显影不良或不显影。因此 ERCP 还不能完全代替 PTC。

5.磁共振胆系成像(MRCP)

可以清楚显示肝胆管系统的影像,无创。用于胆管肿瘤等梗阻性黄疸的影像诊断很有价值。但对于胆固醇和钙质含量少的结石,仅表现为低或无 MR 信号的圆形或不规则形阴影和梗阻以远的胆管扩张。对肝胆管结石的诊断不如 PTC 和 ERCP 清晰。

6.术中胆道造影

可清楚地显示肝内胆管结构,对于胆管狭窄、梗阻、扩张或解剖结构是否有变异都能显示。对胆道探查、术式选择、估计手术难度有重要的指导意义,对于术前未进行 PTC 或 ERCP 检查来说,是一种必要的步骤。

【诊断对策】

(一)诊断要点

肝内胆管结石诊断需要满意回答胆道结石和狭窄的部位、程度、范围、数目,各病灶部位肝叶、肝段受累的情况和程度。具有诊断参考价值的影像特征是:①阻塞以上的胆管扩张;②某半肝、一肝叶、肝段胆管不显影;③胆管中可见到结石负影;④胆树各主要分支的接合状态;⑤某一支或几支胆管开口的狭窄;⑥X 线造影正位片上左、右肝管汇合部(第一肝门)与脊柱中线的距离及其偏移情况。

(二)临床类型

早期肝胆管结石无明显的胆道感染症状,此时无症状或症状较轻。以后随着疾病发展若并发感染和梗阻,则由胆管梗阻的部位不同而临床表现不同,可表现三种类型:

1.急性化脓性胆管炎型

患者突发上腹痛及右上腹阵发绞痛、寒战、高热,巩膜皮肤黄染,以及全身感染的毒血症症状和上腹部腹膜刺激征。这种情况可能表现于原发性胆总管结石梗阻,也可表现于肝内外胆管的复合性梗阻。

2.急性化脓性肝胆管炎型

主要见于单纯的一侧肝胆管结石或（和）狭窄梗阻的病例。常不表现明显和突出的上腹绞痛，往往主诉病变部位肝区的胀痛和相对的后腰背痛。由于某侧半肝、肝叶、肝段胆管的阻塞及感染，患者可发生严重的毒血症、败血症等全身感染症状，而不出现明显的梗阻性黄疸；有时出现的黄疸，也往往在病程的晚期，因严重肝实质害所致的轻度的黄疸。若不注意判断，甚易漏诊、误诊。

3.慢性梗阻性黄疸型

见于肝门部胆管结石嵌顿和肝门部胆管狭窄合并肝内胆管结石或双侧肝胆管结石的病例。有些完全性胆管梗阻者，并不表现胆管炎的急性发作，为持续加重的黄疸。有的也有不规则发热，但不表现典型的上腹痛。发热时黄疸加重，退热后稍可减轻，但不能退净。此种患者不易与胆道肿瘤相鉴别，病程长者极易导致胆汁性肝硬化。

（三）鉴别诊断要点

急性发作间隙期就诊的患者，肝内梗阻型急性化脓性胆管炎的历史直接提示可能有肝内胆管结石的存在，需要与其他原因（如胆道蛔虫）引起的化脓性胆管炎做鉴别。确定诊断需要借助于各种影像学检查。急性发作期就诊的患者，根据其临床表现不难做出急性化脓性胆管炎的诊断并考虑到胆管结石存在的可能。

【治疗对策】

（一）治疗原则

根据临床病理学的研究，肝胆管结石呈肝内局限节段性分布，高位肝胆管狭窄是影响肝胆管结石外科疗效的重要原因。临床病因学研究表明，胆道感染、胆道梗阻、胆汁淤滞是肝内胆管结石形成的基本环节。基于这些研究结果，黄志强提出肝胆管结石外科治疗的基本原则：解除梗阻、去除病灶、通畅引流。去除病灶是手术治疗的核心，前后二者则是针对并发症的治疗，三者相辅相成，构成胆道外科复杂多变术式的总体指导思想。手术方式可以归为三种类型：肝叶（段）切除术、各型胆肠手术、胆管探查取石引流术。

（二）术前准备

（1）凡有水电解质、酸碱平衡失调、低蛋白血症的患者，术前均予以纠正。

（2）胃肠道准备：肠道给药一般从术前48小时开始，口服灭滴灵400mg tid与口服庆大霉素8万 u tid。另外术前晚灌肠一次。如怀疑手术涉及结肠，术前应做清洁灌肠。

（3）对合并胆道感染者，可术前用抗生素预防感染。

（三）治疗方案

1.非手术治疗

中药排石：肝外胆管结石患者口服中药"排石汤"确有排石作用，因此也有人将其用于肝内胆管结石治疗，但其主要是舒张Oddi括约肌，无非是肝内胆管的狭窄环，因此对于肝内胆管结石仍是以手术治疗为宜。

2.手术治疗

（1）手术指征及时机

肝内结石诊断明确，且有症状者皆是手术适应证。

(2)手术方法评估及选择

用于肝内胆管结石的手术方法可归纳为三大类:肝部分切除术、肝胆管狭窄切开整形术、胆管切开探查取石引流术。

1)肝部分切除术:肝胆管结石是具有严格的肝内节段性病变,在病变范围内,肝组织呈现纤维化、萎缩和功能丧失的病理学改变,肝叶(段)切除术是肝胆管结石治疗原则中去除病灶的基本手段。在第八届全国胆道外科学术会议上(1999)关于胆管结石的处理趋向达成共识:对于局限于一叶或一段的结石,应施行肝叶或肝段切除治疗,远期优良率90.4%。肝切除要求以肝段为单位作严格的规则切除,完整切除病变胆管及其引流的肝脏区域是手术成功的关键。但是,它的适用范围有限。调查结果表明,20世纪80年代我国71所医院为4197例肝内胆管结石患者施行的手术中,只有17.3%(728例)使用了肝叶或肝段切除术。90年代,重庆西南医院报道自1983—1994年10年中749例肝胆管结石,49.8%患者采用了肝叶或肝段切除术。其他一些肝胆外科治疗中心都有类似报道,不过,主要切除的是分布在左肝的病灶,而右肝病灶的切除率为27%~38%,左右两肝都有结石的病灶切除率只有0~3%。因此,还有一半以上的肝内胆管结石患者需要寻求其他有效的治疗方法。

2)肝胆管狭窄切开整形术:在20世纪五六十年代,我国治疗肝内胆管结石普通采用胆总管肠吻合术,包括胆总管、十二指肠吻合术和胆总管、空肠Rol-FY术,当时一般都很少处理肝内胆管狭窄,结石能取多少是多少,认为胆总管肠吻合术为术后降人胆总管的肝内结石准备了通道,因此又称胆总管肠吻合术为内引流术,临床实践证明这种方法是错误的。故现今治疗的注意力转向如何处理肝内胆管狭窄和结石,目前应用最广的方法是肝门部胆管广泛切开、整形、大口径肝肠吻合术。

3)胆管切开探查取石引流术:较为简便,保留了Oddi括约肌功能,适用于无肝胆管狭窄,结石位于肝门部胆管的病例。也用于急症手术。在术中、术后胆道镜取石的配合下,大大减低了残石率和胆管炎复发率,在有经验的大单位,已可把结石的残留率降低至2%~5%以下。因此,开腹手术时应为胆道镜预留入路。胆道引流管的瘘管为时短暂。皮下通道型肝门胆管成形术、Y型胆管空肠吻合术预留的皮下盲祥都能长期提供入路。

总之手术治疗的基本要求是解除梗阻、去除病灶、通畅引流。丰富的临床实践资料表明,手术方式可有种种差异,能满足这三个方面的治疗要求的,效果就好,不然,残石率及复发率就高。三个要求是紧密联系,相互补充,缺一不可的,而解除结石和(或)狭窄造成的梗阻则是手术的核心和关键;去除病灶常是解除梗阻的重要手段;通畅引流必须以解除梗阻,去除病灶为前提。

【术后观察及处理】

(一)一般处理

(1)维持生命体征的平稳。

(2)维持内环境正常包括水电解质、酸碱平衡,血糖维持于允许的水平。

(3)预防感染,尤其是膈下及肺部感染。

(二)术后并发症的观察及处理

胆瘘短时间的少量胆汁渗漏,只要引流充分,多能逐步减少而最后停止。长时间较多量的胆汁外漏,特别要充分地通畅引流,不使其在肝下区存留。必要时,可以用双套管负压吸引,使窦道早日形成而不留残腔或形成脓肿。经皮肝穿刺胆管引流和内镜胆管引流都能够显著的减少胆汁的外漏。可保持引流至感染消退,病情稳定后,再根据瘘管造影及其他影像资料,做适当的包括必要的再手术处理。

1.术后胆道出血

多在一定的病理基础上发生,尤其在急性炎症时,更为突出。在处理上,抗感染措施是基本的一环。凝血、止血药的应用,输血、补液,保持各引流管的通畅,大多能在非手术处理下,逐渐停止。若出血量大,非手术处理不奏效,应在抗休克的同时,抓紧进行选择性肝动脉造影,判定出血来源,并同时应用动脉栓塞术或由造影导管注入垂体后叶素以促进止血。若这些措施既不能定位,又未能止血,则应及时手术探查。

2.术后肝功能代偿不全

主要表现为黄疸消退慢或甚至增高,精神差、无力、腹胀、腹水、食欲差、贫血和下肢浮肿等;同时,术后胆汁引流量少,或胆汁引流量增多而颜色浅淡。实验室检查显示低蛋白、高胆红素、低血容量、低钠、低钾,若并发感染,则病情迅速加重。对肝功能不全的患者,外科措施往往受到多方面的限制,一方面要采取综合措施保护肝脏,并努力避免加重其损害;另一方面,在外科治疗的安排上,应依每个患者的具体实际情况,以解决主要病变为主,分清缓急,充分考虑并适应肝脏的耐受能力,有步骤地进行,每个步骤既有利于胆道外科问题的解决,又有利促进肝功能的改善。

3.术后应激性溃疡

主要见于重症梗阻性黄疸的手术患者对术后应激性溃疡出血的处理主要包括:(1)输血、输液,输血以新鲜血液最好;(2)止血、凝血药物的应用;(3)迅速移出胃内容物及胃内血块,及早洗胃。冰盐水加肾上腺素的应用,在早期可能有益。向胃内灌注凝血药物,对尚在出血的溃疡,有凝血作用,但往往先期与胃内存血形成凝块,难以吸尽排除,不利于治疗;(4)出血较多较急时,应在抗休克的同时及早进行胃镜检查,以明确诊断和进行内镜治疗。对于局限性溃疡出血,可向溃疡底部注入肾上腺素或向溃疡面喷注凝血酶。对术后应激性溃疡的手术探查,只有在胃镜见到难以控制的活跃性出血或持续不停的出血等情况下才考虑,并应抓紧及时在患者尚能耐受再次手术时进行。

4.术后腹膜后感染

胆道手术引起腹膜后感染,并不常见。但若有发生,其表现常很隐蔽。临床上没有足够的认识与警惕,易致漏诊。

【疗效判断及处理】

肝胆管结石症的外科诊疗获得了巨大的进步,但肝胆管结石病对治疗的要求还没有得到充分的满足和更有效的解决:结石的实际成因还有待深入研究,发病率仍然很高,复杂困难甚至晚期的病例仍很常见,以及残石率、复发率、再手术率和病死率的下降还不理想,说明它仍然是胆道外科领域里的一些复杂和困难的问题。为进一步提高疗效,需要从以下几方面努力。

1.重视对肝胆管结石的早期诊断早期治疗

早期的肝内胆管结石常局限于某一肝段(叶)如肝右后段和左外上段胆管内,因而可采用选择性规则性肝段切除术可以最大限度地清除病灶和保存功能性肝组织,使胆道系统恢复"正常",已取得较为理想的治疗效果。而不是等到晚期伴有广泛的肝内胆管结石和肝实质损害的不可逆改变才治疗。

2.重视对肝胆管狭窄的治疗

肝胆管狭窄是肝内胆管结石的最常见的并发症,有 $25\% \sim 65\%$ 的患者合并肝胆管狭窄。在治疗肝内胆管结石的同时,对肝胆管狭窄是否予以充分矫正,是外科治疗成败的最主要原因。残留的肝胆管狭窄比残余结石更重要,因为残余结石可以通过术后胆道镜取石治疗,而不伴感染的单纯胆管狭窄就能诱发胆色素结石形成所必需的各种胆汁成分改变,最终生成结石。因此手术的目标除了取净结石外,更要注重肝胆管狭窄的处理。

3.善用胆肠内引流术

胆肠内引流术并不是用以治疗肝胆管结石的主要手术,只是主要应用在解除梗阻、去除病灶后,如果没有完成解除梗阻、去除病灶的基本要求而在其远端施行胆肠内引流术是不合理的,应严格加以避免。保留 Oddi 括约肌的手术得到提倡。

4.其他

对多次复发,肝损害严重的复杂、困难病例,应该是肝移植术的适应对象。

五、胆总管结石

【概述】

胆总管结石是指位于胆总管内的结石,根据其来源可分为原发性胆总管结石和来自胆囊的继发性胆总管结石。胆总管结石的临床表现及病情的轻、重、危完全取决于结石阻塞程度和有无胆道感染。

【诊断步骤】

（一）病史采集要点

注意夏柯三联征(Charcot's triad)的典型表现(腹痛、寒战、高热、黄疸)及症状出现的时间、部位及放射区域。发作时阵发性上腹部疼痛、寒战发热和黄疸三者并存(夏柯三联征),是结石阻塞胆总管继发胆道感染的典型表现。由于胆汁滞留,胆总管扩张,加之胆囊的收缩,胆总管的蠕动,可使结石移位或排除。一旦梗阻解除,胆汁流通,症状得以缓解。但如胆道感染严重,可并发急性梗阻性化脓性胆管炎。

（二）体格检查要点

巩膜及皮肤黄染。剑突下或右上腹部有深压痛,感染重时可有局限性腹膜炎,肝区叩击痛,如胆总管下端梗阻可扪及肿大的胆囊。

（三）辅助检查

1.实验室检查

血清总胆红素和碱性磷酸酶升高,其中直接胆红素升高明显。血白细胞可升高。

2.影像学检查

B超是首选检查,可见肝内外胆管扩张,胆囊增大,胆总管内见结石影像,如诊断困难还可参考 ERCP、CT、MRCP 或内镜检查。

【诊断对策】

(一)诊断要点

根据典型病史、临床表现、体检及相关辅助检查,诊断多无困难。

(二)临床分型

根据其来源可分为原发性胆总管结石和来自胆囊的继发性胆总管结石。

(三)鉴别诊断要点

对肝外阻塞性黄疸的病例应考虑胆总管结石诊断,同时应排除是否由恶性肿瘤或良性狭窄引起的可能。影像学可提供胆管形态资料,应注意鉴别。

【治疗对策】

(一)治疗原则

尽管胆总管结石患者的临床表现各异,但结石是该病的重要原因,一旦发现,就须清除。对合并有胆管炎的患者在手术或内镜下清除结石前,需进行抗生素治疗。其原则包括:解除胆道梗阻、取净结石、通畅引流、预防复发。

(二)术前准备

(1)凡有水电解质、酸碱平衡失调的患者,术前均予以纠正;

(2)注意保护肝功能;

(3)对合并胆道感染者,可术前用抗生素预防感染。

(三)治疗方案

1.非手术治疗

内镜逆行括约肌切开术(ERS)是 ERCP 在治疗方面的应用。这种治疗方法主要是用电热烧灼法将软组织、乳头括约肌纤维和十二指肠壁内胆管切开,使结石排入十二指肠,其有效率为 90%。ERS 引起的死亡和并发症的发生率分别为 0.3%~1.0% 和 3%~7%,比手术治疗时低。ERS 的急性并发症有出血、胰腺炎、穿孔和胆管炎。后期并发症的发生率为 2%~6%,主要有胆管狭窄、胆管开放后复发结石等。

2.手术治疗

(1)手术指征及时机:多选用择期手术。一旦明确诊断后,就应积极准备手术。对胆道梗阻,出现黄疸者,或合并感染者更应尽早安排手术治疗。

(2)手术方法选择:临床上经常施行的是胆总管切开探查取石术。根据病情,常并行胆囊切除术和胆肠吻合术。手术步骤简述:①显露、切开肝十二指肠韧带;②显露胆总管,在前壁缝两针牵引线;③试验穿刺;④切开胆总管,吸尽流出的胆汁,用取石钳取出胆石,伸入刮匙取胆总管下段结石,冲洗左、右肝管泥沙样结石及胆总管下段;⑤扩张胆总管下端;⑥安放 T 形管,缝合胆总管切口。

【术后观察及处理】

(一)一般处理

(1)维持生命体征的平稳;

(2)维持内环境正常包括水电解质、酸碱平衡,血糖维持于允许的水平;

(3)预防感染,尤其是膈下感染;

（4）保持 T 管引流通畅；

（4）保护肝功能。

（二）并发症的观察与处理

胆瘘短时间的少量胆汁渗漏，只要引流充分，多能逐步减少而最后停止。长时间较多量的胆汁外漏，特别要充分地通畅引流。

【疗效判断及处理】

术后常规做 T 管造影，明确有无残石，有残石可予术后 4～6 周行胆道镜取石术。

六、急性重症胆管炎

【概述】

急性胆管炎是因为胆管梗阻、胆汁滞留及细菌污染相互作用下导致的急性化脓性胆道感染，又称急性化脓性胆管炎（acute suppurative cholangitis）。炎症继续发展，以肝胆系统损害为主的病变进一步加重，甚至可扩展为多器官系统的全身严重感染性疾病。重症者称为急性重症胆管炎（acute cholangitis of severe type，ACST）或急性梗阻性化脓性胆管炎（acute obstructive suppurative cholangitis，AOSC）。近 10 余年来，经调查证实国内各大城市医院收治 ASC 病例数较过去有明显减少趋势，但是在县（市）、区级医院本病仍是外科常见的急腹症，ACsT 的病死率迄今下降不甚理想，仍是所有胆道疾病中致死的主要原因。

【诊断步骤】

（一）病史采集要点

有无胆管结石、胆管炎病史，注意症状出现的时间、持续时间、部位、放射区域及发热、黄疸、休克等表现。

（二）体格检查要点

一般情况差，痛苦面容，呼吸急促，体温常在 39℃ 以上。腹部体征：上腹部较剧烈疼痛、畏寒发热及巩膜发黄、休克、精神症状是肝外梗阻型急性重症胆管炎典型临床表现，常伴恶心、呕吐，上腹及右上腹压痛。炎症涉及胆管、胆囊周围者，压痛及肌卫明显，发生坏疽穿孔后，则表现局限性或弥漫性腹膜炎激惹征，即明显压痛、肌紧张和反跳痛。年老体弱或垂危者腹痛及腹部体征可不显著，不易真实反映病变程度。发病早期或梗阻不完全者，可不显黄疸或程度轻微。

（三）辅助检查

1.实验室检查

定期或不定期检测血、尿常规、血电解质、酸碱、血气分析、淀粉酶、肝、肾功能、凝血功能等，为及时确切判断病情程度提供有力的依据。

2.B 型超声扫描

是最常应用的简便无害的辅助诊断方法，可显示胆管扩大范围和程度以估计梗阻部位，可发现结石、蛔虫、＞1cm 直径的肝脓肿、膈下脓肿等。

3.胸、腹 X 线片

有助于诊断脓胸、肺炎、肺脓肿、心包积脓、膈下脓肿、腹膜炎等。

4.CT 扫描

较少用于本病的诊断,但对少数肝内的疑难患者如多发性小肝脓肿,有优于 B 超的价值。

5.其他

急性感染期中,各种胆管造影应视为禁忌。

【诊断对策】

(一)诊断要点

1983 年中华外科学会提出的急性重症胆管炎的诊断标准是:

(1)脉搏＞120 次/分;

(2)WBC＞20×10^9/L;

(3)体温＞39℃或＜36℃;

(4)血培养阳性;

(5)胆汁为脓性伴胆压明显升高;

(6)休克;

(7)表现有精神症状。

急性胆管炎患者若符合其中两项以上者即可确定诊断。但大量临床资料表明,不少患者表现与上述标准有出入,因此为减少漏诊,以免延误有效治疗和抢救,不应过分强调感染症状的定量指标,应以明显的全身感染症候和局部症状体征为主要依据,结合过去胆道病史和手术史,配合 B 超检查或手术发现等综合判定。

钟大昌提出了 ACST 的分级标准,其目的在于更好掌握病情,使治疗更具针对性以提高疗效,还有利于总结经验,增强资料的可比性。按轻重序贯分为 4 级:

①Ⅰ级(ACST):病变多局限于胆管范围内,以毒血症为主,血培养阳性者较少且多为一过性。

②Ⅱ级(感染性休克):胆管炎加重并向胆管周围发展为化脓性肝炎,胆小管及肝窦屏障进一步受损,败血症及脓毒败血症发生率增多。

③Ⅲ级(肝脓肿):是胆管持续高压下炎变发展的必然结果,细菌及毒性物质大量释放入血,致顽固性败血症、脓毒败血症或休克,内环境紊乱难于矫正。

④Ⅳ级(多器官衰竭):是严重感染的后期表现,胆管内高压未解除及肝脓肿未处理是脏器衰竭的根本原因。

级别是病情程度的划分,但病情恶化并不一定按序逐级加重,患者可因暴发性休克而迅速死亡,也可不经休克或肝脓肿而发生多器官功能衰竭。

(二)临床分型

本病以青壮年多见,约 20～40 岁发病。男女发病率接近,多数患者有胆道疾病病史。由于梗阻部位不同,局部症候差异较大,将其分为肝内梗阻和肝外梗阻两型。

1.肝外胆管梗阻型

上腹部较剧烈疼痛、畏寒发热及巩膜发黄、休克、精神症状是肝外梗阻型急性重症胆管炎典型临床表现,常伴恶心、呕吐、上腹及右上腹压痛。炎症涉及胆管、胆囊周围者、压痛及肌卫明显,发生坏疽穿孔后,则表现局限性或弥漫性腹膜炎激惹征,即明显压痛、肌紧张和反跳痛。

年老体弱或垂危者腹痛及腹部体征可不显著,不易真实反映病变程度。发病早期或梗阻不完全者,可不显黄疸或程度轻微。急症手术中常发现肝外胆管扩大,张力增加,切开后浑浊或脓性胆汁喷涌而出,管内多可找到梗阻原因如结石、蛔虫、狭窄等。

2.肝内胆管梗阻型

指左右肝胆管汇合以上的梗阻。腹痛较轻、梗阻部位愈高愈不明显,甚至无痛。一侧肝胆管梗阻,健侧胆管可代偿性排胆而不出现黄疸。腹部多无明显压痛及腹膜激惹征。常发现肝大及压、叩痛。一侧肝胆管梗阻表现不对称性肝大,但病变侧肝脏可因长期或反复梗阻致肝纤维化、萎缩,健侧肝代偿性增生、肿大,须仔细对比两侧压、叩痛并结合 B 超资料判断病变所在。急症术中见肝外胆管外观、张力、胆压及胆汁色泽均可正常,当松动某支肝胆管的结石或扩开狭窄后,则脓性胆汁涌出。

【治疗对策】

（一）治疗原则

ASCT 治疗原则是紧急手术解除梗阻、减压引流胆道,控制感染;预防中毒性休克和胆源性败血症。

（二）术前准备

(1)对感染性休克者,迅速扩充血容量,改善微循环灌注;

(2)维持体液平衡;

(3)补充感染时高代谢所需的热量和营养物质;

(4)注意保护和改善重要脏器的功能,防治多器官功能衰竭;

(5)合理使用抗生素。

（三）治疗方案

1.非手术治疗

支持治疗很重要,包括维持体液平衡;对感染性休克者,迅速扩充血容量,改善微循环灌注;补充感染时高代谢所需的热量和营养物质;注意保护和改善重要脏器的功能,防治多器官功能衰竭;合理使用抗生素。此时抗生素使用是属于治疗性的,有别于单纯胆囊切除术的预防性用药。抗生素使用应早(手术前 3～5 天)、多种抗菌药联合、覆盖需氧菌和厌氧菌,以求能达到最大限度地降低肝—胆区的细菌密度;同时,手术中和手术后应持续使用,直至胆汁培养获得细菌对药敏的结果,然后再有针对性地调整治疗用药方案。

胆管梗阻所致的胆管内高压是炎变发展病情加重的基本原因,不失时机地有效胆管减压是缓解病情和降低病死率的关键。公认外科手术是最迅速最确切的胆管减压方法,但急症手术也存在着弊端:①在严重感染状态下,机体对手术及麻醉的耐受性较差,手术死亡率及并发症率较择期手术高;②局部组织严重炎变、凝血机制障碍,部分患者合并肝硬化和门脉高压或因多次胆道手术形成致密粘连,给手术增加了难度,少数困难者因渗血或不能接近胆管而被迫终止手术,无功而返;③在全身和局部恶劣条件下,不允许详细探查和处理肝胆管及肝脏病变,常需再次急症手术或择期手术解决。

2.手术治疗

(1)手术指征及时机:掌握病情程度,是决定疗法的依据。对较轻者应选用非手术疗法,多数能缓解病情,渡过急性期,经充分检查、准备后,再行计划性择期手术,这是最理想的治疗方案。但须观察治疗反应,尤其对较重者更须密切观察,随时做好手术前的准备,切不可因追求择期手术而贻误急症胆管减压的良好时机。具体选择及处理原则如下:①AOSC Ⅰ级者,首选非手术疗法,动态观察中对病情无改善或有加重趋势者,应及时作胆管减压引流;②AOSC Ⅱ级,做短时必要的术前准备如快速扩容、纠正严重的电解质和酸碱紊乱、大剂量抗生素和维生素 K 及抗休克综合疗法后,行急症胆管减压;③AOSC Ⅲ级,则须在胆管有效减压前提下,着重处理好肝脓肿;④对 AOSC Ⅳ级不宜贸然手术,应努力改善各脏器功能及纠正内环境严重紊乱,加强热量及营养支持,力求病情稳定,再伺机做胆管减压和脓肿引流,以打断恶性循环,挽救生命。

(2)手术方法评估及选择:胆道减压,是急性梗阻性化脓性胆管炎手术治疗的最基本环节。胆道减压,可以通过开放的外科手术,也可以经内镜插管和经皮穿刺插管至胆管的方法实施;不管是用哪一种方式,重要的是需达到足够减压和通畅的引流。

1)手术胆管减压:胆总管切开减压,是最常用最直接最有效的术式。为达到真正有效目的,必须探查并去除主要肝胆管(1～2级)内的梗阻。对于复杂的胆道病理改变常常需要再次手术治疗,不允许在急症术中彻底去除。胆道引流必须达到胆管梗阻的上方,将引流管向上放至肝胆管,超越梗阻部位,直至看到有脓性胆汁涌出。患者若合并有脏器功能衰竭如肾功能衰竭等,急症开放性手术的病死率很高。

2)非手术胆管减压:对于胆总管下端梗阻的重症急性胆管炎患者,经十二指肠内镜 Oddi 括约肌切开放置鼻胆管引流,经验证明是有效的。此方法创伤小,能降低胆管内压力,部分解除结石梗阻,因而对病情危重而不宜立即开放手术的患者,可以作为过渡性处理,待病情稳定后,再行确定性的手术。经皮肝穿刺胆管引流,对于高位的胆管梗阻有一定作用;但若有广泛的肝内胆管结石,因两侧肝管的解剖学上分隔,以及肝实质有损坏性改变时,此法常难获满意的减压引流效果。不足之处还有引流管较细,易被胆泥、砂石及黏稠脓液堵塞,影响减压和引流效果;需要一定的设备和熟练操作技术,广泛推行受到限制。

3)肝脓肿的处理:对合并胆源性肝脓肿者,若存在肝叶胆管阻塞或狭窄,此时单纯引流胆总管并未能起到引流肝内脓肿的作用,需要将引流管插至肝胆管梗阻的上方。胆源性肝脓肿通常是多发性的,对肝内的主要脓肿,可以在超声或 CT 引导下行经皮肤肝穿刺肝脓肿引流,并放置特制的导管("猪尾巴"导管)至脓腔内,行脓肿外引流术。对于大肝脓肿,多发性分隔脓肿、胆管减压术中证实的可引流的脓肿及经皮肝穿引流失败的脓肿或有禁忌者可以行手术切开引流或肝切除术。

【术后观察及处理】

(一)一般处理

(1)维持生命体征的平稳;

(2)维持内环境正常包括水电解质、酸碱平衡,血糖维持于允许的水平;

(3)预防感染,尤其是膈下及肺部感染。

(二)并发症的观察与处理

胆瘘:不仅以其内含物中的胆酸有强烈的化学刺激作用,产生大量纤维组织增生反应;而且与感染密切关联，并相互加重。常是手术区和膈下感染的重要原因。胆汁从未处理好的胆囊床、肝切除后的肝断面、胆肠吻合口等渗漏出来，或从手术中未及时发现肝外胆管的或其他变异肝管的损伤处渗漏。短时间的少量胆汁渗漏，只要引流充分，多能逐步减少而最后停止。长时间较多量的胆汁外漏，特别要充分地通畅引流，不使其在肝下区存留。必要时.可以用双套管负压吸引，使窦道早日形成而不留残腔或形成脓肿。经皮肝穿刺胆管引流和内镜胆管引流都能够显著的减少胆汁的外漏。可保持引流至感染消退，病情稳定后，再根据瘘管造影及其他影像资料，做适当的包括必要的再手术处理。

【疗效判断及处理】

内镜下做 ENBD 或同时行 EST 治疗，成功率、安全性较高，绝大多数情况下可替代胆道减压引流术，可作为治疗的首选方法。

【预后评估】

本病病死率较过去普遍有所下降，多数报道在 20％左右，但差异较大在 5％～34％之间。多种因素可影响本病的预后，除病情程度外较重要的有病程长短、年龄、肝脏慢性损害程度、严重并发症等。

第三节　原发性硬化性胆管炎

【概述】

原发性硬化性胆管炎（primary sclerosing cholangitis，PSC）是一种慢性的胆管和肝脏炎性疾病，其特点为缓慢进行性发展的肝纤维化和胆管纤维性缩窄、淤胆、最终导致胆汁性肝硬化、门脉高压症和肝功能衰竭，其癌变率较高（约 8％）。PSC 病因仍不清楚，免疫介导的证据虽有所增多，发病机制仍未阐明；除肝移植术的疗效较肯定外，尚无有效的治疗方法可阻止病变继续发展；据欧美大量病例研究，从确诊 PSC 起到死亡或行肝移植术为止定为自然病程，平均生存期约 12 年，预后恶劣。我国具体发病率不清楚。文献反映的发病数是从与本病密切相伴的溃疡性结肠炎（ulcerative colitis，UC）发病率间接推算得来，据 1991 年流行病学调查资料推算在瑞典其发病率为 6.3/10 万人。

最新的研究表明 PSC 可能是一种免疫介导/自身免疫性疾病，在经肠道获得的毒素或感染源的触发下，在一些具有遗传敏感性的个体导致了自身免疫的激活而产生。

【诊断步骤】

（一）病史采集要点

注意胆管梗阻及胆管炎的慢性进程变化及黄疸、发热、腹痛等表现情况。

（二）体格检查要点

大部分 PSC 患者主要的临床表现为间歇性上腹及右上腹疼痛，或伴畏寒、发热或伴一过性黄疸，典型或不典型复发性胆管炎症状，少数可发展为重症胆管炎，主要胆管受累及伴结石者更易发生，感染中毒症状常更重。

(三)辅助检查

1.实验室检查

血清碱性磷酸酶升高,常高达正常值的 3 倍;血清胆红素的升高差异较大,并且常有波动;可伴有轻微的转氨酶升高;低血浆白蛋白并不常见;肝组织的含铜量在 90% 的患者均增加,也可见高血浆铜、血浆铜蓝蛋白和尿铜的排出增加。在约 50% 的患者血浆。IgM 水平增加;抗细胞线粒抗体(AMA)在 PSC 患者为阴性,而在 PBC 二患者 AMA 多为阳性。

2.直接胆道造影术

是诊断 PSC 最有说服力的检查,包括内镜逆行胆胰管造影术(ERCP),经皮经肝胆道造影术(PTC)和经"T"管胆道造影术。ERCP 不仅能较理想地显示肝内、外胆管的形态变化,而且可以显示胰管的病变。PTC 检查约在半数以上的病例可获成功,适用于 ERCP 失败或患者已行胆管空肠吻合术后。PSC 胆道显影的特征呈不规则的多发性狭窄,胆管分支僵硬变细或者呈轻度扩张改变。约有 80%.PSC 患者的肝内和肝外胆管同时受累,20% 患者的病变仅累及肝外胆管。胆道狭窄可呈短的环状狭窄,使胆管呈现串珠样的改变,部分患者的胆管在节段性狭窄的基础上表现为囊状或憩室样变,而有胆管囊状扩张者应警惕胆管癌的存在。另外,伴有胰管的狭窄或异常可见于 8% 的 PSC:患者中。Maioie(1991)对 PSC 的分级:①肝内胆管:Ⅰ级,多发性狭窄,非狭窄的胆管内径正常或轻度扩张;Ⅱ级,多发性狭窄,胆管囊状扩张,胆管树减少;Ⅲ级,胆管树严重缺如,加压注射造影剂仍仅见胆管主要分支充盈。②肝外胆管:Ⅰ级,管壁轻度不平衡,无狭窄;Ⅱ级,节段性胆管狭窄;Ⅲ级,胆管近全程狭窄;Ⅳ级,胆管壁严重凹凸不平,憩室样囊状扩张。

3.肝穿刺活检

对诊断 PSC 有较大帮助,但其改变不属特异性,PBC 及其他自身免疫性肝炎,也可有类似的组织学改变。用于诊断 PSC 的特异性标记物迄今尚未发现。HLA-DRw52a 仅在 50% 左右PSC 患者中发现。同样,ANCA 虽可在 60%~86%:PSC 患者血中检查发现,但也可在 33%~83%UC 及部分:PBC、酒精性肝病或正常人中发现。

【诊断对策】

(一)诊断要点

PSC 的临床表现、血液生化学检查及肝组织学发现皆缺少特异性,综合分析结果并排除其他疾病才能做出诊断。

PSC 常伴发 UC,多数报道在 60%~70% 左右,故不少 PSC:患者可出现 UC 的症状如腹痛、慢性腹泻、大便隐血阳性或肉眼性血便等,纤维结肠镜检可确诊。少数 PSC 者还可伴发其他免疫相关疾病如硬化性甲状腺炎、风湿性关节炎、红斑狼疮、类肉瘤病等。

(二)鉴别诊断要点

1.胆管癌

该病发病年龄通常在 40~50 岁,常有体重减轻或消瘦,手术探查及组织学检查可以确诊。肝外胆管癌中无明显包块的硬化型癌表现为弥漫性胆管壁浸润、增厚致管腔狭窄,肉眼观察难与 PSC 区别,胆管造影见狭窄近侧胆管全面扩张,这与 PSC 常累及肝内外多处胆管的影像表现不同,病理组织学检查重要的确诊方法,但因胆管癌一般分化程度较高,腺癌组织分散在硬韧的纤维组织中,故可出现假阴性。因.PSC 具有恶变倾向性,无论在初诊或随访时,都应考虑到恶变的可能性。黄疸突然加重,胆道造影显示胆道或胆道节段性明显扩张,出现息肉样包块,则应考虑发生胆管癌。血清肿瘤标记物(CEA、C19-9)和胆道细胞学检查,及胆道造影等方法,均助于诊断。

2.自身免疫性肝炎

其临床表现、血生化学检查及肝组织学发现与 PSC 有相似处。血中免疫球蛋白的 Ig-G升高突出。肝活检除发现慢性炎性细胞浸润、纤维组织增生及腺泡萎缩、结构变形外,常见碎片坏死肝炎活跃的证据,胆管造影是最后的区别手段。

3.胆管结石病

发病年龄较年轻,40 岁以下占多数,常有多年复发性胆管炎病史,部分患者可问及胆道蛔虫病史或胆系手术史。反复感染所致的胆管瘢痕性狭窄多发生在较大胆管的汇合部及胆总管末端,狭窄近侧胆管普遍呈圆柱状扩张,愈近狭窄处愈显著,内常充填结石。组织学检查,狭窄近侧增厚的胆管壁内及管周有急性和慢性炎性。

4.原发性胆汁性肝硬化(PBC)

是一种与自身免疫相关的肝病,发展缓慢。临床症状多与 PSC 相同,血生化学及肝组织学表现亦多相似。血中免疫球蛋白以 Ig-M 增高最显著。约 90％的患者血中可见抗线粒体抗体,有利于与 PSC 鉴别。

(一)治疗原则

对于 PSC 的治疗目前仍无理想的方法,无论是内科的药物治疗或外科手术治疗均为姑息性,不能最终改变 PSC 的自然病程。对于无症状的 PSC 如持续升高的血清碱性磷酸酶而经ERCP 检查诊断为 Psc 者,尚无药物治疗的预防措施或外科治疗的必要。目前对于 PSC 的治疗主要是针对胆道梗阻、反复感染,以及晚期的胆汁性肝硬化。

(二)术前准备

(1)凡有水电解质、酸碱平衡失调、低蛋白血症的患者,术前均予以纠正。

(2)胃肠道准备肠道给药一般从术前 48 小时开始,口服灭滴灵 400mg tid 与口服庆大霉素 8 万 U tid。另外术前晚灌肠一次。如怀疑手术涉及结肠,术前应做清洁灌肠。

(3)对合并胆道感染者,可术前用抗生素预防感染。

(三)治疗方案

1.非手术治疗

(1)药物治疗:针对炎症、免疫、淤胆的药物治疗,临床已经有多种尝试。在免疫抑制剂方面,泼尼松龙(10mg/d)与秋水仙碱(0.6mg · bid)联合治疗疗程(Lindor,1991),甲氨蝶呤疗程2 年(Knox,1994)等治疗,无明显临床益处。熊去氧胆酸(ursodeoxycholic acid,UDCA)已用于治疗 PSC 的淤胆,UDCA(300mg,bid)联用秋水仙碱(0.6mg,bid)随访 2 年(De Maria N,1996),UDCA(300mg,bid)随访 2.2 年(Lindor,1997)表明治疗组的胆红素及转氨酶有所下降,但肝组织学无明显改观。

(2)内镜治疗:包括经十二指肠镜切开 Oddi 括约肌,扩张胆管狭窄,胆管取石、冲洗或引流,放置内支架等方面,较 PTCD 操作技术更容易、安全。但对肝胆管高位狭窄仍无能为力。

PSC 的胆管狭窄很少局限于胆总管下端,故单纯作括约肌切开者罕见,多是利用此宽敞切口做进一步治疗。仅用探条或气囊管扩张治疗,再狭窄机会多,近年来多采取扩张狭窄加内支架联合治疗,一般保持数月后更换或取掉支架,长期放入内支架则易沉淀胆泥,逐渐使管腔堵塞。内支架放置多长时间较合适,如何减少其并发症,都需深入研究解决,其中也包括对支架材料及质地的研究。

2.手术治疗

(1)手术指征时机:目前国内还仅限于对大胆管的扩张采用支撑引流及胆肠吻合术等,以缓解胆道梗阻,控制胆道感染。然而各种手术治疗只能选择以肝外或肝门部病变为主的病例,尽管已有许多长期存活的报道,但手术治疗并不能阻止 PSC 的自然病程发展。

(2)手术方法评估及选择:目前肝移植技术已经趋向成熟,许多发达国家把 PSC 和 PBC 定为首选肝移植对象。适应于失代偿期肝硬化、门脉高压及高位胆管狭窄所致复发性胆管炎。由于手术成功率高,疗效可称满意,许多移植中心已将 PSC 列入最佳移植对象之一。据欧美大宗病例联合报道,PSC 肝移植术后 5 年生存率达 74%～78%。但若发生癌变则疗效锐减。近年来纷纷发现 PSC 肝移植术后胆管狭窄复发的病例,其发生率显著多于其他疾病肝移植者,狭窄不仅可发生在胆肠吻合口,更多见于肝胆管内,以轻中度狭窄多见,重度者少。OLT 术后胆管狭窄复发已引起广泛关注,其原因尚待研究。

【带后观察及处理】

(一)一般处理

(1)维持生命体征的平稳;

(2)维持内环境正常包括水电解质、酸碱平衡,血糖维持于允许的水平;

(3)预防感染,尤其是膈下及腹部感染。

(二)并发症的观察与处理

行肝移植术后,有急性或慢性排斥并发症及胆道和肝动脉的相关并发症,应及时发现处理。

【预后评估】

PSC 从发现症状到死亡平均为 7 年(6 个月～15 年)。最近有报道 75% 的 PSC 患者可存活至诊断后 9 年。但在有症状的 PSC 患者中近半数平均将在 6 年之后发生肝功能衰竭或必须选择肝移植术。而对无症状 PSC 患者的自然病程往往不易评估,多数的报道认为在 3～6 年后出现症状。然而,有 1/3 的无症状患者将发生肝功能衰竭。据多数文献报告无症状的 PSC 通常在临床随诊 3 年以上才表现出症状,约 31% 的患者最终导致肝功能衰竭或需行肝移植术。

第四节　胆道蛔虫病

【概述】

蛔虫是似蚓蛔线虫的简称,肠道蛔虫病是常见的寄生虫病之一。通常情况下蛔虫成虫寄生于小肠中段,在某种条件下,蛔虫可通过十二指肠乳头 Oddi 括约肌进入胆道,蛔虫进入胆道后,大多停留在胆总管中,少有进入胆囊者,因为胆囊管较细而且有螺旋状的 Heister 黏膜瓣阻碍蛔虫进入。蛔虫也可进一步上行至肝总管或左右肝管,甚至进入肝内胆管中。蛔虫进入胆道有时亦可退出。

进入胆道的蛔虫数量大多数病例为 1 条,一般不超过 10 条,但也有报告数十条至数百条蛔虫引起胆道蛔虫病。蛔虫在胆道内的生存时间一般为 1 周～1 个月,在离体的人新鲜胆汁饲养时最长生存期为 14 天。

【诊断步骤】

（一）病史采集要点

胆道蛔虫病好发于青壮年及儿童,尤以 21～30 岁最多见,约占 50%。女性多于男性,大多数患者有肠道蛔虫病史。注意腹部体征和腹痛症状的不一致性。

（二）体格检查要点

腹痛是本病的主要症状。起病急骤,突发性的剧痛或绞痛,位于剑突下方或略偏右侧,多为阵发性,自觉有特殊的钻顶样感,可向右肩背部放射。疼痛持续时间及间歇期长短不一,间歇期可如常人,亦可有轻度胀痛感。虫体完全进入胆道时,疼痛明显减轻,甚至无疼痛症状。可伴有恶心、呕吐,呕吐后疼痛无明显缓解。寒战、发热一般不明显。黄疸不常见。

腹部体征和腹痛症状的不一致性为本病的特点。查体时腹部平坦,绝大多数无腹肌紧张,剑突下或右季肋区可有压痛,无明显反跳痛,有时可触及胆囊,右季肋区有叩击痛。

（三）辅助检查

1.B 超检查

简便、无创。可见胆管扩张,有时亦可发现胆总管内蛔虫声像。

2.十二指肠引流液蛔虫卵检查

3.内镜逆行胰胆管造影(ERCP)

近年来国内外较多应用,造影同时可引流胆汁查虫卵,如确诊可同时做取虫、冲洗、注药等治疗。

4.经皮肝穿刺胆汁引流虫卵检查

5.其他实验室检查

嗜酸性粒细胞计数增高、大便集卵测定阳性有助于诊断。

以上辅助检查方法可根据患者情况、医疗条件选用。应该注意的是不要过分追求胆汁中查到虫卵,在检查同时积极治疗缓解患者痛苦。

【诊断对策】

（一）诊断要点

根据胆道蛔虫病的好发年龄、易患人群及临床表现,绝大多数可确诊。必要时可行辅助检查协诊。

（二）临床并发症

胆道蛔虫病的危险性在于它可引发较多严重的并发症,其中肝脓肿为首位,其余尚有胆管和胆囊化脓性炎症、胆道出血、胆道穿孔、急性胰腺炎、中毒性休克、慢性胆囊炎、胆道结石、肝硬化等。

1.肝脓肿

胆道蛔虫进入肝内胆管或其所带细菌上行感染可形成肝内胆管炎,炎症进一步发展穿透胆管形成脓肿,蛔虫死亡后的虫体溶组织毒素加速肝脓肿的形成和发展。

2.胆管炎和胆囊炎

肠道致病菌被蛔虫带入胆道可诱发急性化脓性胆管炎和胆囊炎,除了胆道蛔虫病的阵发性绞痛外,尚可有持续性胀痛、寒战、高热、黄疸、精神症状及中毒性休克表现。若非急性化脓性感染,可迁延发展形成慢性胆管炎及胆囊炎。

3.急性胰腺炎

蛔虫进入十二指肠乳头,Oddi 括约肌痉挛、水肿,胆汁胰液排出受阻,感染性胆汁反流可激活胰酶诱发急性胰腺炎。轻者胰腺水肿,重者胰腺出血坏死等。少数病例因蛔虫直接进入胰管引起梗阻、细菌感染、急性胰腺炎发生。

4.胆道出血

胆管炎的发生机制和蛔虫的机械损伤均可引起胆道出血。胆道出血发生前常有右上腹绞痛、寒战、高热等胆道感染症状,随后呕血或伴有黑便。出血量多血压明显下降时可自凝,血压逐渐恢复正常。但感染未控制可再次导致出血,故胆道出血可呈周期性反复发生,间隔一般为1~2周。

5.胆道结石

胆道内蛔虫尸体及蛔虫卵沉积在胆道系统,可作为成石核心,形成肝内外胆管结石、胆囊结石。

(三)鉴别诊断要点

1.急性胰腺炎

腹痛常为持续性剧痛,位于上腹或偏左,向腰背部放射,无钻顶感。发病后全身情况恶化较快,血清淀粉酶增高明显。但要注意胆道蛔虫病合并急性胰腺炎存在。

2.急性胆囊炎、胆囊结石

起病相对缓慢,腹痛呈逐渐加剧,多为持续性,阵发性加重,位于右季肋区或剑突下,疼痛不及胆道蛔虫病时严重。呕吐相对较少发生。腹部查体时右上腹压痛明显,可有肌紧张和反跳痛。

3.消化性溃疡穿孔

发病也急骤,但上腹剧痛可很快涉及全腹,为持续性疼痛。查体腹肌紧张、压痛和反跳痛显著。X线立位检查多见膈下游离气体。

4.急性胃肠炎

可有阵发性腹部绞痛,并恶心、呕吐,有肠道蛔虫病时可吐出蛔虫。但其疼痛程度不及胆道蛔虫病时剧烈,位置也多在脐周或偏上,多有腹泻。腹部查体:无腹肌紧张,无压痛,叩诊可有肠胀气鼓音,听诊肠鸣音亢进。

【治疗对策】

(一)治疗原则

胆道蛔虫病的治疗包括非手术治疗和手术治疗两大类。目前治疗原则为解痉止痛、利胆驱虫、防治感染,对非手术治疗无效或有并发症的患者可考虑相应的手术治疗。

(二)术前准备

(1)凡有水电解质、酸碱平衡失调、低蛋白血症的患者,术前均予以纠正。

(2)胃肠道准备:肠道给药一般从术前 48 小时开始,口服灭滴灵 400mg tid 与口服庆大霉素 8 万 U tid。另外术前晚灌肠一次。

(3)对合并胆道感染者,可术前用抗生素预防感染。

(三)治疗方案

1.非手术治疗

(1)解痉止痛　解除痉挛可应用抗胆碱能药物如阿托品肌肉或皮下注射,成人每次 0.5～1mg,儿童每次 0.0l～0.03mg/kg,也可用 654-2 肌注或静脉滴注。单用解痉药物止痛效果欠佳时可加用镇痛药物,如盐酸哌替啶 50～75mg 肌注,必要时 4～6 小时重复应用。经验表明镇痛药物必须联合解痉药物应用方可取得较好疗效。另外加用维生素 K 类、黄体酮等肌注或穴位注射亦有作用。

(2)利胆驱虫:①33％硫酸镁溶液,10ml,每日 3 次,口服;②乌梅丸 9 克,每日 2 次;③胆道驱蛔汤:乌梅 12g,川椒 9g,君子肉 15g,苦楝皮 9g,木香 9g,枳壳 9g,延胡索 12g,大黄 9g(后下),每日 1 剂,分 2 次服。以上药物均有利胆消炎和排虫作用。驱除肠道蛔虫应在症状缓解期进行,应选用使虫体麻痹之药物如哌嗪(枸橼酸哌嗪)、己二酸哌嗪、驱虫净(四咪唑)、噻嘧啶(噻吩嘧啶)、噻嘧啶(噻嘧啶)、阿苯达唑(阿苯达唑)等。不宜应用使虫体痉挛收缩的驱蛔药如山道年(山道年)、驱虫丹(一粒丹)等。

(3)防治感染:用上述利胆中西药有一定的抗炎作用,但根据目前抗感染治疗的原则,要早期针对革兰阴性杆菌大剂量、短时间应用抗生素,并且注意抗厌氧菌药物治疗。

(4)纠正水电解质代谢紊乱与酸碱平衡失调。

2.手术治疗

(1)手术指征及时机

适应证:①胆道蛔虫病频繁发作,经各种非手术治疗难以控制,有继发感染等并发症发生的危险;②合并胆道结石,易发生梗阻性化脓性胆管炎者;③影像学检查发现胆道多条蛔虫者;④并发严重胆道感染、胆道出血或胆道穿孔者;⑤并发急性胰腺炎非手术治疗无效者。⑥治疗后急性期症状缓解,但非手术治疗后 4～6 周检查仍有胆总管扩张或胆管内死虫残留者。

(2)手术方法评估与选择

手术方法:胆道蛔虫病无并发症时可采用胆总管切开取虫及 T 形管引流术,有条件时可行术中胆道造影以免多条蛔虫存在时漏取。术后置 T 管引流便于局部用药或冲洗,拔管前行造影检查如有残留蛔虫再经 T 管窦道用胆道镜取出。如胆囊内有蛔虫时往往需行胆囊切除术。术中如全身情况许可,均应行胆道大量盐水及抗生素冲洗,以排出虫卵、控制细菌感染。近年来内镜技术发展很快,内镜外科已成为一门新的专业,对胆道蛔虫病,如蛔虫位于胆总管,可行内镜十二指肠乳头括约肌切开取虫,兼有检查目的,亦可局部冲洗和用药,较开腹手术简便、创伤小、并发症少。

手术注意事项:①剖腹手术时应尽可能探查全部胆道取出所有蛔虫;②注意肝脏、胰腺的探查以便及早发现并发症并及时处理;③如发现有肠道蛔虫应排向远端小肠或结肠,然后经胆道插入导管进入十二指肠,注入 2‰山道年酒精溶液 10ml(儿童剂量为每岁 0.5ml)及 33%硫酸镁溶液 30ml。

【术后观察及处理】

(一)一般处理

(1)维持生命体征的平稳。

(2)维持内环境正常包括水电解质、酸碱平衡。

(3)预防感染,尤其是膈下感染。

(二)并发症的观察与处理

胆瘘:短时间的少量胆汁渗漏,只要引流充分,多能逐步减少而最后停止。长时间较多量的胆汁外漏,特别要充分地通畅引流,不使其在肝下区存留。必要时,可以用双套管负压吸引,使窦道早日形成而不留残腔或形成脓肿。经皮肝穿刺胆管引流和内镜胆管引流都能够显著的减少胆汁的外漏。可保持引流至感染消退,病情稳定后,再根据瘘管造影及其他影像资料,做适当的包括必要的再手术处理。

【预后】

手术治疗的治愈率为 95%,有 5%的患者术后可能会复发,故术后应及早给予驱虫治疗。

第五节　胆道损伤与狭窄

一、创伤性胆道损伤与狭窄

【概述】

肝外胆管创伤较少见,约占腹部内脏损伤的 3‰~5‰。肝外胆管位置十分隐蔽,加之其内径在 1cm 以下,因而很少能被单独致伤,几乎都是多发伤,如同时伤及肝脏、胃十二指肠、胰腺甚至肝动脉或门静脉,或见于复合伤如兼有四肢、骨骼、脑和肺等损伤,因此创伤性胆道损伤不仅伤情严重而且复杂,对诊断和治疗的要求很高。

【诊断步骤】

(一)病史采集要点

肝外胆管创伤往往为多器官合并损伤史。

(二)体格检查要点

无特异性临床表现,仅表现腹痛、腹膜炎、休克等。少见情况下肝外胆管创伤可单独发生。从损伤胆管中溢出的未浓缩的胆汁起初引起化学性刺激小,因此临床症状轻微,也缺乏典型的腹部体征。而由胆囊溢出的浓缩胆汁造成的腹痛起初剧烈,往往在数小时后由于局限、包裹等原因减轻,故患者经常被延迟到受伤后几天、几周至出现发热、黄疸、腹水、陶土样便等症状时才被诊断。

(三)辅助检查

胆管挫伤在伤愈后发生瘢痕收缩,引起迟发性的胆道狭窄。表现为黄疸、腹痛、纳差、胆管炎。行 BUS、CT、ERCP、PTC、MRCP(磁共振胆胰管造影)等检查常可发现胆总管中下段狭窄闭塞。

【诊断对策】

(一)诊断要点

肝外胆管创伤往往为多器官合并损伤,无特异性临床表现,仅表现腹痛、腹膜炎、休克等。腹腔穿刺、腹腔灌洗有时见不到胆汁,即便发现也并非有特异性诊断价值,因为肝脏、十二指肠损伤也常常有胆汁外溢。因此肝外胆管损伤术前明确诊断者很少,这就要求在腹部创伤行剖腹探查术时应想到肝外胆管损伤的可能。术中一定要仔细、全面地探查肝外胆道系统,对可疑患者行行术中胆道造影,以免漏诊而造成严重的并发症。

(二)临床分型

1.胆囊创伤

胆囊创伤大多数为锐性穿通伤,钝性损伤少见。包括胆囊破裂、胆囊撕脱、胆囊挫伤。以胆囊破裂最常见。

2.胆管创伤

有关资料表明肝外胆管创伤发生率由高到低依次为胆总管、右侧肝管、左侧肝管。在减速伤或右上腹压迫伤时,由于肝脏在腹内突然活动,在位置相对固定的胰腺上方产生一个剪力,因此在钝性损伤中胆总管胰十二指肠结合部破裂最多见。肝门部胆管弯曲而富有弹性,不易遭致钝性损伤,但位置相对较浅易和肝脏一起受到锐性损伤。

根据受伤程度胆管创伤分为以下类型:①胆管挫伤,为非全层损伤,无胆汁渗漏;②简单胆管裂伤,撕裂或锐器所致伤口长度小于管壁周径 1/2 的切线伤;③复杂胆管裂伤,包括裂口长度大于管壁周径 1/2 的切线伤、胆管壁的节段性缺损、胆管的完全贯通伤。

【治疗对策】

(一)治疗原则

伴有多发伤的胆道损伤,应按照上腹损伤的诊疗原则做复苏和急救处理,应在抓紧抗休克的同时,及早进行剖腹探查,按照"先止血、再修补、后引流"的原则,做好开放性或闭合性上腹损伤的手术处理。术中出血控制后,应仔细探查胆囊、胆总管。所有肝门、十二指肠旁、肝十二指肠韧带浆膜下的瘀血、小血肿,都应想到肝外胆管损伤的可能,将血肿剪开,吸净积血后再探查。有时为利于探查,还需剪开十二指肠外侧腹膜将胰头向前内侧翻转。如果发现肝十二指肠韧带有胆汁污染的情况,往往说明肝外胆管损伤,若探查未见损伤,可应用水溶性造影剂行术中胆道造影。明确诊断后,根据损伤的部位、性质决定治疗方式。

(二)术前准备

(1)对休克者,迅速扩充血容量,改善微循环灌注;

(2)维持体液平衡;

(3)注意保护和改善重要脏器的功能,防治多器官功能衰竭;

(4)合理使用抗生素。

(三)治疗方案

1.胆囊损伤治疗

包括胆囊切除术、胆囊造口术和胆囊修补术,以胆囊切除术为最佳治疗方式,条件允许时尽量选用。另外,不论采用何种手术方式,都应常规在肝下置腹腔引流管。

2.胆管损伤的治疗

胆管损伤修复术的选择主要依据患者的全身情况而定,修复胆管引流的连续性、内支撑、胆管引流是处理成功的三要素。发现损伤后,对于血流动力学稳定、术野清洁的患者在术中即可行彻底性手术治疗。而患者一般情况差、受伤时间长、腹腔污染重或技术力量不足以完成一期缝合术时,最好先行清创、近端胆管外引流,延期二次手术。勉强行一期修补往往造成严重的并发症。

(1)小于管壁周径的1/2胆管裂伤:胆管伤口局部组织血运良好,缺损不多,亦无明显的炎症,可予5—0细丝线间断缝合、修补,再在其近端或远端置"T"形管支撑引流,"T"管一臂应越过吻合口,持续时间不少于半年。

(2)胆管部分断裂或缺损不大、尚有连接者:可酌情选用脐静脉、胆囊、带血管蒂的胃浆肌瓣或空肠片修复,并加用内支撑。由于胆管口径细,需细针细线细致缝合,内支撑需 3～6个月。

(3)复杂性胆管损伤:一般采用胆肠吻合术。胆肠吻合术应遵守以下基本原则:①彻底清创;②仔细解剖;③无张力的重建;④黏膜对黏膜的单层吻合;⑤置入支撑管并引流。具体参见下一节。

【带后观察及处理】

(一)一般处理

(1)维持生命体征的平稳;

(2)维持内环境正常包括水电解质、酸碱平衡;

(3)防治感染。

(二)并发症的观察与处理

术后可发生胆道狭窄、胆漏、胆道大出血、腹腔脓肿等并发症。其中胆道狭窄是最常见、最主要的。

二、医源性胆道损伤与狭窄

【概述】

医源性胆道损伤是指腹部手术时意外造成胆道损伤,中华医学会第七届全国胆道外科学术会议共收到胆管损伤 965 例,占同期胆囊切除术的 0.02%～0.49%。医源性胆道损伤的处理是困难的,容易造成医患纠纷。

Johnson 对胆管损伤的原因归结为三点:①危险的解剖;②危险的病理;③危险的手术。亦即解剖因素、病理因素和技术因素。随着外科的飞速发展,手术的复杂程度也是一个因素。

1.解剖因素

胆囊三角变异非常多见,主要有右侧副肝管的出现,胆囊管与肝总管汇合部位和方式的异常等。若结石嵌顿更增加了解剖的复杂性。除了胆管的变异外,肝动脉及门静脉都存在着走行分支异常,术中辨认不清易致出血,影响术野清晰,引起胆管损伤。因此熟知解剖变异是手术成功的关键。

2.病理因素

如发生急性化脓性胆管炎、坏疽性胆囊炎、慢性萎缩性胆囊炎、Mirizzi 综合征时，胆囊及周围组织水肿、充血、炎症、内漏等情况增加了手术的难度，也增加了发生意外的可能。此外慢性十二指肠球部溃疡由于周围组织炎症粘连，胆管与溃疡距离缩短，行胃大部切除术时可能损伤胆总管、十二指肠部。

3.技术因素

手术者的经验以及认真态度是胆道手术成功的一个重要因素。

4.手术复杂程度

肝移植术后的胆道并发症发生在约 10％～30％的患者；复杂的肝胆肿瘤、外伤的胆道并发症率也很高。另外 LC 术后发生的延迟性高位胆管狭窄也很常见，与电刀、电凝的使用造成肝外胆管的电热力损伤有关。

【诊断步骤】

(一)临床表现要点

1.早期胆管损伤

(1)胆漏：多见于胆管部分或完全被切断，或胆囊管残端漏的患者。由于术中麻醉、手术创伤打击，胆汁分泌往往受到抑制，故损伤小，胆漏少时往往不易发现，丧失了术中修复的机会。术后出现胆汁性腹膜炎，腹腔引流管有胆汁样液体流出。引流出胆汁需与来自胆囊床处的小胆管损伤鉴别，后者一般胆漏 3～5 天即可自行停止，而胆管损伤的胆汁引流量大，持续时间长。若引流管位置放置不当，引流失败，患者多出现胆汁性腹膜炎、肠麻痹，重者出现腹腔脓肿。

(2)阻塞性黄疸：早期出现的进行性加重的黄疸多见于胆总管或肝总管的部分或完全的结扎或缝扎。患者常感到上腹部不适，小便呈深黄色。

(3)胆总管、十二指肠内漏：一般在术后第 7 天从 T 管内流出大量的发臭液体，内含棕黄色浑浊絮状物，有时甚至出现食物残渣。T 管引流量多达 1000～1500ml。患者常常出现寒战、高热，但一般不出现黄疸或仅有轻度黄疸。

(4)感染：胆管出现梗阻，胆汁引流不畅，胆汁淤积，细菌繁殖诱发胆道急性感染。出现腹痛、发热、黄疸等症状。胆漏患者继发感染后也引起弥漫性腹膜炎、膈下脓肿、盆腔脓肿等，并可出现肠麻痹等中毒症状。

2.晚期胆管狭窄

症状往往出现于首次手术后的 3 个月～1 年。常常被误认为肝内残余结石、肝炎、毛细胆管炎等。临床上有以下几种征象。

(1)反复发作的胆道感染：晚期胆管狭窄的病理基础是渐进性的胆管狭窄，造成引流不畅、胆汁淤积，可诱发胆道感染，严重时出现败血症，甚至 Charcot 五联征。轻者经抗生素治疗后好转，但由于基本病变基础仍存在，经常复发。许多患者被误诊为肝内残余结石。

(2)阻塞性黄疸：胆管狭窄是一渐进持续性的病变，在早期一般无黄疸。但随着狭窄口的进一步狭窄，随之出现阻塞性黄疸，并渐进性加重。伴发结石、感染时症状更加明显。

(3)胆汁性肝硬化：由于长时间的胆流不畅、胆汁淤积，胆管内压力过高，胆小管破裂后胆汁漏入肝细胞造成纤维结缔组织增生,肝组织的坏死变性,最后导致胆汁性肝硬化及门静脉高压症。临床上出现脾脏肿大、腹水、黄疸、肝功能损害、凝血机制障碍及营养不良等。有时患者尚可出现因食管—胃底静脉曲张而引起的上消化道大出血。

(4)胆管结石:胆管狭窄造成的胆汁淤积、反复发作的胆道感染都是诱发结石形成的高危因素。而已经形成的结石又常引起梗阻和感染,三者互为因果,形成恶性循环,导致胆管结石的反复发作。

(二)辅助检查

术后可疑的患者应行 BUS、CT、PTC、ERCP、磁共振胆胰管造影(MRCP)、T 管胆道造影等检查,以明确诊断。BUS、CT 为无创检查手段,可了解肝脏形态,肝胆管扩张的程度、范围和有无结石的征象。但当肝门部以上有胆管狭窄,胆管周围有瘢痕形成时应用受限。ERCP能了解梗阻以下的部位,PTC 可将狭窄胆管及狭窄以上的胆管完全显示,PTC 联合 ERCP 可了解整个胆道的情况。MRCP 可显示胆管狭窄的部位、胆管扩张的程度及是否合并结石,由于其操作简便、无创,有替代 PTC、ERCP 的倾向。

【诊断对策】

(一)诊断要点

胆管损伤最好在术中及时诊断、处理,从而避免一系列涉及胆系、肝脏,腹腔内以及全身的各种并发症。手术中胆囊标本切除后应常规做到:①复查肝总管、胆囊管、胆总管三管的关系;②检查是否有胆汁外渗;③解剖胆囊标本。以此来确定是否有胆管损伤。对术中可疑的患者,应及时行术中胆道造影,虽然术中胆道造影有一定的危险性,但可明显降低胆管损伤的发生率。LC 患者应及时中转开腹手术,切不可存有任何侥幸心理。

对以下情况均应考虑是否有胆管损伤的可能:①术中发现肝、十二指肠韧带处黄染,或在胆囊切除后用干净纱布擦拭术野见有黄染者;②胆囊切除术后 24～48 小时出现黄疸,或有大量胆汁外渗持续 1 周以上者;③上腹部手术后出现阻塞性黄疸者;④胆囊切除术后出现反复发作的寒战、高热、黄疸等胆管炎症状,排除结石和其他原因者;⑤胆道手术后患者,反复出现胆道感染或阻塞性黄疸,随着病程的延长又出现胆汁性肝硬化、门静脉高压者;⑥LC 术中检查切除的胆囊标本有双管结构。对可疑病例,均应行必要的辅助检查,影像学检查起着十分重要的作用。

(二)临床分型

1.胆道损伤分类

(1)胆漏性胆管损伤:胆道系统的连续性的破坏,有较小的胆管胆汁瘘,但大部分胆汁仍经过胆管进入十二指肠,常见的情况有胆囊残端瘘和胆囊床的毛细胆管瘘;右侧副肝管横断伤可发生胆汁瘘甚至有胆汁性腹膜炎表现;由胆(肝)总管的侧壁伤引发胆瘘。

(2)梗阻性胆管损伤:包括肝外胆管及副右肝管的误扎、误夹(横断或部分横断)、机械性损伤,LC 术中的电灼伤可引起局部的缺血从而导致继发性胆管狭窄。

(3)胆总管下端假道伤:多因胆总管探查术中 Bakes 扩张器强行通过胆总管下端引起的胆总管、十二指肠假道伤,除非术中发生大出血一般不易术中确诊。术后局部感染破溃形成胆管、十二指肠内漏。

2.胆道狭窄分类

为了更好的设计治疗方案、便于评价治疗效果，Bismuth 对晚期胆管狭窄的患者按损伤部位做了以下分型。

　　Ⅰ型：距肝管汇合部向远端 2cm 以外。

　　Ⅱ型：距肝管汇合部向远端 2cm 以内。

　　Ⅲ型：肝管汇合部。

　　Ⅳ型：左侧肝管或右侧肝管。

　　Ⅴ型：左右肝管分支处。

【治疗对策】

1.术中诊断的胆管损伤

术中及时发现并正确处理可获得最好效果。处理措施应充分考虑到术后可能出现的胆漏或胆道狭窄；应维持近端胆管的长度，不要牺牲胆管组织，为万不得已的下次手术做好准备。胆管损伤后各种处理方法的效果表明，术中发现的胆管损伤以胆管修补加 T 管引流效果最好，再手术率约为 3%。胆管空肠 Roux-en-Y 吻合术再手术率为 6%。

(1)误扎肝外胆管而未切断者：一般只需拆除结扎线即可。但如果结扎过紧过久，或松解后不能确信胆管通畅，则应考虑切开置入 T 管引流，以防止坏死或狭窄。胆管壁已有血运障碍坏死时，可切除该段胆管，行端端吻合或胆肠吻合术。

(2)胆管线形切割伤：若胆管损伤为线状纵向损伤，直接修补后，安放 T 管引流即可；若为完全或不完全横断损伤，无胆管缺损者，可直接对端吻合，T 管经吻合口远端胆管另戳口引出，T 管长臂支撑吻合口 6 个月以上，同时游离十二指肠外侧腹膜以减低吻合口的张力。吻合技术要求对端良好，针距均匀，一般用 4-0 号缝线。若胆管损伤位置高，端端吻合有困难，或胆总管切除段过长，经游离十二指肠外侧腹膜后张力仍大，则应行胆肠 Roux-en-Y 吻合术，术后置支撑架引流 6 个月以上。

(3)胆管缺损或撕裂：术中因暴力牵拉所致的纵型裂伤，如果裂口不宽或损伤的胆管小于管径的 50%，应横向缝合损伤的胆管管壁，并放置 T 管外引流。放置时应在损伤处的上部或下部重做切口，将 T 管长臂置于缝合处做支撑。若缺损较大但胆管尚有部分连接者，可采用带血运的胆囊壁、空肠壁、回肠壁、胃浆膜、脐静脉、肝圆韧带等组织修复，并加用内支撑引流术。浆膜上皮组织能较好的耐受胆汁的侵蚀，修复能力强，效果较好。或行胆肠 Roux-en-Y 吻合术，术后置支撑架引流 6 个月以上。

(4)胆总管下段损伤：一经发现应视具体情况做相应的处理：①假道细小，无明显的出血，仅置 T 管引流和腹腔引流；②假道较大，将胰头、十二指肠向左内侧翻转，探查假道。若假道通向胰腺实质、肠道，无出血或出血已经停止，胆总管置 T 管引流，胰头、十二指肠后置烟卷引流。术后要保持引流的通畅，一般多能痊愈。由于胰头、十二指肠部解剖复杂，尽量避免复杂的手术处理。

2.术后早期发现的胆管损伤的处理

术后诊断胆道损伤的时间很重要，如果在术后 24～48h 内发现为胆管损伤，此时患者局部炎症反应较轻、水肿不明显，且手术探查证实局部组织解剖结构清楚，可以按术中发现的胆管损伤处理。反之发现时已经超过了72h,局部组织炎症水肿明显,此时通常选择直接或间接的胆管引流,3~6个月后再考虑行胆管重建。具体处理如下:

(1)胆瘘:对这种情况不要立即再次手术,而是维持现状。保持通畅引流,加强营养,控制感染和等待。随着当今微创技术的广泛开展,利用内镜技术以及介入性技术使用胆管引流处理胆漏是首选的方法。若胆道和胃肠道的连续性存在,则胆瘘可自行愈合。若在治疗过程中,胆瘘自行闭合后形成阻塞性黄疸,按胆道狭窄的原则处理。

(2)胆汁性腹膜炎:这是一种严重的情况,在胆汁感染的情况下更是如此,需要立即手术腹腔引流。在胆管近端插管外引流,作为过渡治疗。待炎症消退、患者一般情况改善之后,于引流术后至少3个月行胆道重建手术。

(3)阻塞性黄疸:患者表现为进行性黄疸,按胆道狭窄的原则处理。

3.术后晚期发现的胆管损伤的处理

胆道良性狭窄是良性疾病里的“肿瘤”,处理起来非常棘手。一般先行非手术治疗,若不成功,则行手术治疗,在手术治疗中疗效最确切的是胆管空肠 RouX-en-Y 吻合术。

(1)非手术治疗:包括经皮肝穿刺胆管引流及支撑管植入术和内镜胆管引流及支撑管植入术,成功后放置至少6个月。若不成功,则行 PTCD 引流胆道,然后行手术治疗。

(2)手术治疗

1)术前准备和手术时机:胆道良性狭窄的重建手术都是复杂而费时的大手术,而患者的情况往往较差,故应进行充分的术前准备。将患者的术前情况纠正到理想状态后,再施行确定性治疗。术前准备的内容包括控制胆管炎、纠正贫血、纠正凝血机制障碍、改善营养状况、低钠血症、低血钾等。少数有并发症的患者,外科治疗需分期进行。这些并发症包括腹腔内脓肿、糜烂性胃炎、肝硬化、门脉高压、食管静脉曲张出血等。对脓肿行引流术,控制糜烂性胃炎出血等。对合并肝硬化、门脉高压的胆管修补是最困难的。需要先处理这些并发症,然后再进行胆管重建,否则术中出血会很多,使手术无法进行。对这种复杂病例,需分期手术。

第一期手术应先解除胆道梗阻的问题。只要患者情况尚好,可先处理胆道问题。因为胆汁性肝硬化的肝小叶结构保持完整,只要胆道梗阻解除,肝脏可恢复到正常状态。胆道引流可采用 PTCD 等方式进行。第二期进行门体分流术,如肠腔分流术、脾腔静脉分流术、脾肾静脉分流术等,以降低门脉压力,疏通肝门部曲张的静脉。第三期手术是彻底的胆道手术,包括切除病灶,解除狭窄,通畅引流。分期手术是一个过程,每期间隔3个月到半年。但这种分期亦不是绝对的,可视患者的具体情况缩短成两期完成。

2)胆管空肠 Roux-en-Y 吻合术:不论采用何种术式,成功的胆道重建必须掌握以下原则:显露健康的血运良好的近端胆管,彻底切除瘢痕组织;当吻合口直径≤1cm 时,需安置支撑管,且无张力,起支撑与引流作用。

显露近端胆管:这是手术治疗成败的第一步,也是困难而危险的一步。①可以通过肝门途径:多次手术后肝门处多存在致密粘连,粘连的脏器多见胃十二指肠、结肠、空肠和网膜,术中需紧贴肝下缘将这些组织分离开,显露肝十二指肠韧带。这一方法内还包括通过胆囊床途径及通过肝圆韧带途径切开右前叶及左侧肝管,最后汇合切开肝门部胆管(有时患者肝门较高较深,须降低肝门板)。②通过胃窦及十二指肠上缘途径:胆总管自胃窦及十二指肠上方进入十二指肠后段,故胃窦及十二指肠球部可作为一个寻找胆总管的标志。术中将粘连的胃窦及十二指肠从肝下缘分离下来,可在十二指肠上方显露肝、十二指肠韧带。③通过既往手术所留下的 T 管 PTCD 管、窦道、线结寻找。

近端胆管的处理:这是胆肠重建的一个重要问题,与治疗效果有着密切的关系。最关键的一步是确定狭窄近端胆管的黏膜,因为胆肠重建的原则是黏膜对黏膜。切除没有黏膜的瘢痕组织,到达具有黏膜的胆管处,保留近端胆管的血运,尽可能长的保留胆管的长度,以利吻合。若胆管口径较小,可楔形切除 0.5cm 的前壁,以扩大吻合口,亦可进行胆管整形,将几个小的开口缝合成一个大口后,再进行胆肠吻合。

吻合技术:建立一种胆肠吻合的操作常规是非常有价值的。使用 4-0 或 5-0 可吸收无损伤的血管缝合线进行黏膜对黏膜的间断缝合。

支撑管:高位困难的胆肠重建,吻合口小于 1cm,需要置入支撑管,一般保留 6 个月以上。以保证纤维化过程在支架上成熟定型,其对防止再狭窄提高疗效具有重要意义。支撑引流管有以下作用:①晚期支撑胆管,防止狭窄;②早期引流、减压利于吻合口的生长;③术后冲洗有利于残余结石的清除,为腔镜治疗保留通路;④可为术后造影提供通道。内支撑引流管的留置时间取决于供修复用的肝外胆管的解剖和病理条件、技术难度和对纤维化成熟所需时间的估计。由于胆管狭窄后的修复手术再狭窄的机会多,支撑管保留应为 6 个月～1 年,手术次数越多留置时间应越长。

胆管空肠 Roux-en-Y 吻合术的再手术率为 20%,十二指肠溃疡的发生率国外报道为 1.7%～22%,其他的远期并发症有反流性胆管炎、胆道肿瘤等。

3)其他手术:其他手术有胆管十二指肠吻合术、间置空肠胆管、十二指肠吻合等。胆管、十二指肠吻合术容易引起反流,再手术率高达 45%。间置空肠胆管、十二指肠吻合术手术过于复杂,不易推广。

第六节　胆道疾病常见并发症

对胆道手术后常见并发症的正确认识和行之有效的处理极大地提高了手术治疗效果和患者的生存质量。尽管如此,降低并发症的发生应是追求的首要目标。

一、膈下感染

胆道术后的膈下感染主要位于肝右下区,有时亦涉及肝的右上区。术后液体的集聚为膈下感染提供了良好的培养基。

胆道手术后膈下感染,主要由于液体在膈下集聚而又未放置良好的引流,液体来源:(1)胆漏,临床上胆漏常常伴随着膈下感染。胆汁从未处理好的胆囊床、肝切除后的肝断面、胆肠吻合口等渗漏出来;(2)肠漏,肠内容物的渗漏聚集在膈下;(3)渗血,术中未行有效、彻底的止血;(4)程序复杂、费时的胆道大手术,手术野污染重,术毕冲洗液在肝膈间存留,未注意吸尽。

胆道术后的膈下感染,术后早期即表现与寻常过程不同的症状与体征,注意观察分析,并按需要采用 B 超、CT 等影像学手段,验证临床分析,以求得及早处理。要加强对各种引流管的观察和管理,并保证置于理想的位置并维持引流通畅。引流管不宜拔除太早,若引流物增多并含有胆汁或消化液,应考虑有胆瘘或吻合口瘘,必要时应用双套管负压吸引,不使感染扩散。

若有包裹性积液或脓肿形成,可先行穿刺吸引;若脓液太多,可置管引流;如非手术治疗效果不好或已有扩散的趋势,应及时再手术探查,清理手术野,有效地引流感染病灶。胆道术后的膈下感染是可以积极加以预防的:术中有效、彻底的止血,避免吻合口、引流管口的渗漏,放置腹腔内尤其是肝下区的引流。

二、胆瘘

胆瘘可发生于任何胆道手术。胆漏,不仅以其内含物中的胆酸有强烈的化学刺激作用,产生大量纤维组织增生反应;而且与感染密切关联,并相互加重。常是手术区和膈下感染的重要原因。胆汁从未处理好的胆囊床、肝切除后的肝断面、胆肠吻合口等渗漏出来,或从手术中未及时发现肝外胆管或其他变异肝管的损伤处渗漏。

短时间的少量胆汁渗漏,只要引流充分,多能逐步减少而最后停止。长时间较多量的胆汁外漏,特别要充分地通畅引流,不使其在肝下区存留。必要时,可以用双套管负压吸引,使窦道早日形成而不留残腔或形成脓肿。经皮肝穿刺胆管引流和内镜胆管引流都能够显著的减少胆汁的外漏。可保持引流至感染消退,病情稳定后,再根据瘘管造影及其他影像资料,做适当的包括必要的再手术处理。

三、护术后胆道出血

胆道手术后发生胆道出血的概率不太多,引起手术后胆道出血的常见情况如下。

1.胆肠吻合出血

胆肠吻合口只要在术中仔细缝扎,术后发生出血的机会不多。但在胆管炎性改变病程久、炎症重、手术后又在近期复发胆管炎时,可发生术后吻合口出血。出血往往是吻合口处来自3、9点处呈轴性分布的胆管营养动脉分支出血。此营养动脉支有好几支垂直靠近胆管壁并相互交通成网。手术中找到这种分支,准确缝扎,能有效止血。

2.胆道壁探查切口出血

见于胆管壁扩张,管壁增厚,有长期复杂病损的患者,尤其因胆汁性肝硬化伴门脉高压症、腹内静脉侧支扩张的患者,胆管壁的切口易于出血。这种出血,一般出血量不大,密切观察下多可自止。如有大量出血,亦应及时做相应处理。

3.术前的胆道出血重新出血

术前的胆道出血有可能术中得不到处理,术后再次出血。如在严重的胆道感染的患者,感染可以穿透胆管壁,形成肝动脉肝管瘘而发生胆道出血,这种出血表现有周期性的特点,出血的部位因在术中不一定能发现而得不到处理,术后有可能重新出血。有的胆道肿瘤因位置深,术中未发现,术后出血。

4.胆管溃疡出血

胆管嵌顿的结石,如时间较久,常在局部形成一压迫性溃疡。手术中取出结石后,可在术后发生胆道出血,多为持续小量的暗红色渗血,常是炎性黏膜上皮溃破造成。因此,在术中移出结石时应谨慎细心,尤其当胆管呈急性炎症时,操作应是渐进性的,切忌急躁粗鲁。胆道溃疡性出血术后由于解除了梗阻胆管得以引流,炎症逐渐消退,在密切观察下,随着溃疡的愈合,渐渐停止。

5.手术后胆道出血

多在一定的病理基础上发生,尤其在急性炎症时,更为突出。在处理上,抗感染措施是基本的一环。凝血、止血药的应用,输血、补液、保持各引流管的通畅,大多能在非手术处理下,逐渐停止。若出血量大,非手术处理不奏效,应在抗休克的同时,抓紧进行选择性肝动脉造影,判定出血来源,并同时应用动脉栓塞术或由造影导管注入垂体后叶素以促进止血。若这些措施既不能定位,又未能止血,则应及时手术探查。

四、术后胰腺炎

发生于胆道手术后的胰腺炎,往往见于胆总管下端嵌顿性结石,由于结石难以取出,手术中如不得其法,反复以钳、匙挖取并挤碎其主要结石,最后虽然取出了结石,但对下端组织的机械性刺激与损伤是较重的。另见于胆总管下端狭窄扩张术后,若在操作中动作大而猛,易引起撕裂等损伤。经十二指肠 Oddis 括约肌切开术、ERCP 或 EST 术后的胰腺炎都是重要的并发症。以上操作,都导致局部组织的损伤、水肿、痉挛,从而影响胆汁和胰液的排出,诱发胰腺的改变。尤其在存有乳头旁憩室或憩室内乳头者。

手术后胰腺炎,从病理上多为水肿型,罕有发展成出血坏死型者。临床上应重视预防本病的发生,主要在手术中精心操作,切忌粗暴;手术后预知其存在的可能性,密切观察,及时处理,其处理与胰腺炎相同。

五、术后肝功能不全

肝功能不全容易发生在长期胆道梗阻或/和感染对肝实质造成了严重损害的情况下,并经历复杂的手术和广泛的肝脏切除。

手术后肝功能代偿不全,主要表现为黄疸消退慢或甚至增高,精神差、无力、腹胀、腹水、食欲差、贫血和下肢浮肿等;同时,术后胆汁引流量少,或胆汁引流量增多而颜色浅淡。实验室检查显示低蛋白、高胆红素、低血容量、低钠、低钾,若并发感染,则病情迅速加重。

对肝功能不全的患者,外科措施往往受到多方面的限制,一方面要采取综合措施保护肝脏,并努力避免加重其损害;另一方面,在外科治疗的安排上,应依每个患者的具体情况,以解决主要病变为主,分清缓急,充分考虑并适应肝脏的耐受能力,有步骤地进行,每个步骤既有利于胆道外科问题的解决,又有利于促进肝功能的改善。

肝功能不全的患者,手术前应做充分的调查和评估,并给予积极的支持和准备,手术中恰当地决定手术方式,术后给予有效的肝功能保护。其中合理的营养支持,积极的抗感染措施,是尤其重要的。

六、术后应激性溃疡

胆道术后应激性溃疡主要见于重症梗阻性黄疸的手术患者。其原因有:(1)患者全身情况差、慢性消耗和营养不良;(2)肝功能受损;(3)凝血控制障碍并难以纠正;(4)胃黏膜屏障的保护能力减弱;(5)手术解除梗阻后胆汁向胃内逆流,对胃黏膜的损害等,实际上都是继发于胆道梗阻、高胆红素血症的全身性改变的表现,是一个严重的情况。

术后应激性溃疡并发出血,加重了胆道大手术后患者的负担,增加了并发感染的机会,也影响预后,应在围手术期积极采取措施加以预防,值得强调的有:(1)周密地做好术前准备,保护肝肾功能,改善营养状况,纠正水盐失衡;(2)改善凝血状态,应用促凝血药物如维生素 K、输注新鲜血浆和全血等;(3)必要时,先期引流胆汁,改善肝功能;术前 1 天及术后应用 H2 受体拮抗剂以减少胃酸分泌,或可应用奥曲肽以暂时抑制消化内分泌;保持胃肠减压管通畅,避免胃内容物潴留,减轻胃黏膜水肿;(4)保持胆管引流通畅,避免向胃内反流;(5)口服硫糖铝以增加对胃黏膜的保护。

对术后应激性溃疡出血的处理主要包括:(1)输血、输液,输血以新鲜血液最好;(2)止血、凝血药物的应用;(3)迅速移出胃内容物及胃内血块,及早洗胃。冰盐水加肾上腺素的应用,在早期可能有益。向胃内灌注凝血药物,对尚在出血的溃疡,有凝血作用,但往往先期与胃内存血形成凝块,难以吸尽排除,不利于治疗;(4)出血较多较急时,应在抗休克的同时及早进行胃镜检查,以明确诊断和进行内镜治疗。对于局限性溃疡出血,可向溃疡底部注入肾上腺素或向溃疡面喷注凝血酶。

对术后应激性溃疡的手术探查,只有在胃镜见到难以控制的活跃性出血或持续不停地出血等情况下才考虑,并应抓紧及时在患者尚能耐受再次手术时进行。

七、术后腹膜后感染

胆道手术引起腹膜后感染,并不常见。但若有发生,其表现常很隐蔽。临床上没有足够的认识与警惕,易致漏诊。发生手术后腹膜后感染有这样几种情况:

1.败血症

尤其胆源性败血症,患者因感染而消耗,免疫能力低下,而腹膜后为蜂窝组织,感染易于扩散,毒血症状很重,甚易发生休克。

2.胆管炎性溃破

嵌顿性结石在胆总管下端形成压迫性溃疡,既可穿入十二指肠而成乳头旁瘘,又可于较高位置穿破于后腹膜腔,形成严重的腹膜后蜂窝织炎。

3.医源性穿

破偶见于胆总管下端狭窄或结石嵌顿,在探查、扩张时穿破胆总管下段后壁,形成假道,进入腹膜后蜂窝组织,形成感染。脓肿沿右侧腰大肌向下扩散至右侧髂窝,形成髂窝脓肿,向体外穿破或切开引流后,形成胆外瘘。

4.腹膜后血肿感染、脓肿形成

当切开十二指肠降段腹膜,分离并向内翻转,探查胰、十二指肠后部时,若止血不彻底,在腹膜后疏松的蜂窝组织内,甚易形成血肿,并因无致密结构的限制而逐渐加大。

5.腹膜后感染,主要在于预防

一经确诊即早期手术探查引流。经腹引流应将十二指肠二三段充分游离,建立有效引流。漏口的处理依具体情况而定。有时亦可经右后腰部切开,通畅引流。

第七节　胆道良性肿瘤

一、胆囊息肉样病变

【概述】

息肉是指致炎因子或其他因子长期作用下,上皮、腺体、肉芽组织增生所形成的结节。而"胆囊息肉样病变"是影像诊断学上的名词,不是临床上疾病的诊断。它包括多种良性的和早期恶性病变。无典型的临床症状,自 B 超检查广泛应用于临床以来,其统计的发病率明显升高,患者也趋向年轻化。国内的材料显示以 B 超做健康普查时,胆囊息肉样病变的发现率约为 0.82%。

【诊断步骤】

(一)病史采集要点

胆囊息肉样病变无典型的临床表现,常在体检 B 超检查时发现。

(二)体格检查要点

胆囊息肉样病变无典型的临床表现,一些合并有胆囊结石的患者也可能有明显的临床症状。一些大的胆囊息肉,特别是位于胆囊颈部的息肉,在引起胆囊管阻塞时亦可发生胆绞痛,引起急性胆囊炎。

(三)辅助检查

B 型超声诊断与病理检查的符合率一般可在 90% 以上,但是 B 型超声检查依赖于仪器的先进与操作者的经验。

【诊断对策】

(一)诊断要点

胆囊息肉样病变的诊断主要依靠 B 型超声检查,随着 B 型超声的普及,胆囊息肉样病变的检出率亦提高。

(二)病理分型

当前对胆囊息肉样病变的分类多采用 1970 年 Christensen 提出的病理分类方法,简单地分为良性肿瘤和良I生假瘤两类。良性肿瘤以腺瘤(乳头状与非乳头状腺瘤)多见,良性假瘤以胆固醇息肉多见,在西方国家,腺肌增生症(弥漫型、节段型、局限型)也不少见。(表 10-1)

1.良性肿瘤

(1)腺瘤:腺瘤是来自于胆囊黏膜上皮的良性肿瘤,约占胆囊良性病变的 23%,约占同期胆囊切除病例的 1%。女性比较多见。小儿偶见报道。部分病例同时伴有胆囊结石。胆囊腺瘤大多数为单发,少数多发;可发生在胆囊的任何部位。胆囊腺瘤又被进一步分为乳头状腺瘤和非乳头状腺瘤。两者发病率相近。

腺瘤有较高的癌变率,约为 25%～28.3%,且随着腺瘤的增大恶变率增高。腺瘤组织在组织学上有恶变移行迹象,相当比例的胆囊浸润癌中有腺瘤组织残余,这都说明胆囊腺瘤是胆囊癌的癌前病变。

有人还注意到胆囊腺瘤癌变病例的年龄偏高,女性偏多。部分胆囊癌或腺瘤癌变的同时伴有胆囊结石,因此认为腺瘤癌变与胆石的存在及其对胆囊黏膜的慢性机械刺激有密切关系。不伴有胆结石的腺瘤很少恶变。

(2)来源于支持组织的胆囊良性肿瘤:此类良性肿瘤更为罕见,包括血管瘤、脂肪瘤、平滑肌瘤和颗粒细胞瘤等。血管瘤、脂肪瘤及平滑肌瘤的镜下结构与发生在其他部位的同类肿瘤是完全相同的。

2.炎性假瘤

胆囊的假瘤又常被称为非肿瘤性病变。主要包括息肉、增生性病变和组织异位症等。其中,胆囊息肉最为多见,由于超声显像技术的广泛应用,胆囊息肉的检出率明显增高。

(1)胆囊息肉:统计国内 1989 年的报道,胆囊息肉占胆囊息肉样病变的 67%。胆囊的胆固醇性息肉是最常见的胆囊良性病变,而且近年来有增加的趋势,其在胆囊息肉样病变中所占的比例逐年增大。其发病机制与胆固醇代谢紊乱有关。息肉的形成是胆囊黏膜固有膜下大量的吞噬胆固醇结晶的单核细胞(泡沫细胞)聚集,突出于胆囊腔内,常是多发且体积较小,多为 3~5mm,没有迅速增大的趋势。在观察的过程中,息肉的数目可增多或减少,有细蒂的息肉常可脱落并随胆汁排出,有可能在排出的过程中发生胆痛。胆固醇息肉一般不发生恶变。

炎性息肉不属于真正意义上的肿瘤,属于假瘤,无恶变的记载。是由于胆囊黏膜的固有膜上慢性炎性细胞浸润,形成炎性肉芽肿向胆囊腔内突起,故常发生在胆囊有慢性炎症、结石的情况下。

(2)胆囊增生性病变包括腺肌瘤样增生和腺瘤样增生

1)腺肌瘤样增生:是一种由于胆囊的增殖表现为胆囊壁肥厚性病变,有胆囊上皮和平滑肌增生。分为局限型、节段型和弥漫型三种。局限型的腺肌瘤样增生,绝大多数发生在胆囊的底部,又常被称为腺肌瘤。其恶变率约为 3.1%~6.4%。

2)腺瘤样增生:呈局灶性或弥漫性的黏膜增厚。分为绒毛型和海绵型两种。绒毛型以高的乳头状的黏膜隆起为特征;海绵型以分支状的腺体为特征,有时伴有囊性扩张。尚未见与本病有关的恶变病例报告。

(3)组织异位症:此病罕见。已报道的异位组织有胃黏膜、小肠黏膜、胰腺组织、肝和甲状腺等。全部异位组织结节均位于胆囊壁内,发生在胆囊颈或胆囊管附近较多见。

(4)其他良性假瘤:更罕见。包括寄生虫感染形成的肉芽肿、创伤性神经瘤和缝线肉芽肿和纤维肉芽肿性炎症等。

【治疗对策】

(一)治疗原则及治疗方案

胆囊切除术是胆囊息肉样病变的首选治疗措施。病例的选择主要依靠两个因素:①有无临床症状。②疑为恶变或潜在恶变的可能性。胆固醇性息肉和炎性息肉很少恶变,而腺瘤型息肉被视为癌前病变,很难在术前鉴别。一般认为手术适应证为:

(1)合并有胆囊疾病,如胆囊结石、急性或慢性胆囊炎,并有明显症状者,均应手术。

(2)无明显临床症状的多发性息肉,不需手术,可继续观察。

(3)大小在 10mm 以下的无临床症状的单发息肉,应定期观察,若病变有增大趋向。

（4）大小在 10mm 以上的单发息肉或位于胆囊颈部者,不论是否有临床症状,均应行手术治疗。

（5）疑有胆囊癌的可能,虽不能肯定,也应该考虑手术治疗。

也有学者认为小于 10mm 的胆囊息肉样病变并不能完全排除胆囊癌的可能,因此主张一经发现胆囊息肉样病变即行胆囊切除术。以前认为胆囊切除术后大肠癌的发病率上升,现在的研究认为胆囊切除与大肠癌的发病无关。

（二）术前准备及手术并发症等同胆囊切除术所述

二、胆管良性肿瘤

【概述】

本节主要是讨论肝外胆管的良性肿瘤,肝内胆管的肿瘤一般属于肝脏肿瘤讨论的范畴。肝外胆管肿瘤是指自肝门部主要肝胆管至十二指肠胆管开口范围内的肿瘤。肝外胆管的良 I 生肿瘤在国内外都较少见,其诊断及治疗见于一些散在的报道。

【诊断步骤】

（一）病史采集要点

注意症状出现的时间、持续时间、部位、放射区域及感染、黄疸、梗阻等并发症表现。

（二）体格检查要点

临床常有腹痛或间歇性黄疸,有时可能并发急性胰腺炎,黄疸常呈间断性,可合并胆管感染的症状,约 20％合并有胆结石。

（三）辅助检查

B 型超声常可发现胆管内的息肉样病变。但很难与胆管的恶性肿瘤相鉴别。PTC 和 ERCP 均可见肝内胆管的充盈缺损,因此型肿瘤常发生于胆管的壶腹部。

【诊断对策】

（一）诊断要点

诊断上常有困难,结合影像资料综合判断。在行 ERCP 检查时可取活检行病理学检查,以明确诊断。

（二）病理分型

肝外胆管的良性肿瘤可起源于上皮、神经内分泌细胞、间质及异位组织。（表 11-1）

表 11-1　肝外胆管的良性肿瘤

上皮来源	乳头状瘤、乳头状瘤病、腺瘤、囊腺瘤
间质来源	颗粒性肌母细胞瘤、神经性纤维瘤、神经内分泌瘤、血管瘤、脂肪瘤、平滑肌瘤
炎性假瘤	
异位组织	胃黏膜、胰腺组织
类癌	

胆管黏膜覆盖有一层单层柱状黏膜上皮,胆管的乳头状瘤或腺瘤即来源于此,它们占胆管良性肿瘤的总数 2/3 以上,文献上报道的 73 例胆管良性肿瘤,其中 63 例属于此种类型,占

85%。乳头状瘤和腺瘤好发部位是肝管(8%)、肝总管(15%)、胆总管(27%)、胆囊管(3%)、胆管的开口处(37%),在胆管开 El 部周围约为 10%,因此约半数的胆管乳头状瘤和腺瘤发生在胆管的壶腹周围。胆管的乳头状瘤和腺瘤的生物学行为不一定始终是良性,肝外胆管的息肉样或乳头状癌中,很多可能发生在原有的腺瘤或乳头状瘤的基础上,有人认为腺瘤和乳头状瘤是一种癌前病变。

另外有一种胆管乳头状瘤病,此病很少见,患者的肝内外胆管壁上布满大小不一的乳头状瘤。在早期肿瘤可能从局部开始或局限于一叶的肝内胆管,后可弥漫生长于肝内胆管。此病局部切除后可复发或恶变。文献报道有 2 例患者经局部切除或烧灼后出现恶变。也有人认为此种肿瘤可能一开始就是一种低度恶性的肿瘤。

【治疗对策】

(一)治疗原则

对于肝外胆管良性肿瘤的治疗,现在广泛被接受的观点是,因其有恶变的可能,局部的切除或烧灼可能会复发转移,一般主张连同肿瘤和其周围的胆管壁一同切除,行胆肠吻合,对于十二指肠壶腹部的肿瘤行乳头、壶腹、胆管下端、胰管末端切除,之后行胆、胰管和十二指肠黏膜的再吻合。一般不主张做胰、十二指肠切除术,除非其恶变不能排除。术后应密切随访。

第八节 胆道恶性肿瘤

一、原发性胆囊癌

【概述】

原发性胆囊癌(简称为胆囊癌)并非是少见的疾病,在胃肠道肿瘤的发病率中居第 5 位,近年来有增加的趋向。胆囊癌以其早期确诊率低和手术后 5 年生存率极低而备受外科学界的关注。同时,胆囊癌的发生与胆囊结石之间有密切关系,胆囊结石是一常见病,但由于胆囊癌的恶性行为,亦在一定程度上影响临床对胆囊结石的治疗决策。

邹声泉分析我国 28 个省份 1986—1998 年胆囊癌的调查结果,胆囊癌占同期 25 5205 例胆道手术的 1.53%(0.4%～3.9%),占同期腹部外科手术的 0.28%(0.1%～1.1%)。1997 年第 7 届全国胆道外科会议上,共有 31 组 2300 多例的原发性胆囊癌资料,胆囊癌占同期胆囊疾病手术的 1%～2%,女性与男性患者的比率为 2:1,平均年龄为 57 岁,60% 合并胆囊结石。1999 年邹声泉在第 8 届全国胆道外科学术会议上,对全国 115 所医院胆囊癌临床流行病学的回顾性调查(1986—1998),提出我国胆囊癌占同期胆道疾病的构成比为 0.4%～3.8%,平均为 1.96%。胆囊癌的发病率以我国北方及西北高于南方地区,尤以陕西、河南两省较高。

【诊断步骤】

(一)病史采集要点

胆囊癌起病隐匿,无特异性表现,临床表现依次为腹痛、恶心、呕吐、黄疸和体重减轻等。

(二)体格检查要点

临床上可将其症状群归为 3 大类:①急性胆囊炎:某些病例有短暂的右上腹痛、恶心、呕吐、发热和心悸病史,提示急性胆囊炎。约 1% 因急性胆囊炎手术的病例有胆囊癌存在,此时病变常为早期,切除率高,生存期长。②慢性胆囊炎:许多原发性胆囊癌的患者症状号慢性胆囊炎类似,很难区分,要高度警惕良性病变合并胆囊癌,或良性病变发展为胆囊癌。③胆道恶性肿瘤:一些患者可有黄疸、体重减轻、全身情况差、右上腹痛等,肿瘤病变常较晚,疗效差。另外还有罕见的表现如上消化道出血或梗阻等。

(三)辅助检查

1.B 超

首选检查方法。能检出绝大多数病变,对性质的确定尚有局限。对微小病变识别能力强,可用于普查及随访。但对定性诊断和分期帮助不大,易受到肥胖和胃肠道气体干扰,有时有假阳性和假阴性结果。近年来国内外已开展了内镜超声(EUS)技术,其分辨率高,成像更清晰,可显示胆囊壁的 3 层结构,对微小病变确诊和良恶性鉴别诊断价值高。

2.CT

其观察胆囊壁情况的能力要优于 B 超。其早期诊断要点有:①胆囊壁局限或整体增厚多超过 0.5cm,不规则,厚薄不一,增强扫描有明显强化。②胆囊腔内有软组织块,基底多较宽,增强扫描有强化,密度较肝实质低而较胆汁高。③合并慢性胆囊炎和胆囊结石时有相应征象。厚壁型胆囊癌需与慢性胆囊炎鉴别,后者多为均匀性增厚。腔内肿块型需与胆囊息肉和腺瘤等鉴别,后者基底部多较窄。

3.MRI

胆囊癌的 MRI 表现与 cT 相似,可有厚壁型、腔内肿块型、弥漫型等。磁共振胰胆管成像(MRCP)使含有水分的胆管、胰管结构显影,产生水造影结果的方法。胆汁和胰液作为天然的对比剂,使得磁共振造影在胆管胰管检查中具有独特的优势。胆囊癌表现为胆囊壁的不规则缺损、僵硬,或胆囊腔内软组织肿块。MRcP 在胆胰管梗阻时有很高价值,但对无胆道梗阻的早期胆囊癌效果仍不如超声检查。

4.肿瘤标志物

至今尚未发现胆囊癌的特异性肿瘤标志物。癌胚抗原(CEA)和糖链抗原(CA19-9)在胆囊癌患者血和胆汁中均有一定的阳性率。胆囊癌患者血清 CEA 的阳性率为 54.1%;CA19-9 为 81.3%。可作为辅助诊断和切除手术后的继续观察。

另外经皮肝穿刺胆道造影(PTC)、内镜逆行胆胰管造影(ERCP)、细胞学检查都有一定的诊断价值,但对早期诊断益处不大。

【诊断对策】

(一)诊断要点

胆囊癌患者大多仍因上腹疼痛、右上腹肿块和黄疸而入院治疗,当此"三联征"出现时临床诊断胆囊癌已无困难,但此时患者已多属晚期,预后极差。为提高早期胆囊癌患者的术前确诊率,对临床怀疑为胆囊癌者应做辅助检查。

(二)病理及分型

原发性胆囊癌多是来自胆囊黏膜的腺癌(70%～90%),偶有来自其他类别的组织细胞。根据其病理学特征,可以分为:

1.硬化型

最常见,癌的质地硬,纤维组织丰富。

2.胶样癌

癌细胞内有多量假黏液蛋白,向胆囊腔内突出生长。

3.乳头状腺癌

向囊腔内突出生长,常有坏死、出血。

4.鳞状上皮癌

来自胆囊黏膜的上皮化生。

国内当前普遍采用 Nevin 对胆囊癌的定期和分级标准:

Ⅰ期(S_1):癌组织限于黏膜内。

Ⅱ期(S_2):肿瘤侵犯肌层。

Ⅲ期(S_3):肿瘤侵犯胆囊壁全层。

Ⅳ期(S_4):侵犯胆囊壁全层并有胆囊淋巴结肿大。

Ⅴ期(S_5):肿瘤侵犯肝脏和其他部位及有淋巴结转移。

根据胆囊癌细胞分化的程度,在病理上分为高分化(G_1)、中等度分化(G_2)和低分化(G_3)三级。

TNM 分期:国际抗癌协会(UICC)采用 TNM 方法来胆囊癌的分期作了以下规范,以便更好地指导诊断和治疗。T 是指原发肿瘤(tumor),N 为淋巴结(node),M 为远处转移(metastasis):

T:原发肿瘤。

Tx:原发肿瘤情况无法评估。

Tis:原位癌。

T1:肿瘤侵及黏膜或黏膜肌层。

T2:肿瘤侵及肌层周围结缔组织,但未突破浆膜或侵犯肝脏。

T3:肿瘤突破浆膜层(腹膜脏层);或直接侵犯一个邻近脏器(浸润肝脏深度少于 2cm)。

T4:肿瘤浸润肝脏深度大于 2cm 和(或)侵及二个以上邻近脏器。

N:区域淋巴结。

Nx:区域淋巴结情况无法评估。

N0:无区域淋巴结转移。

N1:胆囊管、胆总管周围和(或)肝门部淋巴结已有转移。

N2:胰头旁、十二指肠旁、门静脉周围、腹腔动脉和(或)肠系膜上动脉周围淋巴结转移。

M:远处转移。

Mx:远处转移情况无法评估。

M0:无远处转移。

M1:已有远处转移。

淋巴转移是胆囊癌转移的主要方式之一,关系到胆囊癌手术治疗的选择。有报道当肿瘤局限于胆囊黏膜层时,无淋巴结转移;而浸润至肌层后,淋巴结受累率高达 62.5%。在日本外科学会关于胆囊癌的规约中,胆囊癌的淋巴引流途径中同胆管癌是一样的,在胆囊癌的 D2 切除中,需要广泛的引流淋巴结清扫,手术难度相当大。

N1:12blb2,12c。

N2:8ap,12h,12ala2,12plp2,13a。

N3:9,13b,14a/bc/d/,16a2b1,17ab。

N4:N3 以远的淋巴结。

胆道淋巴结分类(表 11-2):

表 11-2　日本胆道淋巴结分类

8a:肝总动脉前上部淋巴结,8p:肝总动脉后部淋巴结	9:腹腔动脉淋巴结,(胃左动脉根部淋巴结,肝总动脉根部淋巴结,脾动脉根部淋巴结)
10:脾门淋巴结	11:脾动脉干淋巴结
12:肝、十二指肠韧带内淋巴结,h:肝门部淋巴结;a:沿肝动脉淋巴结(a1:肝动脉上部淋巴结,a2:肝动脉下部淋巴结);p:沿门静脉淋巴结(p1:门静脉上部淋巴结,p2:门静脉下部淋巴结);b:沿胆管淋巴结(b1:胆管上部淋巴结,b2:胆管下部淋巴结);c:胆囊管淋巴结	16:腹主动脉周围淋巴结,a1:主动脉裂口周围淋巴结,a2:腹腔动脉根部到左肾静脉下缘淋巴结.b1:左肾静脉下缘到肠系膜下动脉根部淋巴结,b2:肠系膜下动脉根部到腹主动脉分淋巴结)
14:肠系膜根部淋巴结,a:沿肠系膜上动脉起始部淋巴结;b.沿胰下十二指肠动脉起始部淋巴结	c.沿中结肠动脉起始部淋巴结;d:沿空肠起始部动脉淋巴结
15:中结肠动脉周围淋巴结	
17:胰头前部淋巴结,a:胰头前上部淋巴结;b:胰头前下部淋巴结	13:胰头后部淋巴结,a:胰头后上部淋巴结,b:胰头后下部淋巴结

胆囊癌的局部浸润以肝脏受累最为常见,西安交通大学第一医院 44 年来的资料,在总共收治的 699 例原发性胆囊癌中,明确诊断时有 249 例已经存在肝转移,比例高达 35.6%。近年来随着对胆囊癌认识的提高,早期发现比例增加,肝转移发生率较早年有所下降。

胆囊癌血行转移常见于晚期,可发生肝转移、肺转移。沿神经蔓延是胆囊癌独特的转移方式。胆管腔内播散转移是胆囊癌的一种特殊转移方式,常见于乳头状癌等类型,约占乳头状癌的 19%。有研究报告在这种特殊转移方式,行根治性胆囊切除术加胆总管内游离瘤栓取出后,患者预后良好。

【治疗对策】

(一)治疗原则

任何因良性疾病而行胆囊切除者,胆囊切除后应在手术室对胆囊的黏膜进行常规检查。一旦有怀疑胆囊癌的存在,应立即行病变部位快速冷冻病理检查。不论是术中发现还是术前已诊断,胆囊癌的诊断成立后,应对其浸润的深度和转移的范围进行评价。胆囊癌的治疗方法取决于肿瘤的分期。

（二）术前准备

(1)凡有水电解质、酸碱平衡失调、低蛋白血症的患者,术前均予以纠正。

(2)胃肠道准备:肠道给药一般从术前 48 小时开始,口服灭滴灵 400mg tid 与口服庆大霉素 8 万 U tid。另外术前晚灌肠一次。如怀疑手术涉及结肠,术前应行清洁灌肠。

(3)对合并感染者,可术前用抗生素预防感染。

（三）治疗方案

1.非手术治疗

放射治疗:术前、术中、术后或不能切除者可选为辅助性治疗,对提高胆囊癌的生存率有一定的帮助。

2.手术治疗

(1)早期胆囊癌的手术

属于 Nevin Ⅰ、Ⅱ期的早期胆管癌和腺瘤性息肉局部恶变者,可行单纯胆囊切除术,但最好连同肝包膜一起切除。也有人认为,由于胆囊壁淋巴管丰富囊癌可有极早的淋巴转移,并且早期发生肝脏转移也不少见,因而尽管是早期病例,亦有根治性切除的必要。根治性手术的范围包括完整的胆囊切除、肝十二指肠韧带淋巴结(包括肝门部淋巴结)、胰后上淋巴结清扫和楔形切除胆囊床 2cm 的肝组织。

(2)中晚期胆囊癌的手术

证据表明,对于 NevinⅢ、Ⅳ、Ⅴ期的胆囊癌患者,包括胆囊癌根治术和扩大根治术的手术只要能取得根治性切除,就能提高生存率。扩大切除术基本是指在清扫肝十二指肠韧带淋巴结、胰、十二指肠后上淋巴结、腹腔动脉周围淋巴结和腹主动脉下腔静脉淋巴结的同时,做肝中叶、扩大的右半肝或肝三叶切除,仅做右半肝切除是不合适的,因为胆囊的位置在左右叶之间。目前有人加做邻近的浸润转移脏器的切除,甚至加做胰头、十二指肠切除术。Bartlett 等(1997)回顾性分析了 58 例进行了探查手术的胆囊癌病例,结果未切除的 35 例患者,中位数生存时间为 5.2 个月,只有 1 例生存长于 2 年;23 例做了"治愈性"切除者有 9 例复发,总的 5 年生存率(保险统计法)为 58%;但若根据不同的肿瘤定期则分别为 83%(Ⅱ期);63%(Ⅲ期)及25%(Ⅳ期)。Todoroki 等回顾 1976—1998 年 135 例胆囊癌患者施行切除手术,在 123 例属治愈性切除中,并包括 32 例肝—胰十二指肠切除,5 年生存率为 36%,手术后并发症率 13%,手术病死率 4%,22 例术后生存 5 年以上,其中有 3 例是Ⅳ期患者。然而,与法国报道的结果却完全不同。Bcnoist 从法国的 25 家医院收集 86 例经病理证实的施行治愈性胆囊癌切除术的资料(1975—1986),5 年(保险统计法)生存率为 27%,单纯胆囊切除术者的 5 年生存率在Ⅰ、Ⅱ、Ⅲ期的患者分别为 44%、22%、0。作者认为根治性切除术在Ⅱ～Ⅳ期的患者只能用于无淋巴结转移者,有淋巴结转移者 5 年生存率为 0。

晚期胆囊癌采取多脏器联合切除的扩大的治愈性切除手术比非治愈性切除者有较高的生存率,其代价是有较高的并发症率(接近 50%)和较高的手术病死率,特别是在已经发生了梗阻性黄疸的患者。Nakamura(1989)报道 13 例 NeVin Ⅴ期患者经扩大治愈性切除术后,2 例生存 5 年以上;Nimura(1991)报道 14 例联合肝切除和胰、十二指肠切除,术后 2 例至 2 年时仍存活。Miyasah(1996)报道 22 例晚期胆囊癌患者经扩大的治愈性切除手术后,2 例生存至 5

年,在 44 例中术后并发症率为 45.4％,手术病死率为 20.4％,而在 21 例未达到治愈性切除标准者,只有 2 例生存至 1 年,无超过 2 年。

(3)由于相当大部分的胆囊癌不是在术前术中发现的,而是术后病理检查发现,一般建议再做根治性手术。

T1 患者,一般单纯胆囊切除术便已足够,不需要行再切除手术。

T2 患者,约 46％已有淋巴结转移,并再手术时发现近半数有癌残余或原手术时的癌种植,故单纯胆囊切除术尚不足,需要再次施行手术。

T3 患者的情况和 T2 者相同。

T4 患者则需分别对待。以往认为此种患者预后恶劣,不宜切除;但是在无淋巴结转移者,却在治愈性切除之后可能收到较好效果,故应分别对待。

【术后观察及处理】

(一)一般处理

(1)维持生命体征的平稳;

(2)维持内环境正常包括水电解质、酸碱平衡,血糖维持于允许的水平;

(3)预防感染,尤其是膈下及肺部感染。

(二)并发症的观察与处理

(1)胆瘘短时间的少量胆汁渗漏,只要引流充分,多能逐步减少而最后停止。长时间较多量的胆汁外漏,特别要充分地通畅引流,不使其在肝下区存留。必要时,可以用双套管负压吸引,使窦道早日形成而不留残腔或形成脓肿。经皮肝穿刺胆管引流和内镜胆管引流都能够显著的减少胆汁的外漏。可保持引流至感染消退,病情稳定后,再根据瘘管造影及其他影像资料,做适当的包括必要的再手术处理。

(2)术后胆道出血多在一定的病理基础上发生,尤其在急性炎症时,更为突出。在处理上,抗感染措施是基本的一环。凝血、止血药的应用,输血、补液、保持各引流管的通畅,大多能在非手术处理下,逐渐停止。若出血量大,非手术处理不奏效,应在抗休克的同时,抓紧进行选择性肝动脉造影,判定出血来源,并同时应用动脉栓塞术或由造影导管注入垂体后叶素以促进止血。若这些措施既不能定位,又未能止血,则应及时手术探查。

(3)术后肝功能代偿不全,主要表现为黄疸消退慢或甚而增高,精神差、无力、腹胀、腹水、食欲差、贫血和下肢浮肿等;同时,术后胆汁引流量少,或胆汁引流量增多而颜色浅淡。实验室检查显示低蛋白、高胆红素、低血容量、低钠、低钾,若并发感染,则病情迅速加重。对肝功能不全的患者,外科措施往往受到多方面的限制,一方面要采取综合措施保护肝脏,并努力避免加重其损害;另一方面,在外科治疗的安排上,应依每个患者的具体实际情况,以解决主要病变为主,分清缓急,充分考虑并适应肝脏的耐受能力,有步骤地进行,每个步骤既有利于胆道外科问题的解决,又有利于促进肝功能的改善。

(4)术后应激性溃疡主要见于重症梗阻性黄疸的手术患者对术后应激性溃疡出血的处理主要包括:①输血、输液,输血以新鲜血液最好;②止血、凝血药物的应用;③迅速移出胃内容物及胃内血块,及早洗胃。冰盐水加肾上腺素的应用,在早期可能有益。向胃内灌注凝血药物,对尚在出血的溃疡,有凝血作用,但往往先期与胃内存血形成凝块,难以吸尽排除,不利于治疗;④出血较多较急时,应在抗休克的同时及早进行胃镜检查,以明确诊断和进行内镜治疗。对于局限性溃疡出血,可向溃疡底部注入肾上腺素或向溃疡面喷注凝血酶。对术后应激性溃疡的手术探查,只有在胃镜见到难以控制的活跃性出血或持续不停地出血等情况下才考虑,并应抓紧及时在患者尚能耐受再次手术时进行。

【预后评估】

胆囊癌的治疗效果很差。患者的预后主要取决于诊断时肿瘤的分期情况。

二、胆管癌

【概述】

胆管癌是指原发于胆管系统的癌,原发于胆囊的和胆管下端壶腹部的癌一般不计算在内。发生于胆管不同部位的癌,可能具有不同的生物学行为和临床特性,因而将胆管不同部位的癌分别对待,在临床上是非常必要的。

胆管系统是一整体,起自 Hering 管以下的各级胆管,在组织结构上无截然的区别。通常所说的肝内胆管和肝外胆管,从临床及影像学到解剖学并无明显标志。一般说来,二级肝胆管分支以上者,多认为是属于肝内胆管范畴,肝管被肝实质所包围。胆管未被肝实质包绕的为肝外胆管。然而,肝门部胆管汇合的解剖变异甚为常见,当二级肝管分支直接在肝外汇合,就甚难确定为肝内或是肝外的胆管。Longmire 将肝外胆管简单地分成上、中、下三段,即胆囊管开口以上的上段胆管、胆囊管开口至胰腺上缘的中段胆管以及胰头内部至穿入十二指肠壁之前的下段胆管;Pitt 将胆管系统分为肝内、肝门周围和肝外胆管;黄志强建议将胆管系统划分为三个部分,即肝内胆管、肝门部胆管和肝外胆管。可见胆管划分的标准尚欠统一。

现今常用的胆管癌分类是肝内胆管癌、肝门部(近端)胆管癌、胆管中段癌和胆管下段癌,壶腹部癌一般不包括在胆管癌分类中。Pitt 提出,胆管系统癌可以简单地分为三类:①肝内胆管癌(intrahepatic cholangiocarcinoma);②肝门部周围胆管癌(perihilar cholangiocarcinoma);③远端胆管癌(distal cholangiocarcinoma)。其中远端胆管癌包括以往的胆管中、下段癌。肝内胆管癌包含胆管细胞癌(原发性肝癌的一类)及来源于较大的肝内胆管的胆管癌。对于近端(肝门部)胆管癌的范围,美国癌症联合委员会所下的定义是:"累及胆囊管开口以上的上 1/3 的肝外胆管,并常扩展至肝管汇合部一侧或双侧肝管的癌"。凡侵犯肝门部肝管分叉者,不论其开始时在肝外胆管或肝内胆管,都归于肝门部胆管癌。

胆管癌的发病率可能有一定地区差异,并且,近年来普遍认为发病有增多趋向。此病在远东地区的发病率似比欧美国家的发病率高些,这可能与胆管疾病在前者较为常见有关。从尸检资料来看,胆管癌及胆管细胞癌约为尸检总数的 0.01%～0.46%。胆道恶性肿瘤,在我国的消化道恶性肿瘤中居第 5 位,占各种恶性肿瘤死亡的 0.48%,每年约有 4500 人死于胆道恶性肿瘤。胆管癌的男性发病率略高于女性,其峰值年龄比胆囊癌年轻一个年龄段(10 年)。肝外胆管癌的病变,55%～75%位于胆管上段。胆管上段癌不单是发生率较高,并且具有独特的生物学特点,故亦是当前治疗上的主要问题。

(一)肝内胆管癌

肝内胆管癌(intrahepatic cholangiocarcinoma)亦有称为胆管细胞癌(cholan-giocellular carcinoma)、周围型肝内胆管癌(intrahepatic peripheral cholangiocarci-noma)。Casavilla 报道

美国匹兹堡肝移植中心的资料,肝内胆管癌占原发性肝癌的 $10\%\sim20\%$,在肝脏的恶性肿瘤中,其发病率仅次于肝细胞癌。日本 Sasah 报道肝内胆管癌占肝脏恶性肿瘤的 $5.4\%\sim9.5\%$。美国约翰?霍普金斯医学中心在 23 年中 294.例胆道癌,肝内胆管癌 18 例,占 6%。

日本肝癌研究组于 1994 年提出将肝内胆管癌分为三型:①肿块型;②胆管周围浸润型;③胆管内生长型。此三种类型的肝内胆管癌在肿瘤生物学行为上可能各有一定特点。肝细胞性肝癌和肝内周围型胆管癌均来源于多能肝干细胞(pluri potent liverstem cell),因而在生长和转移上,周围型肝内胆管癌具有肝细胞癌和胆管癌的特点。

在病理学上,早期周围型肝内胆管癌时,癌结节浸润至周围肝组织形成肿块,并沿淋巴扩展和人侵门静脉小支向肝内转移,形成卫星结节,有如肝细胞癌。周围型肝内胆管癌若有肿瘤微血管侵犯者,肝脏亦常有卫星结节转移和手术后复发。待瘤体增大,癌组织侵犯 Glisson 鞘,经淋巴管向肝门扩展,并转移至肝门淋巴结和肝十二指肠韧带上淋巴结,其扩展模式如大胆管癌。胆管内生长型的肝内周围型胆管癌则多发生在接近肝门的较大的肝内胆管,肿瘤的性质多是呈乳头样生长。

周围型肝内胆管癌在影像学上常表现为肝内的占位性病变,侵向肝门部,在疾病后期,它与来自原发于肝门部胆管侵犯肝实质者难于区别。胆管癌患者一般无肝硬化或病毒性肝炎,这是与肝细胞癌区别的要点。

肝内胆管癌的外科治疗包括联合肝切除、肝外胆管切除与淋巴结清扫。Casa Villa 比较肝切除(34 例)与原位肝移植(20 例)治疗肝内胆管癌的结果,在 5 年生存率方面,肝切除(31%)略优于原位肝移植(18%);而在无瘤生存率方面则肝移植术(31%)略优于肝切除术(25%),因而,在一定的条件下,全肝切除原位肝移植术似乎仍然不能完全放弃。凡是外科切缘有残癌、区域淋巴结转移阳性、局部转移或有可见的肿瘤侵犯血管者,无 1 例生存至 5 年。

三、肝内胆管癌

【概述】

肝门部胆管癌是指累及胆囊管开口及以上的 1/3 肝外胆管,并常扩展至肝管汇合部和一侧或双侧肝管的恶性肿瘤,约占肝外胆管癌的 $60\%\sim70\%$,近年来其发病率呈逐年上升的趋势。由于肝门部胆管癌特殊的解剖关系及生物学特征,易早期侵犯肝门区血管、神经、淋巴组织及邻近的肝组织,故手术切除率低。发病率高和手术切除率低影响着肝门部胆管癌的外科治疗效果,为此国内外许多学者就其治疗展开了深入广泛的研究。

【诊断步骤】

(一)病史采集要点

肝门部胆管癌以男性为多,多发年龄为 50～59 岁。主要症状为进行性无痛性黄疸,尿呈褐黄色或茶色,粪便呈白陶土色,上腹部不适、食欲下降、厌油、乏力、消瘦以及全身皮肤瘙痒等。

(二)体格检查要点

主要体征为皮肤、巩膜黄染、淤胆性肝大、胆囊不能触及等。

(三)辅助检查

1.实验室检查

多有贫血表现。因肝脏受损及胆管阻塞,肝功能及血生化检查可示转氨酶升高、γ-转肽酶、碱性磷酸酶、总胆红素及直接胆红素等明显升高;有不同程度的低蛋白血症、低血钾及低血钠等;血清学检查 AFP 在正常范围内。

2.B 超

为首选方法,可示肝内胆管扩张,肝外胆管无扩张,胆囊不大,肝门部软组织肿块影及肝门部周围淋巴结肿大等。彩色多普勒超声检查可示肿瘤与门静脉、肝动脉三者关系,据此可在术前估计肿瘤能否切除。内镜超声是近年发展起来的一项技术,可以更清晰、更准确地显示肝外胆管肿瘤,还有助于判别区域淋巴结有无转移。

3.CT

能精确显示肝门部肿瘤的部位、大小,以及肝内胆管扩张的部位与程度等,有无血管侵犯,这是外科医师施行手术切除或胆管引流的直观依据。CT 与 B 超联检是肝门部胆管癌术前必不可缺的。

4.经皮肝穿刺胆道造影(percutaneous transhepatic cholangiography,PTC)

可清晰地显示肝内外胆管树的形态、分布。并发症有出血和胆漏,为了减少并发症的发生,强调在操作中要严格遵守无菌操作,避免多次和多部位穿刺,在造影结束后尽可能抽除胆管内的胆汁和造影剂,并且一般要安排在手术前一天进行。对近端高位的肝门部胆管癌,由于左、右肝管交通常受阻,PTC 仅得到穿刺一侧的梗阻以上胆管的影像。因此,为了得到完整的胆管树影像,应作双侧胆管穿刺。如果患者胆道完全梗阻,PTC 也只能显示梗阻以上的胆管,不能显示梗阻病变的长度和肿瘤远端的边界,因此需要联合应用 ERCP。

5.内镜下逆行胆胰管造影(endoscopic retrograde cholangio-pancreatogra-phy,ERCP)

为了解梗阻远端胆道病变,结合 PTC 检查更有利于胆管癌部位的诊断。近年已不将 ERCP 作为胆管癌的常规检查,甚至有认为胆管癌做 ERCP 检查是相对禁忌的,因为①完全梗阻病例不能显示梗阻以上部位,对判断手术切除的价值不大;②如在不完全梗阻时,逆行造影可将肠道细菌送至梗阻的肝内胆管,诱发胆道感染。

6.磁共振胆管胰管成像(magnetic resonance cholangiopancreatography,MRCP)

可以详尽地显示肝内胆管树的全貌、肿瘤阻塞部位和范围、有无肝实质的侵犯和肝转移,是目前肝门部胆管癌理想的影像学检查手段。

【诊断对策】

(一)诊断要点

由于缺少特异的临床表现,肝门部胆管癌早期诊断困难。有学者提出其诊断标准为:①患者有进行性加重的梗阻性黄疸或中上腹隐痛不适史;②影像学检查中有二项或二项以上提示肝门部胆管局部梗阻性病变;③排除了肝管结石及以往胆管手术可能致的胆道狭窄。

(二)病理与分型

肝门部胆管癌可分为四类:即息肉样或乳头状癌、结节状癌、硬化型癌及浸润型癌。前两种类型的胆管癌分化程度高,手术效果较好;后两种类型的胆管癌由于有浸润和扩展,且肝内外胆管组织受广泛侵犯,故手术切除率很低。其中硬化型癌是临床最常见到类型。组织学上可分为:乳头状腺癌、高分化腺癌、低分化腺癌、未分化癌、印戒细胞癌、鳞状细胞癌。以高分化腺癌多见。

　　临床分型(Bismuth 四型分型法):①Ⅰ型:肝总管癌;②Ⅱ型:侵犯分叉部;③Ⅲ型:起始于左侧或右侧肝管的癌;④Ⅳ型:侵犯左、右侧肝管。

　　病理分期:临床上更多使用国际抗癌协会的 UICC 分期,此分期是根据 TNM 的标准制定的,但这种分型只适用于经过手术探查的病例。

　　胆管癌的转移:胆管癌可浸润周围组织和淋巴结转移,很少远处转移。因此,常有肝门部的血管、肝脏和毗邻的脏器受侵袭。因为门静脉紧靠于胆管后方,并被肝十二指肠韧带Glison 鞘包裹,因此是最常受累的血管。胆管癌向肝实质浸润可深达 5cm,此外,肿瘤可沿神经和神经鞘转移,造成术中很难确定胆管受侵的范围和边界。淋巴转移的方向可沿肝动脉旁淋巴结向肝总动脉的淋巴结转移,进一步转移到胰腺上缘及十二指肠后淋巴结。KitagaW8 检查日本名古屋大学医院的 110 例肝门部胆管癌切除的共计 2652 个淋巴结,结果发现区域淋巴结的阳性率为 35.5%,腹腔动脉周围淋巴结阳性者 6.4%,肠系膜上动脉淋巴结阳性 17.4%,腹主动脉旁淋巴结阳性率 17.3%。

　　(三)鉴别诊断要点

　　肝门部胆管癌因有梗阻性黄疸表现,临床上应与黄疸型肝炎、胆总管结石、原发性硬化型胆管炎及胆囊癌浸润胆管或肝门转移等疾病鉴别。要详细了解病情的发展过程,结合实验室及影像学检查,甚至手术探查,才能做出较明确的诊断。

【治疗对策】

　　(一)治疗原则

　　肝门部胆管癌的治疗首先是针对肿瘤引起的胆道梗阻,其次才是肿瘤本身,因为胆道梗阻引起的肝功能衰竭是患者的最早的致死原因,手术切除肿瘤是本病最理想的治疗方法。

　　(二)术前准备

　　(1)凡有水电解质、酸碱平衡失调、低蛋白血症的患者,术前均以纠正;

　　(2)胃肠道准备:肠道给药一般从术前 48 小时开始,口服灭滴灵 400mg tid 与口服庆大霉素 8 万 U tid。另外术前晚灌肠一次;

　　(3)对合并感染者,可术前用抗生素预防感染;

　　(4)术前减黄:梗阻性黄疸手术前是否常规地做胆道引流,使血清胆红素水平降低接近正常,历来都有不同的意见。国内普遍认为:手术前使用经皮胆管引流(PTCD)只在遇有需右肝广泛切除或肝、胆、胰、十二指肠切除时的极少数病例中使用。但在日本则行积极的术前准备。Nimllra(2000)术前常规施行 PTCD 管引流减黄和/或经皮门静脉栓塞,结果在 177 例肝门胆管癌患者中,142 例(80%)能够接受手术治疗,其中根治性切除有 108 例(61%),30 天手术死亡率和住院死亡率分别是 6% 和 9%,Nagino 报道手术前经皮肤栓塞右门静脉支以增大左肝体积,作为有利于施行扩大右肝切除的措施,在后来的 16 例中,14 例完成右三段切除处理,2 例手术后发生肝功衰竭,1 例死亡(7.1%)。可见术前门静脉栓塞能够扩大患者承受扩大根治性肝叶切除的范围,使因余肝不足而要放弃根治性手术的患者顺利通过根治手术。

　　(三)治疗方案

　　1.非手术治疗

　　对于手术不能切除的胆管肿瘤,除胆管空肠吻合内引流胆汁外,也可以通过介入放射或内镜方法放置胆道内支撑导管(endoprosthesis),使胆汁通过梗阻段流入肠道。

(1)内镜置放支撑导管:自 1980 年 Soehendra 首先描述置放胆道支架管姑息治疗胆道恶性梗阻,此后随着内镜和导管的发展,支架管用品和技术已逐渐标准化。目前,成功率已超过85%~90%。黄疸缓解率超过 80%,一般并发症发生率为 0~36%,较大的并发症发生率低于10%。术后 30 天内死亡率 10%~20%,中位生存期 6 个月,结果是令人满意的。但是,由于解剖的原因,末端胆管癌比肝门部胆管癌的成功率高及疗效更好,后者成功率只有 70%~75%。因此,肝门部胆管肿瘤可由经皮肝穿刺的途径或同时应用二种方法放置。

1)适应证:手术不能切除的胆管肿瘤,只要内镜下逆行胆道造影导管能通过狭窄段,就可采用此种治疗。

2)放置内支撑导管失败的原因:下列情况可导致放置支撑导管失败①由于以前外科手术改变了消化道的顺序,如 Billroth Ⅱ 胃切除、Roux-en-Y 手术等;②肿瘤堵塞十二指肠使内镜不能进入;③严重的胆管狭窄,不能通过导丝。

3)内镜置放内支撑导管的早期并发症:包括急性胆管炎、急性胰腺炎、胆管穿孔、十二指肠穿孔,这些并发症皆因 ERCP 检查引起。延迟出现的并发症有急性胆囊炎、十二指肠穿孔、支撑导管的移位、闭塞、折断。

(2)经皮肝穿刺胆道置放内支撑导管

1)适应证和禁忌证:Moluar 和 Stochtlm1974 年首先报告了肝穿刺胆道减压方法,4 年后,Burchar 和 Pereiras 才首次采用此方法置放内支撑导管。经皮肝穿刺置放内支撑导管的疗效与内镜置放导管的效果、适应证都相同。但是严重的凝血功能障碍和明显的腹水是经皮穿刺置管的禁忌证。

2)穿刺部位:与内镜置管不同的是,内镜置管是一次完成的,而 PTCD 的内引流为了让导丝能通过胆管肿瘤的狭窄段,有时不能一次完成,而是在 PTCD 完成数天后(一般 3~5 天)才二期完成。穿刺和置管一般选择右侧,原因是解剖上从右肝管进入肝总管有较直的途径,右侧穿刺胆管后插入支撑管较容易通过肝管汇合部,只有在右肝管穿刺失败,或者右侧只是局限性胆管扩张、右肝管萎缩或过去已切除右肝等情况下才从上腹部穿刺左肝管。扩张胆管做 PTC的成功率达 100%,如果在超声导引下进行穿刺,一次穿刺成功的机会更高。

3)并发症:经皮肝穿刺胆管置放支撑导管的并发症的发生因病变程度不同而有相当大的差异。主要包括出血、胆管炎、胆漏、局部疼痛、导管移动、胆囊穿孔和气胸。后期主要是导管闭塞。置换闭塞的或重新放置导管可通过经皮肝穿刺途径或者是内镜途径进行,但前者技术难度和危险性均比后者大。

2.手术治疗

(1)根治性切除:是治愈肝门部胆管癌的唯一方法。根治性切除一般要求至少肿瘤上缘1cm 以上切断左右肝管,远端切除范围包括胆囊切除、胆总管低位切断、门静脉及肝动脉周围的淋巴、脂肪、神经及结缔组织一并切除。Ogura 对胆管癌切除标本的观察,认为需要离癌的前沿纵轴和横轴的距离不能少于 5mm。Sakamo-to 对 62 例肝门部胆管癌的病理学研究,认为癌在胆管近端黏膜的扩展,平均为距癌的前沿 11.5mm,而在黏膜下的扩展则<10mm。Ebata 在 253 例肝外胆管癌中,发现 31.6%切缘仍残留有癌,认为需要切到 20mm 以上才能根

治。将胆管癌切除时切缘有无癌细胞可将手术方式分为：R$_0$切除：切缘无癌细胞；R$_1$切除：切缘镜下可见癌细胞；R$_2$切除：切缘内肉眼见有癌组织。R$_0$切除是根治性切除。

肝门部胆管癌具体术式要视肿瘤部位、大小、周围脏器受侵犯等情况而定。按 Bismuth-Corlette 分型，对Ⅰ型肿瘤可采取局部切除，Ⅱ型行局部切除加尾叶切除，Ⅲ型行局部切除附加尾叶和右半肝（Ⅲa）或左半肝（Ⅲb）切除，Ⅳ型行全肝切除及肝移植术。

但应该明确有下列情况者应视为手术切除的禁忌证：①局部转移、腹膜种植；②肝门部广泛性淋巴结转移；③双侧肝内转移；④双侧二级以上肝管受侵犯；⑤肝固有动脉或左右肝动脉同时受侵犯；⑥双侧门静脉干或门静脉主干为肿瘤直接侵犯包裹。

自 20 世纪 90 年代以来，肝门部胆管癌外科治疗效果已有提高。国内解放军总医院（2003）1985—1999 年间 157 例肝门部胆管癌，手术切除率 67.5%，根治性切除率 37.6%，无手术后 30 天内死亡，1、3、5 年生存率为 96.7%、23.3%、13.3%；而 1999—2002 年间 134 例肝门部胆管癌，手术切除率 51.4%，根治性切除率 35.8%，无手术后 30 天内死亡，根治性治疗的 1、2、3 年生存率为 59.1%、31.2%、13.6%。Nimura（2000）1977—1997 年间 177 例肝门胆管癌患者中，142 例（80%）能够接受手术治疗，其中根治性切除有 108 例（61%），30 天手术死亡率和住院死亡率分别是 6% 和 9%，100 例施行了根治性肝叶切除和 8 例施行了根治性胆管切除的患者中，3、5、10 年生存率分别是 43%、26%、19% 和 31%、16%、0。以上结果强调了根治性切除的重要性。

然而肝门部胆管癌根治性切除术是一复杂而创伤大的手术，加之患者有重度黄疸及胆道感染等，手术死亡率及并发症发生率都较高。Gerhards 报道 1983—1998 年荷兰的单一医院经验，112 例肝门部胆管癌行局部切除，32 例同时行半肝切除，总的住院死亡率为 15%，而行半肝切除者死亡率为 25%；就 12 例扩大肝切除和血管切除者而言，死亡率达到 50%。Pittsburg 肝移植中心的经验，28 例肝门部胆管癌经广泛切除（包括肝叶切除和血管重建），手术后 30 天内死亡率为 24%，而只有 1 例生存至 5 年。因而不可避免地得出：肝门部胆管癌广泛切除术时所得到的好处为其高并发症率和高手术死亡率所抵消。Madariaga 提出，就肝门部胆管癌而言，追求治愈性切除是无用的，因为很少能达到此结果，不如寻求较低手术并发症和低死亡率的姑息性切除。黄志强亦认为：当前手术根治肝门部胆管癌是很少有的，只可能发生在那些早期发现和早期手术的患者，对大多数患者而言，更重要的是争取能达到更好的姑息性效果和更低的手术后并发症率。也就是说，欧美及中国并不认可一味地根治性切除，而日本则持更积极的态度，之间的纷争主要集中在以下几点：

①尾状叶切除是否应该常规施行：尾状叶胆管开口与肝门部胆管分叉处，肝门部胆管癌如何处理尾状叶一直是讨论的焦点，如果按根治性切除需要离癌的前沿纵轴和横轴的距离不能少于 5mm 原则，应该切除尾状叶，但是切除尾状叶明显增大了手术风险和复杂程度。因此国内观点只是在适当部位切断尾叶肝管，而当尾叶受累时才行尾叶切除。但是资料显示，高的尾状叶切除率是和高的根治性切除率相关的。Tsao（2000）比较了美国 Lahey 医疗中心 100 例（1980—1995 年）和日本名古屋大学 155 例（1977—1995 年）肝门部胆管癌的治疗。在 Lahey 组，25 例手术切除，其中 4 例切除了尾状叶，总的 5、10 年生存率 7%、0；在名古屋组，手术切除数为 122，其中 89% 的病例切除了尾状叶，总的 5、10 年生存率为 16%、12%。作者认为，在肝

门部胆管癌的手术切除中，尾状叶的切除更易于根治性切除的取得。Tabata(2000)报道1976—1998年间75例施行切除的肝门部胆管癌，早期的12例(1976—1981年)主要是胆管切除，根治性切除率为16.7%，所有病例2年内死亡。中期的50例(1981—1994年)，施行扩大肝叶切除及尾状叶切除，根治性切除率为64.0%，5年生存率24.4%。后期13例(1994—1998年)，采用了术前经皮门静脉栓塞，所有病例都施行尾状叶切除，根治性切除率为84.6%，1年、3年生存率84.6%、58.0%。

②血管侵犯时的处理：肝门部胆管癌侵犯血管是阻碍根治性切除的主要原因。血管切除和重建伴有较高的手术死亡率和并发症发生率。Gerhards报道12例扩大肝切除和血管切除，死亡率达到50%。该作者认为："近端胆管癌时应放弃血管切除。"但是Nimura(2003)43例门静脉切除的患者，3、5、10年生存率18%、6%、0。Kondo(2003)回顾分析了1998—2002年因肝胆肿瘤接受了右肝叶切除、尾叶切除联合胆管重建的病例。方法是如果门静脉受侵犯，在游离肝脏前，则先施行门脉重建。结果发现门静脉重建组(10例)与非血管重建组(11例)在手术死亡率肝功能影响方面一样。Munoz(2002)报道了一组28例肝门部胆管癌的手术处理，其中10例施行了门脉切除和重建，结果1、3、5年生存率分别是60%、22%、22%，而未涉及门脉组为70%、47%、38%，并没有显著差异。以上说明门静脉切除在肝门部胆管癌的治疗中仍是可行的。

③淋巴结清扫范围：淋巴结的清扫范围。受肝门部胆管癌淋巴结转移模式的影响。Kitagawa检查日本名古屋大学医院的110例肝门部胆管癌切除的共计2652个淋巴结，结果发现区域淋巴结的阳性率为35.5%，腹腔动脉周围淋巴结阳性者6.4%，肠系膜上动脉淋巴结阳性17.4%，腹主动脉旁淋巴结阳性率17.3%。这说明肝门部胆管癌根治性切除除了清除肝十二指肠韧带的淋巴结外，扩大的淋巴结清扫也可能是必要的。

(2)肝门部胆管癌的肝移植：肝门部胆管癌的肝移植必须严格选择病例，因为肝移植后复发率相对较高，可达20%~80%。下列因素可影响肝移植后胆管癌的复发：①周围淋巴结侵犯移植生存率低；②肿瘤分期，uIcc分期Ⅲ、Ⅳ期者移植后无1例生存达3年，而Ⅰ、Ⅱ期患者移植后约半数人生存5年以上；③血管侵犯情况，有血管侵犯组和无血管侵犯组肝移植平均生存时间分别为18个月和41个月。

(3)内引流术：对肝门部胆管行内引流手术前应先确定胆管癌的临床类型，主要是通过影像学材料了解左右肝管在汇合部是否相通，病变有无侵犯左或右的二级肝管。由此可以判断：①如果左右肝管不能相通，肝内胆管空肠吻合只能引流半肝，如果左右肝管的二级肝管汇合部受侵犯，最有效也只能引流一个肝段的胆汁；②选择吻合的肝管直径大小非常重要，能否选择直径大、方便寻找暴露的最大的胆管；③引流部分的肝脏是否有功能，如果胆管阻塞时间很长，门静脉也受阻的话，可能相应的肝脏是萎缩或是无功能的，则引流后果不佳。

但是，下列情况不宜行肝管空肠吻合：①胆管扩张不明显；②胆管合并有急性化脓性感染；③引流的相应肝叶是萎缩或无功能；④不能充分游离足够的肠袢做成Y形袢与空肠吻合；⑤即使完成内引流手术也不能延长患者的生命。

一般而言，对肝门部胆管癌采用肝内胆管空肠吻合加U管引流疗效较好，因为当肿瘤阻塞左右肝管汇合部时，单纯行某一肝段的胆管与空肠吻合只能引流部分肝脏，达不到充分引流的目的。置入 U 管通过肿瘤狭窄至对侧胆管,凭狭窄段近端和远端管上的侧孔,将胆汁从梗阻近端引向远端,同时,由于侧孔的存在,胆汁也可从侧孔进入而从管的一端流出体外,既有内引流也有外引流的作用,可收到良好的引流效果。

左肝管的引流可选用第三段肝管空肠吻合加 U 形管引流:在肝前缘、脏面切开肝包膜后逐渐分开肝组织,在圆韧带和镰状韧带左旁,左门静脉的前上方可找到该段肝管,当穿刺证实后,可沿胆管纵轴切开 0.5~1.0cm,然后植入一条 U 管,通过汇合部狭窄段进到右肝管阻塞的近端,将右肝管的胆汁通过 U 管侧孔进入左肝管再经吻合口进入肠道。再与空肠做侧侧 Roux-en-Y 或 Warren 吻合。

右肝管的引流可选用右肝管的分支—空肠吻合加 U 形管引流。右肝管不像左肝管的走向部位那样固定,所以寻找右肝管相对困难,为了增加寻找肝内胆管的准确性以及减少术中不必要的肝损伤,术中使用 B 超作肝管定位以及在超声指导下在最接近肝管的肝表面切开肝实质,是非常有效和安全的方法,尤其是解剖位置相对不固定的右侧肝管,更有必要。也可从以下一些部位寻找:

(1)右肝前叶下段(S5)胆管:利用此段胆管有二种途径:①由 Hepp(1960)介绍并由 Prioton(1968)改进的方法是从肝中裂进入,在Ⅳ、Ⅴ段间肝边缘切开肝脏,显露出较小的Ⅴ段胆管,穿刺证实后向右肝Ⅴ段方向切开,并置入支架引流管后与空肠做侧侧吻合。②经胆囊入路:鉴于右肝前叶下段胆管受阻扩张,与位于左右肝交界处的胆囊床相对更加接近,有些患者可通过胆囊向肝裂穿刺,即可穿刺到扩张的第Ⅴ段胆管。方法是先从胆囊体中部纵向切开胆囊,吸净胆汁后,从胆囊后壁垂直向已牵拉上翻的肝裂穿刺,抽出胆汁后,以穿刺针为导引,切开胆囊后壁和肝实质,沿右肝管方向扩大切口,尽量达 1cm,以 4/0 可吸收缝线间断缝合胆囊后壁与右肝管,胆囊前壁切口与空肠吻合。③经胆囊床入路:切除胆囊,不缝合胆囊床,从胆囊床切开肝实质,直接寻找扩张的右前叶下段胆管,切开肝管与空肠吻合。

(2)右肝后叶下段(S6)胆管:在肝Ⅴ、Ⅵ段交界的边缘切除部分右肝,寻找扩张的胆管。

U 管置放手术并不复杂,但是仍不时有意外发生或者达不到引流的效果。如假道内放置 U 管、出血等。因此放置 U 管时小心操作。U 管术后应定期冲洗,保持通畅;定期更换 U 管,硅塑料的 U 管一般 3 个月左右变硬,因此,即使无并发症和其他原因,3 个月到半年应更换 U 管一次。

【术后观察及处理】

(一)一般处理

(1)维持生命体征的平稳;

(2)维持内环境正常包括水电解质、酸碱平衡,血糖维持于允许的水平;

(3)预防感染,尤其是膈下、腹部感染。

(二)并发症的观察与处理

(1)胆瘘短时间的少量胆汁渗漏,只要引流充分,多能逐步减少而最后停止。长时间较多量的胆汁外漏,特别要充分地通畅引流,不使其在肝下区存留。必要时,可以用双套管负压吸引,使窦道早日形成而不留残腔或形成脓肿。经皮肝穿刺胆管引流和内镜胆管引流都能够显著的减少胆汁的外漏。可保持引流至感染消退,病情稳定后,再根据瘘管造影及其他影像资料,做适当的包括必要的再手术处理。

（2）术后胆道出血：多在一定的病理基础上发生，尤其在急性炎症时，更为突出。在处理上，抗感染措施是基本的一环。凝血、止血药的应用，输血、补液、保持各引流管的通畅，大多能在非手术处理下，逐渐停止。若出血量大，非手术处理不奏效，应在抗休克的同时，抓紧进行选择性肝动脉造影，判定出血来源，并同时应用动脉栓塞术或由造影导管注入垂体后叶素以促进止血。若这些措施既不能定位，又未能止血，则应及时手术探查。

（3）术后肝功能代偿不全：主要表现为黄疸消退慢或甚而增高，精神差、无力、腹胀、腹水、食欲差、贫血和下肢浮肿等；同时，术后胆汁引流量少，或胆汁引流量增多而颜色浅淡。实验室检查显示低蛋白、高胆红素、低血容量、低钠、低钾，若并发感染，则病情迅速加重。对肝功能不全的患者，外科措施往往受到多方面的限制，一方面要采取综合措施保护肝脏，并努力避免加重其损害；另一方面，在外科治疗的安排上，应依每个患者的具体实际情况，以解决主要病变为主，分清缓急，充分考虑并适应肝脏的耐受能力，有步骤地进行，每个步骤既有利于胆道外科问题的解决，又有利于促进肝功能的改善。

（4）术后应激性溃疡：主要见于重症梗阻性黄疸的手术患者对术后应激性溃疡出血的处理主要包括：①输血、输液，输血以新鲜血液最好；②止血、凝血药物的应用；③迅速移出胃内容物及胃内血块，及早洗胃。冰盐水加肾上腺素的应用，在早期可能有益。向胃内灌注凝血药物，对尚在出血的溃疡，有凝血作用，但往往先期与胃内存血形成凝块，难以吸尽排除，不利于治疗；④出血较多较急时，应在抗休克的同时及早进行胃镜检查，以明确诊断和进行内镜治疗。对于局限性溃疡出血，可向溃疡底部注入肾上腺素或向溃疡面喷注凝血酶。对术后应激性溃疡的手术探查，只有在胃镜见到难以控制的活跃性出血或持续不停地出血等情况下才考虑，并应抓紧及时在患者尚能耐受再次手术时进行。

四、中下段胆管癌

【概述】

胆囊管开口以下至胰腺上缘的胆总管为中段胆管；胰腺内胆管至进入十二指肠壁之前为下段胆管。一般把十二指肠壁内段胆管、壶腹部、乳头部的肿瘤从肝外胆管癌分出来。因为中、下段胆管癌无论在临床表现或治疗方法上均有诸多相同之处，故将中、下段的胆管癌放在一起讨论。

【诊断步骤】

（一）病史采集要点

中下段胆管癌略多见于男性。患者可有不规则的上腹饱胀和不适的病史，典型症状是进行性加重的梗阻性黄疸，伴有皮肤瘙痒、陶土色大便、尿黄、食欲减退和体重下降等症状。有的患者可能伴有胆石症，故亦可以出现上腹痛、发热等，使病情复杂化。黄疸有时可能呈一些波动，但鲜有完全消退者。

（二）体格检查要点

患者多有重度黄疸、明显体质消耗和消瘦，远处转移的征象很少见，除非到了很晚期，少数患者可有腹水、腹内肿块、脐部硬结、肝硬化和脾脏肿大等。中下段胆管癌患者，因为黄疸出现得早，就诊时间亦可能较早。腹部检查的主要发现为肝脏呈对称性肿大，在下段胆管癌时，胆囊肿大,故与壶腹部周围癌难于区别;中段胆管癌当侵犯胆囊管与肝总管的汇合部时,则临床表现类似Ⅰ型的肝门部胆管癌,胆囊多空虚、缩小,亦有少数因胆囊内积液而肿大,但其肿大的程度和张力的状况一般不如下段胆管癌那样显著。晚期患者可有脾脏肿大。除非在少数晚期的病例,右上腹部处一般不能扪到肿瘤包块。

(三)辅助检查

1.实验室检查

主要为梗阻性黄疸,少数患者可伴有血清转氨酶升高。cEA、CA19-9 可升高,但缺乏特异性,一般不作为确诊的依据。有的患者的粪便潜血试验阳性。

2.影像学检查

B超检查是最常用的首选检查方法,可提供胆管梗阻的二维诊断,例如发现肝内胆管扩张、胆囊肿大等,但对胆管癌本身的显示并不清楚。彩色多普勒超声检查,据此可在术前估计肿瘤能否切除。内镜超声是近年发展起来的一项技术,可以更清晰、更准确地显示胆管肿瘤及肿瘤与门静脉、肝动脉三者关系,还有助于判别区域淋巴结有无转移。CT 和 MRI 检查结果可以和 B 超检查结果互为印证,CT 扫描能显示肝外胆管的肿瘤,特别是胆总管下端的肿物,在鉴别胰头癌和壶腹部周围癌方面有价值。B超、CT、MRI 均属于非创伤性检查,从其所提供的资料,一般可以确定诊断梗阻的水平和有无手术指征的资料。PTC 和 ERCP 检查能获得良好的胆道显像,若两者联合施行,则可显示阻塞的上、下方全部胆道,但此类检查均属侵入性的,各自有其本身的并发症,临床上并非必需。中、下段胆管癌患者,手术前的 PTCD 并非必要,除非患者的情况很差,不能在近期施行手术者;或对晚期患者,已无手术条件时,可从 PTC 插管经过肿瘤部至十二指肠以引流胆汁,作为决定性治疗的一部分。

【诊断对策】

(一)诊断要点

根据进行性加重的梗阻性黄疸和胆管中元远端梗阻的影像学特点,一般可做出中下段胆管癌的诊断。

(二)病理分型

中下段胆管癌一般为呈硬结状的改变,使胆总管腔完全闭塞,阻塞以上胆管和肝内胆管扩张,若胆管癌未阻塞胆囊管开口,则胆囊肿大,内含黏稠的黑绿色的胆汁;中段胆管癌常阻塞胆囊管开口,此时胆囊可以缩小、空虚亦可以增大,内为无色的黏液状液体。常见的是肿瘤与胆总管壁和周围组织浸润,边界不够清楚。中下段胆管癌多是分化较良好的腺癌,有较多的纤维组织增生;然而亦有部分或完全的低分化腺癌,发展迅速,常累及整个胆管,甚至侵犯至邻近组织、脏器、血管和神经。较少见的情况是胆总管的乳头状腺癌,肿瘤组织向胆管腔内生长、质软。此种情况,胆管梗阻常不完全,胆总管膨胀、扩大,但管壁光滑,无胆管周围浸润,故手术切除的效果较好。

临床上所见到的胆总管癌,淋巴结转移的发生率较高,而当胆管癌侵犯的范围越广时,淋巴结转移也越多。肝转移见于部分病例。常见的其他部位转移如肝十二指肠韧带、胰腺、腹膜、大网膜、腹腔动脉及肠系膜动脉周围淋巴结等。晚期病例可见有门静脉、肝动脉的侵犯。

中下段胆管癌的手术中病理诊断常是关系重大的问题,特别是在下段胆管癌时,胰腺段胆总管的早期病变常不易发现,病理组织取材也有困难,在病理学诊断不能确定之前,一般不敢贸然施行胰十二指肠切除术。中段部位的胆管癌,因为位置较浅,确定诊断的困难不大。Tompkins(1991)比较在 62 例胆总管癌中 93 例次各种活检方法所能达到正确诊断的比例,其中转移癌结节活检阳性率为 100%,胆道镜活检为 66%,切取组织活检为 62%,细针抽吸细胞学为 33%,Tru-Cut 针活检为 25%,淋巴结活检为 15%,刮除物活检为 0。因而在胆管癌时纤维组织增生,瘤组织坚韧,用刮除物活检多为假阴性结果。

(三)鉴别诊断要点

注意同胰头癌、十二指肠乳头癌、胆管远段结石嵌顿相鉴别。

【治疗对策】

(一)治疗原则

外科手术切除是中下段胆管癌的唯一根治性治疗手段。

(二)术前准备

(1)凡有水电解质、酸碱平衡失调、低蛋白血症的患者,术前均以纠正;

(2)胃肠道准备肠道给药一般从术前 48 小时开始,口服灭滴灵 400mg tid 与口服庆大霉素 8 万 U tid。另外术前晚灌肠一次;

(3)对合并感染者,可术前用抗生素预防感染;

(4)术前减黄梗阻性黄疸手术前做胆道引流,使血清胆红素水平降低接近正常。

(三)治疗方案

1.手术治疗

根治性手术切除是唯一的治愈方法。中、下段胆管癌的黄疸出现较早,手术时可以将胆管周围的组织、淋巴引流连同胰头部和十二指肠一并切除,因而手术切除率较肝门部胆管癌高,长期生存率亦较好。手术的方法一般均采用 Whipple 手术和胆囊切除。近年来,不少学者对中下段胆管癌行保留幽门的胰十二指肠切除,可保留胃储存和消化功能。但前提是肿瘤的恶性程度不高,幽门上下组淋巴结无转移。

位于中段的胆管癌,因其比较局限,有时采用了局部切除和肝总管空肠吻合的治疗方法。此治疗方法对于早期、局限和高分化的胆管癌是可行的,特别是向管腔内生长的乳头状腺癌,局部切除和胆肠吻合可以得到良好的结果。然而对于一般的胆总管癌而言,此手术方法似嫌不够彻底。中段和下段胆管癌的恶性程度较高,发展迅速,并转移至胰腺后和腹腔动脉周围淋巴结,根治性切除时应包括胆囊、肝十二指肠韧带上的淋巴、纤维、脂肪、神经组织以及胰腺头部和十二指肠的广泛切除以期提高手术后的 5 年生存率。

对于不能根治性切除的晚期患者,则可行阻塞以上的肝胆管空肠 Roux-Y 型吻合术或内、外置管引流术。胆管中、下段癌的内引流手术可选用胆囊空肠或者扩张肝管—空肠的 RouX-en-Y 或 Warren 吻合。下段胆管梗阻可用胆囊空肠吻合,但是应该尽量不选择胆囊—空肠吻合,由于胆囊容易受胆管癌侵犯而再次阻塞。一般可选择肝管汇合部,并尽可能切开一个足够大的开口,与空肠作侧侧吻合。吻合的方法有两种:①Roux_en-Y 方式,为了防止食物反流到胆管,Y 形肠袢中的引流袢应长 40~60cm,甚至可达 70cm,切断部位距 Treitz 韧带 20~25cm。②空肠袢式吻合:1965 年 warren 改良了 Roux-en-Y 手术,利用空肠侧侧吻合代替

Roux-en-Y 吻合的食物祥,由于不切断空肠,简化了手术,缩短了手术时间,食物同样不反流到胆管。方法是将距 Treitz 韧带 30cm 处空肠以粗丝线绕肠浆膜结扎阻断空肠(代替 R-Y 手术时切断空肠),距结扎线肛侧 5cm 处空肠与胆管作侧侧吻合,此时完成 warren 吻合。中山大学第一附属医院多采用梗阻近端胆管(胆囊)空肠 War-ren 吻合,22 例中下段胆管癌治疗后中位生存期为 9.5 个月,1 年、2 年生存率分别为 38.54% 和 8.97%,效果尚好,方法也简单。中、下段胆管癌随着肿瘤的生长,可能造成十二指肠梗阻,为避免日后消化道梗阻的发生,有必要做胃空肠吻合以旷置有可能被肿瘤梗阻的十二指肠。如果同时作胆肠吻合,则胆肠吻合的肠祥长度应从胃空肠吻合 El 而不是 Treitz 韧带算起。

【术后观察及处理】

(一)一般处理

(1)维持生命体征的平稳;

(2)维持内环境正常包括水电解质、酸碱平衡,血糖维持于允许的水平;

(3)预防感染,尤其是膈下、腹部感染。

(二)并发症的观察与处理

1.胰瘘

胰腺手术或胰腺周围脏器手术后腹腔引流液淀粉酶含量超过 1000U/L,引流时间超过 2 周时,诊断为胰瘘。胰瘘是常见又严重的并发症,其致死率为 20~50%。多发生于术后 5~7 天,因手术修补难以成功,一般采用非手术治疗,可采用:①有效的引流,保持腹腔引流管通畅,持续吸引。如果患者症状未能改善,则要考虑做 B 超或 CT 检查,发现胰腺或胰周脓肿应积极施行手术引流;②抑制胰液外分泌,一般限于术后 1~2 周内抑制胰腺外分泌的措施包括:禁食、持续胃肠减压和应用抑制胰腺分泌的药物;③营养支持,患者经历大手术后营养状况差,血浆蛋白低时,胰腺断端或吻合口不易愈合,因此营养支持非常重要,方法包括 TPN、要素饮食。

2.术后出血

手术后早期,多为鲜血自引流管流出,多由于术中止血不彻底或凝血功能障碍所致,应严密观察,立即输液和输血、应用止血药物。如病情不好转。应立即开腹探查止血。发生于手术后 1~2 周的出血,多由于胰肠吻合口漏胰液流入腹腔,消化腐蚀周围组织所致,应积极采取非手术治疗;如有活跃出血时,可考虑血管造影检查;如为胃十二指肠动脉残端出血可行动脉栓塞,必要时进行手术止血。

3.应激性溃疡出血

术后 5~7 天消化道出血多认为是应激性溃疡出血。如大量呕血或便血,出现失血性休克时,治疗方法应立即输血,同时向胃内注入去甲肾上腺素冰盐水,应用止血药物.经静脉输注 H_2 受体拮抗剂如西咪替丁(cimeti-dine)或雷尼替丁(ranitidine)等以抑制胃酸分泌,亦可应用生长抑素(somatosta~tin)及其衍生物。但如果出血量大,非手术疗法无效,必须果断地及时手术清除积满胃腔的血凝块,电灼散在的溃疡面。

4.腹腔内感染

是一种严重并发症,多由胰肠吻合口瘘、胆瘘或腹腔渗血合并感染所致。患者表现高热、腹痛和腹胀,食欲下降,身体日渐消耗,发生贫血、低蛋白血症等。这时应加强全身支持治疗,如输血、血浆、白蛋白等,应用广谱抗生素,静脉内营养。

5.胆瘘

术后或拔 T 管后逐渐或突然出现的腹痛、腹膜炎症状,肝下引流出较多的胆汁样液体,常伴有发热、黄疸以及恶心、呕吐等。诊断主要依据手术史、临床表现、腹穿、B 超及胃镜检查等。患者出现胆瘘及胆汁性腹膜炎症状后即予以右侧卧位或半卧位、禁食、胃肠减压、补充水电解质、静注抗生素、适当支持治疗,应用胃肠外营养。然后根据胆瘘大小和病情轻重选择手术治疗或非手术治疗。胰十二指肠切除术应严防胆瘘的发生,一旦发生必须保持通畅引流。

【预后评估】

外科治疗方式、肿瘤分化程度、淋巴结转移及手术切缘残癌状况,对预后影响有显著的临床意义。